TRAITÉ PRATIQUE

DES

MALADIES DE L'ENFANCE

—

TOME I

Paris. — Imprimerie de L. Martinet, rue Mignon, 2.

TRAITÉ PRATIQUE

DES

MALADIES DE L'ENFANCE

FONDÉ

SUR DE NOMBREUSES OBSERVATIONS CLINIQUES

PAR

F. BARRIER,

D. M. P.

Ex-chirurgien en chef de l'Hôtel-Dieu de Lyon,
Professeur de clinique chirurgicale à l'École préparatoire de médecine et de pharmacie,
Membre de la Société impériale de médecine, de l'Académie des sciences, arts et belles-lettres,
Vice-Président de l'Association des médecins du Rhône, etc.

> Les maladies des enfants sont, pour la pratique, un objet
> de la plus haute importance, et qui exige une étude spéciale,
> car le tiers de tous les malades sont des enfants, et les affec-
> tions dont ils sont atteints présentent une physionomie parti-
> culière. On peut être à la fois très bon médecin pour les
> adultes et mauvais pour les enfants. En effet, il ne suffit pas,
> comme quelques-uns le croient, de diminuer simplement les
> doses des médicaments, mais la séméiotique est différente, la
> pathologie et la thérapeutique sont modifiées; en un mot, les
> maladies ont un autre caractère.　　　　(HUFELAND.)

Troisième édition, revue et augmentée.

TOME PREMIER

PARIS

F. CHAMEROT, LIBRAIRE-ÉDITEUR

RUE DU JARDINET, 13.

LYON, CHEZ MÉGRET.

1861

AVERTISSEMENT

La deuxième édition de ce livre étant épuisée depuis long-temps, nous nous sommes décidé à en publier une nouvelle. Quoique quinze années nous séparent de la précédente, cette édition en diffère peu, soit parce que depuis cette époque les acquisitions de la science n'ont pas été très importantes, soit parce que l'accueil fait à notre travail, à deux reprises, nous a permis de penser que l'esprit et le fond en ont été favo-rablement appréciés. Quant à l'ordonnance des matières, chose de médiocre importance, rien ne nous a indiqué l'op-portunité d'y apporter quelques modifications.

Nous avons néanmoins revu cette édition avec beaucoup de soin, et nous en avons fait disparaître toutes les imper-fections de détail et de forme que nous avons pu y découvrir ou qui nous ont été signalées. Nous avons, en outre, fait un assez grand nombre d'additions, dont la plupart ont pour objet des moyens de traitement préconisés dans ces dernières années, et qui se recommandent par les résultats avérés de l'expérience ou par l'autorité de certains noms.

En un mot, nous n'avons rien négligé pour rendre cette troisième édition digne de la faveur que le monde médical a bien voulu accorder aux précédentes.

Lyon, septembre 1860.

AVANT-PROPOS

DE LA PREMIÈRE ÉDITION

La médecine de l'enfance a été l'objet d'un grand nombre de traités publiés dans le cours des xviie et xviiie siècles. Les auteurs qui avant cette époque avaient fixé leur attention sur cette partie importante de la pathologie ne nous avaient laissé que des aperçus physiologico-pathologiques, ou avaient condensé en quelques propositions, à l'exemple d'Hippocrate, les résultats de leur observation. Leurs écrits, en général peu connus, si ce n'est des érudits et des spécialistes, ont tous vieilli et sont trop éloignés de l'état actuel de la science pour redevenir, ce qu'ils ont pu être dans un temps, des ouvrages classiques.

D'autres traités plus récents jouissent encore d'une estime méritée et sont en France d'un usage fort répandu. Nous voulons parler principalement de ceux de Gardien, d'Underwood, de Billard et de Berton. Celui de Gardien se recommande par des doctrines saines et des considérations pratiques qui en font encore un bon guide dans le traitement des maladies ; mais on y remarque peu de recherches propres à l'auteur, et les nombreuses difficultés du diagnostic sont rarement l'objet d'une étude approfondie. Comme beaucoup d'ouvrages écrits au commencement de ce siècle, il a promptement vieilli, par suite des progrès rapides imprimés à la marche de la science par des méthodes d'observation plus exactes, et, en particulier, par la percussion et l'auscultation. Malgré cette imperfection, on doit le regarder comme bien supérieur au traité d'Underwood. Celui-ci, plus incomplet, renferme beaucoup d'idées vagues et d'assertions sans preuves, et sans les annotations de M. Eusèbe de Salle, qui a joint à sa traduction quelques remarques puisées dans la pratique et dans les leçons de notre vénérable maître M. Jadelot, on ne pourrait s'expliquer la faveur dont ce livre a été l'objet.

Les maladies des enfants nouveau-nés ont fourni à Billard le sujet d'un des meilleurs ouvrages de notre époque ; trois éditions bientôt épuisées dans l'espace d'un petit nombre d'années en prouvent assez le mérite, et combien sa publication a répondu au besoin généralement senti de reconstruire sur de nouvelles observations les parties de la pathologie les plus difficiles et les plus négligées par les anciens. Quant à l'ouvrage de M. Berton, destiné à faire suite à celui de Billard, circonscrit aux maladies qu'on observe depuis la première dentition jusqu'à la puberté, on ne peut qu'émettre un jugement favorable sur les recherches spéciales qu'il renferme relativement à la pneumonie lobulaire, à la bronchite et à la phthisie bronchique.

Ces divers ouvrages, et même les deux derniers, qui, en définitive, sont les plus usuels que nous possédions, sont loin d'avoir mis la médecine de l'enfance au niveau des autres branches de la nosologie. Cependant la voie propre à atteindre ce but a été, dans ces dernières années, suivie par un grand nombre d'observateurs aussi éclairés que laborieux ; le terrain a été largement exploité, et des recherches extrêmement multipliées sur les points principaux de cet intéressant sujet, se sont rapidement succédé dans nos recueils périodiques. Ces travaux auraient dû amener la science à un état satisfaisant ; malheureusement il leur a manqué trop souvent le complément sans lequel les plus belles découvertes sont bientôt et avec raison accusées de stérilité, nous voulons parler des applications pratiques. Afin de justifier notre assertion, jetons un coup d'œil sur la marche de la science depuis le commencement du siècle.

Il y a trente ou quarante ans que les maladies de l'enfance étaient plus encore que celles des autres âges enveloppées d'une grande obscurité, sous le rapport du diagnostic, qui était peu avancé, et de l'anatomie pathologique, qui n'avait été que superficiellement étudiée. Ainsi, la plupart des affections cérébrales étaient rapportées à un seul genre, la fièvre cérébrale, dénomination qui, dans l'état actuel de la science, ne doit pas être retranchée, mais qui n'est susceptible que d'une application restreinte. Les maladies de la poitrine étaient encore si mal connues, que les traités *ex professo* contenaient des chapitres sur la toux, la suffocation, l'enrouement, etc.

Il y était à peine question de la pleurésie, de la pneumonie,
de la laryngite diphthéritique, des tubercules pulmonaires ;
et l'histoire de ces maladies, déjà assez bien connue chez les
adultes, était à peine ébauchée chez les enfants. On étudiait
le vomissement, la diarrhée ; on en créait des variétés nombreuses, basées sur les hypothèses humorales de l'époque ;
mais on ignorait encore à quelles lésions organiques du tube
intestinal il fallait rapporter ces désordres fonctionnels. Ce
qu'on décrivait le mieux, c'étaient les fièvres éruptives, la
coqueluche, les convulsions. Enfin, on exagérait l'importance
de la dentition laborieuse, et surtout celle des affections vermineuses, dont l'influence, paraissant renfermer quelque
chose de mystérieux, se prêtait facilement aux écarts d'une
imagination rarement retenue dans les limites d'une observation sévère.

Depuis cette époque, la pathologie de l'enfance a sans
doute fait de véritables progrès. Un des plus réels a été la
localisation d'un grand nombre de maladies. L'anatomie pathologique et le diagnostic ont été surtout l'objet de recherches fructueuses, et, quand il serait vrai que nous ne sommes
pas encore parvenus à guérir les maladies des enfants mieux
que nos devanciers, nous pouvons au moins nous glorifier de
les mieux connaître. On a mieux apprécié les différences que
présentent, sous le rapport de la pathologie, les périodes
successives de l'enfance ; on a positivement reconnu que peu
de maladies appartiennent exclusivement à cet âge, mais que
beaucoup d'autres qu'on observe aux autres époques de la vie
présentent, par leur forme spéciale ou leur fréquence dans
l'enfance, un intérêt tout particulier ; que les conditions physiologiques deviennent souvent la source d'une grande diffi-

culté dans la connaissance de certaines maladies faciles à diagnostiquer chez l'adulte, et qu'enfin la thérapeutique elle-même doit s'accommoder à la plupart des différences que l'observation fait reconnaître.

Si, pour constater les progrès dont nous parlons, nous parcourons rapidement le cadre nosologique, nous verrons que c'est à des travaux récents que nous devons la distinction importante des méningo-encéphalites simples et des méningo-encéphalites tuberculeuses (Guersant, Piet, Rufz, Constant, Becquerel, etc.); les affections tuberculeuses proprement dites des centres nerveux ont été l'objet de recherches intéressantes (Constant); on a réduit à sa juste valeur le rôle que joue l'épanchement ventriculaire dans les divers cas où il se rencontre, et dans quelques-uns desquels il peut faire garder à la maladie le nom d'hydrocéphale aiguë, comme étant la lésion primitive et dominante ; on a découvert que l'hydrocéphale ventriculaire chronique peut résulter d'une simple compression du sinus droit et des veines de Galien (voyez notre mémoire dans la *Gazette médicale de Paris*, n° 17, 1840); on s'est fait, sur la nature et les variétés des maladies convulsives, des idées plus justes et plus complètes (Brachet); enfin, on a démontré que la fièvre cérébrale est une maladie très rare dans l'acception véritable du mot, et qu'elle a dû être souvent confondue avec la fièvre typhoïde.

Reconnaissons ensuite les progrès que les travaux de l'école de Tours (Bretonneau, Trousseau), sur l'angine couenneuse et le croup, ont fait faire à la science sur ces maladies presque exclusives à l'enfance; l'application de la trachéotomie à la cure du croup est acquise à la pratique, et la distinction des vrais et des faux croups a été féconde en résultats. Mais peu de maladies ont été l'objet de plus belles recherches que la pneumonie lobulaire, une des maladies les plus importantes de l'enfance, et des plus dangereuses, dans les hôpitaux surtout (Léger, Berton, Burnett, de la Berge, Rufz, Gerhard, Rilliet et Barthez, etc.).

N'oublions point les remarquables études de M. Baudelocque sur la maladie scrofuleuse, les recherches de notre ami le docteur Taupin sur la stomatite, sur la fièvre typhoïde, etc. Nous aurions encore beaucoup de noms à citer si nous voulions indiquer toutes les questions qui ont été l'objet de mémoires remarquables publiés depuis quelques années; mais nous ne pouvons refuser à la mémoire de Constant l'hommage dû à ses travaux.

La plupart des écrits dont nous venons de parler ont eu pour objet les maladies qui se développent d'un à quinze ans. Mais celles des enfants nouveau-nés et à la mamelle ont été étudiées avec non moins de zèle et de succès. Depuis l'ouvrage de Billard, qui avait déjà fait oublier les traités plus anciens, la science s'est enrichie des recherches rigoureuses de MM. Valleix et Vernois, qui, par l'application de la méthode analytique et numérique, nous ont donné une histoire plus exacte des principales maladies des jeunes enfants, telles que la pneumonie, le muguet, l'endurcissement du tissu cellulaire, l'ictère, le céphalématome, etc. Enfin, sur le même sujet, nous devons à M. Richard (de Nancy) un livre dans lequel les maladies du jeune âge ont été spécialement considérées dans leurs rapports avec l'organogénie.

Tant de travaux accomplis dans l'espace de quelques années nous reportent bien loin des traités spéciaux d'Ettmuller, Harris, Hoffmann, Rosen, Underwood, Gardien, et des remarques de Sydenham, Stoll, etc., sur quelques maladies de l'enfance. Il serait donc injuste de refuser à notre époque l'honneur des progrès dont la science lui est redevable ; et, si l'antiquité nous a légué des monuments impérissables, gardons-nous, sans lui refuser nos hommages d'admiration et de reconnaissance, d'affecter de l'indifférence et du mépris pour les œuvres de la génération contemporaine, quoiqu'elles aient encouru, pour la plupart, le reproche que nous leur avons adressé. La science marche sans cesse d'un pas inégal, mais infatigable ; il lui faut, par intervalles, de nouvelles voies. En les cherchant, elle recule quelquefois ou s'égare ; mais ces écarts, qui sont peut-être inévitables, pour ne pas dire nécessaires, portent avec eux leur châtiment. Si l'enthousiasme nous aveugle, il est passager et ne tarde pas à s'éteindre. L'ombre où il nous a jetés nous rend plus ardents à retrouver la lumière, et en même temps plus prudents à en choisir les sources et les moyens.

On le devine sans doute, nous faisons allusion à cette espèce d'entraînement avec lequel certaines parties de la pathologie ont été, dans ces derniers temps, cultivées au détriment des autres. Ainsi, les travaux anatomo-pathologiques de notre époque ont laissé loin derrière eux les recherches si vantées de Morgagni, qui avait tant vu par lui-même et qui avait raconté tant de choses vues par d'autres. Ainsi, le diagnostic des maladies de la poitrine a fait un pas immense depuis l'admirable invention de Laennec. En face des résultats féconds qu'elle a produits, une louable émulation s'est emparée des esprits ; à force d'exactitude et de sévérité dans l'art d'observer, le diagnostic de beaucoup d'autres maladies a fait des progrès incontestables. La science, que nous avons envisagée ici d'une manière générale, n'a point tardé à suivre la même marche dans l'étude des spécialités, et c'est au point de vue de l'anatomie pathologique et du diagnostic que la médecine des enfants s'est, dans ces dernières années, sinon mise au niveau des autres branches de la pathologie, du moins considérablement perfectionnée.

Ce qui reste à faire maintenant est d'une bien plus grande importance, car il s'agit de mettre la thérapeutique au niveau de nos autres connaissances. A quoi bon connaître et diagnostiquer mieux les maladies des enfants, si nous ne nous appliquons pas avec plus de soin encore à les mieux guérir que ceux qui nous ont précédés ? De toutes parts cette tendance pratique de la science se révèle comme la voie actuelle du progrès ; suivons-la donc sans retard. La science est assez riche en matériaux pour qu'il soit possible désormais de faire reprendre à la thérapeutique le rang qu'elle n'aurait jamais dû perdre.

Si donc, sous le rapport que nous venons d'envisager, la médecine de l'enfance présente une grande lacune, nous nous appliquerons de toutes nos forces à la combler. Nous n'osons point espérer y réussir comme le pourrait un homme livré à la pratique de l'art depuis de longues années, à qui une expérience consommée permettrait de contrôler celle des autres, et de n'établir des principes de traitement qu'après les avoir appliqués. Mais nous ferons tous nos efforts pour tirer le meilleur parti possible des faits observés par nous et par d'autres ; et, quand il nous arrivera d'émettre *à priori* quelques règles de pratique, nous tâcherons de ne les appuyer que sur les inductions légitimes et sur des analogies naturelles.

Dans certaines parties de cet ouvrage nous n'avons pas craint de faire un usage assez étendu de la méthode analytique et numérique. Toutefois nous nous sommes attaché à restreindre cette application aux seuls faits qu'il est facile d'y soumettre. Nous ne considérons point cette méthode comme également utile dans l'étude de toutes les branches de la pathologie, et, en particulier, dans celle de la symptomatologie et de la thérapeutique ; mais nous pensons que dans celle de l'étiologie et de l'anatomie pathologique, on peut souvent avec son aide acquérir des notions plus sûres et plus exactes. En thèse générale, nous pensons que le plus grand avantage qu'on puisse retirer de son application judicieuse, est de faire mesurer l'autorité d'un auteur à son expérience réelle. Il est certain que rien n'est plus décourageant, dans l'histoire de la médecine, que de voir le nombre infini de contradictions qui existent entre des auteurs auxquels on accorde une autorité également recommandable. Il est impossible de se décider entre des opinions contraires sans savoir sur quelle base chacune d'elles repose. Or cette base n'étant autre chose que l'expérience acquise par tel ou tel auteur, il faut en connaître l'étendue, et cela n'est possible qu'en déterminant le nombre des faits observés, toutes les fois qu'il s'agit de faits qui peuvent être comptés. C'est pour être fidèle à ces principes que nous avons fait connaître quelques relevés statistiques qui prouveront au moins la vérité de nos assertions dans la limite des faits par nous observés. De plus,

nous avons fait précéder l'étude des maladies en particulier
d'une revue statistique de tous les faits qui se sont présentés
à notre observation pendant une partie de notre internat à
l'hôpital des Enfants. Nous regardons ce travail comme moins
propre à résoudre la question que nous y avons abordée
qu'à fournir une partie des éléments et des matériaux nécessaires à sa solution, et comme pouvant être consulté par céux
qui, avec un plus grand nombre de faits, voudront éclairer
de nouveau ce sujet.

Nous nous sommes aussi appliqué à imiter les meilleurs
observateurs de notre temps, en recueillant avec beaucoup
de détails les nombreuses histoires de maladies que nous devions consulter. Nous avons mieux aimé nous exposer au
reproche de donner des observations trop longues qu'au
reproche contraire, et si nous avons souvent retranché de
celles que nous avons répandues dans le cours de l'ouvrage
des détails qui auraient pu paraître fastidieux, nous désirons
vivement que lorsqu'il nous arrivera d'émettre quelques
opinions personnelles et d'avancer des assertions plus ou
moins conformes aux faits généralement admis, on soit persuadé que nous avons basé les unes et les autres sur une
observation minutieuse et approfondie.

Notre traité comprend les maladies de l'enfance depuis la
naissance jusqu'à la puberté. Nous n'avons point éliminé
celles des nouveau-nés; car elles présentent pour la plupart
des rapprochements très intéressants avec celles des enfants
plus âgés, et l'on peut, au moyen du plan que nous avons
suivi, se faire une idée plus juste des changements successifs
qui s'observent, au fur et à mesure de l'accroissement, dans

l'état pathologique comme dans les conditions physiologiques de l'enfant. Cependant, n'ayant pas encore acquis la même expérience sur les maladies des enfants nouveau-nés que sur celles des autres périodes de l'enfance, nous avons été obligé souvent de puiser à des sources étrangères. C'est pour cette raison que nous avons résumé avec plus de concision les notions que nous avons voulu donner de ces maladies. Enfin, nous avons complétement retranché de notre cadre les maladies congénitales qui forment un ordre tout à fait à part, et celles qui, se liant essentiellement à la parturition, rentrent dans le domaine de la tocologie. Ainsi limité, notre sujet embrasse l'histoire de toutes les maladies dont l'origine est postérieure à la naissance, et au développement desquelles la vie intra-utérine est étrangère.

Toutes ces maladies se rapportent à trois catégories distinctes :

1° Les unes se montrent exclusivement dans l'enfance; ce sont les moins nombreuses, car, en prenant cette définition dans toute sa rigueur, on trouve à peine une maladie qui n'appartienne qu'à cet âge de la vie. On ne pourrait guère considérer comme rentrant dans cette classe que les écarts morbides dont la première et la seconde dentition sont susceptibles. Le muguet lui-même pourrait en être écarté, puisqu'il existe à divers âges comme affection symptomatique. Cependant cette maladie et un petit nombre d'autres doivent être considérées comme à peu près exclusives à l'enfance.

2° D'autres maladies ne se rencontrent ordinairement dans l'enfance qu'avec une forme spéciale qui se trouve parfaitement en rapport avec les conditions physiologiques propres à cet âge. Telle est, par exemple, la pneumonie, qui présente ordinairement, chez les enfants, la forme lobulaire, très rare aux autres époques de la vie.

3° La troisième catégorie est la plus nombreuse. Elle comprend toutes les maladies qui offrent une fréquence incomparablement plus grande dans l'enfance qu'aux autres âges, mais qui ne présentent pas le plus souvent une forme essentiellement différente, et qui ne sont parfois modifiées dans leur manifestation que d'une manière accessoire. A cet ordre se rapportent la plupart des phlegmasies, les fièvres éruptives, certaines névroses et quelques cachexies. Parmi ces maladies, le plus grand nombre ne doivent peut-être leur grande fréquence qu'à une circonstance qui n'est point directement dépendante des conditions physiologiques inhérentes à l'âge : nous voulons parler des affections contagieuses et de celles qui, sans avoir évidemment cette propriété, présentent ce caractère important, savoir, qu'elles ne se déclarent généralement qu'une fois dans la vie. Telles sont les fièvres éruptives, la fièvre typhoïde, le croup, la coqueluche, etc. Par cela seul que ces maladies ont existé dans l'enfance, les autres âges en sont à l'abri, sans qu'on puisse par conséquent attribuer cette immunité aux conditions de ces âges.

Ainsi nous ne considérons point seulement comme maladies des âges celles qui sont dans une dépendance absolue des conditions physiologiques propres aux diverses phases de la vie, mais nous pensons qu'il n'en faut point séparer les autres maladies sur l'opportunité desquelles les âges ont une influence moins exclusive. Nous croyons de

cette manière nous conformer à l'excellente définition de
Stahl : « *Morbos œtatis dùm appellamus, tales intelligimus,
qui certis differentiis œtatum, ita familiares sunt, ut non modò
quoties occurrunt, maxime in talibus deprehendantur, qui
œtatis certum gradum attigerint, et sub eo versentur, sed qui
etiam personis talem œtatem degentibus magis immineant,
easque faciliùs invadant : diversis verò œtatibus aliis minùs
familiares sint, nisi fortè ex aliqua vicina, in alteram anti-
cipando transiliant : aut initia sua, in aliqua prœgressa œtate
jam altius posita, tanquam fœcundas radices, ad subsequentes
etiam œtates extendant, et malos suos fructus pertinaci con-
tinuitate protrudant.* »

TRAITÉ PRATIQUE

MALADIES DE L'ENFANCE

INTRODUCTION

I.

La plupart des auteurs qui se sont occupés des maladies de l'enfance ont cherché à en expliquer la production, la forme ou la fréquence par les conditions physiologiques propres à cet âge. Pour suivre leur exemple, nous devons commencer par exposer quelles sont ces conditions. Hufeland est un de ceux qui ont le mieux présenté l'ensemble des traits caractéristiques du premier âge et de ses maladies; nous ne pouvons mieux faire que de lui emprunter quelques traits du tableau que nous allons tracer.

La vie intra-utérine était un âge de création; l'enfance, l'adolescence et la jeunesse sont des âges d'accroissement. C'est dans l'enfance que l'accroissement est le plus rapide.

Le caractère fondamental de l'enfant est de continuer à se former. Son organisme, complet par le nombre des organes, mais imparfait et inachevé quant à leur volume, à leur forme, à leur structure, demande à se développer. Hufeland va trop loin quand il dit : « Qu'il se forme de nouveaux organes, et qu'on peut appeler le temps qui s'écoule immédiatement après la naissance et pendant la première année, la suite d'une création dont la moitié est opérée dans l'intérieur et l'autre moitié en dehors du sein de la mère. » Non, il n'y a réellement pas d'organes créés après la naissance; mais ceux qui existent déjà se développent, se perfectionnent, se modifient; d'autres disparaissent. Cependant l'idée du médecin allemand n'est pas absolument fausse; elle est vraie sous ce point de vue que, dans le commencement de l'enfance, il s'établit quelques fonctions qui n'existaient nullement avant la naissance, et qu'on peut considérer à la rigueur la création d'un organe comme inachevée tant que la fonction n'a point commencé à s'accomplir. Quoi qu'il en soit de cette manière de concevoir les choses, il est certain que l'enfant offre un accroissement d'autant plus considérable, qu'il est moins avancé dans la vie, et que la première année le fait passer dans des sphères d'existence entièrement nouvelles : d'abord dans la vie extra-utérine par la respiration et la digestion, puis dans celle des sens, enfin dans la sphère du monde intellectuel. « La vie de l'enfant n'est donc pas un état normal, mais une suite d'efforts pour y arriver; c'est ainsi que le médecin doit la considérer. Ce que, dans d'autres circonstances, nous prendrions pour maladie est ici l'effet et le symptôme du travail critique de la ntaure occupée à créer et à développer. » (Hufeland.)

Deux fonctions des plus importantes, la respiration et la digestion, qui dépendent l'une et l'autre de la vie végétative, et sont essentiellement préparatoires de tous les actes d'assimilation, s'établissent brusquement au moment de la naissance, et constituent le premier et le plus grand pas de l'enfant dans la voie d'accroissement qu'il est destiné à parcourir. Si ce passage d'une vie parasite à une vie indépendante nous paraît précipité, cependant les fonctions nouvelles sont déjà placées dans des conditions d'accomplissement très favorables. Les organes respiratoires et digestifs sont, sinon parfaits, du moins assez complétement constitués pour pouvoir immédiatement remplir leur destination. Remarquons aussi que pour la digestion, la nature a voulu, dans sa sagesse, que le changement se fît aussi insensiblement que possible, en forçant l'enfant à rester encore uni à sa mère, comme nourrisson, pendant six mois, un an, et à recevoir d'elle la nourriture la plus animalisée, la plus disposée à subir l'élaboration digestive, la plus complétement assimilable par sa nature. Dans l'établissement de la respiration, la transition est plus brusque, et l'accommodation des conditions matérielles extérieures les plus favorables à son accomplissement a été davantage subordonnée aux soins intelligents du père et de la mère. Mais déjà l'organe respirateur est à la naissance plus parfait que l'organe digestif, et la plus grande simplicité des agents extérieurs (air, calorique, humidité) avec lesquels il est en rapport restreint l'action des causes perturbatrices. Quoi qu'il en soit, sous le double rapport que nous venons d'envisager, la période de transition marquée par la naissance a, pour le reste de la vie, une importance majeure et décisive. La nature elle-même nous indique combien cette transition exige de ménagements et de sollicitude; elle nous en fait une loi des plus impérieuses, et nous savons par expérience combien il est dangereux de l'enfreindre.

La transition est moins brusque pour les fonctions de la vie de relation. Il est certain que vers la fin de la vie intra-utérine il s'accomplit déjà des actes sensitifs et instinctifs. Après la naissance, ces actes deviennent graduellement plus nombreux et plus parfaits; les facultés intellectuelles et affectives se révèlent par des actes de jour en jour moins obscurs; les mouvements volontaires deviennent plus nombreux, plus variés; les premiers phénomènes d'expression se manifestent; enfin, la durée du sommeil diminue à mesure que le système nerveux devient par son perfectionnement de plus en plus apte à prolonger et à soutenir son action. On voit donc que toutes les fonctions de la vie animale s'accomplissent dès la première année.

Tels sont les principaux traits qui caractérisent le passage de la vie intra-utérine à la vie extérieure et indépendante.

Si maintenant on considère l'enfant en général pour comparer ses fonctions à celles de l'adulte, on verra que toutes celles de la vie végétative ont une activité infiniment plus grande chez le premier. Cela est vrai de la nutrition, et par conséquent de la circulation, de la respiration, de la digestion, aussi bien que des absorptions et des sécrétions. Dans la nutrition prédomine le mouvement de composition ou d'assimilation ; les matériaux préparés pour elle sont éminemment plastiques, organisables ; de là l'accroissement et le développement de tout l'organisme. Toutefois le développement relatif se faisant d'une manière irrégulière, il y a une répartition inégale du liquide nourricier, et c'est en raison de cette inégalité que certaines périodes de ce développement sont importantes. La nutrition, devenant plus active à certaines époques dans tel ou tel organe, peut produire ou même guérir des maladies. Ainsi se comportent les périodes de la dentition.

Les conditions anatomiques des organes, liées à l'activité des fonctions que nous venons d'indiquer, sont extrêmement remarquables. Ainsi, la prépondérance de l'appareil vasculaire à sang rouge se reconnaît à l'injection vasculaire rouge, extrêmement prononcée dans les systèmes capillaires de la surface tégumentaire externe et interne et de tous les tissus. Ceux-ci sont pénétrés de sucs et de matière plastique. Le tissu cellulaire perd sa mollesse, son aspect muqueux, et se solidifie de jour en jour. Le système lymphatique est très développé et croît rapidement jusqu'après la seconde dentition. Sa portion abdominale, qui forme l'appareil chylifère, se fait remarquer par le volume de ses ganglions ; sa portion thoracique offre un développement non moins considérable. On peut dire que tous les tissus sont dans une sorte de turgescence continue.

Les fonctions de la vie de relation ne sont pas moins actives que celles de la vie végétative, mais elles ne comportent pas encore le même degré de régularité et de perfection. Ainsi, l'impressionnabilité et l'irritabilité sont extrêmes : les impressions sont si vives au commencement de l'enfance, qu'elles suflisent pour déterminer des actes locomoteurs irréguliers et automatiques; plus tard, elles sont encore mal appréciées par le sens intime, et provoquent des déterminations que la raison n'a pas toujours réglées. L'impressionnabilité du système nerveux entraîne nécessairement une grande vivacité dans tous les actes par lesquels ce système réagit contre les impressions. De là cette rapidité, cette vitesse dans tous les mouvements musculaires, ce besoin incessant d'agir et de se mouvoir, en un mot cette mobilité nerveuse qui touche de si près à l'état spasmodique, et qui prédispose si malheureusement aux affections convulsives. Enfin, parmi les facultés intellectuelles, à quel âge la mémoire, la faculté du langage sont-elles plus développées que dans l'enfance?

En rapport avec cette énergie fonctionnelle, on remarque dans l'enfance le volume relativement prépondérant des centres et des cordons nerveux, la mollesse de leur tissu et le développement déjà aussi parfait que possible de quelques-uns des appareils de sens.

Enfin, dans l'enfance, l'unité vitale est bien plus caractérisée : le *sensorium commune* ne peut être ébranlé d'un côté sans réagir de plusieurs côtés à la fois; en un mot, les sympathies sont plus nombreuses et plus vives, donnent lieu plus souvent à des maladies, à des troubles variés; elles deviennent même parfois la cause principale de la mort.

L'enfance peut se partager en trois périodes bien distinctes :

La première s'étend de la naissance à la fin de la première dentition. Alors la nutrition est extrêmement active; le développement est très rapide; mais le perfectionnement des organes est d'autant plus facilement entravé qu'il est moins avancé. De là l'influence si souvent funeste des maladies par défaut de résistance organique. Aussi est-ce la période qui présente la plus grande mortalité (le tiers des nouveau-nés succombe dans la première année). Enfin, l'importante crise de la dentition s'accomplit à cette époque et devient souvent, par ses écarts, la source indirecte de mille dangers.

Dans la seconde période, qui s'arrête à sept ans, les fonctions et les organes présentent déjà plus d'équilibre entre eux; il y a moins de susceptibilité à contracter les maladies, et, quand elles existent, la résistance organique en triomphe plus souvent.

Enfin, la troisième période s'étend de sept à quatorze ans; c'est pendant ce laps de temps que l'enfant jouit de la meilleure santé et que la mortalité est la plus faible.

Tel est l'ensemble des traits distinctifs de l'enfance considérée au point de vue de l'état organique et du mode d'accomplissement des fonctions. Mais ce n'est point assez de l'avoir envisagée sous ce double rapport, d'avoir cherché à la caractériser par de simples manifestations phénoménales. C'est le principe même de ces phénomènes qu'il faut étudier; c'est la nature de l'un qu'il faut connaître pour s'expliquer les autres, c'est la liaison entre la cause et les effets qu'il faut établir. Si, après avoir embrassé ainsi notre sujet dans toute son étendue, et l'avoir pénétré dans toute sa profondeur, nous voulons redescendre aux conséquences de cette haute et vaste généralisation, il nous sera facile d'en tirer une série d'applications fécondes pour la pratique, qui doit toujours être le but définitif de nos efforts.

L'idée la plus générale qu'on doive se former de la vie dans l'enfance est celle d'une force qui est plus énergique, mais qui a pour support des instruments, c'est-à-dire des organes moins parfaits. La première de ces conditions détermine la rapidité de tous les mouvements vitaux, la seconde entraîne leur irrégularité et rend leurs écarts infiniment plus faciles. En vertu de ces deux conditions, la manifestation la plus normale des phénomènes, comparée à celle de l'âge moyen, est extrêmement voisine de l'état anormal, de l'état de maladie. Lors donc qu'une cause de perturbation agit dans l'enfance, ses effets sont plus considérables : 1° parce que la vie est plus active et plus rapide dans tous ses mouvements; 2° parce que les organes sont encore mal constitués. De là peuvent se déduire :

la prédisposition de l'enfance à être affectée d'un très grand nombre de maladies ; l'intensité plus grande de ces maladies comparées à celles des autres âges ; leur marche plus rapide, plus aiguë, leur terminaison plus souvent funeste, la difficulté de leur diagnostic (beaucoup de phénomènes morbides ne se distinguant que par des nuances des phénomènes de l'état normal) ; et enfin la difficulté de leur cure, conséquence forcée de toutes les conditions précédentes.

Il y a excès, exubérance ou au moins abondance de vie dans l'enfance. Nous en jugeons ainsi, parce qu'en comparant les deux grands mouvements de composition et de décomposition organique, nous reconnaissons que le premier prédomine ; parce que tous les mouvements vitaux sont plus rapides, parce qu'en un mot le degré de la vie doit être évalué d'après la quantité du mouvement qui s'opère dans les organes.

Cependant des physiologistes ont avancé et soutenu une opinion contraire. Ils ont vu la vie la plus énergique là où l'état de vie est le mieux assuré, et moins de vie partout où la conservation est moins garantie ; ils ont en conséquence regardé l'âge adulte comme celui où il y a le plus de vie.

Leur méprise à cet égard nous paraît évidente ; car subordonner l'état de vie à l'état de conservation, c'est réduire la force vitale au simple rôle d'une force statique : l'état de conservation n'étant que l'effet du parfait accomplissement des fonctions, c'est dire que la vie résulte de cet accomplissement ; en un mot, c'est arriver à cette définition antiphilosophique, que la vie est le résultat du jeu des organes. Enfin, c'est attacher sans aucun fondement une importance prédominante aux lois conservatrices sur les lois constitutives des êtres ; c'est méconnaître entièrement les lois de destruction auxquelles ces êtres ne peuvent se soustraire, et c'est n'embrasser qu'incomplétement tous les phénomènes de la nature.

Tous les phénomènes de création et d'accroissement, de conservation et d'équilibre, de décomposition et de destruction que présentent les êtres doués de vie ne sont, en dernière analyse, que les effets successifs d'une force qui va en s'affaiblissant, graduellement depuis le jour où elle entre en action jusqu'à celui où elle cesse de se manifester.

La vie ou la force vitale est, comme toutes les forces de la nature, susceptible de varier de quantité; cette quantité ne peut s'évaluer que par le nombre et l'étendue des effets ou des actions, ou, ce qui revient au même, par la vitesse des mouvements produits, puisque toute action est un mouvement. On sait encore que la quantité d'une force restant la même, les effets peuvent varier, s'il y a des résistances variables. Les effets sont alors composés; mais le principe énoncé tout à l'heure reste applicable, à savoir : que la quantité des effets est toujours proportionnée à la quantité de la force, et qu'on peut juger de celle-ci par celle-là.

Dans une force, il n'y a pas à considérer seulement sa quantité pour se rendre compte de ses effets, il y a encore ce qu'on doit appeler sa qualité ou sa nature. Or, celle-ci est déterminée par la qualité ou la nature du substratum. Toute force a un substratum. Aurions-nous aucune idée de la pesanteur, s'il n'y avait des corps pesants; de la lumière, s'il n'y avait des corps lumineux; du calorique et de l'électricité, s'il n'y avait des corps chauds et des corps électriques? De même, aurions-nous une idée de la vie, s'il n'y avait des corps vivants? Eh bien! nous disons que c'est la nature du substratum qui détermine la qualité de la force. Ainsi (pourvu qu'on nous permette de comparer les forces physiques aux forces vitales), ainsi, disons-nous, le verre et la résine convenablement frictionnés s'électrisent et exercent une attraction également forte sur une boule de liége neutre; cependant ces deux corps ont une électricité différente pour chacun d'eux, l'une positive, l'autre négative. Dans ce cas, la force mise en jeu l'est d'une quantité égale; mais elle diffère dans sa manifestation aussitôt que change la nature du substratum, du support ou de l'instrument auquel elle est appliquée. Il en est de même pour la force vitale; elle varie dans la forme de ses manifestations, suivant la nature de son substratum, qui n'est autre que la matière organique, par conséquent suivant les divers organes et suivant les degrés de développement qu'ils ont atteints.

Tous les phénomènes de la vie s'expliquent donc par la quantité de force vitale mise en action, et par la nature des instruments auxquels cette force est appliquée.

On doit considérer le commencement de la vie, chez les êtres organisés, comme une sorte d'émission de la force vitale, comme une impulsion que le germe a reçue de l'acte mystérieux de la fécondation. Si nous pouvions pénétrer ce secret de la nature et le soumettre à l'analyse, nous arriverions peut-être à savoir si la force vitale est émise en quantité variable suivant les individus; nous pourrions dès lors admettre, chez un être vivant, une puissance vitale primitive forte ou faible; il n'y a rien là qui répugne à l'esprit, mais le fait est hors de la portée de nos sens.

Nous sommes un peu plus avancés sur les différences que peut présenter la nature du substratum. On ne peut point douter que le sperme et l'ovule ne se ressentent de l'état général de la constitution de l'homme et de la femme, et que, dès lors, la matière organique, qui par la fécondation devient vivante, ne retienne une partie des propriétés appartenant aux deux êtres dont elle émane. Par là se transmet immédiatement au germe, pour se perpétuer ensuite dans le fœtus, dans l'enfant, et enfin jusque dans l'homme fait, une disposition à tel ou tel tempérament, à telle ou telle constitution, à telle ou telle maladie. Toutes les influences de l'hérédité peuvent donc très bien se concevoir comme modifiant, soit la quantité de la force vitale émise au moment de la fécondation, soit les qualités du substratum fécondé, devenu vivant et nourri par la femme pendant toute la gestation. Si l'influence héréditaire est puissante, il peut y avoir maladie pendant la vie embryonnaire ; si elle est plus faible, la maladie apparaîtra plus tard, à moins que la prédisposition ne soit neutralisée par d'autres influences.

Si l'on considère la vie humaine dans son ensemble et dans les changements successifs qui constituent ses évolutions et ses âges, il est impossible d'y voir une force dont l'énergie augmente jusqu'à l'âge moyen pour diminuer ensuite. Non, cette force décroît graduellement depuis le moment de son émission jusqu'à celui où elle s'éteint, quoique les produits de son action soient en apparence de plus en plus considérables, de plus en plus parfaits, dans l'intervalle de la naissance à l'âge de retour.

Tout effet accompli suppose nécessairement un affaiblissement de la force qui le produit : de telle sorte que plus une force a produit et entretenu d'effets quelconques pendant un certain temps, moins elle est capable d'en produire encore. Ainsi, la puissance virtuelle de la force vitale est plus considérable immédiatement après l'instant de la fécondation qu'à la naissance ; car, dans le premier cas, elle est capable de produire non-seulement tous les effets qui suivront la naissance, mais encore tous ceux qui la précèdent. A la naissance, elle est à son tour plus considérable qu'à la puberté, et ainsi de suite.

Que l'on compare les effets produits par cette force pendant les neuf mois de la vie intra-utérine aux effets produits pendant les neuf premiers mois de la vie extra-utérine, on voit une différence énorme dans la quantité de ces effets en faveur de la première période. Deux atomes, un ovule et une gouttelette inappréciable de fluide séminal sont, dans l'espace de neuf mois, amenés à l'état d'organes assez parfaits pour accomplir toutes les fonctions essentielles de l'existence. De la naissance jusqu'à neuf mois, un an même, que se passe-t-il de si important dans l'organisme ? Le système locomoteur augmente d'énergie, les sens spéciaux entrent en action, l'innervation cérébrale s'est un peu régularisée ; mais il n'y a rien eu de créé, il n'y a eu qu'accroissement et perfectionnement : quelle immense différence ! N'en est-il pas de même pour le reste de la vie ? Est-ce que l'enfance ne voit pas s'accomplir beaucoup plus d'actions vitales que la jeunesse, celle-ci que l'âge mûr, et celui-ci que la vieillesse? On pourrait presque affirmer qu'au moment de la naissance il y a déjà eu plus de force vitale employée qu'il n'en sera dépensé pour tout le reste de la vie.

Cependant, malgré cette diminution graduelle de la force vitale à mesure qu'on s'éloigne de l'instant de la fécondation, quelques-unes des phases par lesquelles passe le corps vivant nous donnent l'idée d'un perfectionnement progressif, suivi d'une détérioration également graduelle. Nous en jugeons ainsi non plus par la quantité des effets produits et la vitesse des mouvements, mais par leur forme, leur régularité, leur harmonie ; en un mot, par leur perfection. Si, par exemple, on considère l'homme au milieu de sa carrière, dans ce qu'on appelle la période d'état de la vie, alors que ses facultés s'exercent dans toute leur puissance, il semble que cette perfection suppose une augmentation de la force vitale. Non; cette force n'a point augmenté par elle-même. Ses effets, qui alors nous paraissent si supérieurs à ceux qui sont observés dans les premiers âges, sont le résultat complexe des modifications du substratum ou des organes et de la persistance de la force vitale à un degré encore considérable, mais infiniment moindre qu'au moment de son émission, puisqu'elle a perdu tout ce qui a été employé à l'accroissement et au perfectionnement des organes.

Si l'on a coutume de dire que la résistance vitale est moindre dans l'enfance que dans l'âge moyen de la vie, c'est parce qu'on ne distingue pas les deux sources de la résistance que l'homme oppose aux agents physiques. Il la doit, d'une part, à la force vitale intrinsèque qu'il possède, de l'autre, à l'état plus ou moins parfait de ses organes. Or, nous avons prouvé que l'état organique seul va en se perfectionnant jusqu'au milieu de la vie, tandis que la force vitale diminue; au lieu donc de se servir du mot de résistance vitale, il faudrait employer celui de résistance organique. La résistance vitale n'étant autre chose que la force vitale considérée au point de vue abstrait de la lutte qu'elle engage contre les forces physiques, si cette force diminue, évidemment la résistance ne saurait augmenter. Dans l'enfance, la force vitale ne se borne pas à résister aux forces physiques, elle en triomphe, puisqu'il y a accroissement et perfectionnement de l'organisme ; dans l'âge moyen, elle résiste encore avec puissance, mais elle ne triomphe plus, puisqu'elle se borne à conserver (1).

Dans le commencement, la force vitale est appliquée à un instrument rudimentaire et imparfait, au moyen duquel elle ne produit que des phénomènes obscurs ou irréguliers. A mesure qu'elle développe et perfectionne son instrument, elle

(1) On voit en quoi cette manière de voir diffère de celle des auteurs qui ont considéré la force de conservation, ou *résistance vitale*, comme distincte de la force vitale proprement dite, et admis qu'elle est plus considérable dans l'âge moyen de la vie que dans l'enfance. Si, comme je crois l'avoir démontré, la force vitale diminue graduellement avec le progrès de l'âge, il est évident que la résistance qu'elle oppose aux forces inorganiques diminue également et ne peut être érigée en une force spéciale. C'est ce qu'établissent les réflexions suivantes de Barthez :

« On a rapporté à cette force (la force vitale) qu'on a voulu créer, et dont l'idée est infiniment vague, un nombre illimité de fonctions de l'économie animale, comme la fermentation digestive des aliments, en tant qu'elle empêche leur dégénération putride spontanée ; la chaleur vitale, qui se soutient au même degré, malgré les températures extrêmes de l'atmosphère, etc., etc. ,

» Sans doute une force vitale quelconque, pendant qu'elle produit et entretient un état déterminé des organes, résiste par cette action même à ce que cet état soit autre, et tel qu'il serait produit par l'action des causes physiques quelconques. Mais la notion de cette résistance indirecte à tous les changements d'état qui seraient d'ailleurs possibles, ne nous apprend rien sur la nature, l'opération, les conditions de telle action d'une telle force vitale supposée. Quand on a fait une classe générale de semblables *notions négatives*, on n'a avancé en rien une science de faits ; et l'on a seulement introduit une confusion d'idées, qui ne pourrait qu'effacer les traces des véritables découvertes. » (*Nouv. élém. de la science de l'homme*, 2e édit., t. I, note 16.)

Ailleurs, Barthez s'élève encore contre ces vues subtiles de l'esprit par lesquelles on arrive à multiplier les forces, à en reconnaître plusieurs classes, alors même qu'on peut tout expliquer par une seule. « Il est plus philosophique et plus naturel, dit-il avec raison, de ne supposer qu'une force vitale du corps animal ; de considérer les actions diverses des organes comme des effets de cette force unique, diversement modifiée par la différente structure des parties ; de voir ainsi la force nerveuse comme la fonction de la force vitale dans le cerveau et dans les nerfs, etc. » (*Ibid.*, note 6.)

De ces considérations réunies à ce que nous avons dit ailleurs, il résulte que la force vitale, envisagée au point de vue abstrait de la lutte qu'elle soutient contre

s'use et s'affaiblit ; mais, malgré son affaiblissement, elle produit des phénomènes plus sensibles, plus réguliers, au moyen de son instrument devenu plus parfait : c'est alors qu'elle paraît lutter avec le plus d'avantages contre les forces de la nature morte. On dirait d'une force appliquée à un levier, dans le double but de lutter contre une résistance et de déplacer le point d'appui, pour le rendre de plus en plus favorable à son action. A mesure que ce déplacement s'opère, la force, quoique affaiblie, agit dans de meilleures conditions ; elle peut alors triompher plus complétement de la résistance, et produire des effets plus réguliers, quoique moins considérables.

les forces inorganiques, va en diminuant avec l'âge, puisqu'elle commence par en triompher dans les périodes de création et d'accroissement ; puisqu'elle se borne à lui résister dans l'âge moyen, et puisqu'elle leur cède dans celui de décroissement. Ce qui a trompé les physiologistes dans l'appréciation du degré de la résistance vitale aux divers âges de la vie, c'est qu'ils n'ont pas reconnu que les conditions matérielles qui entourent l'adulte et l'enfant, quoique identiques d'une manière absolue, perdent leur identité relativement à ces deux êtres. Ainsi placez un adulte et un enfant au milieu d'une température à zéro : le premier parviendra plus facilement que le second à conserver sa température propre, parce que la quantité de chaleur qu'il produit est en raison de la masse de son corps, qui est bien supérieure à celle de l'enfant, et que dès lors l'influence de la température à zéro cesse d'être égale pour l'une et pour l'autre. Dans l'enfance la vie s'emploie principalement au dedans de l'organisme, afin de le développer et de le perfectionner ; et la chaleur est une condition essentielle de ce travail d'accroissement ; tant qu'il doit durer, la nature n'a pas eu pour but de faire servir essentiellement la calorification à lutter contre la température des corps environnants, mais elle a laissé à la sagesse de l'homme le soin de pourvoir à ce que cette influence extérieure fût toujours plus considérablement atténuée en faveur de l'enfant qu'en faveur de l'adulte, qui n'a plus autant besoin de chaleur pour son développement déjà terminé. Il en résulte qu'une température déterminée qui agit comme deux sur un adulte agit peut-être comme quatre sur un enfant, parce qu'elle est moins différente des conditions d'existence qui conviennent au premier que de celles qui conviennent au second. Ainsi, supposez deux corps de masse inégale mis en mouvement dans une direction parallèle, qui dans leur course éprouveraient une nouvelle impulsion dirigée suivant une ligne différente de celle que jusqu'alors ils ont parcourue, il est évident que leur déviation sera inégale et dans une proportion inverse de leur masse.

Ce qui précède s'applique à la résistance vitale en tant qu'elle s'exerce dans l'état physiologique ; il reste à savoir si dans l'état pathologique elle se comporte suivant les mêmes lois. J'incline fortement à le penser, et j'espère le démontrer dans les remarques que je présente plus loin sur les causes de la mortalité dans les maladies de l'enfance.

L'équilibre et la régularité des fonctions ne supposent donc pas une force vitale plus considérable, une vie en excès, mais seulement la perfection des organes. Ce qui le prouve, c'est que la période d'état de la vie n'est pas très longue, et que, malgré la perfection acquise par les organes, la période de déclin ne tarde pas à se manifester. La force vitale est devenue impuissante non-seulement à continuer, mais encore à maintenir le perfectionnement des organes ; elle ne peut bientôt plus en arrêter la détérioration que tendent à produire les forces physiques et chimiques ; entre elle et ces forces destructives, la lutte est de plus en plus inégale ; enfin elle cesse : c'est la mort.

Ainsi, dans la période d'accroissement, la force vitale entre en lutte avec les forces inorganiques de la nature, elle leur résiste, elle en triomphe ; dans la période d'état, elle lutte et résiste ; dans celle de déclin, elle lutte encore, mais elle cède, et bientôt elle succombe.

Ainsi l'homme, qui n'est d'abord qu'un germe informe et grossier, emploie près d'une moitié de sa carrière à créer et à perfectionner les instruments de cette puissance, qui est appelée à dominer la scène du monde ; mais le moment de son apogée touche de près à celui de sa décadence : graduellement épuisée, bientôt éteinte, la force qui l'avait tiré de l'inertie l'y laisse retomber, et restitue sa dépouille à l'empire des lois de la nature morte (1).

(1) Cette idée de lutte entre la force vitale et les forces inorganiques est sans doute beaucoup moins l'expression d'un fait réel qu'une abstraction de notre esprit, qui, trop borné dans ses vues, trouve de l'opposition et des différences entre des faits qui n'offrent que de la diversité ; cette idée pourrait en effet paraître contraire à celle que nous avons d'un consensus universel des choses et d'une harmonie générale entre toutes les lois de la nature. Cependant l'homme ne peut se soustraire à cette nécessité de qualifier les choses par des rapports de similitude ou de dissemblance et d'opposition, et même dans les faits qui sont soumis aux lois inorganiques, il trouve quelquefois une véritable opposition et comme une lutte entre des forces contraires. Ainsi l'attraction rapproche les molécules d'un corps, la chaleur les écarte ; aussitôt l'homme est porté à voir une espèce de lutte entre les forces qui produisent ces deux phénomènes inverses l'un de l'autre.

A ce sujet nous dirons avec Burdach : « Ce qui, d'un côté, produit les rapports

Voilà donc maintenant démontrée la vérité de ces deux propositions, savoir, que l'enfance, comparée aux âges suivants, présente : 1.° un excès de vie; ou, si l'on veut, une vie plus active, une vitesse plus grande que dans tous les mouvements vitaux; 2.° un état imparfait des organes et une régularité moindre des fonctions.

Telles sont les deux conditions dont l'influence domine toute la pathologie de l'enfance. Par la première, on conçoit combien, une force si active étant détournée de la voie normale qu'elle devrait suivre, ses écarts peuvent être rapidement portés au delà de toutes limites, combien ses perturbations peuvent être funestes; par la seconde, on s'explique la facilité des altérations morbides des organes, puisque ceux-ci, dans l'état de santé, n'ont encore qu'une constitution incomplète. Cependant si, sous le rapport du pronostic, il y a beaucoup à craindre de l'influence de ces deux conditions, et surtout de la seconde, on peut y rencontrer aussi des ressources inattendues. « Il faut tout redouter, mais aussi tout espérer; on doit s'attendre aux accidents les plus subits et les plus graves, mais il ne faut jamais perdre courage, même en présence des plus grands dangers, parce que la force créatrice de l'organisme est encore tellement énergique, qu'elle peut opérer des guérisons réellement miraculeuses. » (Hufeland.)

L'étude des caractères de la vie dans l'enfance, telle que nous l'avons envisagée, se prête admirablement à la détermi-

mécaniques, et, de l'autre, les subordonne à un but spécial, de manière que l'organisation se montre comme un mécanisme et en même temps comme un être vivant, ce qui détermine ou enchaîne des composés déterminés, de manière que le corps organisé apparaît tant comme un extrait chimique de la planète que comme une matière particulière, doit être une modification spéciale des forces de l'univers, et nous lui donnons le nom de force vitale. Cependant cette force vitale elle-même ne peut point être étrangère aux forces de l'univers; elle doit avoir la même origine qu'elles, et être comme elles une révélation de l'esprit infini du monde. Dès qu'il s'agit de porter nos regards sur l'origine de la vie, nous ne pouvons en ignorer la cause suprême et première, comme on l'a ignorée dans un passé auquel semblent appartenir encore quelques retardataires de notre époque. » (Tome IV, p. 152.)

nation des principes les plus généraux de la thérapeutique qui convient aux maladies de cet âge.

1° Dans l'enfance, on doit compter beaucoup sur la nature médicatrice, parce que la vie est forte et active. Les écarts en apparence les plus grands dont elle est capable sont souvent le résultat de causes fort légères, en sorte que les médicaments les moins énergiques, les plus insignifiants pour ainsi dire, suffisent pour rendre à la force vitale sa tendance normale et peuvent produire des résultats inattendus. Il faut donc, dans beaucoup de circonstances, ne pas agir avec trop d'activité, et craindre de nuire en croyant être utile. Cette prudence extrême convient surtout dans l'emploi des doses, et en général les plus petites sont les meilleures. Mais, s'il faut être sobre de moyens thérapeutiques énergiques, il faut insister avec le plus grand soin sur l'administration attentive, intelligente, minutieuse, de ce qu'on appelle les petits moyens. Très souvent la médecine dite expectante peut suffire; les moyens simples dont elle dispose en font chez les enfants une médecine véritablement *agissante*.

La contre-indication des moyens trop actifs, surtout des débilitants et des évacuants, vient de ce que, dans l'enfance, les forces vitales, quelque abondantes qu'elles paraissent, sont cependant nécessaires pour répondre à tous les besoins de l'organisme, et trouvent facilement leur emploi. En effet, le besoin de conservation, commun à tous les âges, exige dans l'enfance un déploiement de force plus considérable à cause de l'état imparfait et fragile encore des organes. En outre, cette période de la vie renferme des besoins d'accroissement qui ne se rencontrent plus qu'à un degré moindre ou même nul dans les âges suivants. Il faut donc savoir à propos respecter, sans la craindre, cette exubérance apparente de vitalité, de peur qu'en l'attaquant dans ses sources, on n'aille au delà des limites convenables et qu'il n'en résulte un épuisement funeste.

2° Cependant la vie étant plus active, tous ses mouvements

plus rapides, dès qu'il y a écart et désordre dans ses mouvements, les altérations sont plus rapidement produites. De là
le précepte, d'une application bien autrement importante chez
les enfants que chez les adultes, d'agir de bonne heure, *occasio
præceps*, et d'employer les divers moyens que réclame une
maladie à des intervalles plus rapprochés les uns des autres;
de là la nécessité de voir plus souvent le malade, d'observer de
plus près et de suivre pas à pas la marche du mal, afin de la
ramener dans une meilleure voie, aussitôt que les efforts de
la nature paraissent insuffisants.

.3° Il ne faut pas moins de prudence dans l'administration
des excitants locaux et généraux, et des médicaments qui
pénètrent profondément l'organisme; car ils peuvent exagérer l'action de la force vitale jusqu'à un degré tel qu'elle
devienne incompatible avec la conservation des organes dans
leur état d'intégrité. Ainsi la plasticité qui est le mode principal de manifestation de la force vitale dans l'enfance, ne peut
être impunément augmentée sans déterminer rapidement des
altérations de tissu plus ou moins irréparables.

4° Nous avons dit qu'il y a dans l'enfance des besoins très
grands de conservation et d'accroissement; il en résulte que les
soutiens de l'organisme se consument et s'usent plus promptement; de là un besoin plus grand de réparation au moyen de
l'alimentation et du sommeil. Cette considération fournit une
des plus importantes applications à la médecine pratique, car
elle nous fait sentir la nécessité de mettre le régime dans les
maladies en rapport avec celui qui convient à l'état de santé.
On sait que ce principe a été l'objet de quelques-uns des plus
beaux aphorismes d'Hippocrate.

5° Il ne faut pas se hâter de considérer aussitôt comme une
maladie tous les phénomènes qui surgissent dans l'organisme
des enfants. Un très grand nombre d'indispositions ne sont
que des symptômes qui accompagnent le développement physique, et se rattachent à ce travail important que l'on ne doit
pas entraver, mais seulement diriger convenablement. Il ne

faut pas oublier que, dans l'enfance (nous l'avons déjà dit), l'accomplissement normal des fonctions comporte souvent de l'irrégularité, un défaut d'harmonie et d'équilibre; mais tant que cette irrégularité ne dépasse point certaines limites, il ne faut pas trop se presser d'y voir un état morbide qui réclame des moyens actifs de traitement.

Si de ces principes généraux nous voulons descendre à des applications spéciales en rapport avec l'état des différentes fonctions pour l'accomplissement desquelles se partage la force vitale, nous pourrons encore formuler des préceptes d'une extrême importance pour la pratique médicale.

1° L'appareil respiratoire, qui entre brusquement en action à la naissance, et qui, pendant toute l'enfance, jouit d'une grande activité en rapport avec le besoin d'hématose, présente des conditions qui favorisent singulièrement soit l'invasion, soit la gravité des maladies qui l'atteignent. Ainsi l'étroitesse des canaux aériens, et surtout celle de la glotte rendent les affections inflammatoires ou spasmodiques de ces conduits infiniment plus graves; il faut toujours être en garde contre l'asphyxie lente ou rapide qui en est souvent la conséquence et dont il est commun de voir la marche méconnue, dans le croup en particulier. C'est pour cela que dans l'enfance la trachéotomie doit plus souvent trouver son application, et qu'il faut attacher une plus grande importance aux vomitifs qui, par les contractions énergiques qu'ils impriment aux muscles expirateurs, sont capables de détacher et d'expulser les produits plastiques qui obstruent le passage de l'air. La muqueuse aérienne étant, comme beaucoup d'autres muqueuses, très sujette aux affections catarrhales, l'étroitesse des bronches et, de plus, la difficulté de l'expectoration par suite de la faiblesse de l'appareil musculaire expirateur, rendent ces affections catarrhales extrêmement graves, soit parce qu'elles sont capables d'amener la suffocation par elles-mêmes, soit surtout parce qu'elles sont la véritable origine des pneumonies lobulaires qui entraînent un si grand nombre d'enfants. De ces conditions résultent encore l'indication des vomitifs dans beaucoup de cas, celle des moyens toniques et de tous les médicaments qui peuvent faciliter l'expectoration ou diminuer l'abondance des sécrétions bronchiques.

2° L'appareil digestif présente aussi chez les enfants des conditions très essentielles à bien connaître. Destiné à réagir contre des excitants physiologiques d'une nature très variable et dont l'habitude n'a point encore atténué l'influence plus ou moins énergique, cet appareil est exposé à un grand nombre de maladies dont la source est ainsi placée en dehors de lui. Mais, de plus, il s'accomplit, dans plusieurs de ses parties, des phénomènes d'accroissement extrêmement prononcés et, par cela seul, très susceptibles de perturbations diverses, telles que celles, par exemple, qui accompagnent les dentitions. Il faut reconnaître toutefois que les maladies du tube digestif sont souvent moins graves par elles-mêmes que par les accidents morbides qu'elles développent dans d'autres systèmes. L'expérience prouve qu'il meurt beaucoup moins d'enfants uniquement par suite des altérations de cet appareil que par suite de celles des appareils respiratoire et encéphalique; mais si les affections de ces derniers sont souvent influencées par celles du tube alimentaire, il faut s'attacher à combattre celles-ci, quelque légères qu'elles paraissent, comme le point de départ de beaucoup d'autres accidents graves. Elles consistent ordinairement dans des inflammations ou des lésions de sécrétion dont il faut neutraliser avec soin les moindres symptômes aussitôt qu'ils se manifestent. Très souvent même, dans l'impuissance où l'on est de rattacher quelques-uns de ces symptômes à une altération organique bien déterminée, il faut les attaquer directement : telles sont la réplétion de l'estomac, des flatuosités, des accumulations de matières fécales, etc. C'est contre ces états morbides et contre des acidités saburrales très communes chez les petits enfants qu'on retire tant d'avantages des absorbants, des excitants légers aromatiques et carminatifs, des vomitifs et des purgatifs doux.

L'emploi des vomitifs et des purgatifs demande sans doute, comme toute espèce de médication, de la prudence et de la modération ; mais il faut bien reconnaître que dans l'enfance il a plus d'avantage et moins d'inconvénients qu'aux autres âges, ou du moins il est certain que dans le premier âge l'indication de ces agents thérapeutiques se rencontre plus fréquemment. Le vomissement se produit facilement, sans trop de fatigue ni trop d'irritation, et cependant la susceptibilité de l'estomac rend la perturbation assez profonde pour que certains états morbides de ce viscère soient immédiatement modifiés de la manière la plus avantageuse. Les purgatifs ont une influence analogue, et leur action peut être très efficace, bien qu'on n'emploie que des purgatifs très doux et à doses modérées. Si l'ipécacuanha est le meilleur des vomitifs, on peut dire, avec Hufeland, que la rhubarbe, chez les petits enfants, est le purgatif par excellence ; car elle n'affaiblit pas comme la plupart des évacuants ; elle exerce une action tonique et fortifiante. Enfin, au point de vue de la débilitation qu'ils produisent, les évacuants sont souvent bien préférables aux antiphlogistiques proprement dits. Leur effet est moins durable, mais il est prompt et assez profond pour enrayer la marche des maladies ; ils n'attaquent point l'organisme dans l'élément essentiel de sa force, et laissent intacts ses principaux moyens de réparation ; c'est cette dernière raison qui rend leur opportunité si fréquente dans l'enfance.

3° L'appareil circulatoire est peut-être celui qui dans l'enfance fonctionne avec le plus de perfection : aussi ses maladies sont-elles très rares. Le cœur, les gros vaisseaux ne sont que très exceptionnellement affectés des diverses maladies dont ils sont le siége aux autres âges. Cependant cela n'est vrai que des organes vecteurs, et tout porte à penser que les fluides qu'ils contiennent sont très susceptibles d'éprouver les modifications morbides qu'on regarde généralement aujourd'hui comme produisant, ou au moins comme favorisant la diathèse inflammatoire, la diathèse séreuse, et les diathèses tubercu-

leuse et scrofuleuse. Toutefois, l'importance et la fréquence
de la première de ces diathèses ne doivent point être exagérées ;
elle est même beaucoup plus rare qu'on ne pourrait le penser
d'après quelques apparences. Les fluides nourriciers, il est
vrai, ont, chez l'enfant sain, une plasticité remarquable ; mais
elle est rendue nécessaire par les besoins de la nutrition, et
il faut bien se garder d'y voir un véritable état inflammatoire. La constitution plastique du sang doit donc être moins
énergiquement combattue et modifiée dans l'enfance ; de là
une réserve extrême dans l'emploi des émissions sanguines,
et, lorsqu'elles paraissent indispensables, la nécessité de recourir de meilleure heure aux moyens les plus capables de
réparer les pertes éprouvées par l'organisme. Si les saignées
ne sont que médiocrement indiquées par un état inflammatoire, et s'il faut les réserver pour les cas seulement où cet
état est très grave, à plus forte raison sont-elles contre-in-
diquées par les autres diathèses que nous avons mentionnées,
puisque les pertes sanguines sont reconnues à tous les âges
comme très capables de favoriser les hydropisies, l'état chlorotique, les scrofules et les maladies tuberculeuses. On peut
dire qu'en principe général il est infiniment plus dangereux,
chez les enfants, d'aller au delà que de rester en deçà d'une
certaine mesure dans l'emploi des émissions sanguines.

4° L'impressionnabilité et l'irritabilité du système nerveux
doivent être sans cesse présentes à l'esprit du praticien, et
l'engager à combattre de très bonne heure les affections purement spasmodiques, aussi bien que celles qui se lient à une
congestion sanguine. La prédisposition de l'encéphale aux hypérémies, étant très prononcée dans l'enfance, doit nous faire
apporter beaucoup de réserve dans l'emploi de l'opium, surtout dans les premiers temps de la vie. Plus tard même, ce
n'est que dans un danger grave, contre une diarrhée rebelle,
par exemple, qu'il est permis de le prescrire. Après la seconde
dentition, les opiacés sont moins dangereux, quoique leur
emploi commande encore de la prudence. Enfin, dans l'en-

fance, il faut absolument les prescrire aux plus faibles doses, et préférer en général l'administration par l'absorption cutanée ou en lavements à l'ingestion dans l'estomac. On doit toujours craindre que les opiacés n'agissent trop énergiquement, et ne troublent le travail de développement, particulièrement l'organisation du système nerveux. Cependant il ne faut pas toujours proscrire les médicaments stupéfiants; parmi eux, ceux que nous fournit la famille des solanées sont d'un usage très précieux dans certaines névroses, telles que la coqueluche, les spasmes laryngiens, etc.

5° Sous le rapport thérapeutique, le système tégumentaire externe présente quelques conditions fort importantes : ainsi l'absorption et l'exhalation y sont très actives. La première de ces conditions permet d'appliquer sur la peau beaucoup de médicaments destinés à agir par absorption, mais qui pourraient être nuisibles si on les portait dans les voies digestives ; et la seconde favorise l'action des moyens diaphorétiques qui est si avantageuse dans beaucoup de maladies, surtout dans celles où il y a expansion de l'action vitale vers les surfaces tégumentaires, comme dans les fièvres éruptives, par exemple. D'un autre côté, il faut tenir grand compte de la sensibilité de la peau qui est très développée, sinon déjà au moment de la naissance, du moins dès les premiers mois de la vie, et qui s'oppose formellement à l'emploi des révulsifs cutanés dont l'action est douloureuse. Chez les enfants, il faut, parmi les rubéfiants, les épispastiques et les exutoires, choisir ceux qui causent le moins de douleur. On doit tâcher d'obtenir une congestion ou une suppuration dérivatives, mais jamais une douleur forte ni continue; car la douleur, en raison de l'irritabilité du système nerveux, est le plus inutile et le plus dangereux de tous les dérivatifs.

C'est encore par la surface de la peau que le corps de l'homme fait une très grande perte de chaleur. Chez les enfants, cette déperdition est très prompte et très facile, soit que l'état encore imparfait des organes nuise à la perfection des calorifications, soit que le défaut d'habitude n'ait pas encore mis la réaction vitale au niveau des influences atmosphériques, soit peut-être uniquement parce que le volume moindre du corps le soumet plus directement aux lois physiques du refroidissement. Quoi qu'il en soit, l'insuffisance des calorifications, chez l'enfant, est un fait d'une haute importance, et dont il est facile d'entrevoir les conséquences pour la thérapeutique.

6° A aucun âge les sympathies ne sont plus nombreuses ni plus fortes que dans l'enfance : aussi faut-il s'attacher avec un soin particulier, avant de porter un diagnostic, à bien distinguer les lésions organiques et primitives des lésions sympathiques et secondaires. Dans le traitement, celles-ci ne doivent pas néanmoins être négligées ; il faut en tenir compte, et il est souvent fort à propos de les combattre directement ; car leur persistance seule peut faire craindre, soit une terminaison immédiatement funeste, soit leur transformation en d'autres altérations des organes plus profondes, et dès lors beaucoup plus dangereuses. D'ailleurs les sympathies fournissent souvent d'utiles ressources à la thérapeutique, puisqu'on peut, en les provoquant à propos, améliorer l'état d'un organe malade, en modifiant celui d'un organe sain. Quoique la plupart des auteurs aient exagéré ou mal interprété les sympathies réciproques de l'estomac et de l'encéphale, il est cependant incontestable qu'elles doivent souvent fixer l'attention du praticien dans les maladies des enfants.

Ce ne serait point assez d'avoir déduit de l'ensemble des données physiologiques que nous avons cherché à établir, quelques applications générales à la pathologie et à la thérapeutique de l'enfance, mais il faut encore y rattacher les règles générales de diététique qu'il convient de mettre en pratique à cet âge de la vie. Le médecin n'est pas moins appelé à prévenir les maladies qu'à les guérir, et celui qui négligerait l'hygiène de l'enfance méconnaîtrait le moyen le plus sûr de travailler à l'amélioration de l'espèce. D'ailleurs cette hygiène est bien plus difficile que celle des autres âges ; elle présente, sous ce rapport, les mêmes différences que la thérapeutique. Dans la période d'état de la vie, l'hygiène a pour but la conservation des organes dans l'état de développement et de perfection qu'ils ont acquis; mais dans l'enfance, ce n'est plus seulement un but de conservation qu'elle doit atteindre, c'est l'accroissement et le perfectionnement de l'organe qu'elle doit favoriser et diriger suivant les lois de la nature.

Dans l'ordre naturel du développement de l'homme, la vie végétative précède et devance l'exercice des fonctions de relation. Celui-ci n'est assuré et parfait qu'autant que la nutrition s'accomplit convenablement; s'il est prématurément provoqué, si par des excitants on exagère son activité, la nutrition devient impuissante à réparer les pertes qu'il occasionne dans l'organisme; celui-ci tout entier s'use rapidement, s'épuise et dépérit. La nature elle-même nous a clairement indiqué la voie à suivre dans l'hygiène des périodes d'accroissement de la vie humaine, en réservant pour l'époque la plus avancée de cet accroissement la manifestation complète des plus nobles facultés qui nous ont été départies, savoir : des facultés intellectuelles, morales et reproductives de l'espèce. Attachons-nous donc à imiter et à suivre ce guide par excellence.

Je ne tracerai pas ici les règles d'hygiène applicables à l'exercice et au développement de chaque fonction considérée en particulier; je me tiendrai à un point de vue plus élevé dont il sera facile de déduire les applications à l'hygiène spéciale.

L'accroissement présente des périodes de transition quelquefois très rapides et des périodes intermédiaires dans lesquelles le développement est plus lent, plus graduel, mieux distribué. Les premières sont les plus dangereuses, les plus difficiles, celles dans lesquelles la nature demande le plus d'assistance.

On peut rapporter à deux préceptes généraux tous les moyens propres à remplir ce but. Le premier consiste à hâter le développement et le perfectionnement de l'organisme dans les périodes intermédiaires, afin qu'il soit préparé à lutter contre les causes plus actives de perturbation que lui réservent les périodes de transition; le second consiste, au contraire, à ralentir et à modérer l'accroissement au moment même où la transition s'opère, afin qu'elle devienne presque insensible et que le développement gagne en régularité ce qu'il aurait perdu en vitesse; car, moins il y a de précipitation, plus il y a de sûreté dans les progrès de la vie. Ainsi le voyageur accélère sa marche sur une route facile, la ralentit dès qu'il aborde un écueil et redouble de prudence pour l'éviter ou le franchir.

Une période de transition est accomplie lorsqu'il y a de la part de l'organisme habitude prise des conditions dans lesquelles il vient d'être nouvellement placé. Ainsi la transition de la vie intra-utérine à la vie extra-utérine s'opère à la naissance, mais elle n'est réellement accomplie que vers l'âge de deux ou trois mois, parce qu'à cette époque seulement il y a habitude de l'organisme de réagir contre les agents extérieurs au contact desquels il était soustrait avant la naissance; ainsi il y a habitude de digérer le lait de la mère, de respirer l'air atmosphérique, de réparer les pertes de calorique occasionnées par le contact des corps étrangers; enfin il y a habitude de supporter les premières impressions sensoriales qui commencent la vie de relation. C'est à cette époque que l'enfant entre dans une période intermédiaire qui doit finir à une période de transition peu éloignée, celle de la première dentition et du sevrage, et c'est dès ce moment qu'il faut commencer à l'y préparer. Dans ce but, il faut le placer peu à peu dans des conditions analogues à celles auxquelles doit l'amener ce passage; c'est-à-dire que, destiné à se séparer prochainement du sein de sa mère, il faut commencer à l'habituer à des aliments artificiels; destiné à exercer bientôt ses facultés locomotives avec plus de latitude et à devenir par là plus exposé à l'influence de tous les agents atmosphériques, il faut lui permettre l'exercice plus libre de ses muscles, l'habituer graduellement aux variations de température et d'humidité de l'atmosphère, et provoquer l'activité des calorifications par les moyens capa-

bles d'augmenter la tonicité et la réaction du système tégumentaire externe; enfin il faut graduellement aussi augmenter,
soit le nombre, soit la force des impressions sensoriales que,
jusqu'à cette époque, on a eu, au contraire, le soin d'amortir.
A mesure que la période de transition approche, on ralentit ce
développement, pour ainsi dire, artificiellement accéléré; par
là les habitudes se consolident, les forces statiques de l'organisme sont plus assurées; en un mot, toutes les conditions sont
prêtes pour achever le passage de l'enfant d'une vie encore
parasite à une vie complétement indépendante. Enfin, lorsque
la transition est opérée, laissez l'enfant se reposer et s'affermir
dans ses conditions nouvelles d'existence, attendez qu'il en ait
acquis l'habitude avant de le préparer à la plus prochaine des
transitions qu'il doit encore éprouver.

Tel est, suivant moi, le principe général sur lequel repose
essentiellement l'hygiène de l'enfance. Je ne saurais ici descendre, même sommairement, à des détails qui exigeraient
tout un livre; mais je pense qu'il suffit d'avoir indiqué la source
fondamentale des applications que l'art demande à la science.
Dans cette indication résumée, comme dans toutes les applications que j'ai faites à la pathologie et à la thérapeuthique de
l'enfance, j'ai pris à tâche d'interpréter fidèlement les lois de
la nature, persuadé que celui-là seul qui recherche leur fin et
les conditions de leur accomplissement, agit selon les vues
d'une saine philosophie.

II.

Dans l'étude que nous venons de faire des caractères de la
vie dans l'enfance et des applications qui en découlent pour la
pathologie, la thérapeutique et l'hygiène de cet âge, nous
nous sommes placé à ce point de vue élevé et général qui embrasse non-seulement les nombreuses faces d'un objet, mais
qui les lie entre elles en reconnaissant l'unité de la force dont

toutes ces modifications dépendent. De ce point de vue qu'Ampère appelle *troponomique*, nous allons descendre à celui qu'il nomme *autoptique* et d'où nous apercevons simplement les faits sans aller au delà; des résultats que nous fournit la généralisation nous passerons à ceux de l'observation directe et dégagée de toute abstraction, nous servant aussi tour à tour de ces deux méthodes qui dans toute science se prêtent un mutuel appui.

L'observation en médecine tend à devenir de jour en jour plus exacte et plus sévère, et c'est parce que celle de nos devanciers s'est montrée, sur certains points, superficielle et infidèle, qu'il est devenu nécessaire de soumettre les faits à un examen plus rigoureux, afin de fournir une base plus large et un contrôle plus solide aux notions générales dans lesquelles la science se résume. S'il est vrai qu'un seul fait élaboré par l'induction peut parfois nous élever à des vues générales non erronées, cependant les assertions d'un auteur n'acquièrent de l'authenticité et n'ont une portée large et durable qu'autant qu'elles reposent sur des faits nombreux et recueillis dans des conditions positivement déterminées. Aussi convient-on généralement de nos jours que toutes les fois qu'on peut asseoir une loi pathologique sur l'observation directe des faits, il en faut réunir le plus possible et les compter exactement, afin de donner la garantie des assertions qu'on avance.

Pénétré de ces principes, nous avons entrepris de résoudre par la statistique quelques-unes des questions qui se rattachent à l'influence de l'âge sur les maladies, en recueillant avec soin tous les cas morbides qui se sont présentés à nous pendant une partie de notre internat à l'hôpital des Enfants. Il est probable que, par une observation plus générale et sans compter les faits d'une manière précise, nous serions arrivé à énoncer des résultats semblables à ceux que nous avons appuyés sur des relevés numériques; mais nous n'aurions pas été aussi certain nous-même de la valeur de ces résultats, et elle aurait pu être mise en doute avec raison par ceux qui n'auraient su ni d'après quel nombre de faits, ni dans quelles conditions, ni avec quelle attention nous avions tiré nos conclusions.

Dans toute application de la statistique à la médecine, il ne faut point choisir les faits; il faut rassembler tous ceux qui se présentent et leur accorder une attention égale, bien que, sous beaucoup de rapports, leur importance ne soit pas la même. Il faut indiquer les conditions de temps et de lieu dans lesquelles on a travaillé, dire combien de faits elles ont fournis, et tirer de ces faits des conclusions légitimes, en tenant compte encore quelquefois des circonstances accessoires qui ont pu modifier les résultats.

Nous répétons donc que ce n'est point sur l'observation générale et approximative pratiquée pendant tout le temps de nos études sur les maladies des enfants, que nous avons basé nos résultats généraux, mais sur une observation précise et détaillée pendant un espace de temps déterminé.

D'autres auraient pu se contenter de consulter dans un hôpital les registres ou les feuilles de maladies, et en auraient fait la base d'une statistique appliquée à un plus grand nombre de faits; mais des documents de ce genre ne méritent absolument aucune confiance, parce que aucun soin ne préside à leur rédaction.

C'est du 1ᵉʳ avril au 1ᵉʳ octobre 1838 que se sont présentés les cas morbides, et voici dans quelles conditions ils ont été soumis à notre observation. C'est à l'hôpital des Enfants malades de Paris que nous les avons recueillis; et il n'est pas sans doute inutile de faire remarquer que, par cette raison, le nombre des maladies légères a dû être moindre qu'on ne le voit dans la pratique privée, parce qu'en général les parents n'amènent leurs enfants à l'hôpital que pour des maladies sérieuses. Il faut ensuite considérer que les enfants admis à l'hôpital appartiennent toujours aux classes pauvres, ont été élevés dans des conditions hygiéniques spéciales; qu'en un mot, sous beaucoup de rapports, il n'y a pas d'assi-

milation parfaite à établir entre ces cas-là et ceux que fourni-
rait la pratique ordinaire.

D'autre part, notre observation n'a pas pu porter sur toutes
les salles de médecine de l'hôpital des Enfants. Nous avons
complétement laissé de côté les salles des maladies chroniques
consacrées aux affections scrofuleuses, aux dartres, aux maladies des yeux et à quelques autres affections apyrétiques qui
n'obligent point les malades à s'aliter. Nous avons restreint et
concentré notre attention sur les maladies qui sont exclusivement du domaine de la clinique interne ; et comme, pendant
l'espace de temps indiqué plus haut, nous étions placé dans
la division des garçons, nos observations n'ont rapport qu'aux
enfants du sexe masculin. Toutefois la différence de sexe nous
paraît peu importante chez les enfants, et à l'exception de
quelques maladies qui siégent sur les organes génitaux, la plus
grande analogie paraît exister entre les maladies des garçons
et celles des filles (1). Enfin, pour dernière remarque, ajoutons qu'à l'hôpital des Enfants on n'admet que des sujets de
deux à quinze ans. Il est vrai que quelquefois les parents ne
répondent pas sincèrement quand on leur demande l'âge de
leurs enfants et que, pour faire admettre un enfant qui n'a
que dix-huit ou vingt mois par exemple, ils affirment qu'il a deux
ans. Mais cette cause d'erreur n'existe que pour un petit nombre
de cas et n'est pas de nature à altérer les résultats géné-

---

(1) Les auteurs qui ont fait une étude spéciale des maladies de l'enfance, n'ont
pas admis de différence essentielle entre celles des garçons et celles des filles,
M. Bertillon a cependant démontré par des recherches statistiques (*Gaz. méd. de
Paris*, 1858, p. 110), que la mortalité est plus forte chez les garçons. 1000 naissances féminines amènent 858 filles à un an d'âge, tandis que 1000 naissances
masculines n'y amènent que 828 garçons. Chez les premières, la mortalité est
d'un sixième, elle reste d'un cinquième chez les derniers. Cette loi est si constante, qu'elle se vérifie et pour la France entière, et pour chacun des départe-
ments pris isolément, avec de très faibles oscillations. Si cette différence, ajoute
M. Bertillon, a échappé aux médecins qui se sont occupés de l'enfance, c'est que
l'influence du sexe, quoique si manifeste par la méthode statistique, est trop faible
pour être appréciée par l'observation clinique.

raux de notre observation chez les enfants de deux à quinze ans.

Les quarante-trois lits des salles Saint-Jean et Saint-Thomas qui ont été le théâtre de ces recherches statistiques ont donné pendant six mois un mouvement de plus de quatre cents malades (1). En consultant le mouvement partiel de chaque trimestre, on voit que celui du printemps a fourni un peu moins de malades que l'été ; mais de plus on voit, d'après le mouvement partiel de chaque mois, que le chiffre des admissions a considérablement diminué dans le mois de septembre. Il est de remarque générale et traditionnelle à l'hôpital des Enfants qu'à partir du mois de juillet jusqu'à celui de novembre, on reçoit moins de malades que dans les autres mois de l'année. Mais en 1838, il n'en a pas été ainsi. Le mouvement des maladies pendant le mois de juillet et d'août a offert une plus grande activité que de coutume, et ce n'est qu'à partir du mois de septembre qu'il y a eu un temps d'arrêt bien marqué dans la fréquence des maladies. Cette particularité est bien en rapport avec l'état de l'atmosphère qui fut très variable pendant les mois de juillet et d'août, tandis qu'au mois de septembre la température fut assez régulièrement chaude et sèche.

Le nombre des maladies observées chez les enfants admis dans les salles a été bien supérieur à celui des malades eux-mêmes. Cette différence provient de ce que, chez beaucoup d'enfants, les maladies sont compliquées, de telle façon que le même malade présente deux et quelquefois même trois ou

(1) Malades en traitement au 1er avril.................. 32
— Admis en avril.................. 58
— — mai,.................. 67
— — juin.................. 60
— — juillet.................. 69
— — août.................. 72
— — septembre.................. 54

Total.................. 412

quatre maladies bien distinctes. Le plus souvent, ces maladies ont entre elles quelques rapports de causalité et méritent véritablement le nom de complications; mais quelquefois il est difficile de voir un lien entre deux maladies qui affectent le même sujet soit simultanément, soit successivement: il n'y a véritablement alors que coïncidence. Toutefois, ces cas étant bien plus rares que les premiers, nous avons dû les confondre les uns avec les autres. Or, nous avons constaté que les deux tiers des malades ont eu une maladie simple, tandis que, chez le dernier tiers, il y a eu complication ou coïncidence de plusieurs maladies; de sorte qu'un tiers des malades a fourni plus de cas morbides que les deux autres réunis (1).

Ces premières indications générales données, avant de rechercher quelles sont les maladies les plus fréquentes dans l'enfance, de deux à quinze ans, il est nécessaire de justifier la classification que nous avons préférée. Nous aurions pu la baser sur la pathologie générale et rapporter tous les cas que nous avons rassemblés à des ordres généraux, tels que les hémorrhagies, les phlegmasies, les altérations de sécrétion, les fièvres, les névroses, les dégénérescences et les cachexies. Dans un traité de pathologie, cette division a beaucoup d'avantages, parce qu'elle permet d'étudier ces altérations d'une manière plus complète; soit qu'elles constituent toute la maladie, soit qu'elles ne forment qu'un des éléments d'un cas morbide complexe. C'est sous ce dernier point de vue que cette division nous a semblé peu favorable parce qu'il aurait fallu descendre dans des détails trop minutieux, pour indiquer

---

(1) Le mouvement des salles a été de 412 admissions. Mais de ce nombre nous avons éliminé 33 enfants chez lesquels il n'a pas été possible de reconnaître l'existence d'un état morbide, soit que ces enfants fussent déjà guéris le lendemain de leur entrée au moment où nous les examinions, soit qu'ils ne fussent pas réellement malades, et que leurs parents, poussés par la misère ou par d'autres motifs, eussent voulu s'en débarrasser momentanément en les plaçant à l'hôpital. Sur les 379 enfants réellement malades, 254 ont eu chacun une maladie simple, tandis que 125 ont eu chacun plusieurs maladies dont la somme s'élève à 322.

le rôle que ces altérations jouent comme éléments dans les maladies. Nous avons préféré localiser les maladies et les rapporter, d'après leur siége unique ou principal, à tel ou tel appareil physiologique. Nous savons aussi bien que personne en quoi cette division est attaquable, mais elle nous a paru la seule susceptible d'être appliquée à des recherches du genre de celles-ci, et il importe en vérité assez peu qu'on suive telle ou telle classification, pourvu qu'on s'entende au fond sur la nature et les noms des maladies.

En conséquence, nous avons formé cinq groupes de cas morbides. Le premier comprend les affections de la poitrine (appareil respiratoire et circulatoire); le second, celles de l'abdomen (appareil digestif et annexes); le troisième, celles des centres nerveux et de leurs enveloppes; le quatrième se compose des maladies des organes des sens; enfin le cinquième embrasse tous les cas qui ne rentrent dans aucun des quatre premiers groupes.

Nous avons rassemblé dans le cadre des maladies de la poitrine toutes celles des organes de la respiration et de la circulation; mais en outre, nous y avons placé tous les cas de tuberculisation plus ou moins générale. Cette affection n'est, il est vrai, jamais ou presque jamais localisée dans un seul point du corps; mais, comme de tous les organes, ceux du thorax en sont le siége principal et le plus fréquent, nous l'avons rattachée au même groupe que les autres maladies de poitrine. Ainsi, que les enfants aient succombé surtout aux tubercules du péritoine et de l'intestin, ou à la phthisie pulmonaire, nous les avons tous rapportés au même groupe. Cependant nous avons laissé dans celui des maladies des centres nerveux les cas de méningite tuberculeuse, quand cette maladie est survenue chez des sujets dont la cachexie tuberculeuse était encore latente au moment du début de la maladie encéphalique. Ici nous avons pris en considération le siége de la maladie dans un organe qui, par la nature de ses fonctions, lui donne une physionomie et une importance très particulières. De même nous avons rapporté au groupe des maladies de l'abdomen tous les cas de fièvre typhoïde que nous avons observés, quoique nous soyons bien éloigné de considérer cette affection comme une maladie locale dont le siége dans l'intestin expliquerait tous les phénomènes. Enfin il en est de même des fièvres éruptives que nous avons classées comme des maladies de la peau, uniquement à cause de celui de leurs éléments qui est le plus caractéristique et le plus constant.

Il est donc bien entendu que, dans les faits que nous allons exposer, nous nous sommes arrêté seulement aux maladies bien tranchées par leurs symptômes et le plus souvent par leurs caractères anatomiques. Dans les cas morbides complexes, nous avons sans doute aussi bien tenu compte des altérations secondaires et accessoires que des altérations primitives et principales; mais nous n'avons pas porté très loin la décomposition des faits, et nous n'avons pas présenté comme un fait pathologique complet ce qui n'est qu'un élément d'un état morbide complexe. Un seul exemple fera comprendre notre pensée. Une rougeole étant donnée, nous ne regardons pas comme des maladies distinctes de cette rougeole la conjonctivite, le coryza, l'angine, la bronchite, qui en sont les éléments inséparables ; mais si l'un de ces éléments vient à dominer, si, par exemple, la bronchite devient très intense, survit à l'éruption ou même se change en pneumonie, il est évident que voilà une complication dont il n'est plus permis de fondre la manifestation dans l'existence de la rougeole.

Chez les enfants, la fréquence des maladies de la poitrine l'emporte de beaucoup sur celle des autres. En effet, sur la totalité des cas morbides elles entrent pour deux cinquièmes, celles de l'abdomen pour un cinquième, celles des sens également pour un cinquième, celles des centres nerveux et les maladies diverses respectivement pour un dixième environ (1).

(1) Sur 576 cas morbides, 245 appartiennent aux maladies de la poitrine, 122 à celles de l'abdomen, 119 à celles des sens, 40 à celles des centres nerveux, 50 aux maladies diverses.

De toutes les maladies de la poitrine, la plus fréquente est la pneumonie, qui, trois fois sur quatre environ, revêt la forme lobulaire. Viennent ensuite la maladie tuberculeuse, le catarrhe bronchique, la coqueluche, la pleurésie et enfin les affections peu nombreuses des parois thoraciques, du larynx, du péricarde, du cœur et des veines (1).

Parmi les maladies de l'abdomen, une seule domine par sa fréquence, c'est la diarrhée, qui n'est ordinairement autre chose qu'un catarrhe aigu ou chronique de l'intestin. Elle s'est manifestée dans près de la moitié des cas morbides qui composent ce groupe. La fièvre typhoïde vient ensuite pour sa fréquence, et après elle l'angine, avec ses nombreuses espèces. On ne remarque plus ensuite que quelques maladies inflammatoires ou saburrales, vermineuses, saturnines, quelques cas de stomatite, de dentition laborieuse, de péritonite, etc. (2).

Les fièvres éruptives forment plus de la moitié des maladies des organes des sens. Les autres maladies les plus communes

(1) Voici le relevé des cas de ces diverses maladies :

		Report......	227 cas.
Pneumonie..........	83 cas.	Pleurodynie..........	5
Tubercules..........	61	Laryngite..........	3
Bronchite..........	48	Péricardite..........	2
Coqueluche..........	19	Maladies du cœur......	5
Pleurésie..........	16	Phlébite..........	3
A reporter....	227	Total.....	245

(2) Relevé numérique des maladies de l'abdomen :

		Report....	109 cas.
Diarrhée.............	54 cas.	Dentition laborieuse......	4
Fièvre typhoïde.........	24	Péritonite..........	5
Angine.............	14	Ictère spasmodique......	1
Maladies inflammatoires et sa-		Ascite essentielle........	1
burrales............	10	Néphrite albumineuse....	1
Vers.............	2	Ulcérations du duodénium,	
Colique métallique........	2	suivies d'hémorrhagies	
Stomatite............	3	mortelles.........	1
A reporter.....	109	Total.....	122

sont l'ophthalmie, l'érythème simple ou noueux, l'érysipèle, la maladie pourprée, etc. (1).

Abstraction faite des cas dans lesquels les accidents nerveux n'ont été probablement que sympathiques d'une autre maladie coïncidente, les maladies encéphalo-rachidiennes ont été peu nombreuses, comme nous l'avons vu relativement à celles des autres appareils. Aussi quand on dit que les enfants sont prédisposés aux affections cérébrales, il faut entendre que c'est relativement à l'âge adulte ; mais que néanmoins chez eux la fréquence de ces maladies est loin d'approcher de celle des autres. Sur un nombre donné de cas morbides appartenant à ce quatrième groupe, les plus ordinaires sont ceux de méningo-encéphalite, d'éclampsie et de congestion cérébrale simple (2).

Le cinquième groupe, formé des cas morbides qui ne rentrent directement dans aucun des quatre groupes précédents, comprend un assez grand nombre d'hydropisies et de fièvres essentielles, continues ou intermittentes ; puis des cas peu nom-

(1) Rougeole	28 cas.	Report	105 cas.
Scarlatine	25	Urticaire	1
Variole	22	Miliaire	2
Ophthalmie	18	Herpès	1
Erythema simplex	3	Pemphigus	1
— nodosum	6	Purpura	2
Érysipèle facial	3	Coryza grave	3
		Otorrhée	4
A reporter	105	Total	119

(2)
Méningo-encéphalite simple	3 cas.	
— — tuberculeuse	10	14 cas.
— — hémorrhagique	1	
Pseudo-méningites		3
Hydrocéphale chronique		2
Apoplexie méningée		1
Eclampsie		8
Contracture aiguë		3
Congestion cérébrale simple		6
Affections nerveuses irrégulières, anomales		3
Total		40

breux de rhumatisme, d'anémie générale, d'abcès, de névralgie, etc. (1).

Les maladies, considérées en général, n'offrent pas une fréquence égale dans les périodes successives de l'enfance. Au premier abord, cette assertion n'a rien qui étonne; car la population d'une ville comptant dans son sein un plus grand nombre d'enfants en bas-âge qu'à un âge plus avancé, il est tout simple qu'il y ait plus de malades âgés de deux à trois ans par exemple, que de cinq à six ou de dix à onze ans : c'est en effet ce que nous avons observé jusqu'à l'âge de onze ans.

Sur le total de nos malades, un tiers environ est fourni par une période de trois années qui s'étend de deux à cinq. Il faut ensuite une période de six années, de cinq à onze, pour former un second tiers; mais, pour les années suivantes, la proportion des malades, qui devrait aller en diminuant, va au contraire en augmentant, puisqu'il suffit d'une période de quatre années, de onze à quinze, pour fournir autant de malades que les six années antérieures, c'est-à-dire un tiers du total des malades observés (2). Cette différence est très considérable; il est

---

(1)   Hydropisie (le plus souvent liée à la scarlatine)... 14 cas.

Fièvres essentielles continues ou intermittentes.... 10

Rhumatisme................................ 3

Anémie.................................... 2

Abcès consécutifs à d'autres maladies........... 6

Scrofules avec d'autres maladies aiguës.......... 3

Douleurs saturnines dans les membres........... 2

Hémorrhagie par plusieurs organes.............. 1

Phlegmon................................. 2

Affections légères mal déterminées............. 7

Total........... 50

(2)   Sur 379 malades, il s'en est trouvé :

Agés de 2 à 5 ans..................... 119

— de 5 à 8 .... 67 ⎫
⎬ de 5 à 11 ans.... 129
— de 8 à 11 .... 62 ⎭

— de 11 à 15 131

Total........... 379

difficile de n'en pas conclure qu'aux deux extrémités de l'enfance, les sujets sont plus exposés aux maladies que dans sa période moyenne. Si cette différence s'explique, comme nous l'avons dit, pour les enfants les plus jeunes, par cette seule raison qu'il y a d'autant plus d'enfants vivants qu'on les compte à un âge moins avancé, elle ne peut s'expliquer de la même manière pour les enfants de onze à quinze ans, et ici il faut nécessairement faire intervenir une prédisposition particulière à cet âge.

On pourrait encore démontrer d'une autre manière la prédisposition inégale des différentes périodes de l'enfance au développement des maladies, en faisant voir que, dans ces différentes périodes, un nombre égal d'enfants malades ne fournit pas un nombre égal de maladies : ainsi nous avons constaté qu'avant l'âge de cinq ans les malades fournissent une moyenne de deux maladies par chaque individu, tandis qu'après cet âge cette moyenne va graduellement en diminuant. Nous nous contenterons ici de cette simple indication, parce que nous reviendrons sur ce point en étudiant l'influence de l'âge sur les complications.

Comme conclusions de ce qui précède, nous dirons :

1° Les années de l'enfance qui fournissent le plus de malades sont les premières et les dernières.

2° Sur un nombre donné d'enfants malades, les maladies ont d'autant plus de tendance à se multiplier et à se compliquer que les enfants sont plus jeunes.

Nous ne descendrons pas ici dans la recherche de l'influence de l'âge sur chaque genre et chaque espèce de maladies ; cet examen détaillé doit être renvoyé aux recherches ultérieures qui auront pour objet la plupart des maladies que nous avons énumérées plus haut, et que nous étudierons en particulier. Nous allons seulement examiner quelle peut être l'influence de l'âge sur la fréquence relative des cinq groupes pathologiques dans lesquels nous avons rassemblé tous les cas morbides.

Nous connaissons les rapports que ces cinq groupes offrent entre eux chez les enfants considérés en masse, de deux à quinze ans (1); or, il faut savoir si ces rapports varient aux diverses époques de l'enfance. Pour cela, nous avons divisé cet âge en trois périodes : l'une de deux à cinq ans, la seconde de cinq à huit et la troisième de huit à quinze (2). Les résultats numériques de cette comparaison nous permettent d'établir les propositions suivantes :

1° Les maladies de la poitrine, qui sont les plus nombreuses de toutes, ont leur maximum de fréquence à l'âge de cinq à huit ans; leur minimum de huit à quinze, leur fréquence moyenne de deux à cinq ans. Ces différences s'expliquent facilement par les faits suivants, qui seront plus largement établis plus tard, mais qu'il suffit ici d'énoncer, savoir : que de deux à cinq ans, on trouve peu de tubercules, mais beaucoup de pneumonies et de bronchites; de cinq à huit ans, beaucoup de tubercules et un nombre encore assez grand de pneumonies et de bronchites, tandis que, de huit à quinze, on trouve moins de tubercules que dans la période précédente, et aussi moins de pneumonies et de bronchites.

---

(1) En ramenant au nombre de 100 le total des cas observés, nous avons pour équivalents des rapports entre chaque groupe, les chiffres suivants :

1ᵉʳ groupe, maladies de la poitrine, ...	42
2ᵉ — — de l'abdomen	21
3ᵉ — — des centres nerveux.....	7
4ᵉ — — des organes des sens.....	21
5ᵉ — — diverses..............	9
Total..........	100

(2) Sur 100 cas morbides observés dans chacune de ces périodes, on constate les rapports suivants entre les cinq groupes :

	de 2 à 5 ans.	de 5 à 8.	de 8 à 15.
1° Maladies de la poitrine,.........	42	46 50	40
2° — de l'abdomen........	22	12 »	25
3° — des centres nerveux....	9	6 50	5
4° — des sens...........	21	28 »	19
5° — diverses...............	6	9 »	11
	100	100 »	100

2° Les maladies de l'abdomen sont un peu plus fréquentes de huit à quinze ans que de deux à cinq, mais de cinq à huit elles sont de moitié environ plus rares. Ces différences s'expliquent encore très bien par la comparaison de quelques maladies en particulier; ainsi, la diarrhée ou, en d'autres termes, le catharrhe du gros intestin est extrêmement fréquent avant cinq ans et devient rare dans les années suivantes; la fièvre typhoïde, au contraire, et quelques autres affections inflammatoires ou saburrales sont fréquentes de huit à quinze ans, très rares avant cinq ans; de cinq à huit, la diarrhée et la fièvre typhoïde sont beaucoup plus rares qu'avant ou après cette époque.

3° Les maladies des centres nerveux vont en diminuant graduellement de fréquence au fur et à mesure des progrès de l'âge, et cette diminution porte à peu près également sur les diverses maladies de ce groupe.

4° Pour les maladies des sens, la plus grande fréquence est de cinq à huit ans, principalement à cause des fièvres éruptives; la fréquence moyenne, de deux à cinq ans, est due surtout aux ophthalmies; de huit à quinze, les maladies des sens sont plus rares, parce que les ophthalmies ne s'y rencontrent plus et que les fièvres éruptives sont moins fréquentes que de cinq à huit ans.

5° Les maladies diverses vont en augmentant de fréquence avec les progrès de l'âge.

Il n'y a aucune comparaison à établir entre les maladies des enfants et celles des adultes pour la fréquence des complications, qui sont infiniment plus communes chez les premiers. Sans doute l'âge n'en est pas la seule cause, et par cela seul que certaines maladies sont plus fréquentes chez les enfants, on peut souvent établir que les complications dépendent de la nature même de ces maladies; ainsi, l'érysipèle de la face est le plus souvent une maladie exempte de complication, et elle est plus fréquente chez l'adulte; la rougeole, au contraire, à

quelque âge qu'on l'observe, se complique plus souvent que
l'érysipèle de la face, et sa fréquence est bien plus grande chez
l'enfant. On voit par là en quoi l'âge peut rester étranger à la
production des complications. Mais il ne faut pas pousser trop
loin cette considération, car cette même rougeole prise pour
exemple, existant sur un nombre, déterminé d'adultes d'une
part, et sur un nombre égal d'enfants d'autre part, se compliquera bien plus souvent chez ceux-ci que chez ceux-là ; et par
là est mise en évidence l'influence directe de l'âge sur la production des complications.

Nous démontrerons aussi plus tard que les conditions au
milieu desquelles se trouvent placés les petits malades traités
dans l'hôpital des Enfants de Paris sont assez mauvaises, sous
beaucoup de rapports, pour qu'il soit rationnel de leur attribuer une certaine part dans la fréquence des complications
qu'on observe dans cet établissement. Mais comme ces conditions environnantes sont identiques pour tous les malades,
l'influence de l'âge reste encore seule pour expliquer les différences que nous allons voir exister aux diverses époques de
l'enfance ; seulement il faut qu'on ne perde pas de vue que
les mêmes conclusions ne seraient pas rigoureusement applicables à des enfants placés dans d'autres conditions.

Sur le total des malades observés pendant six mois, les deux
tiers ont eu une maladie simple par chaque individu, tandis
que ceux du dernier tiers ont eu une maladie compliquée par
une et quelquefois par deux ou trois autres affections, de telle
sorte que la somme de tous les cas morbides observés sur ce
dernier tiers des malades s'élève à un chiffre bien supérieur à
celui de tous les cas morbides simples. Or, ayant recherché
dans quels rapports numériques se trouvent ces deux catégories de maladies aux diverses périodes de l'enfance, nous avons
constaté que, de deux à cinq ans, plus de la moitié des malades
offrent des complications dans leurs maladies, tandis que, dans
les périodes suivantes, le tiers, puis le quart et enfin le hui-

tiéme seulement en présentent (1). Ainsi, l'influence de l'âge sur la fréquence des complications va en diminuant graduellement de deux à quinze ans.

Si nous recherchons quelle est l'influence de l'âge sur la terminaison des maladies aux différentes périodes de l'enfance de deux à quinze ans, nous trouvons sur 379 malades 136 cas de mort, 188 cas de guérison complète et 55 cas de guérison incomplète. Examinons successivement chacun de ces trois modes de terminaison :

1° Les cas de mort sont très inégalement répartis aux diverses périodes de l'enfance, car, sur 100 malades dans chacune de ces périodes, on observe 60 cas de mort chez les enfants de deux à cinq ans; 37 chez ceux de cinq à huit, 24 chez ceux de huit à onze, et enfin 19 chez ceux de onze à quinze. Ainsi, l'influence de l'âge est très sensible sur la mortalité; puisque celle-ci diminue graduellement de plus de la moitié jusqu'à un cinquième, à mesure que les enfants avancent en âge (2).

Cette influence de l'âge s'exerce directement et indirectement; directement pour tous les malades qui ont eu une maladie simple, et indirectement pour ceux qui ont eu une maladie compliquée. Nous savons en effet que l'âge influe beaucoup

(1) Voici les chiffres qui servent de base à ces conclusions.

Nombre de malades affectés de maladies.

	simples.	compliquées.	Total.
De 2 à 5 ans	48	71	119
De 5 à 8................	45	22	67
De 8 à 11................	46	16	62
De 11 à 15................	115	16	131
Totaux...........	254	125	379

(2)

	NOMBRE DES MALADES.	DES MORTS.
De 2 à 5 ans............	119	71
De 5 à 8...............	67	25
De 8 à 11	62	15
De 11 à 15..............	131	25
Totaux...........	379	136

sur la fréquence des complications, de manière à les rendre plus nombreuses dans les premières années de l'enfance que dans les dernières; et il est probable, on devrait dire certain, que la grande mortalité observée chez les enfants les plus jeunes tient en partie à la fréquence des complications. Ainsi, au lieu des rapports indiqués tout à l'heure, nous avons trouvé que la mortalité, dans les cas de maladies compliquées, était, aux diverses périodes de l'enfance, successivement de 69, 50, 44 sur 100, chez les enfants de deux à cinq, chez ceux de cinq à huit et chez ceux de huit à quinze. Ces rapports étant supérieurs à ceux énoncés plus haut, il devient évident que l'influence de l'âge sur la mortalité ne s'exerce pas toujours d'une manière immédiate et directe, c'est-à-dire qu'elle n'en est pas la cause prochaine. Toutefois elle n'en reste pas moins la cause éloignée ou première en favorisant, dans le bas âge, la fréquence des complications. L'influence de l'âge reparaît seule et entière chez les malades qui n'ont eu que des maladies simples, et elle devient alors la cause directe de la mortalité. En effet, dans cette catégorie de malades, on n'en voit succomber que 50 sur 100 de deux à cinq ans, 33 de cinq à huit, et 16 de huit à quinze. On voit ainsi très clairement que, même chez les malades atteints de maladies simples, la mortalité va en diminuant avec les progrès de l'âge.

2° Pour les cas de guérison complète on doit s'attendre à trouver des rapports inverses à ceux de la mortalité. Sur 100 malades de deux à cinq ans, j'ai compté 24 guérisons; de cinq à huit ans, 50; de huit à onze ans, 60; et de onze à quinze ans, 68. Ces rapports numériques démontrent que la curabilité des maladies chez les enfants va en augmentant de deux à quinze ans.

3° Les cas de guérison incomplète sont nombreux relativement aux autres, puisque nous en avons compté 55. L'affection tuberculeuse entre pour une large part dans cette somme, surtout pour les enfants de cinq à quinze ans. Au-dessous de cet âge, les cas de guérison incomplète se rapportent à diverses maladies aiguës dont la guérison était plus ou moins probable au moment où les enfants ont été emmenés hors de l'hôpital. On peut hardiment présumer que, si ces malades eussent prolongé leur séjour à l'hôpital jusqu'à la fin de la maladie dont ils étaient respectivement atteints, la moitié d'entre eux au moins aurait succombé et aurait encore grossi le chiffre déjà si élevé de la mortalité. Du total des cas de guérison incomplète, 20 appartiennent aux enfants âgés de deux à cinq ans, et 35 à ceux de cinq à quinze ans.

Si l'on veut maintenant, sans tenir compte des différences d'âge, établir la moyenne de ces trois modes de terminaison chez les enfants de deux à quinze ans, on trouve que pour les cas de mort, cette moyenne est de 36 sur 100 malades; pour ceux de guérison complète elle est de 50; et pour ceux de guérison incomplète, elle est de 14 sur 100.

Ces moyennes ont présenté de grandes différences dans les deux trimestres, et quoique cette indication ne se rapporte pas directement à notre sujet, nous ne pouvons cependant la passer sous silence. Au printemps, la moyenne de la mortalité a été beaucoup plus élevée qu'en été, puisqu'elle est représentée par le rapport de 43 sur 100, tandis qu'en été ce rapport a été de 29 sur 100. La moyenne des cas de guérison a été au printemps de 43, et en été, de 57 sur 100. Enfin la moyenne des cas de guérison incomplète a été la même dans les deux trimestres, c'est-à-dire égale à 14 sur 100. Ces différences entre les deux trimestres sont d'ailleurs parfaitement conformes aux résultats qu'on a observés sur tous les cas de mort en général à tous les âges et à Paris. Ces résultats prouvent : 1° que le trimestre de l'année, qui est sans comparaison le plus mortel à Paris, est celui de mars, avril et mai; 2° que les mortalités de ce trimestre et de chacun des trois autres, suivant l'ordre dans lequel ils se succèdent, sont, à Paris, environ comme 227 : 168 : 163 : 197 (*Voy.* Barthez, *Nouv. Élém. de la sc. de l'homme,* t. II, ch. XV, CCCIV).

Enfin, demandons-nous quelles variations subit la mortalité suivant le siége des maladies.

Chez les enfants atteints de maladies de la poitrine, la mortalité a été de 48 sur 100; chez les sujets atteints de maladies de l'abdomen, elle a été de 32; chez d'autres atteints de maladies encéphalo-rachidiennes, de 68; chez ceux qui avaient des maladies des sens, de 40; et enfin elle n'a été que de 24 sur 100, chez les enfants atteints de maladies diverses. On voit combien la mortalité des maladies des centres nerveux l'emporte sur celle de toutes les autres.

La mortalité si considérable dans les maladies de l'enfance est un fait trop important pour que nous n'y arrêtions pas un instant notre attention. En médecine on se contente trop, en général, dans l'appréciation des faits, de les expliquer par un seul ordre de causes; tandis que le plus souvent un fait même très simple résulte de l'action simultanée de plusieurs circonstances. On croit par là simplifier l'histoire des maladies; mais, en réalité, on se fourvoie en donnant aux principes de notre science un caractère exclusif qui ne lui appartient point et qui retarde ses progrès.

On juge en général de la résistance que l'homme oppose aux maladies d'après la mortalité que ces maladies présentent; et, comme elles sont plus souvent funestes chez l'enfant que chez l'adulte, on accorde au premier une résistance vitale moindre qu'au second, ce qui revient à dire que les conditions d'organisation propres à l'enfance sont la cause unique et directe de la fréquence de la mort à cet âge. Cette conclusion n'est rien moins qu'inattaquable; mais elle demande une discussion un peu approfondie.

On doit rapporter à trois causes principales la mortalité plus considérable des maladies dans l'enfance que dans l'âge adulte: La première est la fréquence plus grande des maladies qui sont graves par leur nature et leur siége à tous les âges de la vie.

La seconde est le défaut d'identité de nature entre des maladies que l'on compare généralement chez les enfants et chez les adultes, défaut d'identité tel que, par leur nature même, ces maladies sont plus graves chez les premiers.

La troisième est la présence, dans l'enfance, de certaines conditions anatomiques et physiologiques qui rendent l'influence des lésions morbides relativement plus puissante à cet âge qu'aux autres époques de la vie, mais qui n'ont point directement pour effet ni pour cause une diminution d'énergie dans la force vitale.

Entrons dans quelques développements sur ces trois espèces de causes.

A. Les maladies qui ont la plus grande part dans la mortalité des enfants sont : la pneumonie, la tuberculisation, les affections cérébrales.

La pneumonie est une maladie grave à tous les âges. En effet, de trente à soixante et dix, elle offre une mortalité qui varie d'un septième à un cinquième (1). Or, si l'on supposait cette maladie identique dans sa nature chez l'enfant et chez l'adulte, on concevrait encore qu'elle entrât pour une assez large part dans l'accroissement de la mortalité ; mais nous verrons tout à l'heure que cette maladie emprunte sa plus grande gravité chez les enfants à d'autres raisons plus spéciales. Nous tenons seulement à établir ici que la pneumonie, qui est une maladie grave, est fréquente chez les enfants, puisque nous l'avons constatée chez le quart environ de tous les malades qui ont été soumis à notre observation à l'hôpital des-Enfants. On ne niera pas non plus que les tubercules ne soient une maladie essentiellement funeste par sa nature à tous les âges ; or, nous l'avons constatée chez le sixième des malades. Enfin, les affections cérébrales, la méningite et l'éclampsie surtout, qui sont souvent mortelles à tous les âges, paraissent plus fréquentes chez les enfants que chez les adultes ; car pendant une année d'internat dans les salles de médecine de la Pitié, dans un service qui se composait de près de cent

____

(1) Grisolle, *Traité de la pneumonie,* 1841, p. 519.

lits, nous avons recueilli beaucoup moins de cas d'affections cérébrales que pendant six mois à l'hôpital des Enfants, dans un service de quarante-trois lits.

Ces faits, et beaucoup d'autres que je passe sous silence, montrent assez qu'une des principales causes de la mortalité dans l'enfance est la fréquence plus grande, à cette époque, de quelques maladies qui, par leur nature et leur siége, sont nécessairement graves à tous les âges de la vie.

B. Il est des maladies qui, portant le même nom chez les enfants et chez les adultes, parce qu'elles siégent dans le même organe, sont souvent comparées les unes aux autres, et qui cependant ne sont rien moins que comparables par leur nature et la constitution de leurs éléments. Prenons encore pour exemple la pneumonie, quoique je ne puisse qu'indiquer ici ce qui sera plus tard l'objet d'une étude approfondie destinée à mettre le fait dans tout son jour. La pneumonie chez l'adulte consiste, dans l'immense majorité des cas, en une inflammation simple et phlegmoneuse du parenchyme pulmonaire. Chez l'enfant, dans les cas les plus nombreux, environ trois fois sur quatre, cette phlegmasie est consécutive et associée par une dépendance très intime à une inflammation catarrhale des bronches. Or, c'est celle-ci qui, après avoir produit la phlegmasie pulmonaire, la fait persister et constitue l'obstacle le plus insurmontable à sa résolution, genre de terminaison vers lequel tend la nature, pour peu qu'elle soit secondée dans ses efforts lorsque l'inflammation du parenchyme est simple et franche. Veut-on un autre exemple? La méningite est sans doute une affection très grave à tous les âges, mais elle paraît l'être plus encore dans l'enfance que dans l'âge adulte. Or, il n'y a pas une parité complète à établir entre la méningite des enfants et celle des adultes. La première est en effet plus souvent tuberculeuse, c'est-à-dire liée à une diathèse à laquelle nos moyens thérapeutiques n'opposent qu'une résistance tardive et insuffisante. Une fois la méningite produite, les tubercules sont là comme cause persistante d'inflammation, tendent nécessairement à augmenter son intensité, et par conséquent à lui imprimer un mode de terminaison incompatible avec la vie. Il nous semble inutile de citer un plus grand nombre d'exemples, et nous pensons que notre seconde proposition n'est pas moins prouvée que la première, à savoir : qu'il n'y a pas identité réelle entre certaines maladies qui portent les mêmes noms chez les enfants et chez les adultes, et que la nature seule de ces maladies les rend nécessairement plus souvent funestes chez les premiers que chez les seconds.

C. On peut expliquer l'influence si souvent funeste de beaucoup de maladies par certaines conditions dans lesquelles se trouve l'organisme, mais qui ne dépendent nullement du degré d'énergie de la vie. Ce sont des conditions anatomiques qui agissent d'une manière toute mécanique et physique ; nous allons en citer quelques exemples. Ainsi le croup est plus grave, plus souvent et plus promptement mortel chez les enfants principalement, parce que chez eux la glotte est normalement plus étroite ; il en résulte qu'une fausse membrane d'une épaisseur donnée, qui, chez un adulte, ne diminuerait que d'un quart le volume de la colonne d'air nécessaire à l'inspiration, peut, chez un enfant, la diminuer de moitié ou des trois quarts, et déterminer l'asphyxie plus rapidement. C'est encore par le même mécanisme que l'œdème des replis aryténo-épiglottiques est plus grave chez les enfants et offre plus souvent une marche foudroyante. C'est de la même manière que s'explique chez les enfants la gravité des spasmes du larynx, des affections catarrhales des bronches, et même des angines gutturales ou pharyngiennes, etc. Dans tous ces exemples auxquels nous aurions pu en ajouter d'autres, il est évident que ce n'est point la faiblesse de la résistance vitale qui détermine la gravité des maladies.

Il est encore des cas dont la gravité ne dépend pas des circonstances que nous venons de passer en revue, et peut cependant se comprendre et s'expliquer sans admettre pour cela que l'enfant est doué d'une résistance vitale inférieure à celle de l'adulte, nous voulons.parler des causes qui, quoique identiques en elles-mêmes, sont cependant très différentes quant à leur puissance d'action sur l'enfant et sur l'adulte. Un exemple présentera notre pensée d'une manière plus claire. Placez un adulte et un enfant dans une température à — 10°, pendant le même espace de temps; si cette cause agit de manière à produire une pneumonie, et qu'il y ait sous tous les autres rapports identité dans les conditions individuelles des deux sujets, il est évident que l'adulte contractera une pneumonie beaucoup moins étendue et beaucoup moins violente que l'enfant, parce qu'en supposant que le froid ait modifié l'organisme du premier comme un, l'organisme du second a dû l'être nécessairement comme deux ou trois, ou même davantage. Évidemment cette égalité d'effets est antérieure aux manifestations de la réaction vitale et leur imprime une inégalité proportionnelle. On peut, sous beaucoup de rapports, assimiler toutes les causes pathogéniques à des poisons qui, à doses égales, doivent infailliblement produire chez les enfants et les adultes des effets inégaux, quoique identiques dans leur nature. Aussi un décigramme de morphine narcotise un adulte sans le tuer, et peut faire périr un jeune enfant. Expliquera-t-on cette différence en disant que chez l'enfant la force vitale a moins résisté que chez l'adulte? Mais alors nous demanderions si, en soumettant un gros et un petit chien adulte à la même expérience, on expliquerait la guérison du premier et la mort du second de la même manière. Il est évident qu'en maintenant la même explication dans ce dernier cas, on ne tiendrait plus aucun compte de l'influence de l'âge sur le degré de la résistance vitale, puisque les deux animaux sont adultes.

Pour juger comparativement du degré de résistance de la force vitale aux troubles pathologiques chez l'enfant et chez l'adulte, il ne faut donc pas la mettre en regard des causes pathogéniques elles-mêmes, quelque identiques qu'elles paraissent d'une manière absolue; mais il faut la mettre en regard des modifications de l'organisme, c'est-à-dire des maladies déterminées par ces causes. Lorsque ces maladies seront identiques sous tous les rapports, c'est alors qu'il faudra rechercher si l'enfant apporte contre elles plus ou moins de résistance que l'adulte. Les deux termes du problème étant alors parfaitement comparables, la solution pourra être précise et légitime; en un mot, l'action étant égale, on pourra voir si la réaction est égale ou non chez l'enfant et chez l'adulte.

Il n'est pas difficile de trouver un certain nombre de maladies qui, par leur identité chez l'enfant et chez l'adulte, se prêtent parfaitement à cette appréciation. Pour premier exemple, prenons la pneumonie lobaire que l'on sait être essentiellement différente de la pneumonie lobulaire, et que l'on doit se garder de lui comparer. Cette maladie offre, quant à sa nature et quant à sa constitution élémentaire, la plus grande analogie, on peut dire même une identité parfaite, chez l'enfant et chez l'adulte; or, en comparant les cas dans lesquels elle occupe une étendue égale, elle guérit plus souvent et plus rapidement chez le premier que chez le second. Si même on compare l'ensemble des cas de pneumonie lobaire qu'on rencontre successivement chez les enfants de cinq à quinze ans, chez les sujets de quinze à trente, chez ceux de trente à soixante, et enfin chez les vieillards, on voit la mortalité augmenter graduellement. Excessivement faible chez les premiers, puisqu'on peut l'évaluer à un trentième ou un quarantième environ (1), elle est d'un quatorzième dans l'adolescence et la jeunesse, varie d'un cinquième à un septième de trente à soixante ans, et devient plus tard infiniment plus considérable. Ainsi, dans cette longue période la résistance vitale va évidemment en diminuant par dégradation. Le commencement de l'enfance forme-t-il exception à cette loi? Nous ne le pensons pas, quoique les faits superficiellement observés tendent à le

(1) Cette proportion est le résultat approximatif des faits observés par MM. Gérhard, Rufz, Rilliet et Barthez, et par nous-même.

faire admettre. Il est bien vrai que la pneumonie lobaire est très souvent mortelle chez les enfants nouveau-nés et jusqu'à l'âge de trois ou quatre ans; mais cette pneumonie n'est que très rarement comparable à celle des adultes. En effet, elle est toujours double, toujours très étendue, et le plus souvent compliquée. Il faudrait donc la comparer aux cas semblables qui s'observent plus rarement chez l'adulte, et non pas à l'ensemble des cas de pneumonie; alors on verrait très probablement que, dans des circonstances parfaitement comparables, la résistance vitale est plus forte chez l'enfant. Nous disons très probablement, parce que ceci est une question de fait qui ne peut être résolue à priori, et qu'avant d'affirmer il faut avoir observé. Ce travail d'observation est tout entier à faire. Après la pneumonie lobaire, nous pourrions citer un exemple également favorable à notre opinion, c'est celui de la fièvre typhoïde. Cette maladie, en général très semblable chez les enfants et chez les adultes, est évidemment moins souvent funeste chez les premiers que chez les seconds, et cependant il s'agit ici d'une maladie très complexe dont la gravité devrait être facilement augmentée par plusieurs des conditions que nous avons énumérées plus haut (A. B. C.), et qui, comme nous l'avons démontré, sont étrangères à la manifestation de la résistance vitale.

Dans une foule de cas individuels, la résistance vitale se manifeste chez les enfants avec une énergie surprenante qui nous a plus d'une fois vivement impressionné. On voit, en effet, dans certains cas, la mort n'arriver que très longtemps après que le degré de l'altération morbide a franchi la limite de la curabilité; on voit beaucoup d'enfants succomber dans un marasme extrême, c'est-à-dire dans cet état où tout annonce que la force vitale a lutté avec énergie et persistance contre les causes de la mort, et ne s'est éteinte qu'après des efforts très considérables de résistance. Il est vrai que, pour que cette condition se réalise, il faut que la vie ne soit pas immédiatement attaquée dans ses sources radicales, c'est-à-dire dans l'une ou l'autre des trois fonctions qui, comme on l'a dit, forment le trépied de la vie. Car alors la force vitale est immédiatement mise hors de combat, et sa résistance est pour ainsi dire nulle.

Enfin les faits qui prouvent d'une manière péremptoire l'énergie de la résistance vitale chez les enfants sont les maladies traumatiques. Les fractures, les luxations, les plaies simples ou compliquées, accidentelles ou consécutives aux opérations chirurgicales, guérissent plus souvent et plus promptement chez les enfants que chez les adultes, et la différence existe dans une proportion qui n'a pu échapper à l'attention d'aucun médecin. Or, il s'agit ici de maladies tout à fait identiques chez les enfants et chez les adultes, et dont la comparaison fournit par conséquent des lumières bien plus précises et des conséquences bien plus rigoureuses que ne peuvent en donner les maladies internes entre lesquelles il est si difficile d'établir une similitude sous tous les rapports. Ainsi l'amputation du même membre chez un adulte et chez un enfant produit une plaie, c'est-à-dire une maladie identique sous le rapport de son influence sur l'organisme entier de chacun de ces deux êtres.

En présence de tant de faits qui nous paraissent donner à notre opinion la force d'une démonstration, il nous est difficile de faire à l'opinion contraire des concessions importantes. Cependant nous pensons que dans les sciences il faut toujours se tenir dans la limite des faits observés, et restreindre leurs conséquences dans le cercle qu'ils embrassent. Si donc on parvenait à soustraire quelques faits à l'application des idées que nous défendons, nous nous garderions bien de les rejeter; mais nous demanderions que tant qu'ils seraient exceptionnels, on ne s'en servît pas pour infirmer une vérité que nous avons voulu formuler d'une manière générale et non absolue. D'ailleurs, dans l'éventualité de ces faits, il nous paraît probable qu'on apprécierait mieux leur valeur en les rattachant à l'insuffisance de la résistance organique chez les enfants qu'à celle de la résistance vitale proprement dite ; distinction qu'on accusera peut-être de subtilité, mais qui devient nécessaire dans une discussion où toutes les idées roulent sur un terrain d'abstractions, puisque toute idée de force et de résistance est essentiellement abstraite. Or, nous prétendons qu'il faut entendre par résistance organique les conditions matérielles de l'action vitale, en tant qu'elles sont plus ou moins favorables à la lutte que soutient le corps vivant contre les forces de la nature inorganique. Qui ne voit en effet que la force vitale, quoique plus énergique dans l'enfance que dans l'âge moyen, peut se trouver dans des conditions d'action contraires à l'énergie de ses manifestations et résultant uniquement de l'état imparfait des organes? Il y a là évidemment une condition particulière à faire intervenir qui est bien distincte du degré d'énergie intrinsèque de la force vitale.

III.

Comme la plus grande partie des matériaux qui ont servi de base à cet ouvrage est le fruit de notre observation à l'hôpital des Enfants malades, il nous semble indispensable de donner une description détaillée des conditions locales dans lesquelles nous avons fait nos principales recherches. Cette description, qui servira ainsi de complément aux généralités de cette introduction, expliquera, au moins en partie, les différences qu'on ne manquera pas de remarquer entre certains résultats généraux et ceux que fournit la pratique exercée ailleurs que dans un hôpital; et quand on verra combien les conditions matérielles sont différentes dans ces deux cas, on ne s'étonnera plus de l'extrême fréquence de certaines maladies, telles que la pneumonie lobulaire qu'on observe rarement dans les habitations privées, non plus que du grand nombre des malades qui succombent. Cette exposition peut être doublement utile, au point de vue de la science et de l'humanité, puisqu'elle nous conduira à signaler les améliorations importantes que réclame l'hôpital des Enfants malades.

Cet établissement renferme deux services de médecine, un pour les garçons, un autre pour les filles. Chaque service comprend deux divisions. La première est destinée aux maladies cutanées chroniques (dartres), aux maladies des yeux, des oreilles, et en général à toutes celles qui ne s'accompagnent pas d'un mouvement fébrile et n'obligent pas les malades à rester continuellement alités. Dans cette division, comme on le prévoit, la nature des maladies rend la mortalité très faible, et la mort survient très rarement sous l'influence seule des maladies qui ont motivé l'admission des enfants à l'hôpital; mais il arrive assez souvent qu'ils y contractent des maladies aiguës sur la production desquelles le séjour de l'hôpital exerce une influence incontestable, et qui plus d'une fois entraînent la mort. Le plus souvent, quand une maladie aiguë se déclare chez un enfant de cette première division, on le fait passer dans la seconde pour y recevoir des soins plus assidus et être placé dans des conditions hygiéniques moins mauvaises. C'est dans cette seconde division que s'observe la mortalité la plus considérable : là sont placés tous les enfants atteints de maladies aiguës ou chroniques qui composent le domaine de la clinique interne. C'est sur les conditions dans lesquelles se trouvent placés les malades de cette seconde division que portent spécialement nos remarques et nos observations; c'est dans les salles Saint-Jean et Saint-Thomas que nous les avons particulièrement recueillies.

Sous plusieurs rapports, les salles que nous venons de nommer présentent des conditions hygiéniques satisfaisantes : elles sont assez vastes pour le nombre de malades qu'elles contiennent; les planchers sont élevés, de grandes fenêtres y laissent entrer beaucoup de lumière, et l'aération y est facile. Elles présentent cependant deux inconvénients dans leur disposition générale : le premier consiste en ce que chaque porte d'entrée et de sortie n'est pas pourvue d'un tambour, pour empêcher à chaque instant l'entrée d'un courant d'air froid qui agit certainement d'une manière nuisible sur les enfants couchés dans les lits les plus rapprochés; le second résulte de ce que le plancher inférieur est construit en carreaux et non en bois, et de ce qu'il n'y a pas auprès de chaque lit un tapis sur lequel le malade puisse poser les pieds, quand il descend de sa couche. Il arrive, en effet, bien souvent, la surveillance des infirmières n'étant pas assez active, que les enfants qui descendent du lit pour divers motifs posent leurs pieds nus sur le carreau. Ce contact est très froid, et peut amener un refroidissement d'autant plus dangereux, que le malade sortira de son lit dans un état de chaleur plus prononcée.

Les soins de propreté sont généralement satisfaisants; et ici nous ne faisons pas seulement allusion à la propreté extérieure des salles et des lits, qui plaît à l'œil, et à laquelle, dans les hôpitaux, on sacrifie un peu trop. Sans doute il est bon que les salles d'hôpital soient bien balayées et frottées, que les vitres soient souvent lavées, les lits bien essuyés, les rideaux, les couvertures et les draps de dessus bien blancs; mais il faut encore que les draps de dessous et le linge de corps soient assez souvent renouvelés. On comprend en outre que, chez les enfants, les soins de propreté doivent être encore plus minutieux que chez les adultes. Ceux qui ont été attachés pendant quelques années au service médical des hôpitaux savent que, de temps en temps, les soins dont nous parlons laissent quelque chose à désirer; mais, en général, dans l'hôpital des Enfants comme dans les autres hôpitaux de Paris, le linge propre ne manque pas aux malades, et la plupart de ceux-ci sont bien certainement, sous ce rapport, dans des conditions supérieures à celles qui les entourent dans leurs domiciles, où règnent la pauvreté et la misère.

Nous n'avons encore aucune observation bien importante à faire relativement au régime alimentaire: on sait bien que la nourriture, dans les hôpitaux, est généralement saine et assez abondante, mais qu'elle est peu délicate et peu variée: Malgré le dégoût qu'éprouvent des malades pour certains aliments, on ne peut pas, comme on le voudrait, remplacer ceux-ci et mieux accommoder le régime aux dispositions individuelles : ceci ne laisse pas que d'avoir des inconvénients dans la convalescence. A l'hôpital des Enfants malades, plus encore que dans aucun autre, les écarts de régime sont très fréquents : le jeudi et le dimanche, l'entrée de l'hôpital étant permise au public, les parents ou les amis des malades leur apportent des friandises, des pâtisseries, des fruits, etc., des aliments, en un mot, très propres à stimuler l'appétit et la sensualité des enfants, qui mangent alors outre mesure : aussi observe-t-on souvent des indigestions. Celles-ci ne nous ont pas semblé aussi souvent funestes qu'on pourrait le craindre; mais elles n'ont pas moins pour résultat d'aggraver quelquefois la maladie existante. Il serait bien facile de remédier à ces inconvénients : on n'aurait qu'à interdire l'entrée de toute espèce d'aliments; mais cet abus est tellement enraciné par l'habitude, qu'on ne pourrait pas l'extirper sans faire vivement murmurer les individus des classes pauvres, qui s'imaginent qu'à l'hôpital on fait souffrir les malades de la faim.

Un inconvénient beaucoup plus grave et qu'il serait bien urgent de faire disparaître, est le défaut d'isolement pour les malades atteints de maladies contagieuses. Un très grand nombre de rougeoles, de scarlatines et de varioles naissent à l'hôpital chez des malades qui y étaient entrés pour d'autres maladies, et l'on conçoit que cet inconvénient, qui se présente dans tous les hôpitaux d'adultes, entraîne beaucoup plus de dangers à l'hôpital des Enfants à cause de l'aptitude plus grande des sujets à contracter les fièvres éruptives et de la gravité qu'elles présentent chez eux. Il ne sera pas inutile de faire voir à peu près dans quelles limites s'exerce cette influence, en citant les faits que nous avons observés sur ce sujet.

Sur un mouvement de quatre cent douze malades, dans l'espace de six mois, il y a eu soixante-quinze cas de fièvres éruptives. Sur ce nombre, il y en a eu quarante-six développées avant l'entrée des malades à l'hôpital, et vingt-neuf qui ont été contractées par des malades admis dans les salles pour d'autres maladies. On va voir de plus que la mortalité est bien plus considérable chez les malades de cette seconde catégorie que chez ceux de la première. Celle-ci, formée de quarante-six malades, a fourni quatorze morts, et la seconde, qui ne comprend que vingt-neuf malades, a fourni également quatorze décès. Dans un cas c'est un tiers, dans l'autre c'est la moitié. Les vingt-neuf cas de fièvres éruptives qui ont pris naissance à l'hôpital se divisent en :

9 cas de variole; dont 5 suivis de mort.
6 — de rougeole, 3 —
14 — de scarlatine, 6 —

Il est d'autres maladies dont la nature contagieuse n'est pas tout à fait démontrée, et sur la production desquelles la réunion des malades dans une même salle paraît néanmoins exercer une grande influence. Telle serait peut-être la fièvre typhoïde (1); telle est certainement, dans quelques cas, la coqueluche; telle est enfin, à n'en pas douter, l'ophthalmie catarrhale ou purulente. Cette ophthalmie est-elle seulement le résultat d'une influence endémique, ou bien est-elle réellement contagieuse? C'est ce qu'il n'est pas permis de décider d'une manière certaine. Mais toujours est-il que le séjour à l'hôpital est la cause prochaine ou éloignée de son développement. Ainsi quinze ou seize de nos malades en ont été affectés qui n'en présentaient aucun symptôme au moment de leur entrée à l'hôpital. Ces ophthalmies sont en général assez intenses pour ajouter à la gravité des maladies qu'elles compliquent, outre les désordres presque toujours profonds et irréparables qu'elles entraînent dans l'organe de la vue.

De toutes les causes dont nous cherchons à démontrer l'in-

____

(1) Parmi les observations de fièvre typhoïde que nous avons recueillies à l'hôpital des Enfants, il en est deux qui paraissent établir la nature contagieuse de cette maladie. Nous en parlerons plus tard.

fluence, une des principales, à nos yeux, est l'insuffisance des soins donnés aux malades par les filles de salle. Le personnel du service pour les salles Saint-Jean et Saint-Thomas se compose d'une religieuse et de trois infirmières pour le jour. La nuit, une seule femme est de garde pour les deux salles. Celles-ci renferment quarante-cinq lits qui sont presque tous continuellement occupés, et, sur ce nombre, une dizaine environ le sont par des enfants de deux ou trois ans, qui demandent des soins continuels et extrêmement minutieux. Si l'on se reporte à ce qu'on voit dans les familles de la classe aisée, où ce n'est pas trop d'une mère aidée quelquefois par une ou deux autres personnes pour donner à un petit enfant tous les soins que son état rend nécessaires, on sentira combien ces soins doivent être incomplets dans un hôpital où la même personne est tenue de se partager entre une dizaine de malades, et n'éprouve jamais pour eux ces sentiments d'affection et de dévouement qui rendent une mère si ingénieuse dans sa sollicitude. Certes, ce n'est pas aux soins d'une bonne mère qu'on peut comparer les soins mercenaires de ces filles de salle chez qui la bonté et la compassion instinctives sont émoussées par l'habitude de voir souffrir, sans être remplacées par cette pitié raisonnée et cette humanité froide, mais éclairée, du médecin et de tous ceux qui, jouissant des bienfaits d'une bonne éducation, ne se familiarisent avec la souffrance que pour mieux l'apprécier, y compatir et s'efforcer de la soulager. Mais, sans nous étendre davantage sur cette comparaison et sur le point de vue moral de la question qu'elle soulève, nous nous contenterons de rejeter sur l'insuffisance du personnel celle des soins donnés aux petits malades, et de montrer en quoi elle consiste.

Nous avons vu les petits enfants souffrir de la soif et du froid. Combien de fois occupé à une extrémité de la salle à examiner un malade, n'avons-nous pas eu notre attention détournée par les cris des enfants qui, d'un ton lamentable, demandaient : *à boire, à boire !* Si nous feignions de ne pas les entendre, les cris continuaient, et les infirmières, pour ne pas se déranger de quelque occupation commencée, laissaient ainsi passer cinq, dix minutes, et même plus, sans faire boire les malades. Que si, au contraire, on nous voyait tourner la tête vers le côté d'où venaient les cris et les plaintes, on s'empressait de calmer la soif des petits malades. Mais puisque en notre présence on faisait ainsi la sourde oreille, que devait-il donc se passer quand nous n'étions pas là, et en l'absence surtout de la religieuse? Aussi la répétition quotidienne de ces faits nous a-t-elle laissé la conviction que les petits enfants qui ne peuvent eux-mêmes prendre leur verre de tisane sur la planche de leur lit endurent la soif une partie de la journée, dévorés qu'ils sont parfois par une fièvre ardente.

Les petits enfants souffrent du froid de plusieurs manières. Souvent, quoique chaudement couverts dans leur lit, ils ont froid aux pieds, et comme on ne s'en assure pas avec assez de soin, on les laisse dans cet état des heures entières sans leur mettre des boules d'eau chaude, ou sans les entourer de linges chauds, comme il le faudrait. D'autres fois, ce sont les cataplasmes émollients, placés sur la poitrine ou sur l'abdomen qu'on laisse refroidir, et changer ainsi en inconvénients le bien qu'ils auraient pu faire. Dans beaucoup de cas, les enfants sont exposés à se refroidir, parce qu'ayant la fièvre et éprouvant à la peau une chaleur incommode avec ou sans sueur, ils écartent et rejettent leurs couvertures, et restent ainsi exposés aux injures d'un air relativement trop froid. L'agitation, le délire, dans certains cas, amènent le même danger, et il arrive bien souvent que les infirmières ne sont pas là pour recouvrir le malade. On comprend que si dans ce moment une porte ou une fenêtre est ouverte, le refroidissement du malade pourra être plus brusque et plus complet. Quelquefois des enfants à qui le médecin a recommandé de donner une tisane tiède ou chaude la recevront froide et la boiront telle qu'on la leur donne. Enfin il ne se passait presque pas de jour sans que nous vissions les enfants qui avaient atteint l'âge de quatre ou cinq ans descendre de leur lit, poser les pieds nus sur les carreaux et traverser ainsi la salle en chemise, pour se placer sur la chaise des garderobes ou pour tout autre motif. Il est facile de prévoir combien cette imprudence peut être funeste dans le cours d'une fièvre éruptive et de toute maladie en général accompagnée d'un état fébrile, et, à plus forte raison, au milieu d'une crise de sueur. Si les nombreuses causes de refroidissement que nous venons d'analyser s'exercent pendant le jour, leur influence est encore bien plus facile pendant la nuit, lorsque la garde des deux salles est confiée à une veilleuse, qui ne veille peut-être pas toujours, ou qui, pendant qu'elle est occupée à une extrémité de la salle, ignore si les malades placés à l'autre extrémité n'ont pas besoin de ses soins.

Enfin, il n'est pas jusqu'aux mouches qui, vers la fin de l'été, surtout pendant le mois de septembre, ne soient un véritable fléau pour les petits malades et la source de tortures bien réelles. Ces insectes s'acharnent sur les visages des malades, les piquent sans cesse, et finissent par produire chez eux un état d'irritation et d'impatience qui ne peut qu'aggraver la maladie préexistante. Pour obvier à cet inconvénient, on est bien dans l'usage de couvrir le visage du malade avec un voile de gaze, mais l'enfant, par ses mouvements, le déplace à chaque instant, et finit par être exposé aux attaques des insectes. Il y a des jours, surtout à l'approche d'un orage, où ce ne serait pas trop d'une personne qui emploierait exclusivement tout son temps et toute son attention à préserver les petits malades d'une torture plus cruelle qu'on ne pense. Il faut avoir été témoin des faits que nous avançons pour s'en faire une juste idée, et c'est parce que nous sommes bien pénétré de leur importance que nous arrêtons un instant l'attention du lecteur sur ce sujet. Entre autres accidents, nous pourrions rapporter l'histoire d'un enfant de cinq ans, affecté de fièvre typhoïde, sur lequel les mouches s'attachaient avec tant d'acharnement, qu'elles finirent par déterminer une conjonctivite purulente, suivie de perforation de la cornée et d'un staphylôme de l'iris. La stupeur était tellement profonde chez ce malade, que les mouches s'attachaient à la surface de la conjonctive sans réveiller la sensibilité et sans provoquer des mouvements pour chasser ces insectes. L'inflammation qui en résulta eut les graves conséquences que nous venons d'indiquer.

Si le personnel était plus nombreux, le médecin pourrait, dans tous les cas où cela lui semblerait utile, prescrire l'insolation, recommander aux infirmières de prendre les petits enfants sur leurs bras et de les promener, soit au dehors et au grand air, soit au dedans, lorsque le temps est contraire, afin de les soustraire pendant quelques heures de la journée à l'influence du décubitus dorsal prolongé et de leur faire respirer un air meilleur. On comprend facilement combien ces petites précautions seraient avantageuses dans la belle saison, pour affermir et accélérer la convalescence des maladies graves, ou bien dans le cours de quelques maladies légères qui ne deviennent sérieuses que par suite du séjour au lit dans les salles de l'hôpital. Ne voit-on pas bien souvent, dans les hôpitaux d'adultes, des malades dont la convalescence se prononce difficilement et marche avec lenteur, éprouver en deux ou trois jours une amélioration décisive, parce qu'on les aura portés au grand air, dans la cour ou dans le jardin pendant quelques heures de la journée? Or, il n'est pas douteux que cette influence ne doive se faire sentir avec plus d'efficacité encore sur les jeunes enfants qui, comme les plantes naissantes, sont bien plus sensibles à l'action d'une chaleur douce et tempérée, d'un air vif et pur. Malheureusement il est presque impossible à l'hôpital de leur procurer ces avantages et de les soustraire à l'inconvénient du décubitus prolongé, qui est une cause très puissante de développement, de persistance et d'aggravation pour certaines maladies. C'est ainsi que de toutes les circonstances qui président au développement de la pneumonie lobulaire et qui tendent à rendre sa terminaison funeste; le décubitus dorsal prolongé est une des plus influentes. Nous insisterons sur ce fait avec plus de détails, quand nous parlerons des causes de la pneumonie lobulaire.

La tristesse et l'ennui ne sont pas des sentiments inconnus des petits enfants malades, même des plus jeunes. Au lieu des soins empressés et des caresses de leurs parents, ils sont quelquefois traités avec dureté, le plus souvent avec froideur et indifférence. Il en est qui passent des journées entières à pleurer ou à crier, en appelant leur mère. Croit-on que cette contention d'esprit vers une seule pensée, vers un seul désir, ne soit pas capable d'absorber une grande partie de l'énergie vitale et de nuire à l'exercice de plusieurs fonctions? Il nous est aussi arrivé de voir quelques enfants atteints de maladies graves, que tout portait à considérer comme devant être mortelles si les enfants restaient à l'hôpital, être emportés par leurs parents, et dès le lendemain leur position s'améliorer et leur guérison s'opérer. L'influence du moral a sans doute eu quelque part dans ces heureux résultats.

Telles sont les principales circonstances dont l'appréciation nous a paru offrir de l'intérêt. Nous aurions pu donner plus de détails sur leur mode d'action, mais nous croyons en avoir assez dit, pour montrer leur importance. Sans doute, prises une à une, elles semblent ne devoir jouer qu'un rôle bien restreint; mais en les considérant dans leur ensemble, on ne peut nier qu'elles ne doivent produire des effets considérables. En médecine, on sait combien les petites causes produisent quelquefois de grands effets, *maxima à minimis*, et combien de résultats funestes ont souvent leur source dans des circonstances en elles-mêmes de peu de valeur.

Les conditions que nous avons analysées ne sont pas les seules d'ailleurs à faire intervenir pour se rendre compte de la grande mortalité qu'on observe dans l'hôpital des Enfants malades. Il faut aussi considérer le grand nombre de cas dans lesquels on a affaire à des enfants qui, appartenant aux classes les plus pauvres de la population, ont été mal nourris, mal soignés sous plusieurs rapports par leurs parents ou leurs nourrices, et qui, en conséquence, présentent une constitution affaiblie, délabrée, rachitique, qui prive la thérapeutique de beaucoup de ressources, et n'en offre pas moins de prise aux maladies auxquelles le séjour dans l'hôpital les expose.

Après avoir ainsi étudié les causes de mortalité qui sont spéciales à l'hôpital des Enfants malades, et dont nous n'avons point exagéré l'importance, on pourra se demander si un hôpital destiné aux enfants malades est un établissement d'une bien grande utilité. Cette question a été plus d'une fois soulevée, et nous croyons même qu'à plusieurs reprises elle a fixé l'attention de l'administration. Il nous est donc permis de l'aborder et de dire franchement notre pensée à cet égard.

Après l'âge de sept ou huit ans, les enfants sont peu compromis par les inconvéniens que nous avons signalés, et leur traitement dans un hôpital nous paraît aussi avantageux que celui des adultes. Mais, avant cet âge, il n'en est pas ainsi, et c'est à cette époque que ces inconvénients ont une influence incontestablement funeste. Cependant comme ces inconvénients ne sont point irrémédiables, on peut espérer que le Conseil d'administration des hôpitaux, si empressé de réaliser toutes les améliorations qui lui sont signalées, saurait parvenir au but vers lequel nous appelons son attention. Le principal moyen, à notre avis, serait d'augmenter le nombre des personnes employées dans le service des salles des malades, de placer à leur tête des religieuses ou des surveillantes zélées, robustes, sévères vis-à-vis des employés inférieurs, et, avant tout, connues par leur humanité et leur bon cœur, capables, en un mot, de remplacer aussi bien que possible auprès des petits enfants leurs véritables mères. Une surveillance rigoureuse exercée par le chef du service médical, en son absence par les internes, qui peuvent observer encore de plus près tous les détails du service, préviendrait le relâchement et la nonchalance chez les employés subalternes. A défaut de soins donnés avec tendresse et dévouement, on pourrait obtenir de l'exactitude et de la ponctualité dans l'exécution de toutes les prescriptions du chef de service. On ne saurait croire combien les hôpitaux en général renferment d'abus latents, et combien il faut soulever de voiles pour connaître toute la vérité à cet égard. Ce ne sont ni les médecins chefs de service, ni le directeur, ni, à plus forte raison, les administrateurs chargés d'une inspection presque illusoire, qui sont le plus à même de savoir ce qui se passe dans les détails du service. Quand ces personnages entrent dans les salles, tout est propre, en ordre, en silence; chaque employé est à son poste, on s'empresse de satisfaire les moindres besoins des malades; l'œil est charmé, et l'on se retire le cœur plein de satisfaction. Mais aussitôt après, les choses changent de face, les salles deviennent bruyantes, quelquefois le désordre y règne tout à fait, des malades s'en plaignent en vain.

Ce que nous avons avancé jusqu'à présent, nous ne l'avons point dit à la légère, mais nous en avons acquis la certitude, et tout interne qui voudra l'acquérir aussi n'a qu'à faire ce que nous faisions bien souvent. Nous passions presque chaque jour plusieurs heures de suite dans nos salles de malades, soit pour y recueillir des observations, soit pour apprendre de la bouche des parents qui amenaient leurs enfants les renseignements que nous devions transmettre le lendemain à notre chef de service, soit pour prendre note des prescriptions faites à la visite du matin. Souvent, en paraissant ainsi occupé de toute autre chose, nous nous apercevions des divers inconvénients que nous avons signalés, et peu de temps après notre entrée dans les salles des maladies aiguës, nous avons acquis la douloureuse certitude de l'insuffisance des soins qu'on y donne aux petits malades.

Ce n'est pas qu'il entre dans notre pensée de faire retomber la plus grande partie de ce mal sur le mauvais vouloir des femmes employées dans le service; non, sans doute. Nous devons au contraire affirmer qu'elles faisaient autant et quelquefois même plus qu'il n'est raisonnable de l'exiger, surtout si l'on a égard à l'extrême modicité de leur salaire. Quand venait

la fin du jour, ces infirmières étaient vraiment harassées de
fatigue, et, quand nous les trouvions en faute, nous nous sen-
tions bien plus disposé à les plaindre qu'à les reprendre sévé-
rement. Nous ne devons donc pas hésiter à dire qu'il y a insuffisance du personnel dans les salles des maladies aiguës, et
que toute espèce d'amélioration dans l'état des malades ne peut
être obtenue qu'au prix d'une augmentation dans le nombre des
infirmières, d'un choix très éclairé relativement à leur aptitude à remplir consciencieusement des devoirs aussi difficiles
que pénibles. C'est par là que devront commencer toutes les
réformes qui auront pour but d'obtenir une diminution de la
mortalité à l'hôpital des Enfants malades de Paris (1).

IV.

Les difficultés de l'exploration clinique chez les enfants
sont si grandes, qu'on ne saurait indiquer avec trop de soin les
principales précautions à prendre pour les surmonter. Sans
doute, un grand nombre d'enfants, parmi ceux qui ont atteint
ou dépassé l'âge de sept à huit ans, se prêtent facilement aux
investigations du médecin; mais, à un âge moins avancé, un
simple attouchement, la vue même de l'homme de l'art, suffisent pour inspirer au malade un sentiment de crainte qui
l'agite, le rend indocile et irritable. Chez l'enfant à la mamelle,
à l'agitation souvent produite par la moindre tentative d'examen, s'ajoutent constamment les obstacles qui résultent de
l'état d'imperfection auquel sont encore réduits les organes et

____

(1) Le service consacré aux maladies des enfants dans l'hospice de la Charité de
Lyon nous a permis de continuer nos observations sur ce sujet, et d'apprécier combien les conditions hygiéniques y sont, en général, convenables; aussi la mortalité
y est-elle moindre qu'à l'hôpital des Enfants de Paris.

Les remarques que nous venons de présenter sur l'hôpital des Enfants malades
de Paris ont été recueillies en 1838. Nous les avons conservées dans cette 3e édition.
Toutefois nous ne saurions dire jusqu'à quel point elles sont actuellement fondées,
et si des réformes ont été apportées dans le sens que nous indiquons.

leurs fonctions, et qui non-seulement modifie l'aspect d'un grand nombre de symptômes, mais encore les empêche très souvent de se produire à un degré appréciable. On ne peut triompher de ces difficultés qu'en procédant méthodiquement à l'examen des enfants malades, et en y apportant une attention extrême, une patience à toute épreuve.

Certaines fonctions, certains organes ne peuvent être examinés que dans l'état de calme, sous peine de commettre les erreurs les plus grossières. Il est bien évident, par exemple, que le faciès, l'état du pouls et de là respiration diffèrent d'un instant à l'autre, suivant que le malade est tranquille ou agité par une cause quelconque. Si l'enfant est endormi ou calme, il faut, en l'abordant, respecter le plus possible son repos, et en profiter pour interroger aussitôt le faciès, le décubitus; compter les mouvements de la respiration, sans découvrir ni toucher le malade, si c'est possible; puis, pendant qu'on distraira, si besoin est, son attention, la main sera glissée sous les couvertures avec beaucoup de précautions, le doigt placé doucement sur l'artère radiale, et enfin la peau touchée dans une certaine étendue et en plusieurs points du corps pour juger de sa température. Dans ce premier attouchement, il est bien nécessaire que le médecin ait la main convenablement échauffée, car la sensation du froid déplaît toujours aux petits malades et les irrite violemment. On promènera ensuite la main sur l'abdomen pour apprécier son volume, sa tension et sa sensibilité; si la vue n'a pas permis de compter les mouvements respiratoires, la main placée sur le thorax les appréciera facilement. Le reste de l'exploration sera possible, même si l'on a affaire à un enfant que son âge ou son caractère rend irritable. Ainsi, les cris, loin d'empêcher, faciliteront le plus souvent l'examen de la langue, de la bouche et du pharynx; ils ne s'opposeront pas à la recherche des signes fournis par l'auscultation et la percussion, quoiqu'ils rendent plus difficile l'application de ces méthodes. Enfin, l'état du système loco-moteur, des organes des sens et des sécrétions, est rarement difficile à apprécier. Quant aux renseignements fournis par les parents, il est préférable de se les faire donner avant d'examiner l'enfant, afin d'être mis sur la voie de la nature et du siége de la maladie, et de diriger en conséquence l'exploration des symptômes.

La coloration de la face, dans l'état de santé, n'est pas la même à toutes les époques de l'enfance. Pendant les premiers jours de la vie, elle est d'un rouge foncé et un peu violacé ; une légère pression sur les téguments ainsi colorés fait apparaître une couleur jaune pâle, qui ne tarde pas à disparaître. Du troisième au cinquième jour, la rougeur pâlit et se nuance graduellement d'une teinte jaunâtre, d'autant plus foncée, que la rougeur primitive était plus vive. Cette coloration analogue à celle de l'ictère est plus ou moins apparente, mais elle est constante chez tous les enfants nouveau-nés. Elle n'envahit presque jamais les sclérotiques d'une manière bien appréciable, différente en cela de l'ictère proprement dit, qui s'en distingue aussi en ce qu'il apparaît plus rapidement, s'étend à toute la surface du corps et offre une nuance verdâtre. Quelques semaines après la naissance, la coloration de la face devient rose ou pâle, suivant le tempérament de l'enfant. Elle se modifie de différentes manières dans les maladies, comme nous le dirons à propos de chacune d'elles.

L'expression de la face est, pour ainsi dire, nulle chez un nouveau-né bien portant et calme. Si les yeux sont ouverts, ils semblent regarder sans voir ; pendant le sommeil aucune ride ne se montre entre les sourcils ; la bouche est fermée et l'enfant respire librement par le nez. Cet aspect se modifie dès les premiers jours de la vie sous l'influence de la maladie, et ces modifications sont passagères ou persistantes, suivant que les douleurs sont elles-mêmes intermittentes ou continues. La plupart des maladies aiguës donnent au facies du nouveau-né une expression à peu près semblable, caractérisée par la contraction des traits, la formation de grosses rides au front, le rapprochement des sourcils, et le tiraillement en dehors des commissures labiales; la face est, comme on le dit, *grippée*. A mesure que l'enfant s'éloigne de la naissance, la face acquiert une expression plus animée; la vivacité des regards, l'éclat brillant des yeux, la promptitude des mouvements musculaires, donnent à la physionomie de l'enfant, de deux à quinze ans, une mobilité, une variabilité extrêmes. Dans les maladies, le facies se modifie de plusieurs manières que nous signalerons seulement ici sans les décrire. Ainsi le facies de la fièvre typhoïde n'est pas celui de la méningite; celui de la pneumonie n'est pas semblable à celui de la plupart des maladies aiguës de l'abdomen; de même encore la diarrhée chronique et la phthisie pulmonaire n'impriment point un cachet identique à l'expression du visage. Dans beaucoup de maladies chroniques, le facies est fort remarquable, il devient *sénile*; c'est-à-dire que les petits malades prennent sur leur visage toute l'apparence de la décrépitude qui les rend vraiment comparables à de petits vieillards.

Le décubitus présente chez l'enfant les mêmes variétés que chez l'adulte. Dans les maladies accompagnées d'une douleur plus ou moins vive, il peut changer à chaque instant; dans celles qui sont indolentes ou qui stupéfient la sensibilité, il a lieu ordinairement sur le dos. Le décubitus dorsal est presque le seul qu'on observe chez le nouveau-né, parce que l'action de ses muscles n'est point assez forte ni assez équilibrée pour maintenir le corps couché sur le côté. Chez l'enfant âgé de plus de deux ou trois ans, le décubitus latéral se rencontre fréquemment; quand il s'y joint la flexion des membres abdominaux et le rapprochement des membres thoraciques au-devant de la poitrine, cette position prend le nom de *décubitus en chien de fusil*, fréquent dans les affections cérébrales.

L'agitation, les mouvements fréquents pour changer de position annoncent, chez tous les enfants, le malaise et souvent des douleurs intérieures. Parfois ces mouvements, et surtout la flexion des cuisses sur l'abdomen, quand ils sont intermittents et coïncident avec des cris, sont les seuls signes qui

annoncent l'existence des coliques chez les très petits enfants.

Dans la première enfance, le cri est le seul moyen que la
nature nous ait donné pour exprimer nos besoins ou nos souffrances. Dans le premier cas, si l'enfant a faim, il s'apaise aussitôt qu'on le fait boire ou teter. D'autres fois il crie parce
qu'il a besoin de dormir, et ne se calme que par les mouvements du berceau. Enfin on voit des enfants à peine âgés de
deux ou trois mois, éprouver une sensation désagréable dès
qu'ils se sont salis, et crier jusqu'à ce qu'on leur ait donné les
soins convenables de propreté. Telles sont les principales circonstances, en y ajoutant le froid, qui causent les cris des petits enfants dans l'état physiologique, et qui ne doivent point
être confondues avec les causes pathologiques. Le cri des nouveau-nés a des caractères particuliers; il se divise en *cri proprement dit*, qui est poussé pendant l'expiration, et en *reprise*,
qui s'effectue avec l'inspiration. Dans les maladies, la reprise
s'affaiblit et disparaît la première, à mesure que la faiblesse
générale augmente; le cri persiste plus longtemps, mais il finit
par se changer en un simple grognement plaintif plus ou moins
continu.

L'état du pouls doit toujours être constaté pendant le temps
de calme, pour qu'on en puisse tirer une valeur sémiologi-
que, mais cette partie de l'examen clinique est souvent d'une
très grande difficulté. Dans le but de la surmonter, on conseille
de mettre l'enfant au sein de sa nourrice, ou de lui donner à
sucer un linge imbibé de lait, ou simplement le doigt. Ces
procédés ne sont pas sans inconvénients. Si l'enfant est au sein,
les mouvements de succion précipitent la respiration et doivent
influer sur la circulation; il en est de même pour le linge imbibé ou pour le biberon. L'introduction du doigt est moins
utile encore, parce que l'enfant ne tarde pas à se fatiguer de
sucer en vain et s'irrite violemment.

Valleix, qui a donné de bons préceptes pour l'examen
si difficile des nouveau-nés, conseille, pour explorer le pouls,

de saisir le moment où l'enfant est assoupi et de glisser très légèrement l'extrémité d'un doigt sur l'artère radiale : si l'enfant fait quelques mouvements, on les suit sans le contrarier; ils cessent bientôt; le sommeil n'est pas interrompu, et l'on peut compter le pouls, même lorsqu'il est à un degré de petitesse extrême. Lorsque les mouvements continuent et que l'agitation commence, il faut renoncer à l'exploration, sauf à y revenir un peu plus tard; toute persistance serait inutile.

La fréquence du pouls varie aux différentes époques de l'enfance. Dans la première minute qui suit immédiatement l'accouchement, le pouls donne ordinairement moins de 100 pulsations; M. Lediberder a trouvé pour moyenne le nombre de 83. Mais les battements ne tardent pas à s'accélérer. Après la troisième ou quatrième minute, le pouls varie entre 140 et 208, et le terme moyen, d'après le même observateur, est de 160. Cette accélération n'est d'ailleurs que momentanée; elle se lie aux mouvements précipités et tumultueux de la respiration qui commence à s'établir. Au bout d'une ou plusieurs heures, le pouls reprend un mouvement beaucoup moins rapide, mais qui l'est plus encore qu'avant l'établissement de la respiration. Ainsi, sur treize enfants âgés de deux à vingt et un jours, Valleix a trouvé que le pouls variait de 76 à 104 pulsations et donnait une moyenne de 87. D'après M. Trousseau, le pouls des enfants de six mois à un an varie de 100 à 160; celui des enfants d'un an à vingt et un mois, varie de 96 à 140. Valleix a trouvé un peu avant l'âge d'un an une moyenne de 129,9, et un peu avant l'âge de deux ans une moyenne de 121,68. Ainsi la fréquence du pouls diminue à partir de la seconde année, et d'autres observateurs ont trouvé que de trois à cinq ans le pouls varie de 72 à 100, de six à dix ans de 64 à 104; de dix à quinze ans il se limite entre 60 et 80.

La veille rend le pouls plus fréquent que le sommeil; la digestion, les mouvements violents, les exercices, les émotions exercent la même influence. Les pulsations sont aussi un peu plus nombreuses chez les filles que chez les garçons. Enfin, il n'est pas rare de rencontrer des enfants chez lesquels le pouls offre de notables irrégularités, même pendant le sommeil.

A l'examen de l'état du pouls on joindra toujours celui de la chaleur de la peau, qui peut, moins que le premier, induire en erreur sur l'absence ou la présence d'un état fébrile. Si l'augmentation de la température à la surface du corps est en général un des signes les plus sûrs de la fièvre, il ne faut pas ignorer que chez les enfants très jeunes, celle-ci n'en est pas toujours accompagnée; il y a des inflammations très graves qui, au moins dans une partie de leur cours, déterminent plutôt le refroidissement qu'une élévation de température à la surface des téguments.

Le nombre des inspirations, chez l'enfant, comparé à celui des pulsations, offre, comme chez l'adulte, le rapport de 1 à 4. Avant l'âge de deux ans, il dépasse ordinairement 25 à 30 par minute; de deux à cinq ans, il varie de 20 à 30; de cinq à dix ans, de 20 à 28; de dix à quinze ans, de 15 à 25.

La forme générale du thorax de l'enfant représente, comme celui de l'adulte, un cône tronqué dont la base est en bas et s'arrondit de manière à se continuer avec l'abdomen sans former cette dépression qui, à moins d'un embonpoint anormal, se manifeste chez l'adulte au-dessous du rebord des côtes. En général, la clavicule, les côtes et les apophyses épineuses font une saillie moins considérable; mais la partie antérieure ou sternale est plus souvent bombée qu'aplatie. Avant l'âge de cinq à six ans, l'élargissement du thorax n'a pas lieu de haut en bas d'une manière régulièrement graduée. On rencontre très souvent au niveau d'une ligne horizontale circulaire qui passerait sur l'appendice xiphoïde une dépression plus sensible sur les côtés, au-dessous de laquelle les fausses côtes se relèvent pour former la zone la plus élevée de la cavité abdominale. Cette dépression répond aux insertions costales du diaphragme qui, en raison de la souplesse des côtes et des cartilages, les attire et les infléchit en dedans. Cette conformation qu'il est rare de ne pas rencontrer à un certain degré chez les très jeunes enfants, surtout chez ceux d'une constitution faible, est en quelque sorte le premier degré de la déformation que le rachitisme imprime souvent à la poitrine. Chez les enfants bien portants, elle s'efface graduellement par les progrès de l'âge, à mesure que les os augmentent de solidité et que les muscles antagonistes du diaphragme deviennent plus forts. On comprend très bien comment, au-dessous de cette dépression, ces fausses côtes présentent un soulèvement à la base du thorax, qui, joint à l'étroitesse du petit bassin, fait saillir tous les organes abdominaux, et augmente ainsi le volume apparent du ventre. Cette prédominance de l'abdomen, à laquelle le foie prend aussi une grande part, est donc normale et ne doit pas en imposer au médecin.

Pour la percussion, le doigt est préférable au plessimètre, et l'auscultation est plus facile et plus sûre avec l'oreille nue qu'à l'aide du stéthoscope. Chez les enfants, la sonorité est, en général, plus considérable et le murmure vésiculaire plus intense, si ce n'est peut-être chez les enfants à la mamelle, qui d'ailleurs se prêtent souvent très difficilement à l'application du doigt et de l'oreille. On est souvent obligé de la faire dans des positions très incommodes; l'enfant ne veut parfois rester immobile ni dans le décubitus dorsal, ni même assis sur les genoux de sa mère; il ne reste calme que si on le couche le menton sur l'épaule et le ventre sur le sein de sa nourrice. Il faut donc connaître à l'avance les modifications que ces diverses positions peuvent apporter aux résultats de la percussion. Quand l'enfant est assis et tranquille, ces résultats diffèrent peu de ceux qu'on remarque chez l'adulte; seulement le foie, malgré son volume, ne donne pas une matité aussi élevée que dans un âge plus avancé, parce que chez l'enfant, il descend au-dessous du niveau du rebord des côtes, et ne forme pas, en repoussant le diaphragme vers la poitrine, une convexité aussi bombée. Si au contraire l'enfant est couché sur le ventre, on perçoit de la matité en arrière et en bas de la poitrine, non-seulement à droite, mais aussi à gauche, parce que dans cette position, le foie n'entraînant plus le diaphragme en bas par son propre poids, se laisse refouler en haut. M. Trousseau pense que l'obscurité du son tient aussi à ce que la flexibilité des côtes permet au foie et au cœur de se rapprocher de la paroi postérieure du thorax. Enfin, le mode de respiration fait encore un peu varier le résultat de la percussion. Si l'enfant est en colère, l'expiration, devenant plus complète, vide la poitrine d'une assez grande quantité d'air pour que le son soit plus obscur; il redevient clair pendant l'inspiration.

Le murmure respiratoire est plus intense chez les enfants; c'est ce qui lui a fait donner le nom de *respiration puérile* par Laennec. M. Trousseau conteste la justesse de cette dénomination appliquée aux très jeunes enfants : chez eux la respiration est, suivant lui, plus faible, à cause de son peu d'amplitude; de sorte que, dit-il, l'épithète *puérile* donnée si justement par Laennec à la respiration de l'enfant qui est dans la *pueritia*, ne s'applique plus à l'*infantia*, c'est-à-dire depuis le moment de la naissance jusqu'à l'âge de deux ans et demi ou trois ans. Cette remarque ne nous paraît juste que dans une certaine limite; la respiration la plus ordinaire de l'enfant à la mamelle est, en effet, si courte, que l'expansion vésiculaire est très bornée, et dès lors le murmure respiratoire faible; mais qu'une cause quelconque, un soupir par exemple, rende l'inspiration plus profonde, celle-ci s'accompagne d'un bruit presque soufflant, comme chez les enfants un peu plus avancés en âge.

La respiration est donc véritablement puérile chez l'enfant, c'est-à-dire qu'elle est plus qu'un murmure; elle est plus dure et se rapproche du souffle. L'inspiration et l'expiration conservent les mêmes rapports entre elles que chez l'adulte, mais toutes deux sont exagérées, c'est-à-dire plus bruyantes. Cependant, chez beaucoup d'enfants, le bruit d'expiration n'est pas augmenté dans la même proportion que celui d'inspiration, parfois même il est tout à fait insaisissable. M. Becquerel a bien décrit cette modification : « Les enfants, dit-il, et surtout les plus jeunes (deux, trois et quatre ans), ont souvent une manière de respirer qu'on ne peut changer, et qui s'oppose singulièrement à ce qu'on tire tout le parti possible de l'auscultation. En effet, une fois que l'inspiration s'est accomplie, ils l'arrêtent brusquement : on n'entend rien pendant le temps de l'expiration, puis l'inspiration recommence. »

Il est d'autres circonstances dans lesquelles, surtout chez les très jeunes enfants, le bruit expiratoire prend une intensité même supérieure à celui d'inspiration. Voici comment M. Trousseau décrit ce phénomène : « Si l'enfant est parfaitement calme, la respiration ne diffère pas sensiblement de celle de l'adulte ; l'inspiration est assez bruyante, l'expiration est à peine sensible ; de plus, la première est excessivement active et lente ; la seconde, au contraire, est purement passive et rapide. Mais si l'enfant est irrité, l'inspiration est très rapide, et l'expansion pulmonaire ne peut être perçue, tandis que l'expiration est lente et accomplie avec l'aide de tous les muscles qui concourent, en général, à l'effort. L'air sort de la glotte en un petit filet bruyant. L'expiration est donc ici essentiellement active, au rebours de ce qu'elle est dans l'état normal ; de plus, et j'insiste sur ce point, elle doit être très lente, tandis que l'inspiration est rapide. Ce rhythme nouveau est bien essentiel à connaître, parce qu'il change tout de suite certains bruits pathologiques qui en dérivent. En effet, si, comme le pense M. Beau, et comme je le pense également, les bruits de souffle et leurs modifications nombreuses se passent dans le larynx et sont transmis à l'oreille à travers le poumon induré, par l'air de la trachée et des bronches, il s'ensuivra que ces bruits devront être d'autant plus évidents que le passage de l'air se fera plus bruyamment dans le larynx. C'est ce que l'on constate chez l'adulte. L'inspiration est lente, l'expiration est rapide ; donc l'air inspiré traverse plus silencieusement le larynx que l'air expiré : aussi les bruits de souffle sont-ils marqués, surtout dans le temps de l'expiration. Mais si, comme il arrive chez l'enfant irrité, l'inspiration est rapide au lieu d'être lente, les bruits de souffle s'entendent pendant l'inspiration. » Si l'enfant est calme, c'est pendant l'expiration que ces bruits s'entendent comme chez l'adulte.

Enfin, il ne faut pas ignorer qu'au niveau de la racine des bronches, en dedans de l'épine du scapulum, les bruits d'inspiration et d'expiration sont très prononcés ; et, pour peu que l'enfant respire avec une certaine énergie, ces bruits, surtout le second, peuvent faire croire à du souffle bronchique. On évitera l'erreur en remarquant leur égalité à droite et à gauche, et l'absence de matité dans l'endroit où ils existent.

La percussion de la région précordiale et l'auscultation des bruits du cœur donnent des résultats semblables à ceux qu'on observe dans l'âge adulte.

L'examen de l'abdomen et des organes digestifs n'est pas sans difficultés, surtout chez les plus jeunes sujets. Lorsqu'on palpe le ventre d'un nouveau-né, souvent le contact de la main suffit pour amener des cris et de l'agitation, bien qu'il n'y ait pas de douleur. Pour calmer et distraire l'enfant, Valleix n'a pas trouvé de meilleur moyen que de profiter de l'espèce d'avidité avec laquelle les nouveau-nés contemplent une lumière vive. L'enfant étant mis sur son séant, on le soutient par derrière et l'on fixe avec la main sa tête, qui, sans cette précaution, tomberait sur la poitrine. Dans cette position on l'expose au grand jour ; presque immédiatement ses cris cessent ; il ouvre de grands yeux et regarde fixement. Alors on palpe le ventre, et ordinairement il n'y a pas même un mouvement d'impatience lorsque la pression n'est pas douloureuse. Si elle l'est, elle détermine chaque fois des cris aigus, et l'on a encore cet avantage de les voir cesser avec la pression ; ce qui ne laisse plus aucun doute sur leur cause. Si l'exposition à la lumière ne suffit pas pour calmer un seul instant le petit malade, on peut être sûr que ses douleurs sont aiguës et continuelles. Les précautions qu'exige l'exploration de la sensibilité du ventre s'appliquent aussi parfaitement à celle des autres parties du corps.

L'examen de la bouche est ordinairement facile chez le nouveau-né; il suffit de presser un peu le menton, l'enfant crie, et aussitôt la bouche s'ouvre largement. On en voit sans peine toutes les parties, et en abaissant la langue avec le doigt, on découvre aussi très bien le pharynx. Les enfants d'une à quelques années présentent souvent de plus grands obstacles; ils serrent les mâchoires, se refusent opiniâtrément à les ouvrir, et l'on ne peut les y forcer qu'en leur pinçant le nez, afin que le besoin de respirer leur fasse ouvrir la bouche. L'introduction du doigt dans la bouche ne doit pas être négligée chez l'enfant à la mamelle. Elle ne sert pas seulement à juger de la chaleur et de la sécheresse des parois de cette cavité; mais l'avidité que l'enfant met à le saisir, croyant avoir affaire au sein de la nourrice, le degré de force avec lequel il exerce la succion, la douleur qui peut accompagner ou non l'action de la langue et des lèvres, révéleront au médecin la disposition plus ou moins grande de l'enfant à prendre de la nourriture, l'état de ses forces, et enfin l'intégrité des parois buccales ou la présence à leur intérieur d'une lésion quelconque. D'ailleurs, dans l'examen des cavités buccale et pharyngienne, il ne faut pas oublier que leur membrane muqueuse présente normalement, dans les premières semaines de la vie, une rougeur vive qui n'est point dès lors caractéristique d'un état morbide.

Rien n'est plus difficile que de distinguer, chez le nouveauné, la soif de l'appétit; car la plus ou moins grande avidité du malade à boire les liquides qu'on lui présente ne fait pas connaître s'il a voulu se désaltérer ou se nourrir. Cependant si l'enfant veut boire souvent, s'il boit avidement, si on lui trouve la bouche et la langue sèches, si en même temps d'autres symptômes annoncent un état fébrile, on pourra admettre que l'enfant éprouve une soif vive. Il est bon de faire boire l'enfant devant soi, afin de voir comment s'opère la déglutition, car ce ne sont pas seulement les angines qui apportent de la gène à cette fonction, mais souvent aussi l'état des organes respiratoires la rend difficile. On sait que les enfants boivent très vite sans se donner le temps de respirer ; ils sont bientôt essoufflés et obligés de s'arrêter de temps en temps, pour faire quelques inspirations profondes et bruyantes. Chez ceux qui ont quelque affection du poumon, la toux vient souvent se mêler à cette respiration entrecoupée, et, dans quelques cas, avec une telle violence, que le nouveau-né se retire en craint, et que les enfants plus âgés et plus intelligents, ayant une fois éprouvé cet accident, se refusent avec opiniâtreté à boire de nouveau, quels que soient les efforts pour vaincre leur résistance. De pareils signes dirigeraient nécessairement l'attention vers les organes respiratoires.

Pour terminer ce qui regarde les fonctions digestives, nous dirons que dans un état de santé parfait, les matières fécales des enfants à la mamelle sont jaunes, bien liées, et d'une consistance à demi liquide ; on n'y voit aucune trace de matière verte ni de grumeaux blancs semblables à du lait caillé, et qui ne sont, en effet, quand ils existent, que la partie caséeuse du lait non digéré. Les évacuations de cette nature ont lieu, suivant l'âge, deux ou trois fois dans les vingt-quatre heures.

La recherche des antécédents constitue aussi un point important de l'examen des enfants ; mais elle ne peut être faite que sur les réponses des personnes chargées de veiller sur eux. Or, il faut s'attendre à rencontrer chez ces personnes de nombreux et absurdes préjugés. Elles veulent tout expliquer à leur manière, et, se faisant à l'avance une opinion arrêtée sur la nature du mal, elles inventent des symptômes qui n'existent pas ou dénaturent ceux qui existent, afin de conduire le médecin à son insu à employer le mode de traitement qu'elles s'imaginent devoir être le meilleur. Je me souviens d'avoir été ainsi induit en erreur par une mère qui, attribuant la diarrhée dont son enfant était affecté à la présence des vers, m'affirma qu'elle avait vu des vers dans les selles. Le calomélas que je prescrivis dans ce cas comme anthelminthique amena des ré-

sultats désastreux. On ne saurait donc trop se défier des renseignements fournis par les parents ou les gardes-malades.

Dans la recherche des antécédents, il faut, pour les enfants
très jeunes, remonter jusqu'à la vie intra-utérine, s'informer
de la santé de la mère pendant sa grossesse et des particularités de l'accouchement. Pour tous les enfants, la connaissance
du genre de vie, de la force, de la santé des parents, sera
très utile.

Telles sont les principales précautions qu'exige l'exploration
clinique des enfants; pour tout le reste, on procède comme
chez l'adulte. « Mais, dit Valleix, à quoi serviraient tous ces
préceptes, si l'observateur n'était pas bien convaincu de la
nécessité de faire cet examen, à toutes les visites, avec autant
de soin et aussi complétement que la première fois? On peut
souvent chez les adultes, après une exploration bien faite, s'en
rapporter aux malades sur bien des points; mais si l'affection
est grave au point d'ôter au malade le libre exercice de ses
facultés intellectuelles, il faut recommencer tous les jours
sur de nouveaux frais. Les nouveau-nés sont toujours dans
ce cas. »

PREMIÈRE PARTIE.

MALADIES DE LA POITRINE.

Les maladies de la poitrine ont dans l'enfance une importance au moins aussi grande qu'aux autres époques de la vie. La statistique démontre la part immense qu'elles prennent à la mortalité dans le premier âge, et met en évidence leur prédominance numérique relativement aux maladies de l'abdomen ou de la tête. Pour ces motifs, nous croyons devoir commencer par elles l'exposition de la pathologie infantile, et leur consacrer des développements proportionnés à leur fréquence et aux difficultés dont leur étude est entourée.

Nous les diviserons en plusieurs sections d'après leur siége, et nous traiterons successivement des maladies des bronches, du parenchyme pulmonaire, des plèvres, du larynx et de l'appareil circulatoire. Une dernière section comprendra les affections tuberculeuses des divers organes du thorax.

SECTION PREMIÈRE.

MALADIES DES BRONCHES.

Les maladies des bronches qui, dans l'enfance, demandent à être étudiées d'une manière spéciale, soit à cause de leur grande fréquence, soit à cause des modifications que l'âge doit faire introduire dans leur description, sont le catarrhe et la coqueluche. L'hémorrhagie bronchique, c'est-à-dire l'*hémoptysie*, offre beaucoup moins d'importance. En effet, elle est excessivement rare dans l'enfance, surtout avant l'âge de dix à douze ans. Un peu plus tard elle se rencontre quelquefois, pour devenir ensuite, comme on sait, très fréquente dans l'adolescence et dans la jeunesse. Il en est ainsi non-seulement des hémoptysies idiopathiques, mais aussi des hémoptysies symptomatiques. On a lieu de s'en étonner en songeant à la fréquence des tubercules qui, aux autres âges, sont une cause si ordinaire d'hémorrhagie bronchique. Chez les enfants, nous n'avons pas encore observé un seul cas dans lequel cette hémorrhagie, liée à la tuberculisation, ait eu assez d'importance et de gravité pour constituer une complication ou un accident. Les autres maladies qui ont une influence directe sur l'hémoptysie, notamment celles du cœur, étant rares dans l'enfance, on conçoit la rareté des hémoptysies dans les cas de ce genre. De l'ensemble de ces faits, il faut conclure que, malgré l'activité de la circulation chez les enfants, la circulation capillaire du poumon se trouve dans des conditions qui la préservent des congestions hémorrhagipares si fréquentes dans la jeunesse.

Il n'y a qu'une seule espèce d'hémorrhagie qui, chez les enfants, paraisse devoir se produire plus souvent qu'aux autres âges : c'est celle qui résulte de la perforation simultanée d'une bronche et de l'artère pulmonaire, par suite du ramollissement des tubercules ganglionnaires qui sont si fréquents dans l'enfance. M. Berton a observé deux cas de ce genre dans lesquels l'hémoptysie fut foudroyante. J'en ai recueilli moi-même deux exemples, dont un seul, il est vrai, fut vérifié par l'autopsie. Cet accident est au-dessus des ressources de l'art.

Avant d'aborder l'histoire du catarrhe bronchique, nous pensons qu'il est utile d'étudier le catarrhe en général, sinon d'une manière complète, au moins au point de vue de la prédisposition que les enfants présentent à contracter cette maladie sur la plupart des muqueuses de l'économie. On doit reconnaitre en effet que, par leur fréquence à cet âge de la vie, les affections catarrhales présentent une importance de premier ordre. Tantôt elles constituent à elles seules des états morbides identiques au fond, variables seulement quant à leur siége ; tantôt elles n'entrent que comme éléments d'une importance variable dans la constitution de beaucoup d'états morbides complexes. Au premier chef se rapportent les catarrhes idiopathiques des muqueuses des sens, des voies respiratoires, du tube digestif et des organes génito-urinaires. Au second, les catarrhes symptomatiques qu'on observe dans beaucoup de maladies, telles que les fièvres exanthématiques, les fièvres typhoïdes, la dysenterie, la coqueluche, la pneumonie lobulaire, etc. Dans tous ces cas, l'état catarrhal mérite une grande attention chez les enfants, et, quoique très souvent il ne paraisse qu'accessoire par rapport à un autre état pathologique, il acquiert cependant en pratique une valeur incontestable, soit en modifiant la marche du mal, soit en indiquant l'emploi de moyens thérapeutiques particuliers.

Nous avons vu ailleurs (pages 34 et suiv.) combien sont fréquentes les affections catarrhales proprement dites, telles que la bronchite, la diarrhée, l'angine, la conjonctivite, etc. ; nous verrons bientôt quel rôle important l'élément catarrhal joue dans cet état morbide complexe du poumon qu'on appelle pneumonie lobulaire. Enfin, l'étude de beaucoup d'autres maladies démontrera encore combien cet élément doit être pris en grande considération chez les enfants. C'est en embrassant ainsi d'un seul coup d'œil ce vaste et intéressant sujet, que nous avons reconnu la nécessité de l'étudier d'une manière générale, avant d'aborder en particulier, l'histoire de chaque maladie catarrhale ; c'est aussi la raison pour laquelle ce chapitre se trouve placé ici, immédiatement avant celui du catarrhe bronchique, à l'étude duquel il nous conduit et nous prépare très naturellement.

———————

CHAPITRE PREMIER.

DU CATARRHE EN GÉNÉRAL.

Dans l'enfance, la nutrition a pour but non-seulement l'entretien des organes, mais encore leur accroissement et leur perfectionnement; c'est pour cela qu'elle est plus active. Cette activité suppose nécessairement celle des diverses fonctions qui élaborent les matériaux destinés au mouvement de composition, c'est-à-dire, celle de la digestion et de la respiration. Il en résulte, dans l'état physiologique des muqueuses digestive et respiratoire, des modifications particulières qu'il convient de décrire avec quelques détails, pour montrer quelle disposition ces membranes acquièrent par là à devenir fréquemment le siége d'altérations pathologiques.

L'acte physiologique par lequel la muqueuse digestive contribue essentiellement à l'élaboration des aliments est la sécrétion de certains sucs destinés à agir sur eux chimiquement. Le besoin des aliments se faisant sentir plus fréquemment chez les enfants, la sécrétion des sucs muqueux digestifs est plus active, et dès lors, plus susceptible, sous l'influence des moindres causes, de s'exagérer et de franchir les limites de l'état de santé. Ces liquides, qui ont des qualités acides, sont ceux que fournissent l'estomac et l'intestin grêle. Leur abondance exagérée d'une manière anormale ne constitue essentiellement ni une altération inflammatoire, ni une altération catarrhale proprement dite de l'estomac et de l'intestin, mais des désordres fonctionnels que les anciens attribuaient avec raison à ce qu'ils appelaient les acidités de l'estomac. Les sucs dont nous parlons sont le résultat d'une exhalation perspiratoire que toute muqueuse est apte à produire par elle-même et par l'effet de son organisation générale; mais qui est d'autant plus active que la muqueuse est fournie d'un plus grand nombre de villosités.

Il est d'autres liquides, différents par leur nature et leurs usages, qui ne sont que des moyens de lubrifaction propres à faciliter le mouvement des matières introduites dans les cavités muqueuses, et à protéger la surface de celles-ci contre l'action mécanique et chimique de ces matières étrangères. Ce sont les liquides fournis par les cryptes situés dans l'épaisseur des muqueuses, je veux parler des mucosités proprement dites.

Or, la sécrétion des mucosités de la muqueuse digestive est certainement plus active chez les enfants que chez les adultes, à cause de l'activité plus grande de la digestion considérée en général; et, pour peu que cette sécrétion soit surexcitée, on conçoit qu'elle devienne la source d'un état anormal particulier. C'est cet état anormal qui constitue le catarrhe. Comme toutes les portions de la muqueuse digestive contiennent des cryptes muqueux, elles peuvent toutes être affectées de catarrhe, mais elles y sont d'autant plus disposées que leurs cryptes sont plus nombreux : c'est ce qui se remarque surtout pour la fin de l'intestin, qui, chez les enfants, est très fréquemment le siége d'un catarrhe aigu ou chronique.

La muqueuse aérienne a des usages plus simples. Les cavités qu'elle tapisse servent au passage de l'air inspiré et expiré, mais n'impriment aucune modification profonde à ce fluide, qui dans son passage y acquiert une température qu'il n'avait pas en y entrant et s'y charge de vapeur aqueuse. Il semble donc que les liquides sécrétés par la muqueuse aérienne n'ont d'autre usage que de protéger cette membrane contre le contact fréquemment répété de l'air extérieur; et que, plus ce contact se renouvelle souvent dans un temps déterminé, plus la sécrétion de ces liquides devra être abondante. C'est ce qui arrive certainement chez tous les enfants; car leur respiration est bien plus active : à l'état normal, on compte chez eux vingt à trente inspirations par minute, tandis que, chez l'adulte, on n'en compte que quinze à vingt; dès lors le passage de l'air a lieu plus fréquemment et consomme une plus grande quantité de liquides bronchiques. Donc, chez les enfants, la sécrétion normale des liquides bronchiques est plus abondante et peut plus facilement être exagérée par la moindre cause. Remarquons enfin que ces liquides, n'ayant d'autre usage que de lubrifier la muqueuse, tirent spécialement leur source des cryptes muqueux, c'est-à-dire de l'organe dont l'altération constitue essentiellement l'affection catarrhale.

D'après les détails qui précèdent, on pensera sans doute, comme nous, que la physiologie nous permet d'expliquer par une influence directe de l'âge la fréquence des catarrhes bronchiques et intestinaux, puisque cette fréquence est en rapport direct avec l'activité des organes mucipares digestifs et respiratoires dans l'enfance.

L'activité des sécrétions perspiratoires et folliculeuses détermine et entretient, dans la membrane gastro-pulmonaire, un état particulier de la circulation capillaire qui devient secondairement cause de catarrhe, et surtout de phlegmasie : cet état n'est autre chose qu'une congestion habituelle qui, dans un temps donné, met une plus grande quantité de sang en contact avec les organes destinés à en séparer les liquides nécessaires à l'accomplissement des fonctions dont la muqueuse est chargée. Cette circulation capillaire, plus active chez l'enfant, est évidemment une condition favorable à la production des phlegmasies ; mais on a exagéré son influence dans ces dernières années, et nous tâcherons de prouver ailleurs que l'estomac en particulier n'est point, chez les enfants, aussi souvent qu'on l'a dit, le siége d'inflammations bien caractérisées. Nous venons de considérer l'activité de la circulation capillaire dans la muqueuse gastro-pulmonaire comme une condition inhérente à l'activité des sécrétions de cette membrane ; mais nous ne voudrions pas exagérer l'importance de cette connexion. Il est bien probable, en effet, que cet état de la circulation capillaire résulte aussi de la prédominance de l'appareil vasculaire à sang rouge, qui est évident dans les capillaires des téguments internes, même à une époque où ces téguments n'ont pas encore fonctionné, c'est-à-dire chez le nouveau-né; il résulte encore du travail d'accroissement qui se montre, pendant tout le premier âge, avec une grande énergie dans les organes digestifs. « Cet appareil augmente en longueur et en diamètre, ses valvules conniventes s'agrandissent; les cryptes mucipares se développent dans ses tuniques; ses villosités s'allongent et se multiplient; enfin, l'appareil digestif se complète par les deux dentitions. C'est pendant que se fait ce long travail d'évolution, nécessairement lié à une action organique plus marquée, à une véritable turgescence, que les enfants sont si fréquemment pris de catarrhes gastro-intestinaux (1). »

Quoi qu'il en soit de ces nombreuses influences, l'activité de la circulation capillaire est un fait que l'observation directe prouve, et dont la pathologie sait tirer d'utiles conséquences. Toutefois il ne faut point confondre son influence pathogénique avec celle que nous avons attribuée à l'activité des sécrétions muqueuses; pour nous, celle-ci est directement en rapport avec l'élément catarrhal, tandis que l'autre l'est directement avec l'élément phlegmasique, et, suivant la prépondérance de l'une ou de l'autre, on voit la maladie complexe qui résulte de l'association de ces deux éléments, et pour laquelle la science manque encore d'une bonne dénomination, revêtir une forme catarrhale ou une forme inflammatoire.

Telles sont les deux conditions organiques fondamentales auxquelles il est permis d'attribuer, chez les enfants, la fréquence des affections inflammatoires et catarrhales des voies digestives et respiratoires. L'existence de ces deux conditions étant admise, rien de plus facile à comprendre que la production des maladies des muqueuses sous l'influence des causes occasionnelles, accidentelles, en apparence fort légères et accessoires, dont l'action n'est réellement puissante que par la prédisposition des organes à la ressentir vivement. C'est ainsi que la susceptibilité de la muqueuse gastro-intestinale, chez

____

(1) Gendrin, Thèse de concours, 1840, page 30.

les enfants, se montre facilement, sous l'influence d'aliments pris en trop grande quantité ou de mauvaise qualité, tandis que c'est dans l'âge moyen de la vie qu'on peut avec moins de danger surcharger ou surexciter le tube digestif (Gendrin). Il en est de même de la muqueuse bronchique : pour peu que son excitant ordinaire, l'air atmosphérique, ait une température un peu basse, on voit se produire facilement chez les enfants l'affection de cette muqueuse sous différentes formes, mais le plus souvent sous la forme inflammatoire et catarrhale. Souvent encore l'action du froid s'exerce indirectement sur la muqueuse gastro-pulmonaire, mais toujours de manière à mettre en jeu sa susceptibilité et son irritabilité : c'est lorsque le froid agit sur la peau, soit que les sécrétions de cette membrane étant momentanément suspendues, il arrive, par suite des lois d'équilibre qui régissent toutes les sécrétions, une augmentation d'activité dans les sécrétions muqueuses, soit que le retrait du sang hors des capillaires cutanés entraîne nécessairement une augmentation de l'afflux sanguin, déjà si prononcé, sur les muqueuses viscérales. On conçoit que toutes les causes d'excitation directe ou indirecte pour la muqueuse gastro-pulmonaire, autres que celles dont nous avons indiqué la manière d'agir, ont des effets analogues, c'est-à-dire tendent facilement à porter au delà des bornes de l'état normal l'activité de la sécrétion et de la circulation capillaire.

Les conditions dont nous croyons avoir clairement démontré l'influence sur la production des catarrhes intestinaux et bronchiques se rencontrent dans d'autres muqueuses que l'observation nous apprend être aussi très souvent, chez les enfants, le siége d'affections catarrhales : nous voulons parler des muqueuses des sens; car on n'ignore pas que les catarrhes oculaire, nasal, auriculaire, sont bien plus fréquents dans le jeune âge que chez les adultes. Or, il suffit de réfléchir un instant à l'activité fonctionnelle des sens dans l'enfance, pour admettre que leurs muqueuses participent à cette activité physiologique, et qu'à aucun âge leur vitalité n'est plus prononcée. Cette activité consiste nécessairement, comme dans toutes les membranes de même nature, dans une sécrétion muqueuse abondante, et dans une circulation capillaire riche et rapide. De cet état qui est encore physiologique à l'état de maladie, il n'y a qu'un pas, et ce pas est d'autant plus facile à franchir que les muqueuses des organes des sens sont toutes en rapport avec les agents extérieurs; elles sont, par conséquent, très facilement soumises à des causes occasionnelles d'irritation dépendantes des variations fréquentes qui surviennent dans les qualités de ces agents extérieurs. Enfin, remarquons que, des trois muqueuses que nous avons nommées, l'une, la muqueuse nasale, est en même temps exposée aux causes d'irritation propres à la muqueuse respiratoire, puisque les fosses nasales servent le plus habituellement au passage de l'air de la respiration.

Il n'est pas actuellement nécessaire de rechercher suivant quelles nuances d'intensité l'activité physiologique des muqueuses agit sur la production de leurs maladies, suivant qu'on examine telle ou telle portion de ce vaste système tégumentaire interne, qui forme un tout continu, depuis les orifices des organes des sens jusqu'à l'extrémité du rectum, d'une part, et jusqu'aux cellules pulmonaires, de l'autre. Cette exposition détaillée viendra en son lieu, lorsque nous étudierons successivement les maladies des divers organes que tapisse la muqueuse gastro-pulmonaire. Mais il nous reste à parler d'une dernière condition générale dont l'action s'exerce sur tout le système, et dont l'indication doit trouver ici sa place.

Toutes les muqueuses jouissent d'un certain degré de sensibilité tactile : celle-ci est extrêmement développée dans quelques-unes d'entre elles, dans celles qui se continuent avec la peau à l'entrée des cavités qu'elles tapissent. Parmi elles, il en est même deux, la muqueuse nasale et la muqueuse linguale, qui doivent à leurs nerfs spéciaux une sensibilité toute particulière. Les autres muqueuses, au contraire, qui deviennent de plus en plus internes, ont une sensibilité plus vague et plus obscure, qui ne se révèle à la conscience de l'homme que dans des circonstances rares et exceptionnelles, et que, pour cela, Bichat a appelée organique, par opposition à la première qu'il a dite animale. Or, quel que soit celui de ces deux modes sous lequel la sensibilité se manifeste, elle est certainement plus développée chez les enfants que chez les adultes, parce que, chez les premiers, elle n'a pas encore été émoussée par l'habitude, et par suite aussi de l'irritabilité extrême du système nerveux à cet âge. Il en résulte une aptitude bien plus grande de la part des muqueuses à être irritées jusqu'à un degré pathologique, par beaucoup de causes qui seraient à peine capables, chez l'adulte, d'élever leur vitalité à son *summum* d'activité physiologique et normale.

Il nous paraît démontré, par tout ce qui précède, que l'aptitude des enfants aux maladies inflammatoires et catarrhales de la muqueuse gastro-pulmonaire dépend : 1° de l'activité fonctionnelle de cette muqueuse; 2° de l'activité de sa circulation capillaire; 3° de son irritabilité.

De plus, nous pouvons établir que la première de ces conditions, c'est-à-dire l'activité des sécrétions muqueuses, est évidemment en rapport avec l'élément catarrhal de ces maladies; la seconde, c'est-à-dire l'activité de la circulation capillaire, est en rapport avec l'élément phlegmasique; et la troisième enfin, ou l'irritabilité des muqueuses, agit sur la production de ces deux éléments morbides.

Si nous jetons un regard sur l'appareil génito-urinaire, nous verrons, de cet examen, ressortir la contre-épreuve des faits par lesquels nous avons voulu démontrer les connexions qui existent entre l'état physiologique des muqueuses et leur état pathologique.

L'expérience nous apprend que, chez les enfants, les affections de la muqueuse génito-urinaire sont aussi rares que celles de la muqueuse gastro-pulmonaire sont fréquentes; or ceci est tout à fait en rapport avec l'état physiologique de cette membrane. Si l'on considère la membrane urinaire, au premier abord on est porté à croire qu'à partir de la naissance elle fonctionne avec autant d'activité chez les enfants que chez les adultes, cependant il y a certainement des différences. On sait, en effet, que, chez les enfants en général, l'urine est plus aqueuse, moins colorée et moins chargée d'urée et de sels. Plus tard, au contraire, le rein devenant de plus en plus, avec l'âge, chargé d'une sécrétion décomposante, l'urine est plus colorée et contient plus d'urée et plus de sels. Dans le premier cas, elle est évidemment moins irritante que dans le second, et, par conséquent, elle excite moins la sécrétion de la membrane muqueuse chez l'enfant qu'elle ne le fera plus tard chez l'adulte : ainsi la muqueuse urinaire fonctionne avec moins d'activité dans l'enfance. Cette première condition suppose presque nécessairement une circulation capillaire moins active que celle que nous avons vue exister dans les autres muqueuses; et en effet, on ne remarque ni chez le nouveau-né, ni dans les premières années de la vie, cette injection très prononcée, mais normale, que Billard a bien constatée dans la muqueuse buccale, pharyngienne, etc. Enfin, la sensibilité de la muqueuse urinaire est-elle moins développée chez l'enfant que chez l'adulte? On ne saurait, sans doute, répondre à cette question d'une manière affirmative; car on sait que, chez les enfants, la sensibilité de la vessie paraît assez vive, puisqu'elle se vide souvent spontanément lorsque l'urine s'y accumule. Mais ce phénomène tient peut-être moins à la vive sensibilité de la muqueuse qu'à l'extrême irritabilité de la tunique musculeuse, dont la contraction est encore en grande partie sous l'influence des nerfs de la vie organique. D'ailleurs il en résulte un autre effet éminemment propre à prévenir les causes d'inflammation qui existent, pour la vessie, chez l'adulte et chez le vieillard : c'est que l'évacuation fréquente de l'urine prévient sa concentration et l'empêche ainsi d'acquérir des propriétés irritantes par un séjour prolongé dans son réservoir. Aussi on n'observe presque jamais, chez les enfants, le catarrhe vésical que dans le cas où il existe une affection calculeuse, et cette affection ne commence à être fréquente qu'en approchant de l'adolescence.

Quant à la muqueuse génitale, on sait combien elle est rarement affectée chez les petits garçons, et, comme ce n'est qu'à la puberté que son activité fonctionnelle se déclare, que sa sensibilité spéciale se développe, ses maladies ne deviennent fréquentes qu'à partir de la jeunesse. Les mêmes réflexions sont applicables à la muqueuse génitale dans le sexe féminin. Avant l'adolescence, les maladies de la muqueuse utéro-vaginale sont excessivement rares, parce que cette muqueuse n'est que préparée à une fonction spéciale qui ne s'accomplit point encore. Quant à la muqueuse vulvaire qui, comme on le sait, est quelquefois affectée de leucorrhée spontanée chez les petites filles, on s'explique ce fait en observant que cette muqueuse est facilement accessible à l'action du froid ou de tout autre agent extérieur, condition qui ne se rencontre pas même dans la portion de muqueuse qui tapisse le gland chez le petit garçon, parce que le prépuce la recouvre habituellement.

Ces remarques confirment donc nos conclusions premières sur les affections catarrhales de la muqueuse gastro-pulmonaire, puisqu'en reconnaissant que la muqueuse génito-urinaire des enfants offre une activité fonctionnelle très inférieure à celle des autres âges, que la circulation capillaire y est peu développée, et qu'une sensibilité spéciale ne s'y est pas encore révélée, nous constatons en même temps l'extrême rareté des maladies de cette membrane tégumentaire.

On trouve encore dans l'enfance une condition physiologique générale propre à favoriser le développement des affections catarrhales : c'est l'état de la peau. D'un côté, les téguments externes sont plus sensibles à l'action de tous les agents extérieurs, et en particulier, au froid humide. On sait que le froid et l'humidité sont la cause occasionnelle la plus fréquente des affections catarrhales à tous les âges de la vie. Si leur action s'exerce directement par la respiration sur la muqueuse des voies aérifères et sur la muqueuse des sens par leur exposition habituelle à l'air libre, il est incontestable qu'elle s'exerce aussi très souvent, et peut-être le plus souvent, sur l'enveloppe générale du corps, et qu'alors c'est d'une manière indirecte qu'elle modifie et altère la vitalité des muqueuses internes. Or, si la peau est plus sensible à cette action pathogénique dans l'enfance qu'aux autres âges, il en résulte par ce seul fait une prédisposition certaine aux affections catarrhales. D'un autre côté, les maladies de la peau paraissent plus fréquentes, surtout celles qui sont aiguës, chez les enfants que chez les adultes. Or, comme il y a des connexions physiologiques entre la peau et les muqueuses, il en existe d'analogues dans l'état pathologique ; et comme les maladies cutanées, aiguës ou chroniques, se répercutent souvent sur les muqueuses internes, la grande fréquence des premières contribue à celle des secondes. Il y a donc chez les enfants une prédisposition aux affections catarrhales, par suite de celle qu'ils présentent aux affections des téguments externes.

Nous n'avons jusqu'ici examiné, parmi les causes prédisposantes des affections catarrhales, que celles qu'on peut dire inhérentes à l'enfance et communes à tous les êtres qui appartiennent à cet âge de la vie. Il nous reste à examiner d'autres conditions moins générales, moins nécessairement liées à l'état physiologique des enfants, et dont l'influence s'exerce sur un plus ou moins grand nombre de sujets, non sur tous : nous voulons parler des prédispositions individuelles.

Une des moins contestables et des plus importantes est l'influence de l'hérédité. Tandis que dans beaucoup de maladies, telles que la phthisie, le cancer, le rhumatisme, la goutte, etc., on voit cette cause rester latente et dans une espèce d'incubation pendant un nombre plus ou moins grand d'années, on voit, au contraire, très souvent la disposition héréditaire aux catarrhes se prononcer dès la plus tendre enfance. Qu'on se livre à des investigations minutieuses sur la santé habituelle du père ou de la mère, sur la physionomie que revêtent chez eux les maladies, sur l'ensemble de leur constitution et leur tempérament, sur l'état de la peau, sur la manière dont elle fonctionne habituellement, on parviendra très souvent à reconnaître que l'enfant qu'on voit atteint d'un catarrhe quelconque a reçu d'eux une disposition spéciale à contracter cette espèce de maladie. La découverte de ce fait est d'une grande importance en pratique; car, unie à d'autres circonstances qui montrent chez le sujet une disposition catarrhale de l'économie, elle indique d'une manière plus positive l'emploi dès moyens thérapeutiques qui s'adressent directement à l'élément catarrhal, et permet d'en pronostiquer d'avance les effets avantageux.

Les traits extérieurs qui peuvent servir à caractériser chez les enfants ce que nous appellerons la constitution catarrhale ne sont pas toujours faciles à reconnaître : les plus constants ne sont pas toujours fidèles, ce n'est souvent que par une expérience un peu prolongée qu'on arrive à diagnostiquer cet état général de l'économie; c'est surtout après avoir observé chez un sujet la marche d'une ou deux maladies dans lesquelles l'élément catarrhal joue un certain rôle, que l'on peut pressentir quelle sera l'importance de cet élément dans les maladies auxquelles l'enfant est exposé par la suite. Malgré ces difficultés, nous croyons pouvoir déterminer les principaux caractères de la constitution catarrhale.

Il semble qu'on ne devrait pas indiquer comme un de ces caractères le tempérament lymphatique, parce que ce tempérament est trop commun chez les enfants pour constituer une prédisposition individuelle. Cependant, chez un certain nombre d'entre eux, même en très bas âge, ce tempérament n'est pas pur; on reconnaît chez eux plusieurs traits du tempérament sanguin et du tempérament nerveux alliés à ceux du tempérament lymphatique. Or, ces tempéraments mixtes prédisposent moins aux catarrhes que le tempérament lymphatique pur, et plus celui-ci est développé, plus la prédisposition est marquée. Ainsi, nous sommes certain d'avoir observé les affections catarrhales surtout chez les enfants à teint pâle, à chairs molles, bouffies, un peu blafardes, qui paraissent abreuvées de sucs séreux, dans lesquelles il n'y a pas cette tonicité de tissu qui amène une circulation active et une vitalité énergique. Ces enfants ont la peau très fine et blanche; généralement, le séjour au lit leur procure facilement des sueurs. Ils ont souvent beaucoup d'embonpoint quand, jusquelà, leur santé a été bonne. Les petites indispositions auxquelles on les voit sujets, et qu'ils contractent à l'occasion de la moindre vicissitude atmosphérique, sont le flux palpébral, le coryza, les rhumes, les écoulements du conduit auditif et les diarrhées muqueuses. Quand on est dans le cas d'observer la marche d'une de ces maladies, on voit que l'élément catarrhal y prédomine sur l'élément phlegmasique à tel point qu'il est souvent la seule base des indications; et si l'on est obligé d'employer quelques moyens actifs de traitement, on remarque que les révulsifs qui déterminent des sécrétions morbides sont ceux dont on retire les meilleurs effets avec le moins d'inconvénients, leur mode d'action étant adapté au tempérament du malade comme à la nature de la maladie.

La constitution catarrhale chez les enfants tend à se développer de plus en plus lorsque les affections de cette nature se répètent chez eux, et s'ils ne sont pas soumis à un régime tonique et fortifiant capable de modifier le tempérament lymphatique. Par l'observation des maladies catarrhales chez l'adulte, on sait combien il est fréquent de voir à leur suite persister un état habituel de supersécrétion muqueuse auquel on accorde peu d'attention, parce qu'il est sans inconvénient grave. Parmi beaucoup de maladies, celles-ci sont souvent remarquables par leur passage à l'état chronique; très rarement un catarrhe aigu se termine par une guérison franche et bien complète. Voyez combien peu de blennorrhagies, soit chez l'homme, soit chez la femme, laissent à leur suite sur la muqueuse génitale un état de sécheresse semblable à celui qui existait avant leur invasion. Y a-t-il une affection simple des muqueuses plus tenace que la leucorrhée? Combien de fois guérit-on radicalement le catarrhe chronique des bronches ou de la vessie? Il n'est pas jusqu'au coryza, le plus fréquent de tous les catarrhes, qui ne laisse après sa guérison une sécrétion habituelle de la pituitaire plus abondante qu'à l'état véritablement normal. Eh bien! chez les enfants, il en est de même. Le catarrhe est tenace, et ses traces disparaissent rarement d'une manière complète dans les organes qu'il a occupés. Il en résulte de la part de ceux-ci une prédisposition plus grande à être atteints de nouveau par la même maladie, sous l'influence des causes occasionnelles; et l'on peut dire qu'un enfant est d'autant plus disposé aux maladies catarrhales qu'il en a déjà été affecté plus souvent, à moins que par une hygiène extrêmement bonne et longtemps observée, la constitution de l'enfant ne se soit modifiée et que le sang n'ait acquis cette crase particulière qui entretient un équilibre parfait entre les absorptions et les sécrétions muqueuses.

Par ce que nous venons de dire, on conçoit que toutes les maladies capables d'affaiblir la constitution et de lui faire prendre un cachet flegmatique ou pituiteux, comme disaient les anciens, de faire disparaître les attributs du tempérament sanguin, en développant ceux du tempérament lymphatique, sont autant de causes prédisposantes du catarrhe pour les enfants qui y sont soumis. C'est ainsi qu'agissent les scrofules, le rachitisme, les vers, et d'autres maladies dans lesquelles il est difficile de ne pas admettre comme condition primitive ou secondaire une viciation particulière du liquide nourricier, du sang.

Ce que font ces maladies qui résultent en général d'une influence héréditaire et d'un mauvais régime, celui-ci seul peut le produire. Ainsi, les habitations malsaines, froides, humides, peu aérées, mal éclairées, le défaut d'insolation, une alimentation insuffisante ou de mauvaise qualité, l'abus du laitage, des farineux et des légumes, le défaut d'exercice musculaire, etc., etc., sont les conditions les plus ordinaires au milieu desquelles sont placés la plupart des enfants évidemment disposés aux affections catarrhales. C'est ce qui rend ces maladies si fréquentes dans les hôpitaux des enfants, soit parce que ces établissements présentent plusieurs des conditions défavorables que nous venons d'indiquer, soit parce que les petits malades qu'on y admet appartiennent aux classes les plus pauvres de la société, chez lesquelles la nourriture, l'air respiré, la température, tout, en un mot, est contraire à l'entretien et au développement de la force et de la santé.

CHAPITRE II.

CATARRHE BRONCHIQUE.

De toutes les maladies qui affligent l'espéce humaine et les enfants en particulier, il n'en est pas, à coup sûr, de plus fréquente que la maladie des bronches, qu'on a tour à tour appelée *catarrhe* ou *bronchite*. Nous dirons plus loin ce que nous pensons de cette dénomination; en attendant, cherchons à déterminer si cette affection occupe dans le cadre nosologique une aussi large place que nous venons de l'indiquer.

Il faut la considérer sous un double point de vue, savoir: 1° comme élément principal ou accessoire d'un état morbide complexe; 2° comme altération essentielle, unique et constituant l'état morbide tout entier. Sous le premier rapport, on sait quel rôle important elle joue dans les fièvres éruptives, surtout dans la rougeole, dans les fièvres typhoïdes, dans les asthmes, dans la coqueluche, dans les affections diphthéritiques des voies aérifères, dans la phthisie pulmonaire tuberculeuse, et enfin dans la pneumonie lobulaire. On sait même que, dans plusieurs de ces maladies, elle est plus qu'un élément, et qu'elle est souvent le point de départ et la source primordiale de l'état pathologique dans lequel elle se trouve ensuite éclipsée par d'autres éléments plus importants. Sous le second rapport, elle constitue une des maladies les plus fréquentes dans nos climats et pendant les saisons froides ; mais heureusement, tant qu'elle conserve son caractère de simplicité, elle n'offre que peu de gravité immédiate. Dans l'immense majorité de ces cas, elle n'est qu'une indisposition sur laquelle la science dédaigne d'abaisser un regard sérieux, dont la cure est abandonnée aux soins les plus vulgaires de l'hygiène, ou aux efforts spontanés de la nature. Le succès qu'on attend de cette conduite ne se dément presque jamais depuis la puberté jusqu'à la vieillesse, c'est-à-dire aux époques de la vie où l'organisme trouve dans ses seules forces statiques des moyens suffisants de résistance à l'action des maladies légères. Il n'en est pas toujours de même aux deux extrêmes de la vie. Chez les enfants et chez les vieillards, souvent légère à son début, cette maladie s'aggrave peu à peu, et demande, pour guérir, un traitement sinon énergique, du moins bien dirigé et suivi ; ou bien elle se complique plus ou moins rapidement de quelque maladie grave dont elle est la cause occasionnelle.

Pour désigner la maladie que nous étudions dans ce moment, la dénomination de *bronchite* ne répond pas plus complétement aux exigences d'une saine pathologie que celle de *catarrhe bronchique*. Celle-ci, que nous ont transmise les anciens, est utile en vue de l'élément catarrhal ; de même que la première, plus récente et plus généralement adoptée de nos jours, représente trop exclusivement l'élément phlegmasique. Si l'on considère la maladie à diverses époques de sa durée, dans diverses formes, chez des sujets à idiosyncrasies différentes, on voit que, de ces deux éléments, c'est tantôt l'un, tantôt l'autre qui prédomine, quelquefois à un tel point, que l'un des deux semble manquer. Or, ce serait une grande faute que d'accorder à l'une ou à l'autre de ces deux dénominations une signification exclusive, car il faudrait pour cela prouver, ce qu'on n'est pas encore parvenu à faire, que l'un des deux éléments n'est que l'effet de l'autre ; que là où le premier est très développé, le second l'est nécessairement autant ; que, par conséquent, celui-ci ne mérite aucune attention spéciale dans la pratique; qu'en un mot, l'état morbide, au lieu d'être essentiellement composé, est simple de sa nature, Quant à nous, persuadé que cette démonstration est encore tout entière à produire, nous conservons aux dénominations de bronchite et de catarrhe bronchique un sens large et complexe, et en employant tour à tour l'une ou l'autre dans le cours de ce chapitre, nous ne perdrons jamais. de vue la duplicité de l'état morbide qu'elles représentent.

L'histoire de la bronchite chez les enfants a été tracée jusqu'ici d'une manière si incomplète qu'on pressent plus de difficultés en abordant son étude qu'on n'en rencontre dans la description de quelques autres maladies qui, par cela seul qu'elles sont plus graves, ont attiré l'attention des auteurs d'une manière plus spéciale. La bronchite présente, en effet, tant de nuances d'intensité, depuis le rhume le plus léger jusqu'au catarrhe suffocant, qu'il est impossible d'en présenter la description dans un seul tableau. Et en commençant ce chapitre nous craignons de tomber dans deux écueils; l'un est d'y laisser quelques lacunes, l'autre est d'y mettre des détails qui se rapportent à la bronchite de tous les âges, mais non d'une manière spéciale aux enfants. C'est sous ce double rapport que le chapitre de la bronchite que renferme l'ouvrage de M. Berton, nous paraît laisser beaucoup à désirer. Sans doute il faut applaudir aux efforts de cet auteur, et le louer d'avoir démontré combien était vicieuse la méthode des auteurs du xviiie siècle qui, dans leurs traités des maladies des enfants, avaient étudié la toux comme une véritable entité morbide, et n'avaient su la rattacher ni à un siége précis, ni à une lésion organique déterminée. C'est pour cela qu'à part quelques considérations pratiques et quelques formules thérapeutiques, les ouvrages de Rosen et d'Underwood nous fournissent infiniment peu de renseignements et de données propres à établir les bases d'une bonne nosologie des enfants. Les critiques que M. Berton adresse aux ouvrages de Gardien et de M. Capuron ne nous paraissent pas toutes également fondées; car il nous semble très rationnel d'admettre, contre son avis, que la toux peut exister en l'absence de toute lésion appréciable des bronches, et que, si la bronchite peut être sympathiquement provoquée, comme il l'admet, par une affection vermineuse, par exemple (pag. 230), à plus forte raison la toux peut bien certainement résulter d'une simple lésion d'innervation et n'être quelquefois qu'un effet sympathique en l'absence de toute bronchite. Nous reviendrons plus loin sur cette question. Enfin, il nous semble que trop souvent M. Berton s'est laissé aller à suppléer par ce qui a été écrit sur la bronchite en général à ce que l'observation ne lui avait pas permis de confirmer ou d'infirmer chez les enfants. Nous nous efforcerons d'éviter cet inconvénient et de nous conformer au plan général de cet ouvrage, en glissant légèrement sur tout ce qui ne se rapporte qu'à l'histoire de la bronchite en général, et en n'insistant que sur ce qui lui appartient spécialement chez les enfants.

Caractères anatomiques.

Le siége de la bronchite mérite une attention spéciale chez les enfants. Quand elle est limitée aux premières divisions des bronches elle constitue une affection sans gravité immédiate ; quand elle s'étend aux divisions de second ordre, elle commence à revêtir une gravité qu'elle n'offre pas en pareil cas, chez l'adulte; quand elle se propage aux dernières ramifications aériennes, elle acquiert une extrême gravité, à cause de la pneumonie lobulaire qui en est rapidement et presque constamment la conséquence. Enfin, si elle occupe ces trois siéges différents dans une grande étendue de l'arbre aérifère, elle peut par elle seule produire la mort, avant d'amener l'inflammation du parenchyme. Ces différences de gravité en rapport avec les différences de siége sont surtout relatives à l'état aigu; à l'état chronique, la distinction en est moins tranchée, et les conséquences qu'elles entraînent, tout en restant analogues, sont modifiées dans leurs modes de production par la marche de la maladie.

Nous allons passer en revue chacune des lésions qui caractérisent la bronchite, les étudier en elles-mêmes; puis nous indiquerons parmi elles celles qui appartiennent plus spéciale-ment à telle ou telle espèce de bronchite.

La rougeur se rencontre assez souvent dans les bronches enflammées, mais non constamment; elle manque assez souvent dans des cas où l'existence du catarrhe bronchique n'est nullement douteuse. Lorsqu'elle existe, il faut bien prendre garde de se laisser induire en erreur par celle du tissu pulmonaire que la transparence de la muqueuse des petites bronches permet d'apercevoir. Celle-ci est ordinairement disposée par plaques de différentes nuances, tandis que celle qui appartient réellement à la muqueuse bronchique est plus uniforme et plus continue. Quand on trouve de la rougeur dans les bronches qui ont des cerceaux cartilagineux, on peut être sûr qu'elle appartient véritablement à la muqueuse bronchique, si elle est uniforme, continue, et se distingue au niveau des cerceaux comme dans leurs intervalles; tandis que, si elle ne paraît que dans ces intervalles, on peut douter si elle appartient réelle-ment à la muqueuse, et même souvent reconnaître qu'elle vient du tissu pulmonaire sous-jacent. Pour faire cette distinction, on n'a qu'à racler l'extérieur de la bronche afin d'enlever tout le tissu aréolaire, et, quand il ne reste plus que le tuyau bron-chique, on est certain, si la rougeur y persiste, qu'elle lui appartient réellement. On doit s'attacher avec un grand soin à reconnaître la véritable origine de cette coloration des bron-ches, lorsque celle-ci se rencontre dans une partie du poumon engoué de sang; souvent on constatera que les bronches sont pâles et que leur transparence est la véritable cause de la rougeur qu'au premier abord on croyait exister dans leur muqueuse.

Cette membrane est si ténue dans les dernières ramifica-tions, que rien n'est plus difficile à constater que son épais-sissement anormal. Sans doute, et à défaut même de l'obser-vation directe, on peut, par induction, admettre ce mode d'altération, puisqu'on le constate assez facilement dans les premières divisions des bronches. Mais il est difficile de dire si cet épaississément peut aller jusqu'à produire l'oblitération des bronches indépendamment de tout liquide accumulé dans leur intérieur. On a admis cette possibilité dans certains cas où l'on voit survenir une suffocation rapide; quoique les signes rationnels et physiques n'annoncent autre chose que l'existence de la bronchite, et c'est surtout dans certaines rougeoles graves que l'on a dit avoir observé ce fait, nous n'osons pas le nier, mais nous ne l'avons jamais constaté. Nous avons vu quelque cas de ce qu'on appelle catarrhe suffocant; mais, dans ces circonstances, nous nous sommes plus facilement expliqué la suffocation, soit par un œdème pulmonaire concomitant, soit par les mucosités qui remplissaient les bronches capillaires, que par l'épaisseur de leur muqueuse qui nous paraissait tout à fait inappréciable. Nous reviendrons sur ce point en traitant en particulier du catarrhe suffocant.

Les changements de consistance sont encore plus difficiles à constater que les changements d'épaisseur. Il est presque impossible de former des lambeaux dans les petites bronches. Dans les tuyaux plus volumineux cela devient plus facile, et l'on peut arriver à reconnaître que la muqueuse est réellement ramollie. Ce ramollissement, en l'absence de liquides dans les bronches, peut sans doute être regardé comme pathologique; mais sa valeur nous paraît problématique, quand il y a des liquides dans les bronches. Nous n'hésitons pas à admettre que la macération qui en résulte depuis l'instant de la mort, peut ramollir le tissu muqueux, et que cette lésion n'a très souvent qu'une valeur équivoque.

Les ulcérations de la muqueuse bronchique sont extrêmement rares chez les enfants; nous ne les avons rencontrées qué dans des cas de maladies tuberculeuses. Ainsi, dans un cas de phthisie extrêmement aiguë, nous trouvâmes la muqueuse aérienne, depuis la trachée jusqu'aux bronches d'un petit volume, parsemée d'un nombre infini d'ulcérations très petites qui avaient évidemment succédé au ramollissement d'une foule de petits tubercules situés au-dessous de la muqueuse, dont un grand nombre existaient encore à l'état cru et permettaient de déterminer la nature de ces ulcérations; mais nous n'avons jamais trouvé cette altération dans les cas de bronchite simple même très ancienne.

Il est une altération qu'il ne faut point prendre pour des ulcérations de la muqueuse : c'est l'agrandissement des orifices externes des cryptes muqueuses situées dans l'épaisseur du tissu muqueux, ou plutôt dans le tissu cellulaire sous-jacent. Ces cryptes qui, dans l'état normal, sont très petites, augmentent ordinairement de volume dans les bronchites un peu anciennes et deviennent facilement distinctes. Leur activité sécrétoire étant augmentée, l'orifice de leur conduit excréteur s'élargit peu à peu jusqu'au point d'acquérir un millimètre de diamètre. Au delà de cette dimension, cet élargissement constituerait sans doute une ulcération, comme cela s'observe souvent dans le gros intestin, mais jamais nous ne l'avons vu dans les bronches dépasser l'étendue que nous venons d'indiquer. Ce qui distingue ces orifices agrandis des ulcérations véritables, c'est leur forme parfaitement arrondie; c'est surtout cette circonstance qu'en pratiquant des pressions convenables, on fait sourdre dans leur fond le mucus que contiennent les follicules et qui lui-même est souvent altéré et puriforme. Cette lésion des follicules nous paraît parfaitement caractériser la nature catarrhale de la bronchite.

Le calibre des bronches reste rarement intact pour peu que la bronchite soit ancienne; nul doute que, chez les enfants, la dilatation de ces conduits, en raison même de leur structure, ne se produise beaucoup plus vite que chez les adultes. Elle a peu d'importance quand elle siége dans les premières divisions bronchiques, et ne s'y rencontre d'ailleurs que dans les cas de bronchite déjà très ancienne. Celle des bronches moyennes se produit plus vite; on la rencontre chez des sujets qui ne toussent que depuis vingt à trente jours, et c'est celle qui se remarque le plus souvent dans les cas de coqueluche. Nous n'insistons pas sur ses caractères; ils ont été bien décrits chez l'adulte, et cette description s'applique à l'enfant. Mais la dilatation des bronches terminales mérite une attention toute spéciale, c'est celle qu'on rencontre dans la pneumonie lobulaire et dans quelques cas rares où, la bronchite capillaire étant disséminée, peu étendue, et n'ayant pas encore déterminé la pneumonie lobulaire, la mort survient sous l'influence de quelque complication accidentelle, telle que l'éclampsie, etc. Enfin, elle existe à un degré plus ou moins avancé dans certains cas de bronchite suffocante où l'inflammation occupe un assez grand nombre de bronches capillaires pour devenir mortelle par elle seule, et où le peu de temps qui sépare la mort du moment où les bronches capillaires ont été envahies, montre avec quelle rapidité cette dilatation peut survenir chez les enfants. Plusieurs de ces divers cas que nous avons observés nous ont été d'un grand secours pour la détermination du rôle important que joue la bronchite capillaire dans la production de la pneumonie lobulaire.

Pour bien apprécier l'existence de la dilatation des bronches terminales et constater si un grand nombre de ces conduits en sont le siége; il ne suffit point d'examiner le poumon superficiellement, comme on le fait souvent par quelques coupes de cet organe, et en ouvrant les bronches avec des ciseaux ordinaires, on n'arriverait ainsi le plus souvent qu'à des résultats fort incertains. Il faut se servir de ciseaux très déliés, dont une pointe est émoussée et plus longue que l'autre de 1 à 2 millimètres, afin de faire l'office du stylet conducteur pour ouvrir les bronches. Avec cet instrument on peut suivre les bronches depuis leur origine jusqu'à leur terminaison, reconnaître assez facilement que leurs ramifications ne vont pas en diminuant régulièrement de calibre comme à l'état normal, et que quelques-unes déjà très voisines de la plèvre ont encore le calibre d'une plume de corbeau. Mais dans cette opération, on sacrifie nécessairement une grande quantité de l'organe pulmonaire dans les fragments duquel on ne trouve plus ensuite que des tronçons bronchiques difficiles à reconnaître pour des bronches moyennes à l'état normal ou pour des bronches terminales dilatées. Il faut, pour arriver à un résultat plus satisfaisant, s'y prendre d'une manière tout à fait inverse et aller à la recherche des bronches du côté de leur extrémité lobulaire. Pour cela, enlevez en dédolant avec le scalpel ou les ciseaux la couche superficielle de tissu pulmonaire sous-jacente à la plèvre jusqu'à la profondeur de quelques millimètres. Vous aurez, dans cette section, coupé les bronches très près de leur terminaison, et pour ainsi dire à leur arrivée dans les lobules. Alors regardez attentivement la surface de cette coupe pendant que vous presserez tout doucement le poumon que vous tenez entre les mains; vous verrez sortir par les orifices de toutes les ramifications bronchiques coupées en travers, un liquide muqueux et puriforme dont la première goutte, par son volume, pourra déjà vous donner une idée du calibre de la bronche qui le contenait. Si ensuite vous chassez ce liquide, soit en soufflant avec la bouche, soit en projetant un jet d'eau sur le point d'où il sort, vous verrez les parois de la bronche s'écarter en formant une ouverture arrondie dont vous apprécierez nettement le calibre simplement à l'œil ou en introduisant un stylet. Si cette ouverture est assez large pour admettre une petite tête d'épingle ou même un stylet ordinaire, vous n'aurez aucun doute sur la dilatation réelle des bronches terminales qui, à l'état normal, seraient extrêmement difficiles à trouver par les procédés que nous venons d'indiquer. La dilatation des bronches capillaires se rencontre surtout dans les parties déclives du poumon, en bas et en arrière. Elle est encore très fréquente à la partie inférieure du lobe supérieur, à la circonférence de la base du lobe inférieur, et en général dans tous les points d'où les mucosités bronchiques ont un long trajet à faire pour arriver à la racine des bronches, surtout quand ce trajet doit avoir lieu en sens inverse de la pesanteur. Nous insisterons ailleurs sur cette considération en parlant des connexions de la bronchite avec la pneumonie lobulaire.

Lorsque la bronchite est ancienne, nous avons souvent observé chez les enfants, comme on l'a fait chez les adultes, l'hyperthrophie du tissu fibreux longitudinal, et des fibres musculaires transversales de la trachée et des bronches.

L'étude des liquides bronchiques nous paraît avoir une grande importance chez les enfants; car la présence d'une certaine quantité de liquide dans les bronches entraîne, plus souvent chez eux que chez les adultes, des conséquences fâcheuses qui doivent sans cesse être présentes à l'esprit du praticien. En effet, à raison du petit calibre des bronches chez les enfants, ces liquides gênent d'une manière plus sensible le passage de l'air, et réduisent d'une quantité relativement plus considérable le volume de la colonne d'air inspirée. Si encore les enfants expectoraient aussi facilement que les adultes, ces inconvénients ne seraient que passagers; mais, au contraire, leur respiration est courte et superficielle; ils toussent peu en général et rarement avec de grands efforts; dès lors la plus grande partie des mucosités séjournent; par leur propre poids, elles tendent à descendre des grosses dans les petites bronches, et à s'infiltrer jusque dans le tissu aérolaire du poumon, comme l'a parfaitement observé M. Berton. De là résulte évidemment une espèce d'asphyxie incomplète, et consécutivement une pneumonie lobulaire, comme nous le démontrerons ailleurs. Ces liquides, dans les grosses bronches et dans leurs divisions de second ordre, n'oblitèrent jamais complétement le passage de l'air; mais les bronches terminales en sont quelquefois tellement remplies que l'on conçoit difficilement la pénétration de l'air jusqu'au tissu spongieux des lobules. Enfin, sous le rapport de leurs qualités, ces liquides présentent beaucoup de variétés. En général, visqueux et blanchâtres, ils sont d'autant plus aérés qu'ils ont séjourné plus longtemps dans les bronches d'un gros ou d'un moyen calibre, parce que, là, l'air a pu, en entrant et en sortant, s'incorporer avec eux et les rendre écumeux; tandis que ceux qui remplissent les petites bronches ne sont nullement aérés, circonstance qui indique encore

clairement que le passage de l'air était complétement inter-
cepté. Ils sont quelquefois sanieux, d'autres fois ils ont un
aspect complétement purulent.

La sécrétion des liquides bronchiques se fait de bonne heure
chez les enfants, et la période d'humidité du catarrhe bronchique succède très rapidement à la période de sécheresse.
Dans un cas dont nous donnerons plus loin l'observation
comme un exemple de catarrhe suffocant, dans lequel il fut
permis de croire que l'inflammation n'avait envahi les bronches
terminales que depuis quatre ou cinq jours, nous trouvâmes
toutes ces bronches remplies de mucosités puriformes, et déjà
dilatées d'une manière assez notable.

La bronchite est quelquefois pseudo-membraneuse et se
caractérise anatomiquement par des concrétions parfois assez
molles pour ressembler beaucoup au mucus, d'autres fois plus
consistantes et formant des rubans plus ou moins larges suivant le calibre des bronches, envoyant dans quelques cas des
prolongements filiformes jusque dans les dernières ramifications bronchiques. Ce n'est que dans les bronches d'un certain volume qu'elles forment ces tubes complets que certains
enfants affectés de croup rejettent par les efforts de la toux.
Ces fausses membranes blanches ou jaunâtres sont presque
toujours peu adhérentes. Leur développement dans les extrémités bronchiques constitue une variété importante de la
bronchite capillaire et l'une des plus graves de toutes.

Maintenant que nous avons décrit en détail toutes les altérations qui caractérisent l'inflammation et le catarrhe des
bronches, il sera bon d'indiquer celles qui appartiennent,
d'une manière plus ou moins spéciale, à telle ou telle espèce
de bronchite.

La bronchite aiguë légère se limite à la trachée et aux grosses bronches, et s'y caractérise par des rougeurs et des liquides plus ou moins abondants; c'est l'espèce la plus fréquente; mais on a rarement l'occasion de l'observer sur le
cadavre. Elle est idiopathique, et alors s'appelle *rhume*, ou

symptomatique d'une fièvre éruptive, de la rougeole surtout.

La bronchite aiguë grave siége dans un grand nombre de bronches moyennes, s'y caractérise par des rougeurs, des liquides muqueux abondants, et des dilatations d'autant plus prononcées que la maladie est moins récente. Elle peut être idiopathique, ou liée à la fièvre catarrhale (grippe), à la rougeole qu'elle complique, à la coqueluche, etc.

La bronchite aiguë devient très grave quand l'inflammation pénètre dans un grand nombre de bronches terminales dont elle détermine rapidement l'oblitération, soit par le gonflement de la muqueuse, soit surtout par l'accumulation de mucosités puriformes abondantes, ou par le développement de fausses membranes. Cette bronchite capillaire se rencontre surtout dans la rougeole. Quelquefois elle est idiopathique, primitive ou consécutive aux bronchites aiguës ordinaires ou à la bronchite chronique. Si elle occupe une grande étendue de l'arbre bronchique, elle revêt pendant la vie la forme du catarrhe suffocant et amène souvent la mort par elle-même. Elle est moins dangereuse, si elle ne compromet qu'un petit nombre de tuyaux aériens, mais elle devient facilement le point de départ de la pneumonie lobulaire, maladie en général très grave, comme on le verra plus tard.

La bronchite chronique, qui est fréquente chez les jeunes enfants, occupe souvent en même temps les grosses bronches, quelques bronches moyennes et un petit nombre de petites bronches. Ses principaux caractères anatomiques sont des liquides bronchiques abondants, l'hypertrophie des cryptes muqueuses dont les orifices excréteurs sont élargis, l'hypertrophie du tissu fibreux longitudinal et des fibres musculaires de la trachée et des bronches, des dilatations très marquées des bronches moyennes et terminales. Le plus souvent elle succède à une bronchite aiguë; elle se maintient pendant des semaines ou des mois entiers à l'état de flux catarrhal idiopathique, souvent uni à d'autres affections catarrhales. Sa gravité, chez les enfants, provient de ce que, si elle affecte un certain nombre de bronches terminales, elle détermine assez facilement l'inflammation lobulaire du poumon, surtout lors= qu'il y a recrudescence de l'état aigu.

Comme altérations accessoires, mais souvent liées à la bron= chite, nous noterons : 1° la rougeur, la tuméfaction, le ramol- lissement et quelquefois la suppuration des ganglions lympha= tiques situés autour des premières divisions des bronches et de ceux du médiastin ; l'état emphysémateux du tissu pul- monaire, consistant dans la dilatation simple des vésicules, analogue à celle qu'on produit par une insufflation un peu forcée, accompagnée quelquefois du passage d'un peu d'air dans le tissu cellulaire interlobulaire et sous-pleural.

Enfin, avec les altérations propres à la bronchite, on ren= contre souvent des tubercules, des traces de pleurésie ou de pneumonie, lésions dont la description ne saurait être placée ici.

Causes.

L'influence de l'âge sur la fréquence de la bronchite est assez difficile à préciser, et des renseignements certains nous manquent surtout en ce qui concerne la première enfance. Le peu de détails que Billard a donnés sur cette maladie et le si- lence de Valleix portent à penser qu'elle est peu fréquente chez les petits enfants. J'ai eu occasion de l'observer chez quel- ques enfants à la mamelle, mais presque toujours au degré d'un simple rhume accompagné ou non de coryza. A partir de la première dentition, le catarrhe bronchique devient beau- coup plus commun, puisque nous en avons constaté l'existence chez la huitième partie des malades soumis à notre observa- tion à l'hôpital des Enfants malades. Quant à l'influence des diverses périodes de l'enfance, nous pourrions admettre, d'a- près les faits que nous avons recueillis dans cet hôpital, que la bronchite est plus commune dans la période de deux à cinq ans que dans chacune des périodes suivantes de trois années considérées isolément. C'est ainsi que sur 48 malades atteints de cette affection, nous en avons trouvé 22 âgés de deux à cinq ans, 12 de cinq à huit, 7 de huit à onze, 4 de onze à quatorze, et 3 de quatorze à quinze ans. Ainsi, la première période nous a fourni presque la moitié des cas. D'autres auteurs ont trouvé, sur une série de 115 malades, 37 enfants âgés d'un à cinq ans et 78 de six à quinze ans. Malgré la différence de ces deux relevés, qui d'ailleurs ne sont pas exactement comparables, puisque la division des périodes n'est pas la même, nous pensons qu'il est vrai d'admettre que la bronchite observée dans les hôpitaux d'enfants va en décroissant de fréquence à mesure qu'on se rapproche de la puberté. Toutefois, il peut bien se faire que la maladie n'amène à l'hôpital un plus grand nombre de jeunes enfants que parce que, chez eux, elle a plus de gravité que chez les plus âgés, et que ceux-ci restent dans leurs familles pour s'y faire soigner. Nous sommes, en effet, très convaincu que chez les premiers la bronchite est plus souvent grave par elle-même et surtout par ses suites, qu'elle passe plus facilement à l'état chronique, qu'elle s'y complique plus facilement d'autres maladies, surtout de celles qui, par leur nature catarrhale, ont une grande analogie avec elle.

Après l'âge, le développement de la bronchite est encore favorisé par d'autres causes prédisposantes que nous avons énumérées dans nos considérations sur les affections catarrhales en général, et sur lesquelles il n'est plus nécessaire d'insister. Contentons-nous d'indiquer comme telles la constitution faible et rachitique des enfants, soit primitivement, soit consécutivement à d'autres maladies, le tempérament lymphatique exagéré, une disposition catarrhale héréditaire, l'existence antérieure de quelque affection des muqueuses ou de la peau, surtout si la disparition en a été prématurée, le travail de la dentition, l'habitation dans des lieux bas et humides, un mauvais régime, l'habitude de couvrir les enfants de vêtements trop chauds dans l'intérieur des habitations, d'entretenir dans celles-ci une température trop élevée, et d'y tenir les enfants trop constamment renfermés pendant les saisons froides, toutes circonstances d'où résulte une susceptibilité plus vive aux impressions du chaud et du froid, etc.

Chez les enfants comme chez les adultes, l'impression subite ou prolongée du froid, et principalement du froid humide, lorsque le corps est échauffé, est la cause occasionnelle la plus ordinaire de la bronchite, et son action est d'autant plus facile et plus énergique qu'elle est favorisée par une ou plusieurs des causes prédisposantes énoncées plus haut. Nous avons insisté ailleurs sur les circonstances nombreuses qui expliquent l'action fréquente du froid sur les enfants admis à l'hôpital des Enfants malades de Paris. On a vu chez les adultes la bronchite résulter de l'inspiration d'un air très froid ou brûlant, de substances irritantes gazeuses, liquides ou solides, du frisson fébrile (Broussais) et d'une émotion morale. Rien n'empêche d'admettre à *priori* l'action de ces causes chez les enfants; mais elle est probablement plus rare encore chez eux que chez les adultes.

La bronchite épidémique et la grippe qui s'en rapproche tant, si même elle n'est identique avec elle, sévissent en général avec une égale fréquence, et quelquefois même d'une manière plus grave chez les enfants que chez les adultes. Dans l'histoire de quelques épidémies, on voit que l'enfance a été de la part des auteurs l'objet de quelques remarques particulières malheureusement trop courtes. Valleriola, qui a décrit l'épidémie de 1557, qu'on pense généralement avoir été la grippe, dit que la maladie atteignit en même temps tous les âges..... Elle ne fit périr que les enfants qui n'avaient pas la force de cracher. Suivant Sporisch, l'épidémie de 1580 « *non moda privatas* » *domos, sed etiam urbes et integra regna cum tanta ferocia* » *invasit, ut pene nulli sexui nullique ætati pepercerit.* » Mais il ne paraît pas que la mortalité ait été plus considérable dans l'enfance qu'aux autres âges. —Storch, qui a décrit l'épidémie de 1733, dit qu'elle fut généralement très bénigne et que les sujets qui succombèrent étaient des vieillards de soixante à quatre-vingts ans, ou des enfants en bas âge.

Huxham, en parlant de l'épidémie de 1743, raconte qu'il ne mourut guère que des sujets vieux ou affaiblis depuis long-temps par des maladies graves, ou ceux chez lesquels une disposition fâcheuse avait permis le développement d'une pneumonie, ou quelques enfants atteints d'affections pulmonaires.

En consultant l'excellent travail de M. Pétrequin sur l'épidémie de 1837, en France et en Italie (1), nous trouvons les remarques suivantes :

« L'enfance a été plus épargnée que les autres âges à Paris (Piédagnel), à Lyon (Pointe), à Genève (Lombard), à Corbeil (E. Petit), à la Réole (Da Sylva), à Milan (Billi), à Padoue (Lippich, Stéer), etc. C'est donc une observation générale ; ce qui ne veut pas dire qu'elle en a été exempte. A Lyon, sur les trois cents élèves internes du collége, environ deux cents ont été grippés, dont quatre-vingts avaient moins de quinze ans. Il paraît que l'enfance a été surtout attaquée pendant le summum de l'épidémie (Gintrac, Lombard)..... Les enfants malades (Py, de Narbonne), de même que les vieillards ont été gravement compromis. Si ces dispositions ne créaient pas, elles modifiaient singulièrement l'épidémie.

» La muqueuse nasale était le siége d'une congestion sanguine fort active : de là, ces épistaxis qui ont partout été fréquentes chez les enfants (8 sur 80, Brachet), qui pouvaient inquiéter par leur abondance (Andral) et qui ont généralement soulagé (H. Gouraud)..... L'âge des individus a exercé une grande influence sur la mortalité. A Londres, l'épidémie a fait beaucoup de ravages parmi les vieillards, les petits enfants et les valétudinaires. En Italie comme en France, ce sont les vieillards qui ont le plus souffert... A Genève, le chiffre des décès des vieillards est beaucoup plus fort que celui de tous les autres âges ensemble : 68 : 31. Les tout petits enfants ont aussi largement succombé : de zéro à deux ans, M. Lombard donne 21 morts. »

____

(1) *Gazette médicale*, 1837, p. 804.

La bronchite survient souvent dans le cours d'une autre affection, chez les enfants qu'on observe dans les hôpitaux et qui y sont amenés pour d'autres maladies. Souvent chez eux l'état pathologique primitif s'étend aux voies aériennes, ou bien le catarrhe bronchique naît sous l'influence de quelque cause accidentelle, telle que le froid, etc. Mais dans la pratique ordinaire, rien n'est plus commun que les bronchites franches et simples qui le plus souvent restent à l'état de rhumes. Nous avons déjà énuméré les maladies qui agissent comme causes prédisposantes dans le développement du catarrhe bronchique; nous devons maintenant mentionner comme causes efficientes et plus directes, les fièvres éruptives, la fièvre typhoïde, la coqueluche et la tuberculisation pulmonaire. Dans la grande majorité des cas, le catarrhe qui existe dans ces maladies né joue que le rôle d'élément, et ce n'est point à ce titre qu'il doit en être ici question, puisqu'il en sera nécessairement parlé dans l'histoire de ces diverses affections; mais il peut aussi, dans leur cours, acquérir une certaine intensité, devenir une lésion prépondérante, en un mot, constituer une complication. Alors sa marche, ses symptômes et sa terminaison doivent le faire rentrer dans le cadre des bronchites proprement dites, sauf sa spécialité d'origine.

Symptômes.

L'histoire des symptômes de la bronchite, telle qu'elle est généralement décrite chez l'adulte, est en grande partie applicable chez l'enfant. Aussi nous n'y insisterons pas beaucoup, ou du moins nous ne donnerons des détails que sur un petit nombre de points. Il convient, sous le rapport symptomatologique de diviser la bronchite en aiguë et chronique.

Les symptômes de la bronchite aiguë, sa marche et sa durée varient surtout à raison de son intensité qui présente bien des degrés, depuis un simple rhume jusqu'au catarrhe suffocant. La bronchite la plus légère n'occasionne qu'un peu de toux et d'enrouement, un peu de râle muqueux au niveau des grosses bronches, pas de dyspnée, ni de fièvre bien appréciable. L'expectoration manque chez les plus jeunes enfants.

La bronchite intense, souvent précédée de quelques symptômes généraux, s'annonce par une toux fréquente, forte et quinteuse, une oppression médiocre, un mouvement fébrile d'une certaine intensité; la percussion reste négative, mais l'auscultation fait entendre une diminution passagère du bruit respiratoire, des râles ronflants, sibilants, muqueux, sous-crépitants.

La bronchite très intense se caractérise par une toux très pénible, fréquente, mais surtout une oppression extrême, une fièvre ardente, des symptômes généraux graves; l'auscultation fournits des râles fins, c'est-à-dire des râles sous-crépitant et même crépitants.

Dans la bronchite chronique la toux est en général modérée, ainsi que la dyspnée, le mouvement fébrile manque tout à fait, ou ne se prononce un peu que le soir; le râle qu'on perçoit le plus habituellement est le râle muqueux. Enfin, la constitution se ressent du trouble de la fonction respiratoire, et le malade maigrit.

En traitant de l'anatomie pathologique, nous avons indiqué les différences de siége de la bronchite. Mais, au point de vue symptomatologique ces différences ont plus d'influence sur la violence des manifestations que sur leur nature. Ainsi, nous ne pensons pas qu'il soit exact de considérer la trachéo-bronchite comme une maladie à part, ainsi que l'a fait M. Rilliet (1). La forme quinteuse de la toux, l'intermittence de la dyspnée et l'irrégularité de la fièvre, en l'absence des signes stéthoscopiques de la pneumonie, appartiennent à toutes les variétés de bronchite, sauf peut-être à la bronchite capillaire très étendue, qui prend le nom de catarrhe suffocant.

Reprenons maintenant l'étude en particulier de chacun des symptômes que nous venons d'énumérer.

____

(1) *Gazette médicale*, 1852, p. 296.

1.° La toux ne donne pas toujours par son intensité la mesure exacte de celle de la bronchite et de sa gravité. Elle peut être fréquente, forte, pénible et avec quintes, empêcher le sommeil, provoquer de l'agitation et des douleurs dans la poitrine plus ou moins distinctes suivant l'âge du malade, alors même que l'absence de dyspnée, de fièvre et l'auscultation annoncent que le catarrhe est borné à la trachée et aux grosses bronches. Toutefois elle a généralement une intensité plus grande quand l'inflammation occupe un grand nombre de bronches de second ordre. Si, au contraire, l'inflammation occupe spécialement et en grand nombre les bronches terminales, s'il y a ce qu'on a appelé bronchite capillaire, la toux est ordinairement moins intense et avec moins de quintes que dans le cas précédent. Elle n'est nullement en rapport avec la dyspnée violente qui survient alors. On remarque que, dans la bronchite aiguë, les quintes de toux sont plus pénibles le soir et la nuit; dans la bronchite chronique, quand l'élément catarrhal joue le principal rôle, elles sont au contraire plus prononcées le matin, et ne se dissipent qu'après l'expulsion des mucosités que le sommeil a fait accumuler dans les bronches. Sèche au début de l'état aigu, la toux devient humide beaucoup plus rapidement chez les jeunes enfants que chez les adultes, et quoique l'expectoration ne soit point apparente, cependant on reconnaît que la toux chasse des mucosités hors du larynx et que celles-ci sont avalées par défaut d'expuition.

2° L'expectoration, comme on le sait, manque ordinairement chez les plus jeunes enfants; chez les plus âgés, quand elle existe, elle n'offre pas des caractères différents de ceux qu'on lui reconnaît chez l'adulte.

3° La dyspnée mérite une grande attention. En étudiant avec soin ses caractères, elle peut servir très utilement au diagnostic. D'abord, la bronchite peut être assez légère pour ne déterminer aucune dyspnée sensible; mais quand elle occupe un certain nombre de bronches de moyen calibre, il en résulte une gêne de la respiration. Cette dyspnée est alors remarquable en ceci : qu'au lieu d'être constante et toujours semblable à elle-même aux différentes heures du jour, comme dans la pneumonie et la pleurésie, elle offre par moments des exacerbations, et dans d'autres une rémission complète; en un mot, on pourrait dire qu'elle offre des quintes comme la toux. Le même enfant, examiné à une heure d'intervalle, présente souvent, sous l'influence d'une bronchite seule, une respiration très fréquente ou calme et presque naturelle, et, si l'on ne prenait garde à cette variabilité, on pourrait souvent commettre des erreurs de diagnostic et de pronostic. C'est pour cela que, si les autres signes ne permettent pas de porter un diagnostic précis, il faut ne tirer une induction de l'existence de la dyspnée que lorsqu'on a examiné l'enfant à plusieurs reprises, et qu'on a pu apprécier la forme de ce symptôme. La dyspnée n'offre plus le caractère que nous venons d'indiquer dans les bronchites très graves qui occupent un nombre considérable de petites bronches. Alors elle devient continue, mais elle est si intense que peu de malades la produisent aussi forte, et ces maladies se caractérisent par d'autres signes positifs qui manquent complétement dans le catarrhe suffocant.

4° La douleur, dans la bronchite, est ordinairement profonde, obtuse, sous-sternale. Ces caractères, appréciables chez les enfants de cinq à quinze ans, ne le sont pas chez les plus jeunes.

5° Si nous passons à l'examen des signes physiques, nous ne verrons rien qui soit essentiellement différent de ce qu'on observe chez l'adulte. Mais, comme plusieurs signes rationnels manquent chez l'enfant ou ont une valeur équivoque, les signes physiques en acquièrent plus d'importance. Si les caractères des râles n'offrent en eux-mêmes rien de bien spécial aux enfants, leur valeur séméiologique n'est pas toujours la même que chez l'adulte. Ainsi, il est bien certain que le râle crépitant existe assez souvent chez les enfants par l'effet du catarrhe des petites bronches sans pneumonie, et c'est là une des principales sources des difficultés que présente le diagnostic

différentiel de la bronchite et de la pneumonie lobulaire disséminée. Il faut avouer et reconnaître que, dans quelques cas,
cette difficulté est insurmontable. Nous insisterons ailleurs sur
ce point. Le râle crépitant se rencontre dans la phlogose des
petites bronches, et, suivant que celles-ci sont envahies en
plus ou moins grand nombre, le râle s'entend dans un plus ou
moins grand nombre de points de la poitrine. D'ailleurs, il n'est
jamais pur, mais toujours mêlé de râle sous-crépitant et souvent de râle muqueux. Souvent, dans la bronchite des enfants,
la respiration est bruyante et accompagnée d'une espèce de
ronflement particulier qui tient tout à la fois de la respiration
puérile et du souffle bronchique, mais que l'ouïe la plus subtile ne parvient pas toujours à distinguer nettement de l'une
ou de l'autre.

6° La fièvre manque dans les bronchites très légères, elle
est très modérée dans les bronchites intenses ; dans les bronchites les plus intenses elle est plus forte, mais rarement elle
acquiert la même intensité que dans les pneumonies assez
graves pour donner les autres signes qui accompagnent la
bronchite capillaire suffocante. Nous ferons ressortir tout à
l'heure l'importance de cette considération pour le diagnostic.

7° Quant à l'état du facies, il n'est modifié que d'une manière passagère pendant les quintes de toux de la bronchite
médiocrement intense, alors il se congestionne, les yeux deviennent larmoyants, etc. Dans le catarrhe suffocant le facies
est modifié d'une manière continue ; il présente une altération
profonde, un caractère de prostration et d'abattement ; il y a
une espèce de bouffissure pâle et un peu livide produite par l'engorgement des capillaires veineux. En un mot, le facies annonce
un état d'asphyxie plus ou moins rapide dans sa marche.

8° Les troubles des fonctions digestives sont assez fréquents
chez les enfants. La toux amène souvent le vomissement sans
qu'il soit nécessaire, pour expliquer ce phénomène, d'admettre l'existence d'une inflammation gastrique. La perte d'appétit, la soif vive, sont communes à toutes les affections qu'ac-

compagne la fièvre. Mais il y a un rapport plus intime entre le catarrhe des bronches et celui de l'intestin qui survient souvent chez les enfants, soit seulement vers la fin du premier, soit pendant son cours. C'est surtout la bronchite chronique qui s'accompagne d'une diarrhée muqueuse. La coïncidence de ces affections prouve qu'elles dépendent de la même cause dont l'action s'est généralisée sur plusieurs muqueuses simultanément. D'ailleurs nous pensons avec M. Beau que nous citerons plus loin, que les troubles de la digestion peuvent aussi dépendre en partie du passage des crachats dans l'estomac, qui amène une véritable surcharge saburrale des voies digestives.

Diagnostic.

Le diagnostic de la bronchite n'offre en général aucune difficulté. Quand elle est aiguë et légère, elle ne peut être l'objet d'aucune méprise grave. A l'état chronique, il est quelquefois difficile de décider chez les plus jeunes enfants, si elle existe seule ou compliquée de tubercules. Ceux-ci restant à l'état cru chez la plupart des petits enfants, ne donnent pas de signes propres à révéler positivement leur existence; mais après l'âge de cinq à six ans, ils sont le plus souvent reconnaissables par leurs signes particuliers. Les cas les plus difficiles sont ceux dans lesquels la bronchite présente quelques-uns des caractères de la coqueluche, et ceux dans lesquels, ayant une certaine intensité dans ses symptômes locaux et généraux, elle peut en imposer pour une pneumonie.

Il n'y a pas une limite précise entre les signes de la bronchite et ceux de la coqueluche. On voit quelquefois dans la bronchite des quintes convulsives très caractérisées, avec du sifflement dans les inspirations et des vomissements; la seule raison qu'on ait pour rejeter l'existence de la coqueluche, c'est que la maladie a une courte durée et se termine en huit à quinze jours; ce qui s'observe beaucoup moins dans la véritable coqueluche, dont la durée n'est guère moindre de quatre à six semaines. Les caractères qu'on peut tirer de l'intensité, de la durée, de la fréquence des quintes, du sifflement inspiratoire et de la fréquence des vomissements, doivent être pris en considération, mais ne suffisent pas toujours. Peut-être la fréquence de l'épistaxis dans les quintes de coqueluche, est-elle un signe moins infidèle? Enfin, si la coqueluche et la bronchite sont simples, on peut dire qu'à un certain degré d'intensité, la première restera apyrétique, tandis qu'à la seconde se joindra souvent un mouvement fébrile.

Plusieurs auteurs, entre autres M. Berhend (de Berlin) (1), ont décrit sous le nom de *toux périodique nocturne des enfants*, une toux d'un caractère particulier, attribuée à une affection du nerf vague et qui n'est pas sans rapport avec la coqueluche. Les enfants qui en sont atteints, sans avoir présenté de la toux ni aucun autre signe de bronchite pendant le jour, et après s'être endormis tranquillement le soir, à l'heure ordinaire, sont, après deux ou trois heures de sommeil, pris d'agitation et de toux. Bientôt ils se réveillent, jettent des cris, pleurent, toussent avec violence et enfin quelquefois vomissent. Après deux ou trois heures de durée, ces accidents cessent et l'enfant se rendort jusqu'au matin. Les nuits suivantes, les mêmes symptômes reparaissent et durent quelquefois des semaines et des mois. Cette affection que M. Berhend a raison de rapprocher des asthmes et des laryngites striduleuses ne peut être une bronchite. Il faut y voir une fièvre larvée, une névrose rarement idiopathique, le plus souvent liée à l'influence de la dentition ou des vers, et dont le traitement repose essentiellement sur les antipériodiques.

Il est deux ordres de faits dans lesquels le diagnostic différentiel peut être difficile entre la pneumonie lobulaire et la bronchite aiguë. Il est inutile de rechercher si la pneumonie lobaire peut offrir les mêmes difficultés, car, si on explore avec soin tous les symptômes rationnels et sensibles, l'erreur

____

(1) *Bull. de thérap.*, 1846, page 81.

est presque impossible. Les cas dans lesquels la pneumonie lobulaire est généralisée et donne par conséquent les signes de la pneumonie lobaire, ne présentent des difficultés qu'autant que ces signes eux-mêmes sont peu faciles à saisir et offrent quelques caractères équivoques.

Le premier cas à examiner est celui dans lequel l'intensité des phénomènes généraux peut faire admettre, outre le catarrhe des bronches, l'inflammation d'un certain nombre de lobules disséminés. Le seul moyen de se tirer d'embarras, est de comparer avec soin les résultats de l'auscultation. Si, par exemple, deux cas semblent identiques sous le rapport des symptômes généraux et des symptômes locaux rationnels, que l'un fournisse à l'auscultation les signes d'une bronchite assez étendue et assez aiguë pour expliquer les symptômes rationnels qu'on observe, et que l'autre laisse percevoir des signes physiques qui n'indiquent pas une lésion des bronches proportionnée à la gravité des troubles fonctionnels, on doit admettre que, dans le premier cas, le parenchyme pulmonaire est encore sain, et que, dans le second, il est probablement enflammé dans quelques points. Car on ne doit pas oublier qu'en général il faut une bronchite très intense, très étendue, pour produire des troubles fonctionnels égaux à ceux d'une pneumonie légère.

Examinons maintenant les cas dans lesquels le catarrhe revêt une grande intensité et prend le nom de *suffocant*, et commençons par rapporter une observation qui nous conduira à établir plus clairement les principes du diagnostic dans des cas analogues.

1re Observation. — *Enfant de quatorze ans; rhume qui prend peu à peu l'intensité du catarrhe suffocant : insuccès des émissions sanguines et de l'émétique à haute dose.*

Georges Decker, né dans le département de la Haute-Vienne, demeurant depuis quelques mois à Paris, où il travaille comme maçon, âgé de quatorze ans, d'une forte constitution et d'une santé habituellement bonne, est admis le 20 juillet à l'hôpital des Enfants.

Cet enfant ayant éprouvé un refroidissement il y a quinze jours, s'est senti aussitôt enrhumé. Quoique assez intense, ce rhume ne l'a point empêché de travailler pendant une semaine. Il y a huit jours qu'il s'est aperçu qu'il avait la peau rouge, et un médecin qui fut appelé dit que c'était la scarlatine. Cependant cette éruption n'a duré qu'un jour, et le malade ne se rappelle pas avoir eu mal à la gorge. Les jours suivants, il n'y a pas eu de desquamation, mais le malaise a augmenté et le malade s'est alité: depuis, il est survenu de la céphalalgie, des épistaxis, une grande faiblesse, mais pas de diarrhée ni de délire. Vers le troisième jour, à la toux déjà forte et fréquente on a vu s'ajouter une grande oppression, un point douloureux dans le côté et l'épaule gauches, et l'expectoration de quelques crachats blancs et épais. Depuis il est survenu de la fièvre, une soif vive, des nausées, une douleur dans tout le ventre et une constipation opiniâtre. — On a pratiqué deux saignées au bras, et on a fait appliquer trente sangsues en deux fois sur l'épigastre et sur le bas du ventre. Il ne s'en est suivi aucune amélioration.

Le 20 juillet, au soir, nous notons l'état suivant : fièvre, pouls fort, fréquent (120); peau chaude et humide de sueur ; point de traces de desquamation. Teinte asphyxique de la face, qui est pâle, violacée et bouffie ; coloration un peu jaunâtre des conjonctives et des ailes du nez. Quelques crachats, formés par un liquide puriforme, un peu visqueux, presque pas aéré, sont difficilement expectorés. La toux est forte et pénible, mais le plus souvent sans quintes. Dyspnée extrême; le malade dit qu'il étouffe; il a plus de 60 respirations par minute; il éprouve une angoisse continuelle, on dirait que la suffocation est imminente, mais rien n'indique un obstacle au passage de l'air dans les voies aériennes supérieures. La percussion ne fournit une matité distincte dans aucun point de la poitrine, qui paraît toutefois généralement un peu moins sonore qu'à l'état sain. L'auscultation fait entendre dans toute l'étendue de la poitrine, en haut et en bas, en avant et en arrière, un râle sous-crépitant et crépitant à bulles peu nombreuses, avec du râle sibilant, et une espèce de gémissement sourd dans l'expiration qui ne se produit pas par la bouche. Le malade est dans une grande prostration ; l'intelligence est toutefois bien conservée. L'abdomen n'est point douloureux à la pression ni météorisé, l'épigastre est seul le siège d'une douleur sourde et profonde ; absence de vomissements et de nausées ; anorexie, soif vive, langue pâle. — Saignée de 300 grammes, qui est immédiatement pratiquée. Potion avec 30 centigrammes de tartre stibié.

Le 21 juillet, amélioration nulle. Le tartre stibié a été presque complétement toléré, car il n'a provoqué que deux fois le vomissement. La respiration est très haute, costale et diaphragmatique à la fois, très fréquente (60 par minute), anxieuse. La toux continue avec assez d'intensité; les crachats, plus abondants qu'hier, sont un peu plus foncés en couleur. L'état d'asphyxie est encore plus prononcé que la veille, et l'anxiété du malade ne permet pas d'appliquer le stéthoscope. Le pouls donne 120 pulsations, mais il est moins développé. — On continue la potion stibiée, et l'on prescrit de larges sinapismes renouvelés dans le cours de la journée sur la poitrine.

Le soir, l'état du malade s'est considérablement aggravée, l'asphyxie a fait de rapides progrès; il y a de l'assoupissement et un délire obscur. La dyspnée est de plus en plus intense, la toux a cessé, le pouls est fréquent, mais petit et irrégulier. Le malade succombe la nuit suivante à quatre heures du matin.

Quel diagnostic a-t-on dû porter dans ce cas-là? En faisant attention à l'intensité des symptômes rationnels généraux et locaux, nous pensâmes que s'ils dépendaient d'une pneumonie, cette pneumonie devait être très étendue et, par conséquent, donner les signes physiques propres à la pneumonie lobaire. Comme ces signes manquaient complétement, savoir, le son mat et le souffle bronchique, il fut évident qu'il n'y avait pas de pneumonie, et que la bronchite, dont les râles fins annonçaient le siége dans un très grand nombre de bronches terminales, suffisait pour produire la fièvre et la suffocation imminente. Tout au plus pouvait-on soupçonner que quelques lobules avaient été envahis par la phlegmasie. Une autre circonstance qui nous porta à rejeter l'existence de la pneumonie, c'est que, malgré l'intensité de la toux et surtout de la dyspnée, il n'y avait pas une fièvre très forte, puisque le pouls ne dépassait pas 120 pulsations par minute. Car une pneumonie assez grave pour déterminer une suffocation aussi rapide, détermine toujours plus de fièvre que nous n'en observions dans ce cas-là.

On va voir que l'autopsie du cadavre nous permit de vérifier l'exactitude du diagnostic.

Ouverture du cadavre (trente heures après la mort). — Inflammation de la muqueuse trachéo-bronchique dans une très grande étendue et jusque dans les dernières ramifications aérifères, qui sont oblitérées par un liquide puriforme. — Embonpoint conservé, roideur cadavérique très prononcée, teinte jaune de la face. Rien dans la cavité des plèvres. Emphysème vésiculaire des deux poumons, surtout en avant et en haut. Point d'apparence de pneumonie nulle part; en arrière, il n'y a qu'un peu d'engouement, qui sans doute est l'effet de l'agonie ou un effet cadavérique. Partout le tissu du poumon crépite et surnage dans l'eau. Cependant, en recherchant si aucun lobule n'est enflammé, on parvient par un examen très minutieux à trouver, dans chaque poumon, cinq à six noyaux pneumoniques, du volume d'un pois ou d'une petite noisette, situés loin les uns des autres, formés par des lobules dont le tissu est gris, dur, friable, non aéré, qui fournit à la pression un liquide grisâtre et sanieux, et en définitive paraît être un commencement d'hépatisation grise.

Mais ce qu'il y a de plus malade dans le poumon, ce sont les bronches. La trachée et les gros conduits bronchiques offrent une rougeur assez vive de la muqueuse, qui est tapissée par une couche de liquide mucoso-purulent. L'inflammation se prolonge dans les divisions secondaires et jusque dans un très grand nombre de ramifications terminales, qui sont complétement remplies et oblitérées par un liquide de même nature, mais plus visqueux et plus adhérent que le véritable pus. Toutes les bronches de la base du poumon sont en même temps très rouges, tandis que celles du sommet, qui contiennent le même liquide, sont pâles. Un certain degré de dilatation existe dans les divisions bronchiques de second ordre et dans les bronches terminales, qui peuvent être suivies jusqu'à quelques millimètres de la plèvre. Enfin, le tissu pulmonaire est un peu œdématié et laisse, à la section, couler un liquide séreux un peu écumeux. Le cœur est sain, à cela près que ses cavités renferment des caillots fibrineux, décolorés, très consistants, adhérents seulement par intrication aux colonnes charnues des ventricules. L'estomac, l'intestin et tous les organes de l'abdomen sont intacts. L'encéphale n'est point examiné.

Les altérations pathologiques trouvées chez ce malade ont donné au diagnostic porté pendant la vie une entière confirmation : il ne nous reste plus qu'à faire remarquer deux particularités qui ne sont pas dénuées d'intérêt. La première est l'hépatisation de quelques lobules qui, au point de vue symptomatologique, n'a sans doute aucune importance, parce qu'elle était trop peu étendue en comparaison de l'altération des bronches, pour contribuer en quelque chose aux symptômes observés. Mais elle n'est point à dédaigner au point de vue pathogénique de la pneumonie lobulaire ; car elle montre comment l'inflammation des petites bronches ne peut pas y persister quelques jours, sans amener celle des lobules auxquels elles aboutissent. Si un moins grand nombre de petites bronches eussent été atteintes, l'asphyxie n'aurait pas été si rapide, et le malade aurait résisté plus longtemps ; mais infailliblement il serait survenu une pneumonie lobulaire dont la gravité n'aurait été atténuée que par les bonnes conditions générales de la constitution, de la santé antérieure, et par l'âge avancé de l'enfant. Une autre circonstance assez remarquable, c'est que l'inflammation qui, à en juger par la marche des symptômes, n'a envahi les petites bronches que quatre ou cinq jours avant la mort, a pu, dans ce court espace de temps, déterminer leur dilatation à un degré assez prononcé.

En résumé, le diagnostic différentiel du catarrhe suffocant et de la pneumonie n'est pas aussi difficile qu'on pourrait le croire. Pour produire les symptômes rationnels du premier, la seconde devrait être fort étendue, et dès lors fournir des signes physiques certains de son existence ; si ceux-ci manquent, c'est qu'il n'y a pas pneumonie.

Pronostic.

Le catarrhe bronchique offre, en général, un pronostic plus grave chez les enfants que chez les adultes. Il n'est guère mortel par lui-même que dans les cas rares où il prend la forme suffocante ; mais on ne doit jamais perdre de vue la facilité avec laquelle il détermine, surtout chez les enfants de deux à cinq ans, le développement de la pneumonie lobulaire, surtout si les petits malades sont placés dans des conditions hygiéniques défavorables. Au milieu de celles que nous avons décrites comme propres à l'hôpital des Enfants, il est peu de sujets de deux à cinq ans atteints de bronchite qui échappent à la pneumonie lobulaire, si cette bronchite persiste et entraîne la nécessité de prolonger le séjour des malades pendant deux ou trois semaines. Quand nous ferons l'histoire de cette espèce de pneumonie, nous développerons plus longuement le mécanisme suivant lequel l'effet succède à la cause ; c'est assez de rappeler ici un fait important en pratique, sans y insister davantage.

Traitement.

C'est sous le rapport du traitement qu'il importe de reconnaître, dans la maladie qui nous occupe, deux éléments bien distincts, l'élément inflammatoire et l'élément catarrhal : le second nous paraît mériter, chez les enfants, une attention toute spéciale. Chez l'adulte, dans les bronchites de moyenne intensité, on remarque une amélioration presque aussitôt que se déclare la seconde période, celle dans laquelle l'élément catarrhal prend le dessus, lorsque, comme le disaient les anciens, au *strictum* des tissus succède le *laxum*. Il se fait alors une détente dans les phénomènes généraux, la toux est moins fatigante, l'expectoration plus abondante n'en est que plus facile ; c'est ce qui fait dire aux gens du monde qu'un rhume mûr est un rhume guéri. C'est qu'en effet c'est presque la convalescence, c'est le calme du sommeil, c'est le bien-être général, qui succède à la maladie, à l'insomnie, au malaise. Chez les enfants (et plus ils sont jeunes, plus cela leur est applicable), la seconde période du catarrhe, bien qu'elle amène aussi une amélioration quelquefois très sensible, ne saurait être considérée comme la terminaison toujours heureuse de la maladie. Pour peu que la sécrétion bronchique se prolonge pendant plusieurs jours, et qu'elle ait lieu dans quelques rameaux capillaires, l'enfant est éminemment exposé à une pneumonie lobulaire, et ce danger ne peut être écarté qu'autant qu'on soustrait le malade à l'action de cette cause par un traitement encore actif, et qu'on le place au milieu de meilleures conditions hygiéniques.

Beaucoup de rhumes légers qui, chez les adultes, n'exigent que des soins hygiéniques, réclament, chez les enfants, quelques moyens plus actifs dont la prudence commande l'emploi ; nous voulons surtout parler du vésicatoire au bras. Comme dans les bronchites peu intenses il n'y a pas ou presque pas de fièvre, on peut appliquer l'emplâtre épispastique avant que la seconde période soit établie. Si celle-ci se prolonge malgré le vésicatoire, on doit employer un doux vomitif, le sirop d'ipécacuanha, ou un laxatif tel que la manne, etc.

Dans les bronchites plus intenses auxquelles s'ajoutent des symptômes généraux, la violence de ceux-ci peut motiver une ou plusieurs évacuations sanguines pendant la première période. Si l'enfant n'est pas très nerveux, très irritable, s'il y a, chez lui, les caractères d'une disposition catarrhale, il ne faut pas craindre d'appliquer le vésicatoire dès cette période, en évitant tout ce qui pourrait augmenter l'action irritante de ce moyen, et en favorisant, autant que possible, son action suppurative; par là, on peut espérer de rendre cette seconde phase de la maladie moins grave, en diminuant la sécrétion des mucosités qui va bientôt avoir lieu. Dans des circonstances opposées à celles que nous venons d'indiquer, il vaut mieux attendre, pour placer le vésicatoire, que la seconde période, en s'établissant ait fait tomber en partie ou tout à fait l'acuité des symptômes.

Dans le cours de cette seconde période, lorsque l'auscultation apprend que les liquides bronchiques sont abondants et séjournent, il y a urgence d'employer un vomitif, des laxatifs, et d'y revenir à plusieurs reprises, suivant que l'indication se présente de nouveau. Les vomitifs sont d'autant plus utiles, qu'ils remédient aux inconvénients résultant de l'absence d'expectoration, ou plutôt du passage des crachats dans les voies digestives. M. Beau (1) a eu raison de signaler d'une manière spéciale l'embarras gastro-intestinal que la déglutition du mucus bronchique amène chez un certain nombre d'enfants, et d'insister sur les avantages qu'on retire dans ce cas des vomitifs. Ce médecin distingué, après avoir démontré que la fièvre, l'anorexie et la diarrhée sont souvent un effet direct de cette surcharge saburrale, établit clairement que ces sym-

____

(1) *Journal de médecine,* janvier 1843.

ptômes ne doivent point, par conséquent, contre-indiquer les évacuants, et que ceux-ci réussissent constamment à les dissiper quand ils sont véritablement le résultat de la cause indiquée. C'est ce qui arrive surtout dans le cas de catarrhe muqueux, parce que la matière catarrhale expulsée hors des voies aériennes n'est pas plus tôt arrivée dans le pharynx, qu'il se produit un mouvement irrésistible de déglutition qui la transporte dans l'estomac. Dans le catarrhe pituiteux, la matière rejetée au dehors est produite en partie par les petites glandes de la partie supérieure du larynx, et en partie par la salive; et elle est en général d'autant plus facilement crachée par l'enfant, qu'elle est en grande partie formée dans la bouche. Aussi, dans ce cas, l'embarras gastro-intestinal est-il plus rare que dans le catarrhe muqueux.

Les vomitifs ne sont point contre-indiqués par la présence d'un état fébrile même assez intense, lorsque celui-ci paraît lié à un état saburral, comms nous venons de le dire, ou dépend de l'obstacle apporté à l'hématose par l'engouement des bronches, qui rend l'asphyxie plus ou moins imminente. Ils sont moins convenables, lorsque la fièvre résulte directement de l'intensité de la phlogose, et sont formellement contre-indiqués dans ce cas, si les bronches ne contiennent pas d'abondantes mucosités. Il faut alors préférer les laxatifs doux, la manne, le calomel, l'huile de ricin, le sirop de fleurs de pêcher, le miel de mercuriale en lavement, etc.

Dans la bronchite de moyenne intensité, le symptôme le plus pénible à tous les âges, mais surtout dans l'enfance, est la toux quinteuse ou convulsive qui, survenant le plus souvent le soir et dans la nuit, empêche le sommeil et épuise rapidement les forces, en même temps qu'elle s'accompagne d'une irritabilité nerveuse quelquefois très grande. Les narcotiques, et en particulier l'opium, offrent, dans des cas analogues chez l'adulte, de grandes ressources, et font cesser cette espèce de titillation de la gorge et des voies aériennes qui amène les quintes de toux. Chez l'enfant, ces moyens peuvent avoir les mêmes avantages ; mais ceux-ci sont balancés par l'inconvénient de produire plus facilement une congestion cérébrale, ou plutôt d'augmenter celle qui est presque inséparable, dans un âge très tendre, de tous les mouvements fébriles. Il en résulte un assoupissement qui donne toujours de grandes inquiétudes aux parents, et que le médecin lui-même ne peut pas toujours voir avec sécurité. Il faut donc être extrêmement réservé dans l'administration de ces médicaments, préférer les préparations d'aconit et celles de laitue aux papavéracées et même aux solanées. Il vaudrait mieux s'en passer, si l'on pouvait toujours calmer et diminuer les quintes de toux, à force d'émulsions, de loochs blancs et d'autres médicaments dits adoucissants.

Le catarrhe très intense, capillaire, suffocant, exige un traitement des plus actifs. Deux motifs autorisent à employer largement les émissions sanguines, générales et locales, en les proportionnant néanmoins à l'âge des sujets ; d'un part, il faut directement combattre l'inflammation en appauvrissant le sang ; d'autre part, il faut diminuer la masse de ce liquide, à cause de l'asphyxie imminente et de l'impossibilité où est mis le poumon, par l'oblitération des bronches, d'artérialiser une grande quantité de ce liquide. Le cas que nous supposons ici est si grave et si souvent mortel que le praticien ne saurait agir trop activement, en face des indications claires et précises dont la physiologie nous explique l'impérieuse urgence. Toutefois, les émissions sanguines ne peuvent être pratiquées que dans la première période de la maladie et chez des sujets qui ne sont point débilités par quelque autre maladie antécédente. On prendra donc l'état des forces en grande considération, parce que si l'accumulation des liquides dans les bronches est déjà favorisée par la prostration générale et la faiblesse des efforts expirateurs, il est évident qu'en affaiblissant le malade par des saignées, on accélérera les progrès de l'asphyxie. Il faut songer alors à d'autres moyens. En première ligne, il faut placer l'emploi répété des vomitifs, dans le but de faire rejeter au dehors les produits muqueux ou même pséudo-membraneux de la sécrétion bronchique. Cette indication sera au besoin continuée pendant plusieurs jours en commençant par les vomitifs les moins énergiques, tels que l'ipécacuanha ; lorsque l'estomac est habitué à ce médicament, on le remplace par le tartre stibié, puis par le sulfate de cuivre.

Outre les vomitifs, nous pensons que des purgatifs actifs, les hydragogues surtout, peuvent être très utiles en provoquant, loin du siége du mal, une abondante sécrétion de mucus et de sérum. De larges vésicatoires sont également indiqués.

Si la maladie est arrivée à sa dernière période, on emploiera des toniques, des excitants diffusibles, le musc, la serpentaire de Virginie et l'arnica conseillés par quelques médecins étrangers. On a aussi préconisé l'émétique à dose contro-stimulante et quelques autres médicaments, tels que le foie de soufre, le sulfate de cuivre, dont l'expérience n'a point encore permis de fixer la valeur. Le tartre stibié employé dans le cas que nous avons rapporté plus haut n'a paru exercer aucune influence sur la marche de la maladie.

La bronchite chronique repousse l'emploi des émissions sanguines : elle indique celui des révulsifs cutanés et intestinaux, et surtout des moyens hygiéniques dont nous parlerons tout à l'heure ; elle réclame encore, comme chez l'adulte et les vieillards, l'emploi des balsamiques et des toniques, le soufre à l'intérieur et à l'extérieur en bains, l'ipécacuanha à petites doses, le baume de Tolu, celui du Pérou, le quinquina, etc.

Nous venons de passer en revue les médications actives de la bronchite ; mais il y aurait encore à parler des boissons émollientes, mucilagineuses, adoucissantes, béchiques, des loochs, des juleps, des potions simples, des pastilles, des pâtes, etc., en un mot, d'une foule de préparations bien connues, pour le choix desquelles il n'y a le plus souvent à considérer que le goût des malades. Tous ces médicaments, d'une utilité accessoire mais incontestable, rendent encore plus de services chez les enfants que chez les adultes, et il serait déraisonnable de se priver de leur secours. On les appelle de petits moyens dans les maladies des adultes; mais dans celles des enfants, cette dénomination ne doit point leur attirer un discrédit qu'ils ne méritent pas.

Quelle que soit la forme du catarrhe bronchique, mais surtout dans les cas où il y a débilitation des forces et sécrétion abondante dans les bronches, il faut veiller à ce que le décubitus de l'enfant ne soit pas toujonrs le même. La position assise devra être donnée aux malades autant que possible, et quand ils seront couchés, on leur fera prendre le décubitus latéral plutôt que le décubitus dorsal qui favorise l'accumulation des fluides dans les extrémités bronchiques et par suite l'asphyxie, ou tout au moins à la longue le développement de la pneumonie lobulaire. Cependant il ne faut pas lutter à chaque instant contre l'instinct de l'enfant et le forcer à prendre une position qui lui est pénible.

Chez les très jeunes enfants, les mucosités bronchiques arrivent quelquefois jusque dans l'arrière-bouche, mais s'en dégagent très difficilement et, obstruant l'orifice supérieur du larynx, s'opposent au passage de l'air. Valleix (1) a insisté sur la nécessité, dans les cas de ce genre, de porter le doigt ou un pinceau de charpie, ou une tige armée d'une éponge, jusque dans l'isthme du gosier et d'en retirer les mucosités visqueuses qui s'y arrêtent.

Quant aux moyens hygiéniques, la respiration d'un air sain et convenablement échauffé; un régime adapté à la forme spéciale de la maladie, l'usage de la flanelle sur la peau, une température douce à l'intérieur des habitations, sont autant de conditions qui favorisent l'heureuse terminaison de la maladie à l'état aigu; elles ont encore plus d'importance quand elle est chronique, et c'est sur leur concours sagement combiné qu'on doit le plus compter.

____

(1) *Bullet. de thér.*, 1852, p. 513.

CHAPITRE III.

COQUELUCHE.

On désigne ainsi une affection caractérisée par une toux convulsive, revenant par quintes plus ou moins longues, dans lesquelles plusieurs mouvements brusques et saccadés d'expiration bruyante sont suivis d'une inspiration longue, anxieuse et plus bruyante encore.

Anatomie pathologique. — Nature.

Les sujets affectés de coqueluche succombent rarement à cette maladie, mais plutôt aux complications dont elle peut s'accompagner; il faut donc, dans les ouvertures cadavériques, s'attacher avec soin à distinguer ce qui appartient à la coqueluche de ce qui se rapporte à ses complications.

Les traces de catarrhe bronchique sont si fréquentes que beaucoup d'auteurs en ont conclu que la coqueluche ne différait de cette maladie que par une lésion concomitante de l'innervation. D'autres, au contraire, tenant compte des cas exceptionnels dans lesquels les traces de la bronchite ont manqué sur le cadavre, ont mis la coqueluche au rang des névroses essentielles, et l'ont déclarée indépendante de l'affection catarrhale des bronches à laquelle elle est d'ailleurs fréquemment associée. Enfin, quelques médecins ont avancé qu'elle résultait de l'inflammation des nerfs pneumogastriques, et l'ont par là implicitement reléguée au nombre des névroses symptomatiques. Nous allons essayer de déterminer ce qu'il y a de vrai ou de faux dans ces différentes opinions.

Nous avons fait avec beaucoup de soin l'ouverture de dix enfants qui ont succombé dans le cours d'une coqueluche simple ou compliquée. Chez sept de ces enfants, il y avait pneumonie lobulaire plus ou moins généralisée, en d'autres termes, inflammation des bronches et des lobules ; chez un autre qui succomba à des accidents cérébraux, il y avait un catarrhe bronchique très caractérisé ; chez un sujet qui, après avoir eu une coqueluche fort intense, succomba à la phthisie, la bronchite qui avait certainement existé pendant la vie, à en juger par les symptômes, n'avait laissé que peu de traces sur le cadavre ; enfin, chez un dernier sujet qui succomba dans un état de marasme et de faiblesse extrêmes, il n'y avait qu'une dilatation des bronches ; les autres traces de catarrhe avaient disparu, il n'y avait point de pneumonie ni aucune autre complication apparente sur le cadavre.

Ces faits ne viennent guère à l'appui de l'opinion qui considère la coqueluche comme complétement indépendante de la bronchite, car dans le seul où les traces de celle-ci ont manqué sur le cadavre, les symptômes observés pendant la vie avaient positivement indiqué l'existence d'un catarrhe bronchique assez intense. D'autre part, le catarrhe bronchique s'est révélé par des signes physiques bien évidents, dans tous les cas non suivis de mort que nous avons observés. Nous ne refusons pas d'admettre qu'il puisse quelquefois manquer, et nous acceptons les faits cités par M. Blache, dans lesquels les symptômes et l'ouverture cadavérique n'en ont montré aucune trace ; mais ces cas sont tellement rares qu'il n'est nullement avantageux pour la pratique d'y attacher une grande importance. Ils sont exceptionnels et ne doivent, par conséquent, pas servir de base aux principes généraux du traitement. Ils aident seulement à repousser l'opinion de ceux qui pensent que la coqueluche n'est autre chose qu'une bronchite, et qu'il ne faut voir dans cette maladie qu'un état inflammatoire.

La coqueluche constitue, dans l'immense majorité des cas, un état morbide très complexe. Celui de ses éléments qui est constant, fondamental et distinctif de toute autre maladie, est une lésion d'innervation, une espèce de névrose dont le siége est dans la muqueuse bronchique en même temps que dans l'appareil musculaire respirateur. Cet élément que nous appellerons nerveux, peut, à la rigueur, exister seul, et c'est dans ce cas très rare, il est vrai, que la maladie offre sa plus grande simplicité, quelle que soit d'ailleurs son intensité. Mais, dans le plus grand nombre des cas, à cet élément s'ajoute l'élément catarrhal que l'on considérera, si l'on veut, comme une complication, mais qui est réellement si fréquent qu'on est tenté de regarder sa présence comme inséparable de l'élément nerveux. Nous entendons par cet élément catarrhal une super-sécrétion de la muqueuse bronchique. Enfin, comme l'état catarrhal est rarement tout à fait indépendant d'un état phlegmasique, celui-ci peut à son tour être assez développé pour ne pas être absorbé par les deux autres et pour mériter dans la pratique d'être mis en ligne de compte. Ainsi, d'après l'idée que nous nous sommes formée de la coqueluche, nous voudrions lui conserver le nom de coqueluche simple tant qu'elle ne consiste que dans un ou plusieurs de ces éléments, et lui reconnaître trois formes qui seraient en rapport avec chacun d'eux, savoir : une forme nerveuse, une forme catarrhale et une forme inflammatoire. Nous démontrerons plus loin les avantages pratiques de cette division qui a pour base la prédominance relative des trois éléments morbides. Il est bon d'observer que, chez un sujet, la coqueluche peut, pendant son cours, présenter exclusivement l'une de ces formes ; mais que le plus souvent, dans l'espace d'un ou deux mois ou même plus que dure la coqueluche, l'un ou l'autre de ces éléments prédomine alternativement et à plusieurs reprises ; qu'il devient ainsi la source d'indications différentes, successives, et qui, après avoir disparu, peuvent se représenter. En dernière analyse, notre opinion sur la nature de la coqueluche se rapproche de celle qu'a énoncée M. Blache, à savoir que c'est une névrose ; mais elle en diffère peut-être en ce que nous regardons le catarrhe bronchique comme plus essentiel que ne le fait cet auteur, et que nous mettons en doute l'existence de la coqueluche avec absence complète d'un certain degré de catarrhe bronchique. Nous ne pensons pas néanmoins que l'élément bronchique tienne directement sous sa dépendance l'élément nerveux, car celui-ci ne présente pas toujours une intensité proportionnée à celle du catarrhe bronchique; le contraire s'observe très souvent. Avec un catarrhe bronchique très léger peut exister un état spasmodique très prononcé, de même qu'avec une inflammation vive et une sécrétion abondante de la muqueuse bronchique, l'élément nerveux peut être comme masqué et enrayé dans sa manifestation.

Plusieurs auteurs ont rapproché la coqueluche des fièvres éruptives. M. Sée (1) a judicieusement analysé et apprécié les points de vue qui se prêtent à cette comparaison. Pour lui, la coqueluche a beaucoup d'analogie avec la rougeole. Ces maladies ont toutes deux une période de préparation de cinq à huit jours. Un catarrhe initial en constitue les prodromes. Dans l'une et l'autre c'est la muqueuse bronchique qui est la plus affectée et la toux a une forme spécifique. Si la coqueluche ne s'accompagne pas d'éruption, celle-ci manque quelquefois dans la rougeole, mais la fièvre au début ne manque pas plus dans l'une que dans l'autre. Toutes deux se compliquent facilement de pneumonie lobulaire, d'hémorrhagies, de diarrhée, et favorisent le développement des tubercules, la production des catarrhes chroniques, des gangrènes, des hydropisies. Elles règnent souvent ensemble, principalement au printemps et en automne.

Sans vouloir identifier ces deux maladies, M. Sée voit entre elles un rapport très étroit qui l'amène naturellement à conclure que l'intervention de la thérapeutique ne doit pas être plus active dans l'une que dans l'autre, et qu'il convient en général de leur laisser suivre leur évolution.

Ces rapprochements, la plupart incontestables, sont moins importants que le caractère commun de ces deux maladies fourni par la présence d'un miasme non identique, mais certainement contagieux dans l'une et dans l'autre.

(1) *Bull. gén. de thér.*, 1854, p. 396.

Quant à cette opinion avancée par des auteurs allemands et soutenue en France par Breschet, à savoir, que la coqueluche dépend prochainement de l'inflammation du nerf de la huitième paire, nous admettons volontiers que cette lésion a pu être quelquefois constatée sur le cadavre ; mais il n'existe certainement pas entre elle et la coqueluche les rapports de causalité qu'on a voulu établir. Si les faits qu'on dit avoir observés l'ont été exactement, et si l'on n'a pas pris des lésions simplement cadavériques pour les traces d'une inflammation développée pendant la vie, la conséquence qu'on a voulu en tirer est infirmée par un trop grand nombre de faits pour être maintenue. Les résultats obtenus par Albers (de Bonn), ceux qu'on observe tous les jours dans l'hôpital des Enfants malades et dans celui des Enfants trouvés de Paris, nous dispensent de faire connaître en détail le résultat de nos propres recherches. Il nous suffira de dire qu'il a été complétement négatif et que nous n'avons jamais trouvé le nerf pneumogastrique notablement altéré.

L'opinion de M. Gendrin (1) sur la coqueluche se rapproche beaucoup de celle que nous avons adoptée, puisque, tout en admettant l'élément nerveux, il admet en même temps l'élément catarrhal comme inséparable du premier. Suivant lui, l'examen attentif de ce qui se passe dans la deuxième période conduit à une détermination exacte de la nature de la maladie.

Dans cette phase où l'on ne trouve souvent plus rien du côté des bronches, plus de coryza, on remarque cependant « que le paroxysme est annoncé par un titillement vers l'isthme du pharynx accompagné de spasmes comparables à ceux qu'éprouvent les individus qui ont avalé de travers ; qu'à la suite d'inspirations rapides et successives avec sifflement il arrive une expiration saccadée avec rejet de mucus en grande quantité ; quelquefois du mucus jaunâtre semblable à celui des muqueuses enflammées. On doit en conclure que pendant tout le

(1) *Gaz. des hôp.*, 1850, p. 551.

cours de la maladie il existe une phlogose dans les cryptes de la partie supérieure du tube aérifère. C'est à la glotte, à l'épiglotte et à l'isthme du pharynx que s'accumule cette quantité insolite de mucus ; les inspirations tendent à le précipiter dans la glotte, et il est ainsi la cause productrice des constrictions spasmodiques des lèvres de cet organe et des paroxysmes de la coqueluche..... La coqueluche n'est donc que le catarrhe des cryptes pharyngo-épiglottiques. »

Causes.

La coqueluche est une maladie de l'enfance. Elle appartient presque exclusivement à cet âge. Ce n'est même que dans les épidémies de coqueluche qu'on voit un certain nombre de sujets adultes en être atteints. Cette maladie n'attaque pas toutes les périodes de l'enfance avec une égale fréquence. Elle n'est pas très rare chez les enfants à la mamelle, mais c'est depuis l'âge d'un an jusqu'à la seconde dentition qu'on l'observe le plus souvent. Sur 130 enfants atteints de cette maladie dont M. Blache a compulsé l'histoire (1), on en comptait 106 depuis l'âge d'un an jusqu'à sept, et 24 seulement de huit à quatorze. Nos observations au nombre de 28 ajoutées aux 19 cas recueillis par MM. Rilliet et Barthez, nous donnent un total de 57 cas dont 32 avant l'âge de cinq ans ; 19 de cinq à huit, 6 de huit à quinze ans.

Il est facile de se rendre compte de l'aptitude spéciale de l'enfance à contracter cette maladie. Cette prédisposition est semblable à celle qui favorise le développement des fièvres éruptives. On sait, en effet, que la coqueluche n'atteint que très rarement deux fois le même sujet dans le cours de sa vie, et que, par conséquent, l'aptitude à la contracter de nouveau est généralement détruite par le fait seul de son existence antérieure.

« On ne peut guère douter, dit M. Gendrin, d'après le déve-

____

(1) *Dict.* en 30 vol., art. COQUELUCHE.

loppement et l'activité extrême de leur circulation et par la
perméabilité de tous leurs tissus, que les enfants ne soient
dans les conditions les plus favorables pour l'absorption des
principes miasmatiques. Si cette condition suffisait pour que
les maladies qui sont produites par infection ou par contagion
se développassent, on pourrait penser *à priori* que les enfants
doivent contracter ces maladies beaucoup plus facilement que
les vieillards. Cette induction est très difficile à vérifier. »

La coqueluche étant une maladie contagieuse, les réflexions
qui précèdent lui sont applicables, et ce que M. Gendrin nous
donne comme une simple présomption reçoit une sorte de
confirmation des faits qu'on observe dans les épidémies de coqueluche. Ces épidémies sévissent toujours de préférence sur
les enfants, mais elles attaquent aussi assez souvent un certain
nombre d'adultes; or, ceux-ci ne contractent presque jamais
la coqueluche sporadique. On ne peut se rendre compte de
cette différence qu'en admettant que le principe contagieux de
la coqueluche a besoin d'acquérir une force plus grande pour
agir sur les adultes que sur les enfants. Par conséquent, ceux-
ci auraient donc une aptitude spéciale, puisque la cause, alors
même qu'elle agit faiblement, suffit pour faire développer la
maladie.

On a démontré que les filles étaient plus souvent attaquées
de la coqueluche que les garçons, qu'un plus grand nombre
de ceux-ci arrivaient à l'âge adulte sans avoir eu cette maladie.
Les observations de M. Blache lui ont fourni la proportion de
sept filles pour six garçons; les faits de Constant, celle de trois
filles pour deux garçons.

Un tempérament nerveux, une constitution faible et irritable
paraissent favoriser le développement de la maladie. Ces mêmes
conditions influent aussi sur la nature des complications qui
surviennent souvent dans son cours; elles favorisent les convulsions, tandis que, comme nous l'avons observé, le tempérament sanguin prédispose aux épistaxis, aux pneumonies et
autres phlegmasies, et le tempérament lymphatique exagéré

expose à la prédominance de l'élément catarrhal et quelquefois aux hydropisies.

La coqueluche est assez souvent épidémique. On peut se convaincre en lisant l'histoire des épidémies d'Ozanam, ou seulement le résumé de M. Blache, que les épidémies de coqueluche présentent de très grandes différences relativement à la nature, à l'intensité des symptômes, èt surtout des complications. Tantôt ce sont des épistaxis, tantôt des convulsions, d'autres fois des fièvres éruptives, ou enfin des phlegmasies viscérales qui viennent aggraver le pronostic de la coqueluche. Rien n'est plus important et cependant plus difficile que d'apprécier, au début des épidémies, la tendance de la maladie à se compliquer de tel ou tel accident, et surtout de pressentir le génie particulier de ces complications. Souvent leur nature réelle est toute différente de celle qu'indiquent les symptômes appréciables; témoin l'épidémie de Milan en 1815, dans laquelle la saignée n'eut que de très mauvais effets, quoique la maladie fût principalement compliquée de phlegmasies viscérales.

La coqueluche est contagieuse. Cette propriété ne nous paraît pas plus douteuse que pour les fièvres éruptives. Cela ne veut pas dire que la coqueluche ne se développe que par contagion; souvent elle naît spontanément sous l'influence d'une cause dont la nature et la manière d'agir nous sont également inconnues. Mais si un enfant qui n'a jamais eu la coqueluche est mis en rapport avec un autre qui en est atteint, le plus souvent il contractera la maladie. M. Guersent pense que, pour que la transmission contagieuse ait lieu, il faut que les enfants soient assez près les uns des autres pour qu'ils puissent recevoir les émanations de leur haleine. Si quelques faits semblent prouver que cette condition n'est pas indispensable, le plus grand nombre prouve qu'elle est extrêmement favorable à la transmission du mal.

Notre ami M. Lacour a eu l'obligeance de nous communiquer en 1841, l'histoire d'une famille composée de trois personnes qui contractèrent la coqueluche sous l'influence de cette propriété contagieuse.

Cette observation est d'autant plus concluante qu'il fut très facile de constater le début et les circonstances qui avaient favorisé la transmission. Dans l'école où l'on envoyait l'enfant tous les jours, il avait pour voisins deux de ses camarades affectés de coqueluche. Après trois jours de contact avec eux, la même maladie se déclara chez lui et se manifesta bientôt avec tous ses caractères pathognomoniques et une intensité telle que la mère voulut le garder auprès d'elle. Cette dame, âgée de vingt-quatre ans, d'une assez bonne constitution et d'un tempérament lymphatique nerveux, crut devoir redoubler de précautions contre les variations atmosphériques qui, à cette époque, étaient très fréquentes. Dès lors, elle voulut que les croisées fussent continuellement fermées, afin de ne pas refroidir l'air en le renouvelant. Le lit qu'elle occupait avec son mari était contigu à celui de son fils à qui elle donnait elle-même tous les soins qu'exigeait son état. Le sixième jour elle toussa un peu, mais elle ne prit pas garde à cette toux qu'elle attribua à un léger refroidissement; le lendemain la respiration se fit avec moins de facilité, et les quintes parurent avec le sifflement caractéristique. Le père, qui est âgé de trente-sept ans et d'une bonne santé habituelle, ne tarda pas à être pris à son tour, mais encore avec plus de violence que sa femme et son fils. Malgré l'administration de tous les moyens préconisés en pareil cas, la maladie n'en suivit pas moins une progression constante jusqu'à la sixième semaine, époque à laquelle le séjour à la campagne coïncida avec la diminution graduelle des symptômes. Les accès devinrent plus rares et plus courts, et l'amaigrissement qui, chez ces trois personnes, avait été très rapide, fut remplacé peu à peu par l'embonpoint ordinaire.

Symptômes.

Les symptômes et la marche de la coqueluche sont généralement bien connus. Nous ne pouvons mieux faire, pour en tracer l'histoire, que de calquer notre description sur celle de nos meilleurs et de nos plus récents auteurs.

Le plus souvent la coqueluche débute comme un rhume simple. Les symptômes généraux qui accompagnent ce rhume sont tantôt peu prononcés, tantôt plus intenses, et prennent alors la forme d'une forme catarrhale. Ils présentent même assez souvent la physionomie du début des fièvres éruptives, de la rougeole en particulier, c'est-à-dire qu'à la toux, au malaise, à des frissons, se joignent la rougeur des conjonctives, le larmoiement, les éternuments, la bouffissure de la face, un état fébrile plus ou moins intense, etc.

Après cette période dite catarrhale qui dure ordinairement de sept à dix ou quinze jours, la toux devient convulsive et prend peu à peu des caractères particuliers. Elle revient par quintes; celles-ci sont généralement plus fréquentes la nuit, le soir et le matin que dans le cours de la journée. Quand les sujets sont assez âgés pour rendre compte de leurs sensations, on apprend que souvent l'approche de chaque quinte est annoncée par une douleur assez vive, mais d'un caractère difficile à décrire, vers le milieu ou la base de la poitrine. Bientôt le malade éprouve une espèce de picotement ou de chatouillement vers le larynx ou vers la trachée, qui le sollicite à tousser d'une manière insurmontable. En vain, pour résister à ce besoin, essaye-t-il de retenir sa respiration, il ne réussit qu'à retarder la quinte de quelques instants. Tout à coup la toux fait explosion; elle est aiguë, forte, saccadée, formée d'une suite d'expirations courtes et sans reprises; son mode de production offre une grande analogie avec un de ces éclats de rire insurmontables et prolongés qui, dans un accès de gaîté, épuisent la puissance expiratrice de la poitrine. Pendant cet éclat de toux, tous les phénomènes propres à l'expiration forcée se manifestent. L'arrêt de la circulation veineuse produit la turgescence des veines surtout au cou et à la face, la congestion capillaire de celle-ci, le larmoiement; les artères elles-mêmes, dans lesquelles le cours du sang est de proche en proche entravé par la stase du sang veineux, se dilatent davantage à chaque impulsion du cœur et battent plus fort. A cette toux expiratoire prolongée succède enfin un effort d'inspiration. Celle-ci est sifflante et manifestement accompagnée d'un resserrement spasmodique de la glotte qui empêche l'introduction d'une colonne d'air aussi volumineuse qu'à l'ordinaire. Cette première inspiration est ordinairement courte et suspendue par une seconde explosion de toux avec expiration prolongée, puis vient une seconde inspiration plus longue, et ainsi de suite à plusieurs reprises, suivant la durée de la quinte ; de telle manière qu'à la fin, les phénomènes expiratoires diminuant, l'inspiration devient de plus en plus complète et produit un long sifflement qui s'entend à une grande distance et dont on reconnaît facilement la nature, quand on l'a entendu une fois. Si l'on ausculte la poitrine pendant la quinte, on n'entend aucun murmure respiratoire ; l'air inspiré semble s'arrêter dans les gros conduits aériens : mais, vers la fin de la quinte, et surtout aussitôt qu'elle est terminée, l'air pénètre dans les vésicules pulmonaires et la respiration est puérile. Si les bronches contiennent des liquides, on entend aussi des râles humides. Chaque accès dure depuis quelques minutes jusqu'à un quart d'heure et quelquefois plus. Après l'accès, les enfants se plaignent de douleurs dans la poitrine et vers les attaches du diaphragme, de céphalalgie ou de pesanteur de tête, de malaise et de fatigue dans tout le corps ; la respiration et le pouls sont accélérés et les membres sont quelquefois agités d'une sorte de tremblement convulsif.

Lorsque les quintes sont fortes, elles sont souvent accompagnées de quelques phénomènes dont nous n'avons point encore parlé. Au moment où la quinte survient, les enfants saisissent avec les mains tout ce qui peut leur fournir un point d'appui, et s'y cramponnent avec force ; si c'est pendant la nuit, ils s'éveillent en sursaut et se mettent précipitamment sur leur séant. Pendant la quinte, la stase veineuse est quelquefois si considérable que le sang s'échappe des fosses nasales : cette hémorrhagie cesse ordinairement dès que la quinte est finie; mais, se reproduisant plusieurs fois par jour, elle peut affaiblir le malade. Si elle est peu abondante, elle n'a ordinairement que des résultats avantageux. Une hémorrhagie peut aussi avoir lieu par les voies aériennes ou par les oreilles, ou bien le sang s'épanche dans le tissu cellulaire des paupières et sous la conjonctive. On voit aussi quelquefois des éternuments nombreux accompagner les quintes. Une sueur froide et abondante couvre tout le corps, mais plus particulièrement la tête, le cou et les épaules. Des vomissements ont lieu ; chez quelques enfants, on observe l'excrétion involontaire de l'urine ou des matières fécales, plus rarement le prolapsus d'une partie du rectum, la réapparition ou la formation de hernies. Lorsque l'estomac est en état de réplétion, les vomissements sont alimentaires; mais, s'il est vide, la matière des vomissements est un liquide glaireux, filant, incolore, mêlé de mucosités. Ces vomissements glaireux marquent souvent la fin de la quinte ; souvent aussi celle-ci ne se termine que lorsque le malade a expectoré une matière analogue à celle des vomissements. L'influence de ces excrétions sur la solution de la crise a depuis longtemps fait penser que ces mucosités avaient des propriétés irritantes spéciales : cette opinion nous semble avoir été trop généralement abandonnée dans ces derniers temps.

Les quintes reparaissent le plus souvent sans aucune régularité, tantôt sans cause apparente, tantôt sous l'influence du froid, d'une émotion morale, des cris, d'une course rapide, d'un repas, ou par l'accumulation du mucus dans les bronches. Le nombre en est très variable, depuis cinq ou six par jour; jusqu'à huit ou dix par heure. Beaucoup de médecins ont remarqué que, lorsque plusieurs enfants atteints de coqueluche sont rassemblés dans un même lieu, si l'un vient à tousser, les autres ne tardent pas à l'imiter : nous avons très souvent vérifié l'exactitude de cette observation à l'hôpital des Enfants.

Dans l'intervalle des accès, tant que la coqueluche est simple, la santé paraît peu altérée; l'enfant conserve de l'appétit, de la gaîté, se livre aux jeux de son âge et n'a pas de fièvre. Si celle-ci s'allume et persiste, on doit craindre l'existence de quelques complications, surtout d'une phlegmasie pulmonaire.

La période que nous venons de décrire, et qu'on appelle convulsive ou spasmodique, dure très rarement moins de trois à six semaines, et peut se prolonger beaucoup plus longtemps.

La troisième période, dite de déclin, dure de quelques jours à plusieurs mois. A mesure qu'elle succède à la période précédente, les quintes deviénnent plus rares et moins intenses; l'expectoration devient plus facile, plus copieuse; les crachats sont épais, opaques, blancs ou verdâtres, souvent tout à fait puriformes, et pourraient faire croire à une phthisie, si l'on n'avait égard qu'à cette apparence. Le sifflement aigu et pathognomonique qui termine chaque quinte s'affaiblit peu à peu et disparaît; de temps en temps encore cependant, si la toux se réveille par une cause quelconque, elle reparaît avec les mêmes phénomènes qu'elle avait antérieurement.

D'après ce qui vient d'être dit, on voit que la durée de la coqueluche est très difficile à préciser, soit parce qu'elle varie suivant les sujets, soit surtout parce que son début et sa fin se manifestent d'une manière insensible, et que les symptômes se développent et diminuent graduellement.

M. Trousseau a fait, sur la marche de la coqueluche, une remarque très intéressante et utile pour le pronostic, qu'il est si diffficile de porter avec une certaine précision au début de l'affection. Suivant ce professeur, plus les prodromes de la coqueluche ont été courts, moins longtemps dure la maladie; plus rapide a été la marche du catarrhe convulsif, plus prompte aussi est sa marche rétrograde. De sorte que, tout en admettant d'assez nombreuses exceptions, on peut, d'après la marche de la coqueluche à son début, juger jusqu'à un certain point de l'allure qu'elle doit prendre ultérieurement.

Les saisons, les constitutions médicales, les épidémies exercent une influence très grande, mais très variable, sur la marche et la durée de la coqueluche. Telle année, cette maladie est peu intense, simple et rapide dans sa marche ; telle autre ou dans une autre saison de la même année, on la voit s'accompagner d'accidents graves, se compliquer facilement et durer plusieurs mois.

Pour peu que la maladie se prolonge pendant quelques semaines avec une certaine intensité, on voit les enfants s'étioler, maigrir, perdre leurs forces, et tomber dans une espèce d'épuisement ou de marasme souvent funeste et toujours fâcheux : c'est ainsi qu'une coqueluche exempte de complications graves peut par elle-même devenir mortelle, comme il nous a été donné de l'observer chez un enfant de cinq ans qui succomba d'épuisement. Une coqueluche simple peut encore devenir mortelle par l'intensité des quintes, chez les jeunes enfants : on en a vu périr de suffocation pendant un paroxysme. Mais, à part ces deux ordres de faits qui sont les moins nombreux, la coqueluche simple est une maladie plutôt pénible et fatigante que grave.

Le diagnostic de cette maladie est, en général, facile à établir. La bronchite s'annonce quelquefois, il est vrai, par des quintes pénibles dans lesquelles la toux est convulsive et l'inspiration même plus ou moins sifflante ; mais le plus ordinairement les quintes ne sont pas suivies de vomissement ; les matières expectorées acquièrent plus promptement les caractères propres à la deuxième période du catarrhe ; enfin, quand la bronchite est assez intense pour simuler la coqueluche par les symptômes locaux, elle s'accompagne en général de fièvre ; ce que ne fait pas la coqueluche. D'ailleurs, si en pratiquant à plusieurs reprises l'auscultation, on ne trouve jamais de râles bronchiques, ce sera une raison de croire qu'il existe une coqueluche ; seulement, dans les cas contraires, il ne faudrait pas conclure de la présence des râles à la non-existence de la coqueluche ; car celle-ci s'accompagne, dans beaucoup de cir-

constances, de bronchite; et par conséquent de râles divers,
comme nous allons le voir.

Complications.

Les complications de la coqueluche sont un point essentiel
de son histoire : elles ôtent à la marche de la maladie sa régularité ordinaire, et en font le plus souvent toute la gravité ; ce
sont elles enfin qui, dans la pratique, doivent le plus attirer
notre attention; car le traitement de la coqueluche, facile et
simple en leur absence, devient beaucoup plus difficile et plus
complexe, quand elles existent.

Ces complications sont très nombreuses. Nous les rapporterons à trois ordres différents, dont chacun est en rapport avec
l'un des trois éléments qui se rencontrent dans toutes ou
presque toutes les coqueluches. Ainsi nous rattacherons : 1° à
l'élément nerveux, qui donne à la maladie son caractère
constant et distinctif, les accidents nerveux qui s'observent
assez souvent dans son cours; 2° à l'élément catarrhal, qui
est presque constant, les diverses affections catarrhales qui
peuvent compliquer la coqueluche; 3° à l'élément phlegmasique, moins constant et moins développé que les deux premiers, les diverses phlegmasies qu'on observe dans cette maladie.

1° *Accidents nerveux*. — Ces accidents varient de forme et
d'intensité : chez beaucoup d'enfants, ils ne consistent que
dans du délire et de l'agitation, surtout pendant la nuit; il s'y
joint aussi des mouvements convulsifs. Si ces accidents existaient seuls et sans autres complications, peut-être ne seraient-
ils pas d'une grande gravité; mais, comme ils se manifestent
souvent à une époque où la coqueluche coïncide avec une
phlegmasie grave, ils deviennent fréquemment funestes, et
doivent faire considérer le pronostic comme extrêmement fâcheux. Le sort du malade est à plus forte raison compromis,
lorsque ces accidents se manifestent sous la forme d'éclampsie;
car celle-ci ne tarde pas à devenir presque nécessairement

mortelle. Ces divers accidents sont d'ailleurs d'autant plus fréquents et plus graves que les enfants sont plus jeunes : nous
les avons vus survenir surtout dans les cas où la coqueluche
était déjà compliquée d'une autre maladie, le plus souvent
d'une pneumonie.

2° *Affections catarrhales.* — Il n'est pas de coqueluche qui
ne présente pendant une partie ou la totalité de sa durée un
certain dégré de catarrhe bronchique. Le plus ordinairement
même la sécrétion de la muqueuse aérienne est si abondante,
qu'elle nuit sensiblement à l'exercice de la respiration et demande à être directement combattue : c'est ainsi que ce que
nous appelons l'élément catarrhal de la coqueluche peut, par
sa seule exagération, devenir une véritable complication. A
cette circonstance se rattachent plusieurs considérations importantes sous le double rapport du diagnostic et du traitement.
Quant au premier chef, il existe des cas dans lesquels on peut
très facilement croire à l'existence d'une phthisie qui n'existe
réellement point. Ainsi, qu'un enfant ait été épuisé et affaibli
par une coqueluche déjà ancienne, si des liquides abondent
dans les bronches, on entendra un véritable gargouillement,
et, si l'expectoration est puriforme, ce qui est loin d'être rare,
on pourra croire qu'il y a des cavernes dans les poumons. Cependant cela peut ne pas être, et tous les signes trompeurs
qu'on observe tiennent à la dilatation des bronches. C'est après
avoir été témoin de plusieurs faits de ce genre et de quelques
erreurs commises par nous ou par d'autres, que nous avons
compris la nécessité de suspendre notre jugement dans les cas
douteux.

Pendant notre internat à la Pitié, en 1839, on amena à la
consultation de M. Clément une petite fille réduite presque au
marasme par une coqueluche déjà ancienne, et qui présentait
sous les clavicules un gargouillement des mieux caractérisés.
Toutes les personnes présentes crurent à l'existence des cavernes; mais, ayant soumis nos doutes à notre chef de service,
nous parvînmes à les faire partager. En effet, cette enfant,

soumise à un traitement d'abord évacuant, puis fortifiant, se rétablit peu à peu, et, un mois plus tard, la dilatation des bronches qui n'avait pas disparu complétement, ne fournissait plus d'autres signes stéthoscopiques qu'une respiration soufflante.

Sous le rapport du traitement, l'abondance des liquides bronchiques mérite une grande attention; car, si l'on n'emploie pas les moyens propres à en amener l'expulsion, l'engouement des bronches peut amener une véritable asphyxie; dans d'autres cas, il favorise encore avec beaucoup de puissance le développement d'une pneumonie toujours très grave.

Des affections catarrhales autres que celle des bronches peuvent aussi compliquer la coqueluche : la plus fréquente est la diarrhée, qui, suivant son intensité, contribue plus ou moins à l'affaiblissement et à l'épuisement des forces du malade.

3° *Phlegmasies.* — De toutes celles qui entravent la marche habituelle de la coqueluche, la plus commune est sans contredit la pneumonie. Nous n'avons jamais observé le croup, ni la pleurésie, ni la péricardite : ces diverses maladies se rencontrent plus souvent dans quelques épidémies que dans d'autres; mais elles paraissent rares quand la coqueluche ne règne que d'une manière sporadique.

La pneumonie qui complique la coqueluche est, en général, une pneumonie lobulaire, analogue, dans son développement, à celle qui reconnaît comme élément essentiel un état phlegmasique et catarrhal des bronches. Nous exposerons ailleurs l'influence de cet état morbide sur l'inflammation lobulaire du parenchyme pulmonaire, parce que ce n'est point ici le lieu d'en parler en détail. Nous ferons seulement remarquer que, dans la coqueluche, les efforts d'expiration, pendant les quintes produisent nécessairement une congestion sanguine du poumon, qui, pour être tout à fait mécanique dans le principe, ne laisse pas, à force de se répéter, de devenir une cause très favorable à l'établissement définitif d'une inflammation. Tout ce que cette pneumonie offre de spécial dans ses symptômes sera décrit plus tard; toutefois, disons ici que sa marche est peut-être plus active, ou du moins le sujet qui en est atteint résiste moins longtemps que si la pneumonie était simple, et tous les enfants qu'on en voit affectés doivent être considérés comme dans un état excessivement grave. Sur vingt-huit cas de coqueluche recueillis soit à l'hôpital, soit dans notre pratique privée, dix ont été compliqués de pneumonie, et la mort est survenue chez tous ces malades. Il est vrai que sur ce nombre, trois enfants ont été aussi atteints de convulsions, et que, chez eux, la pneumonie n'a pas été la cause unique ni même la cause principale de la mort. L'influence que la pneumonie exerce sur les symptômes de la coqueluche est fort remarquable : à mesure que l'inflammation naît et fait des progrès, on s'aperçoit que la forme convulsive de la toux et les quintes avec sifflement tendent à diminuer et même à disparaître ; de telle sorte qu'au plus fort de la pneumonie, il n'existe réellement plus aucun symptôme de coqueluche. L'élément nerveux a été comprimé et effacé par l'inflammation et la fièvre qui l'accompagne : *febris spasmos solvit*. Mais lorsque les symptômes généraux et locaux diminuent pour marcher vers la guérison, l'élément nerveux reparaît et la coqueluche se caractérise de nouveau ; à tel point que beaucoup de praticiens, qui interpréteraient mal la nature dans cette circonstance, verraient une récidive de coqueluche là où il ne faut voir qu'une coqueluche interrompue et momentanément suspendue dans la manifestation de ses symptômes. Ce n'est pas seulement lorsque la pneumonie marche vers la guérison que l'élément nerveux reparaît ; mais dans les cas aussi où l'état du malade ne s'améliore point, où l'on voit la fièvre baisser plutôt par épuisement général des forces que par un changement favorable survenu dans l'état du poumon, on voit l'élément nerveux se dégager de l'état inflammatoire ; seulement, au lieu de se manifester sous sa forme primitive et sur les mêmes organes, il s'annonce par des perturbations graves dans l'action du système nerveux central ; en un mot, c'est alors qu'on observe souvent des mouvements convulsifs, de l'agitation, du délire, et même enfin de véritables attaques d'éclampsie dont la terminaison est toujours fâcheuse et prompte.

Telles sont les principales complications qui se rattachent par un lien direct et évident à la nature complexe de la maladie, puisqu'elles peuvent, à la rigueur, n'être considérées que comme le résultat de l'exagération d'un ou de plusieurs de ses éléments.

Il y a encore un enchaînement bien évident entre les effets immédiats et ordinaires de la coqueluche, et les hémorrhagies et les hydropisies qui la compliquent assez souvent. Les quintes produisent un arrêt de la circulation veineuse, qui, à force de se répéter un grand nombre de fois par jour, ne disparaît pas complétement dans leurs intervalles. Rien de plus facile à concevoir, sous cette influence, que la sortie hors des capillaires, du sang en nature ou de sa partie la plus fluide, et la formation des œdèmes des membres, de la face, du poumon, etc. C'est par la même cause, c'est-à-dire par les efforts de toux, que s'explique l'emphysème du poumon, et même quelquefois du tissu cellulaire général. C'est aussi par les efforts de toux et par la contraction énergique du diaphragme, que se produisent les vomissements, sans qu'il soit besoin d'admettre, comme on le faisait à une époque où l'on voyait la gastrite partout, une inflammation de l'estomac, qui n'est révélée ni par les symptômes, ni par les ouvertures cadavériques.

C'est ici le lieu de raconter une observation curieuse qui se rapporte à ce que nous venons de dire des effets produits par les quintes sur la stase veineuse, et des hémorrhagies qui peuvent en résulter.

OBSERVATION II. — *Enfant de sept ans; coqueluche intense; scarlatine légère intercurrente qui guérit bien; amélioration dans les symptômes de la coqueluche. Mort inattendue.*

Claude Charmillon, âgé de sept ans, était affecté d'une coqueluche bien caractérisée depuis six semaines, lorsqu'il fut admis à l'hôpital des Enfants, le 5 mai 1838.

La première période avait duré environ quinze jours, mais depuis un mois les quintes étaient accompagnées d'un sifflement inspiratoire, et souvent suivies de vomissements glaireux, plus fréquentes la nuit que le jour; exemptes d'ailleurs de complications, et dans leurs intervalles la santé n'était point altérée.

Pendant les premiers jours que nous l'observâmes, cet enfant avait des quintes fortes et réitérées, quelquefois suivies d'épistaxis. L'auscultation révélait l'existence de liquides abondants dans les bronches.

Le 9 mai, la fièvre s'alluma, et l'on crut devoir faire une saignée.

Le 10, il y avait une angine assez intense.

Et le 11 parut une éruption légère de scarlatine.

Les jours suivants, l'éruption ne présenta rien d'anormal, mais la bronchite sembla augmenter, et l'on fit une nouvelle saignée qui paraissait indiquée par l'état fébrile. Elle fut suivie d'une amélioration dans les symptômes généraux et locaux. Toutefois le malade maigrit, et une phlébite locale se développa dans le lieu de la saignée. Deux abcès se formèrent au pli du bras, mais il n'y eut aucun symptôme de résorption purulente. La coqueluche avait évidemment diminué lorsque, dans la nuit du 31 mai au 1er juin, le malade succomba quelque temps après une quinte assez intense. La fille de salle ne s'aperçut point de l'agonie ni d'aucun symptôme extraordinaire, et fut étonnée de trouver le malade mort lorsqu'elle s'approcha de son lit.

Ouverture du cadavre (trente-deux heures après la mort. — Bronches enflammées et dilatées; épanchement sanguin dans le côté droit de la cavité arachnoïdienne. — Les poumons étaient sains, exempts de pneumonie et de tubercules; les bronches étaient enflammées et dilatées, surtout dans leurs divisions de second ordre, et remplies de mucosités écumeuses. Le larynx, la trachée, les ganglions des bronches et du médiastin, le cœur et son enveloppe étaient sains. Dans l'abdomen, il n'y avait d'autre lésion notable que quelques rougeurs dans le gros intestin; mais, dans le crâne, nous trouvâmes une lésion inattendue. La grande cavité de l'arachnoïde sur la convexité et un peu à la base de l'hémisphère droit du cerveau, ainsi que sur le cervelet, contenait environ 125 grammes d'un sang noir, pur, en partie liquide, en partie coagulé. Il y avait aussi un peu de sang infiltré dans quelques anfractuosités de la face supérieure de l'hémisphère cérébral droit, entre la pie-mère et l'arachnoïde. — Dans un point, nous crûmes apercevoir une déchirure de l'arachnoïde et d'une petite veine sousjacente; mais nous ne fûmes pas certain de n'avoir pas produit cette lésion involontairement avec la pointe du scalpel. Il n'y avait aucune autre lésion dans les centres nerveux.

Que cet épanchement sanguin ait été le résultat d'une rupture veineuse et séreuse ou d'une exhalation par la surface arachnoïdienne, on ne peut expliquer que par son influence la mort presque subite du malade. Quant à la cause première de cet accident, on ne peut se refuser à admettre que la stase veineuse qui accompagne chaque quinte en a été la véritable origine, de même qu'elle est la cause des épistaxis et des autres hémorrhagies qu'on remarque dans la coqueluche et qui, bien qu'elles soient le plus souvent produites par une exhalation ou une transsudation des vaisseaux capillaires, paraissent aussi tenir assez souvent à la rupture de quelques vaisseaux, comme Rosen dit l'avoir observé (1). Il est à regretter que le sujet de notre observation n'ait pas été l'objet d'un examen plus attentif, et qu'on n'ait pas constaté les signes de la compression que l'épanchement devait exercer sur la moitié de l'encéphale.

Beaucoup de maladies autres que celles que nous venons de passer en revue peuvent compliquer la coqueluche; mais ce sont plutôt des maladies coïncidentes que des complications, dans la véritable acception du mot, et, si nous voulions toutes les énumérer, nous serions obligé de reproduire la nomenclature presque entière des maladies.

Il est quelques causes générales qui exercent sur la nature, la gravité et la fréquence des complications, une influence incontestable et importante à connaître.

Chez les enfants les plus jeunes, les complications sont plus fréquentes et plus graves; cependant il existe dans le vulgaire cette opinion que, tant qu'un enfant est à la mamelle, la coqueluche est moins dangereuse : ce que nous avons vu dans notre pratique personnelle nous fait partager cette opinion. Une constitution faible, l'existence antérieure de quelques maladies, telles que les fièvres éruptives, en particulier la rougeole, après laquelle on voit assez souvent se développer la coqueluche, favorisent les complications et les rendent plus dangereuses : celles-ci paraissent aussi plus fréquentes dans les saisons froides et dans les pays septentrionaux.

(1) Page 503.

Enfin, le génie propre à chaque épidémie de coqueluche exerce une influence immense sur les complications de cette maladie : nous n'en citerons que quelques exemples des plus connus et des plus tranchés. En Suède, l'épidémie de 1769 s'accompagna souvent de fièvre intermittente. La coqueluche disparaissait pendant la fièvre pour reparaître quand celle-ci avait cessé (Rosen). A Copenhague, en 1775, l'épidémie fut remarquable par les convulsions qui attaquèrent les enfants. Le même accident fut souvent remarqué par Ludwin, dans une épidémie qui régna à Laugen-Saltz, en 1768 et 1769. Dans l'épidémie de 1780, à Erlang, la coqueluche était compliquée d'une fièvre nerveuse avec délire, convulsions et autres accidents cérébraux qui entraînèrent beaucoup d'enfants au tombeau. L'épidémie de coqueluche qui régna en 1806, à Gênes, où elle fut observée par le docteur Lando, présenta beaucoup d'affections cutanées intercurrentes, entre autres la rougeole ; on remarqua aussi beaucoup d'épistaxis. A Billingen, en 1811, la coqueluche succéda à des ophthalmies périodiques ; elle s'accompagna souvent de mouvements convulsifs, de délire et de fièvre rémittente et irrégulière. Enfin, dans l'épidémie de Milan, en 1815, racontée par Ozanam, la coqueluche fut, dans plusieurs cas, accompagnée d'une fièvre double-tierce ; pendant les accès de fièvre les plus forts, la toux et les paroxysmes de coqueluche cessaient absolument, pour reprendre avec plus de violence au déclin de l'accès fébrile. Les ouvertures cadavériques révélaient des traces de phlegmasie dans les bronches, les poumons, les plèvres et dans d'autres organes ; et cependant la saignée n'eut que de très mauvais effets (1).

Traitement.

Le traitement de la coqueluche doit être différent suivant les circonstances ; celle qui mérite le plus d'attention est l'existence ou l'absence des complications. Avant d'exposer ce qui

______
(1) Voyez l'article déjà cité de M. Blache.

concerne respectivement chacun de ces deux cas, commençons par indiquer quelques-uns des soins généraux qui conviennent chez tous les malades.

Soins généraux. — Au moment où la quinte a lieu, il faut employer toutes les précautions propres à la rendre moins fatigante, surtout pour les plus jeunes enfants. S'ils sont couchés, il faut se hâter de les faire asseoir sur leur lit; si on les laissait sur le dos, on les exposerait à mourir de suffocation, comme cela fut sur le point d'arriver à un enfant de cinq mois, observé par Guersent. Pendant toute la durée de la quinte, il faut soutenir la tête du malade, en appliquant la main sur le front, et incliner la face en bas, afin que les mucosités s'échappent facilement de la bouche, aussitôt qu'elles sortent des voies aériennes, et afin de faciliter le vomissement s'il y a lieu. Lorsque des mucosités visqueuses s'accumulent en abondance dans la bouche, il faut les retirer avec le doigt, si l'on voit que l'enfant a de la peine à les rejeter. On réussit assez souvent à abréger la durée de la quinte en faisant boire, si c'est possible, quelques gorgées d'une boisson tiède ou froide. Dans le même but, et aussi pour éloigner le retour des accès, on a conseillé l'application de compresses froides sur le sternum.

Les soins hygiéniques sont très importants, et le plus essentiel de tous est le changement d'air. Souvent, alors même que les enfants respiraient déjà un air pur, on voit une amélioration suivre de très près leur déplacement de la ville à la campagne, ou de la campagne à la ville, et même seulement d'un quartier dans un autre. M. Roche, pensant que les malades vicient l'air qu'ils respirent, en le chargeant de miasmes contagieux qui doivent aussi imprégner leurs vêtements, conseille le déplacement fréquent d'un lieu dans un autre, le changement de vêtements, leur purification et celle de l'air par des fumigations chlorurées. M. Blache dit toutefois qu'il n'a retiré aucun avantage de cette pratique.

Les vêtements de flanelle sont toujours utiles; quant à la température qu'il faut entretenir autour des malades, il ne la faut ni trop chaude ni trop froide, et plutôt sèche qu'humide.

Traitement de la coqueluche simple. — Tous les observateurs exacts et consciencieux ont reconnu que, la coqueluche une fois déclarée, il était très difficile de la faire avorter et de l'empêcher de suivre son cours. Ceux qui se vantent de la guérir généralement en quelques jours par tel ou tel moyen ne font qu'afficher leur ignorance ou leur mauvaise foi, et comme on l'a dit avec autant d'esprit que de vérité, on ferait une longue liste des moyens réputés infaillibles, dans le monde, qui échouent tous les jours dans le traitement de cette affection. Ce n'est pas à dire cependant que toute médication soit inutile; on doit au contraire espérer, si elle est bien dirigée, en obtenir une diminution dans la durée et dans l'intensité de la maladie : c'est vers ce résultat qu'il faut tendre, en remplissant les diverses indications qu'elle présente dans son cours.

Ces indications sont en rapport avec chacun des éléments constitutifs que nous avons admis dans toute coqueluche. La première, par conséquent, a pour objet de combattre l'élément nerveux, c'est-à-dire d'ôter à la toux ce caractère spasmodique qui ne peut avoir sa source ailleurs que dans un état particulier de l'innervation de l'appareil respirateur. Pour remplir cette indication, il faut recourir à la médication stupéfiante et à la médication antispasmodique.

Parmi les stupéfiants, l'opium est celui auquel on a dû songer de préférence et qui a été expérimenté le plus souvent. Mais il s'en faut de beaucoup qu'on en obtienne des effets aussi avantageux qu'on est porté à l'espérer *à priori*, ou du moins on ne peut pas être définitivement fixé sur son utilité, quand on le voit tour à tour préconisé ou rejeté par des praticiens d'un égal mérite. S'il a été vanté par Stoll, Dewees, le docteur Meyer de Menden, d'un autre côté, Marcus condamne formellement son emploi, J. Franck lui trouve l'inconvénient d'abattre les forces, et Brachet, qui a fait un excellent travail, couronné en 1825 par la Société médico-pratique de Paris, sur l'emploi de l'opium dans les phlegmasies des membranes muqueuses, s'exprime de la manière suivante : « Les calmants de toute espèce ont été mis à contribution contre la coqueluche, et rien ne prouve mieux l'impuissance de l'opium que les efforts de tous les praticiens pour trouver quelques moyens plus avantageux. J'avoue que j'ai souvent essayé et varié de bien des manières ce médicament, et que je n'en ai jamais obtenu un succès assez complet et assez soutenu pour me permettre d'en présenter aucun résultat. Je n'ai rien trouvé non plus dans les auteurs qui puisse mieux satisfaire. Ainsi, je ne puis regarder l'opium que comme d'un secours bien secondaire contre cette maladie. Il produit souvent un calme passager, de sorte qu'on peut y recourir ; mais, avant de l'administrer, le praticien s'assurera bien qu'il n'existe point d'inflammation générale, c'est-à-dire point de fièvre, et que, pendant les quintes de toux, le sang ne se porte pas avec trop de violence à la tête. Dans tous les cas, il sera convenable de l'associer à quelque autre antispasmodique. »

Nous partageons complétement l'opinion de Brachet, telle que nous venons de la rapporter, et les principes qu'il conseille de suivre dans son administration sont parfaitement conformes aux résultats de notre propre observation. Ainsi, nous pensons que l'opium est formellement contre-indiqué, lorsqu'il existe une complication inflammatoire et lorsque la congestion céphalique se produit avec trop de violence, soit en raison de l'intensité des quintes, soit à cause du tempérament sanguin du malade ou de quelque autre disposition individuelle. Nous pensons que l'opium est encore contre-indiqué par l'abondance des liquides bronchiques, parce qu'un de ses effets est de diminuer le besoin d'expectoration et la force musculaire nécessaire à l'accomplissement de cet acte. Pour remédier à cet inconvénient, on conseille d'associer à l'opium l'ipécacuanha ou les préparations antimoniales, et de remplir ainsi deux indications en même temps ; mais nous pensons qu'il vaut mieux les remplir l'une après l'autre, et n'employer l'opium que lorsqu'on a diminué l'élément catarrhal.

Les stupéfiants fournis par la famille des solanées doivent être en général préférés à l'opium. Comme celui-ci, ils ont aussi l'inconvénient de sécher la gorge, de diminuer l'expectoration et de favoriser les congestions vers la tête; mais ils l'ont à un moindre degré, et tout en stupéfiant la sensibilité, ils possèdent en même temps une propriété antispasmodique plus prononcée. Des diverses solanées dont l'action est identique, la belladone est la plus employée, et son efficacité contre la coqueluche est assez grande pour qu'on la considère généralement comme un médicament spécifique. Hufeland lui a donné beaucoup d'éloges et veut qu'on l'emploie dès le début. Mais c'est surtout dans la période convulsive que tous les praticiens s'accordent à lui reconnaître les plus grands avantages. Le docteur Jackson, en Amérique, et MM. Guersent et Blache, en France, ainsi que beaucoup d'autres auteurs, ont insisté avec raison sur la nécessité de continuer l'usage de la belladone jusqu'à ce que son influence sur la pupille soit appréciable. M. Trousseau donne ce médicament de la manière suivante : « Extrait de belladone, extrait aqueux d'opium, de chaque, 20 centigrammes; extrait de valériane, 2 grammes pour seize pilules : en prendre d'une à quatre par jour. Pour les enfants qui répugnent à prendre des pilules, nous faisons composer le sirop suivant : Extrait de belladone, 20 centigrammes; faites dissoudre dans sirop d'opium et de fleurs d'oranger, de chaque, 30 grammes : en prendre dans les vingt-quatre heures depuis une jusqu'à huit cuillerées à café (1). » C'est à cause de l'insomnie que produit souvent la belladone que M. Trousseau conseille de lui associer l'opium et la valériane.

Comme on est souvent obligé pour obtenir de la belladone les effets qu'on en attend, d'en augmenter graduellement la dose et de la porter quelquefois assez loin, on voit chez quel-

____

(1) Trousseau et Pidoux, t. Ier, p. 228, 1re édition.

ques enfants survenir, peu de temps après l'ingestion, un érythème général d'un rouge très vif et qui ressemble à une
scarlatine confluente. Nous avons été plusieurs fois témoin de
ce fait qui est d'ailleurs bien connu de ceux qui ont expérimenté l'action de la belladone à haute dose. Cette éruption se
dissipe ordinairement en quelques heures ou même en quelques instants; elle est souvent le seul indice de l'action énergique de la belladone; car nous l'avons vue survenir sans délire, sans convulsions, sans narcotisme et simplement avec une
dilatation des pupilles telle que le médicament la produit d'ordinaire.

L'extrait de ciguë préconisé par Storck ne jouit pas, de nos
jours, d'un grand crédit. Cependant M. Guersent recommande
comme le meilleur de tous les sédatifs un mélange, à parties
égales, de ciguë, de belladone et d'oxyde de zinc, en commençant par la dose d'un centigramme de chacune de ces
substances qu'on donne trois fois par jour.; on augmente ensuite successivement suivant l'effet qu'éprouve le malade. Mais
ce sédatif a toujours, comme les autres, l'inconvénient de diminuer l'expectoration (1).

On a encore vanté parmi les stupéfiants l'eau distillée de
laurier-cerise cohobée et non filtrée (Caron du Villards), et
l'inspiration de la vapeur de cette eau, à la dose de 4 grammes pour chaque fumigation (2).

L'efficacité de l'acide hydrocyanique a été vantée outre mesure par les uns, contestée et niée par les autres. La cause
principale de cette dissidence vient de la difficulté d'avoir ce
médicament non altéré et de le conserver longtemps au même
degré de concentration. Souvent, quand on croit obtenir des
effets considérables, on s'aperçoit que le médicament est
presque inerte; d'autres fois, son action est plus énergique
qu'on ne s'y attendait et l'on a à combattre de véritables acci-

<hr>

(1) *Dictionnaire* en 30 volumes, art. COQUELUCHE.
(2) *Bulletin de thérap.*, t. III, p. 199.

dents. Ces inconvénients ne doivent pas le faire proscrire, mais ils empêcheront toujours d'y recourir de préférence à beaucoup d'autres moyens; et ce n'est qu'en cas d'inefficacité bien reconnue de la part de ceux-ci que l'acide hydrocyanique doit être employé avec toutes les précautions que commande son action énergique.

Parmi les antispasmodiques, il faut citer en première ligne le musc, l'asa-fœtida, la valériane, l'oxyde de zinc. L'odeur ou la saveur désagréable des trois premiers rend souvent leur emploi impossible chez les petits enfants; cependant le docteur Kopp prétend qu'en général les enfants prennent avec plaisir l'asa-fœtida associée avec quantité égale de mucilage et de sirop de sucre. L'oxyde de zinc se prend facilement en poudre à la dose de 5 à 10 centigrammes, toutes les deux ou trois heures, sans dépasser toutefois 1 gramme dans les vingt-quatre heures chez les enfants de cinq à quinze ans. Chez les enfants moins âgés, il faut rester au-dessous de cette dose.

Les inhalations d'éther et celles de chloroforme ont été plusieurs fois tentées avec quelques succès. Répétées une ou deux fois par jour, sans dépasser toutefois le premier degré de l'anesthésie, dans l'intervalle des quintes, elles en diminuent la fréquence, l'intensité et abrégent la durée de la maladie. Employées au début d'une forte quinte, elles l'arrêtent parfois d'une manière surprenante et éloignent son retour.

La coqueluche, comme la plupart des névroses, paraît soumise, dans la reproduction de ses accès, à une loi d'intermittence et de périodicité irrégulière, il est vrai, mais contre laquelle on pouvait, *à priori*, penser que les médicaments antipériodiques ne seraient pas sans efficacité. Les préparations de quinquina ne paraissent pas jusqu'à présent avoir été souvent employées autrement que comme toniques vers la fin de la coqueluche. Il nous a semblé cependant que, dans la période couvulsive, il y a quelque avantage à associer le sulfate de quinine ou plutôt la quinine brute qui est infiniment préférable, chez les enfants (Trousseau), aux médicaments stupéfiants et antispasmodiques dont nous avons parlé. Nous avons eu quelquefois l'occasion d'appliquer ces vues, et les résultats que nous avons obtenus ont été satisfaisants.

Enfin, comme dernier moyen important à diriger contre l'élément nerveux, nous parlerons des bains tièdes qui, d'après M. Blache, sont particulièrement indiqués, lorsque les symptômes nerveux dominent et qu'il n'y a que peu ou point de sommeil. Guersent conseille de les faire prendre à une température modérée, et jusqu'à deux fois par jour, s'il est nécessaire. On voit des enfants y demeurer pendant deux heures avec plaisir et sans fatigue, et les quintes de toux, incessantes avant le bain, rester suspendues tout le temps que dure l'immersion. Pour éviter les congestions sanguines vers la tête, il faut faire laver la face et le front avec une éponge imbibée d'eau froide qu'on peut ainsi laisser à demeure pendant un temps plus ou moins long sur le sommet de la tête. Il est inutile d'avertir que ce moyen ne devrait point être employé ou ne devrait l'être qu'avec la plus grande réserve, s'il existait, en même temps que la coqueluche, une phlegmasie des organes thoraciques.

Le second élément à combattre dans la coqueluche est l'élément catarrhal. Nous savons que cet élément domine dans la première période, combiné avec l'élément phlegmasique, mais qu'il ne détermine encore à cette époque qu'une sécrétion peu abondante de mucosités bronchiques, comme au début de toutes les bronchites. Ce n'est que quelques jours après le début, surtout pendant et après la deuxième période, que, par une auscultation faite avec soin, on arrive souvent à constater une grande quantité de liquide dans les bronches, sinon pendant plusieurs jours de suite, au moins de temps à autre et surtout lorsqu'une dérivation sécrétoire spontanée ou artificielle n'a pas encore eu lieu. Il est des cas où les bronches sont tellement engouées de liquides que la poitrine, sous l'oreille qui ausculte, ressemble à une marmite d'eau bouillante. Il est impossible de ne pas voir, dans ces cas-là, une indication formelle de l'emploi des évacuants une ou plusieurs fois. C'est ce que ne négligea point de faire Stoll dans des circonstances analogues et en particulier chez une petite fille dont il raconte l'histoire (1) et dont la respiration, dit-il, faisait un bruit comme l'eau qui bout. Toutefois Stoll, dans le cas qu'il rapporte, employa les purgatifs de préférence aux vomitifs, peut-être à cause de la fièvre qui accompagnait la maladie. Quoi qu'il en soit, en l'absence de toute phlegmasie pulmonaire, nous ne voyons que de très grands avantages à prescrire les vomitifs, lorsque se présente l'indication que nous venons de poser, « l'expérience ayant constamment prouvé, dit Guersent, que ces évacuants éloignent et diminuent les quintes. » Laennec en répétait l'usage tous les jours ou tous les deux jours, mais il y aurait abus à faire ainsi en l'absence d'indication spéciale. Le vomitif le plus ordinaire est l'ipécacuanha, soit en poudre, soit en sirop. M. Blache voudrait qu'on lui préférât l'émétique, moins infidèle dans son action et très facile à fractionner en doses aussi minimes que peuvent l'exiger l'âge et la faiblesse des malades. Lorsque pour remplir l'indication qui nous occupe, il paraît plus convenable d'agir d'une manière moins énergique, mais plus soutenue, le praticien se rejettera sur les laxatifs, le sirop de rose pâle, le sirop de chicorée, la manne en larmes, l'huile de ricin, ou même sur les purgatifs, tels que le calomel, le jalap, la rhubarbe, etc. C'est dans le même but qu'il sera souvent utile d'appliquer et d'entretenir un vésicatoire au bras en employant les modes de pansement les plus propres à favoriser une suppuration abondante, avec le moins possible d'inflammation et de douleur.

Le troisième élément, l'élément inflammatoire, exige-t-il dans la coqueluche simple l'emploi des antiphlogistiques et des débilitants? En général, l'emploi de ces moyens doit être extrêmement restreint et fort modéré. Dans la première période, où

____

(1) *Médecine prat.*, p. 133, édition de l'*Encyclopédie des sciences médicales*.

cet élément est le plus prononcé, les saignées sont très rarement nécessaires.

Il faudrait qu'aux signes locaux de bronchite s'ajoutassent
des symptômes fébriles réellement intenses, ou qu'on eût
affaire à un enfant très pléthorique pour pratiquer une saignée ou appliquer des sangsues. Il faut en général se contenter
de tisanes délayantes, adoucissantes, de la diète et du repos.
Dans la seconde période, les saignées sont encore plus rarement indiquées. Elles ne sont permises que pour remédier aux
congestions céphaliques ou pulmonaires qui, chez les enfants
très sanguins, s'entretiennent sous l'influence des quintes, et
que l'on doit craindre de voir amener des accidents plus
redoutables. Enfin, dans la troisième période, si justement
appelée adynamique, les saignées n'auraient que de fort mauvais résultats.

Il est probable que Marcus, qui a tant vanté les émissions
sanguines, n'en a retiré de grands succès que parce qu'il avait
affaire à une forme particulière de coqueluche. L'expérience
a prouvé qu'en général elles ne diminuent point les quintes
et que parfois elles prolongent la durée de la coqueluche en
augmentant la faiblesse du malade.

Outre les moyens que nous venons d'indiquer, en mettant
leur emploi autant que possible en rapport avec chacun des
éléments propres à la coqueluche, il nous reste encore à parler
de quelques autres médications qui ont été préconisées par des
auteurs recommandables.

Quelques faits recueillis par MM. Thomson, Chevalier,
Thomas Adam (*Gazette méd. de Londres*, t. III, p. 46, et *Gaz.
méd. de Paris*, 1833, p. 862), Ferrari et Ambrofiis, Boccardi,
Orlandini, Mattura, Fabronne, Durando, Gombetté et Va-
cane (1), ont paru prouver que la vaccination avait réussi pour
abréger la durée de la maladie. Mais les observations nombreuses de Constant ont démontré que généralement ce moyen

(1) *Gazette médicale de Paris*, 1834, p. 539.

est sans efficacité (1). M. Blache a observé les mêmes insuccès, et nous-même, pendant notre internat à l'hôpital des Enfants malades, nous n'avons jamais observé de changements heureux survenus sous l'influence de la vaccination.

La pommade d'Autenrieth ne possède certainement aucune propriété spécifique. Elle a pu avoir de très grands succès dans quelques épidémies et dans des circonstances particulières ; mais généralement ses effets sont analogues à tous ceux qu'on peut obtenir par des révulsifs cutanés suppuratifs. L'indication de son emploi nous paraît assez précise quand l'élément catarrhal exige une dérivation énergique et persistante ; mais plus encore que le vésicatoire, ce moyen est capable, chez les jeunes enfants surtout et chez les individus très irritables, de produire une excitation vive, de l'insomnie et quelquefois même un mouvement fébrile plus ou moins intense. Enfin, un inconvénient beaucoup plus grave, c'est qu'il n'est pas toujours facile de limiter son action et, alors même qu'on cesse les frictions, on voit des ulcérations profondes succéder aux pustules, s'étendre jusqu'aux os et aux cartilages de la poitrine ; la carie et une suppuration abondante en être la conséquence et amener la mort. Si l'on croit devoir néanmoins employer la méthode d'Autenrieth, voici de quelle manière on procède : on fait faire une pommade avec axonge, seize parties ; émétique, une partie ; on frictionne trois fois par jour l'épigastre avec gros comme une noisette de cette pommade, en continuant jusqu'à la production de pustules dont la forme rappelle les pustules varioliques ; on guérit les ulcérations qui succèdent aux pustules avec une décoction de fenouil ou de ciguë. M. Luroth fait frictionner la base du thorax et emploie une pommade plus active ; car, au lieu d'une partie d'émétique pour seize d'axonge, il en fait mettre deux ou trois pour les plus jeunes enfants, et jusqu'à quatre à cinq, passé l'âge de six ans.

_____

(1) *Bulletin gén. de thérap.*, 1834.

M. le docteur Gibb a préconisé l'administration à l'intérieur de l'acide nitrique très étendu d'eau. Dans un verre
d'eau fortement sucrée, on ajoute peu à peu assez d'acide pour
arriver à donner à ce mélange l'acidité du suc de citron pur.
Cette quantité doit être prise en trois ou quatre heures pour
un adulte. Les enfants doivent en prendre une cuillerée à
dessert toutes les heures, et les très jeunes enfants une cuillerée à café toutes les heures. M. Gibb n'a pas encore trouvé
d'inconvénients à l'emploi de ce moyen (1).

Un médecin anglais, M. Little, a vanté les frictions avec
l'essence de térébenthine (2). M. Blache, qui a expérimenté
ce moyen, a observé sous l'influence de l'éruption érythémateuse ou vésiculeuse qui en résulte, une diminution dans les
quintes ; mais ces faits sont encore peu nombreux et la science
attend de nouvelles recherches sur ce point.

Le docteur Wachtl (de Vienne) (3) dit avoir employé avec
un grand succès la cochenille, déjà préconisée en Angleterre, chez plusieurs enfants atteints de coqueluche, et cela
à tous les stades de la maladie. Ce praticien fait dissoudre
dans 200 grammes d'eau bouillante, 1 gramme de cochenille,
même quantité de bi-tartrate de potasse et 30 grammes de
sucre, et donne trois fois par jour une cuillerée à café de
cette infusion ; suivant les cas la dose peut être portée plus loin.

Un médecin de Lyon, Levrat-Perroton, a préconisé récemment l'emploi de l'alcali volatil d'après la formule suivante :
Eau distillée de laitue, 125 gammes ; eau distillée de fleurs
d'oranger, 8 grammes ; sirop de pivoine, 30 grammes ; sirop
de belladone, 8 grammes ; ammoniaque liquide, 6 gouttes. On
fait prendre cette potion par cuillerée d'heure en heure. Les
faits cités par Levrat semblent bien prouver l'efficacité de cette
médication ; mais on remarque que des stupéfiants entrent
dans la composition de la formule, et il est permis de revendi-

(1) *Bulletin de thér.*, 1854, p. 444.
(2) *Gazette méd. de Paris*, 1834, p. 506.
(3) *Gazette des hôpit.*, 1850, p. 432.

quer en leur faveur une partie du succès mis sur le compte de l'ammoniaque.

M. Watson (1) pratique des cautérisations de la glotte pour calmer les accès de toux et de suffocation. Il se sert du nitrate d'argent à la dose de 2 grammes pour 40 grammes d'eau. Il touche, tous les deux jours, d'abord le pharynx, puis la glotte elle-même. Il tient rigoureusement les malades dans une chambre bien chauffée et bien ventilée, jusqu'à ce que les quintes aient disparu. Puis il donne des toniques et fait changer d'air. Suivant ce médecin, avec ce mode de traitement, la coqueluche ne dure pas plus de quelques semaines, et n'a pas plus d'intensité qu'un rhume.

Dernièrement les journaux de médecine ont parlé de l'influence de certains produits aériformes qui se dégagent dans les usines à gaz contre la coqueluche. D'après une note insérée dans le *Bulletin de thérapeutique* (1859, p. 345), l'usage s'est établi depuis quelque temps dans les usines à gaz d'amener dans ces établissements des enfants et parfois même des adultes atteints de coqueluche ou d'affection catarrhale des bronches, pour y être soumis à l'action des produits gazeux qui se dégagent pendant certaines opérations. Cet usage est fondé sans doute sur l'observation de quelques effets favorables.

Dans ces usines on se sert de chaux humide, à travers laquelle le gaz passe pour être purifié, et la vapeur qui s'en échappe au moment où l'on change cette chaux, est extrêmement stimulante, étant un mélange d'hydrogène sulfuré, de sel volatil d'ammoniaque, et probablement de sulfo-cyanogène. Ces évaporations paraissent avoir été bienfaisantes en provoquant chez les malades le rejet d'une grande quantité de mucosités. Il y a toute apparence, ainsi que le fait remarquer M. Desmartis, que ce résultat est dû en particulier à l'action du soufre; c'est un fait digne d'attirer l'attention des praticiens.

____

(1) *Bulletin de thérap.*, 1850, p. 326.

Tels sont les principaux moyens qu'on peut diriger contre la coqueluche. Si maintenant, au lieu de les étudier isolément, nous voulons résumer le traitement de la coqueluche pendant toute sa durée, nous pourrons établir les règles suivantes, dont le praticien n'aura qu'à varier l'application, suivant les circonstances.

1re *Période*. — Régime et traitement ordinaire d'une bronchite d'une certaine intensité, ou, pour mieux dire, d'une fièvre catarrhale. Rarement des émissions sanguines.

2e *Période*. — Stupéfiants, parmi lesquels la belladone mérite la préférence, associée à l'opium, à la valériane et au sulfate de quinine. Musc, asa-fœtida, oxyde de zinc, d'une utilité secondaire en général. Indication fréquente de combattre l'élément catarrhal par des vomitifs, des laxatifs, et même des révulsifs cutanés, surtout par le vésicatoire. Très rarement émissions sanguines, opportunes pour remédier aux congestions et prévenir les inflammations. Régime des malades apyrétiques.

3e *Période*. — Suspension des sédatifs. Les évacuants sont encore quelquefois nécessaires. Indication formelle des toniques et d'un régime analeptique.

Traitement de la coqueluche compliquée. — Les accidents nerveux doivent être combattus par les mêmes moyens que s'ils étaient idiopathiques. On s'attachera à distinguer, autant que possible, s'ils sont le résultat d'une simple irritation nerveuse, ou s'ils se lient à une lésion de circulation (hypérémie ou phlegmasie) produite par l'arrêt du cours du sang veineux pendant les quintes. Dans le premier cas, les antispasmodiques sont plus spécialement indiqués; tandis que, dans le second, il ne faut point hésiter à recourir aux émissions sanguines, aux révulsifs sur le gros intestin, aux vésicatoires aux jambes, etc. Dans tous les cas de coqueluche intense, le praticien doit être sur ses gardes et combattre les accidents cérébraux, aussitôt que le moindre symptôme peut en faire craindre l'invasion. Nous nous attacherons plus tard à bien

décrire leurs prodromes, qu'il est de la plus haute importance de ne pas méconnaître; car il est extrèmement difficile
de guérir ces accidents, quand une fois ils sont déclarés.
Nous avons fait observer ailleurs que leur gravité est presque
toujours augmentée par leur coïncidence avec des phlegmasies viscérales, déjà très graves par elles-mêmes le plus
souvent.

Ne pouvant précisément déterminer le point où le catarrhe
pulmonaire devient, par son intensité, une véritable complication, nous avons tout à l'heure fait ressortir les indications
tirées de l'élément catarrhal : il est donc inutile de répéter ce
que nous avons dit des vomitifs, des purgatifs et des révulsifs
cutanés ; on comprend que ces moyens seront d'autant plus
nécessaires que l'état catarrhal aura passé de l'état d'élément
à celui de complication. Si la coqueluche est compliquée d'un
catarrhe intestinal, il faut savoir qu'il est des cas où ce catarrhe
doit être respecté, et d'autres où il faut le combattre. On le
respectera, s'il n'est pas assez intense pour affaiblir le malade
et aggraver sa position, s'il n'est pas accompagné d'inflammation, s'il paraît produire une révulsion salutaire sur l'élément
catarrhal bronchique. Dans les circonstances opposées, il faut
le combattre, soit par des purgatifs qui agissent suivant les
lois de la médication substitutive, soit par des astringents, soit
par des antiphlogistiques. Dans tous les cas, il faut faire en
sorte que le flux intestinal ne soit pas trop brusquement suspendu, de peur que la supersécrétion bronchique n'augmente,
et il est toujours bon, dans ce cas, d'établir à la peau une révulsion suppurative.

Nous avons dit que la plus redoutable des phlegmasies qui
compliquent la coqueluche est la pneumonie. Cette maladie,
insidieuse dans son début, comme le sont toutes les pneumonies lobulaires, l'est encore plus ici dans les cas où l'élément
catarrhal étant très prononcé, les râles bronchiques à grosses
bulles rendent le diagnostic obscur et difficile, en masquant
les bruits propres à l'inflammation du parenchyme; aussi

faut-il se tenir sans cesse sur ses gardes. On peut être à peu près certain qu'il existe une pneumonie quand, avec des liquides bronchiques très abondants, existe une fièvre qui ne se lie à aucune autre maladie apparente. Il ne faut point hésiter alors dans l'emploi de tous les moyens propres à combattre la pneumonie lobulaire, et en suivant les principales règles que nous établirons dans le chapitre consacré à cette maladie. Il faut immédiatement suspendre l'usage des stupéfiants; il n'en est pas un seul dont il nous paraisse, dans ce cas-là, convenable de continuer l'usage, et d'ailleurs l'élément nerveux et spasmodique étant presque toujours, comme nous l'avons dit, momentanément absorbé et étouffé par l'état phlegmasique, les stupéfiants seraient tout à fait sans objet, en même temps qu'ils auraient tous les inconvénients qu'on leur connaît dans les inflammations pulmonaires confirmées avec état catarrhal des bronches.

Les hémorrhagies nasales ou autres sont rarement assez considérables pour exiger un traitement particulier. Elles peuvent quelquefois autoriser l'emploi des émissions sanguines, afin de diminuer la congestion veineuse qui accompagne les quintes. Si elles sont abondantes et affaiblissent le malade, il faut porter sur l'organe qui en est le siége les astringents dont l'application est possible.

Les hydropisies se dissipent ordinairement quand les quintes ont disparu et à mesure que les malades réparent leurs forces. On peut faciliter la résorption par les diurétiques, les diaphorétiques, mais surtout par les toniques et le régime analeptique que nous avons dit convenir dans la dernière période de la coqueluche et dans la convalescence.

Lorsque la coqueluche règne épidémiquement, son traitement offre souvent de grandes difficultés au début de l'épidémie; car les méthodes de traitement qui réussissent le mieux dans certaines circonstances sont sans effet dans d'autres, et ce n'est qu'après quelques tâtonnements qu'on arrive à connaître le génie propre à chaque épidémie, et par conséquent le mode de traitement le plus convenable.

Dans certaines épidémies, on observe une réaction forte ou des complications inflammatoires qui indiquent les émissions sanguines, tandis que dans d'autres où l'état catarrhal, local ou général, est plus prononcé, on réussit surtout à l'aide des vomitifs et des purgatifs. Assez souvent à la coqueluche épidémique s'ajoute un état fébrile à type tierce ou quotidien; les fébrifuges sont alors particulièrement indiqués. Enfin, il est des épidémies très graves dans lesquelles la maladie offre des caractères de malignité, une marche irrégulière, des symptômes incohérents, de l'ataxie, etc.; il faut alors recourir aux toniques et aux antispasmodiques, et se défier des symptômes en apparence inflammatoires, parce que les émissions sanguines qu'ils paraissent exiger sont souvent inutiles ou même nuisibles, comme nous avons dit que l'observa Ozanam dans l'épidémie de 1815.

La prophylaxie de la coqueluche, comme celle de la plupart des maladies contagieuses, consiste principalement à soustraire les enfants à l'influence de toutes les conditions qui déterminent ou favorisent la transmission du mal. Il faut surtout empêcher que l'enfant sain ait avec un enfant malade des rapports intimes tels qu'en amènent le jeux, les caresses, les embrassements, la réunion dans un même lit, à une même table, l'agglomération dans les écoles, les pensionnats, les salles d'asile, etc. Les communications indirectes doivent aussi être évitées autant que possible. Ainsi toute personne qui donne à un enfant malade des soins et des caresses, doit être regardée comme capable de transmettre la maladie. Rosen dit avoir transporté la coqueluche d'une maison dans une autre, et quoique des faits analogues soient très rares, cependant il n'est pas permis de les nier.

Dans les épidémies de coqueluche, comme dans toutes, le moyen le plus sûr de s'en préserver est de quitter le lieu qu'on habité pour un autre où l'épidémie ne règne point. C'est surtout dans ces circonstances qu'il faut employer avec soin toutes les précautions que nous venons d'indiquer.

SECTION II.

MALADIES DU POUMON.

L'inflammation et la tuberculisation du poumon doivent être rangées parmi les maladies de l'enfance qui exigent le plus une étude spéciale et approfondie. La première surtout est d'une extrême importance, tant à cause des caractères qui lui sont propres, que de sa fréquence qui, dans les hôpitaux d'enfants, surpasse celle de toute autre maladie. Comme la phthisie pulmonaire sera étudiée plus tard, cette section ne renfermera que la description de la pneumonie, celles de l'apoplexie du poumon et de la gangrène de cet organe. Ces deux dernières affections doivent être l'objet de quelques remarques particulières. Quant aux autres maladies du poumon qui se rencontrent dans l'enfance, elles sont fort rares et ne doivent point être l'objet d'une description complète. Nous allons seulement en dire ici quelques mots.

L'emphysème vésiculaire et interlobulaire n'est pas très rare chez les enfants; mais généralement il ne constitue qu'une lésion très accessoire; toujours liée à une autre affection, soit à la bronchite, soit à la coqueluche, etc. Dans des cas de ce genre, les caractères anatomiques indiquent ordinairement la formation récente de cette lésion, sous l'influence des efforts de toux, et de la dyspnée. Elle ne peut point être comparée à l'emphysème des adultes et des vieillards, qui persiste et détermine des symptômes plus ou moins graves, en l'absence même de toute bronchite. M. Louis avance toutefois que l'origine de cette affection, assez souvent héréditaire, peut remonter jusqu'à l'enfance. Quant à nous, malgré l'attention que nous avons apportée, soit à l'examen des symptômes pendant la vie, soit à celui des altérations cadavériques, nous n'avons pu encore constater un seul cas dans lequel l'emphysème pulmonaire aurait constitué, nous ne dirons pas une maladie simple, mais même une complication de quelque importance.

Les *dégénérescences* du poumon, autres que les tubercules, sont très rares chez les enfants, comme elles le sont d'ailleurs chez les adultes. Il n'est guère possible de déterminer s'il y a de grandes différences sous ce rapport entre les âges.

L'histoire des *asthmes* est, comme on le sait, encore pleine de confusion relativement à leurs causes. Voici cependant ce que l'état de la science permet d'en dire et d'appliquer à l'enfance en particulier. L'asthme est une dyspnée intermittente ou rémittente qui suppose toujours un trouble de l'innervation des organes respiratoires; quand ce trouble ne se lie à aucune altération organique appréciable et capable de le mettre en jeu, il est dit essentiel, idiopathique (asthme nerveux); dans le cas contraire, il est dit symptomatique. La première espèce d'asthme, asthme nerveux, existe-t-elle dans l'enfance? Il n'est guère permis d'en douter. Voici ce qu'en dit Guersent, après avoir établi tous les cas qui doivent être rapportés à l'asthme symptomatique : « Dans ces dernières années, j'ai vu plusieurs exemples d'asthme nerveux sur des enfants de cinq à douze ans, et j'ai maintenant la conviction que cette maladie se rencontre chez eux avec les mêmes caractères que chez les adultes et les vieillards : toutefois, tandis que la laryngite striduleuse ou faux-croup, qui n'a aucun rapport avec l'asthme, est commune dans le premier âge de la vie, l'asthme nerveux, au contraire, ne s'y présente pas, ou au moins ne s'y présente que très rarement, puisque je ne l'ai jamais observé..... Les révulsifs cutanés et les saignées m'ont paru les moyens les plus utiles pendant l'accès; le sous-carbonate de fer à haute dose m'a réussi, chez les enfants comme

chez les adultes, pour prévenir le retour de la maladie (1). »
Parmi les observations d'asthme aigu décrites par Millar, il en
est sans doute qu'on peut rapporter à l'asthme nerveux; mais
on a prouvé que la plupart devaient être rattachées à l'histoire
du croup et des faux-croups.

Quant aux asthmes symptomatiques, les variétés qu'ils présentent, d'après leurs causes, ne sont peut-être pas moins
nombreuses chez les enfants que chez les adultes, et il en est
quelques-unes qui sont beaucoup plus fréquentes, d'autres
plus rares chez les premiers que chez les seconds. Nous passerons sous silence celles qui résultent d'une altération maté-
rielle appréciable de quelque partie du système nerveux, du
cerveau, de la moelle, des nerfs vagues, phréniques, inter-
costaux, etc. Les maladies de l'appareil respiratoire ont plus
d'importance. Chez les enfants, ce sont surtout les affections
du larynx qui occasionnent l'asthme; nous le prouverons en
faisant l'histoire du croup, du faux-croup et du spasme de la
glotte : la dyspnée rémittente ou intermittente qui peut en
résulter, rentre évidemment dans la classe des asthmes. Bien
que nous partagions l'opinion de M. Blache, qui attribue au
spasme de la glotte la dyspnée décrite par des auteurs anglais
et allemands sous le nom d'asthme thymique, nous dirons plus
tard qu'il ne nous répugnerait point de placer la cause de cet
asthme dans la compression exercée par le thymus hypertro-
phié par les voies aériennes. Quoi qu'il en soit, l'asthme qui
se lie aux causes que nous venons de mentionner, est spécial
à l'enfance. Il n'en est plus de même de l'asthme qui peut dépendre de l'emphysème pulmonaire, d'une bronchite aiguë
ou chronique, de la présence des tubercules; bien que ces lésions, à l'exception de la première, soient fréquentes dans
l'enfance, elles nous ont paru n'exercer que fort rarement
cette influence sur le système nerveux, en vertu de laquelle la
dyspnée revient par accès, tout en offrant dans ces cas-là le

____

(1) *Dictionnaire de méd.* en 30 volumes, t. IV, p. 285.

caractère de persister dans les intervalles des accès à un certain degré. On pourrait être tenté de considérer la coqueluche comme une espèce d'asthme. Sans doute, ce rapprochement n'est pas dénué de fondement; mais on remarquera que la coqueluche est constituée aussi essentiellement par une toux d'accès que par une dyspnée intermittente : cette différence nous paraît caractéristique.

Quant aux maladies des organes circulatoires qui sont fréquemment le point de départ de l'asthme chez les adultes et les vieillards, elles sont rares chez les enfants, et par conséquent la variété d'asthme qui en dépend l'est également.

CHAPITRE PREMIER.

PNEUMONIE.

Il nous semble bien difficile, pour ne pas dire impossible, d'exposer avec méthode et clarté les connaissances acquises, depuis ces dernières années, sur la pneumonie des enfants, sans scinder en deux parties l'histoire de cette maladie. Tous les observateurs de notre époque ont en effet reconnu qu'elle présente deux espèces principales, très différentes l'une de l'autre, autant par la forme des lésions anatomiques qui les caractérisent que par les circonstances étiologiques au milieu desquelles elles prennent naissance, les symptômes qui les accompagnent, le pronostic qu'elles présentent et les résultats qu'on obtient de leur traitement par des médications diverses.

De ces deux espèces, l'une a été appelée pneumonie lobulaire, consécutive ou secondaire, compliquée; l'autre pneumonie lobaire, franche, primitive, simple. La première est la plus fréquente et appartient d'une manière non exclusive, mais spéciale à l'enfance (abstraction faite des enfants à la

mamelle), et ne se rencontre aux autres âges que par exception : c'est donc dans l'enfance qu'il convient de l'étudier,
d'en rechercher le type, et d'y rapporter les cas analogues
observés aux autres époques de la vie. La seconde, identique
dans sa nature et analogue par l'ensemble de ses caractères
à la pneumonie ordinaire des adultes, est plus rare chez les
enfants que la première ; elle n'est qu'exceptionnelle par rapport à celle-ci et n'offre qu'une moindre importance. Cependant elle demande à être aussi étudiée à part, car cette étude
conduit à démontrer que si cette maladie ne constitue pas
une espèce différente de la pneumonie ordinaire des adultes
par les causes prochaines de son développement, elle n'en est
pas moins une variété intéressante qui tire son origine des
conditions physiologiques propres à l'enfance. Nous traiterons
donc à part et successivement : 1° de la pnemonie lobulaire,
2° de la pneumonie lobaire.

Article premier. — Pneumonie lobulaire.

Caractères anatomiques.

On doit à MM. Rilliet et Barthez d'avoir démontré plus complétement qu'aucun auteur ne l'avait fait avant eux, que
la pneumonie lobulaire présente à l'examen du cadavre des
apparences diverses et, pendant la vie, des symptômes variables qui peuvent souvent la faire confondre avec la pneumonie
lobaire. Il est bien certain que plusieurs auteurs s'étaient mépris dans cette appréciation, et avaient méconnu la grande
fréquence de cette maladie à une certaine époque de l'enfance,
n'admettant comme pneumonie lobulaire que celle qui se caractérise par des noyaux d'hépatisation peu volumineux isolés
les uns des autres par des portions saines, et disséminés çà et
là dans plusieurs points du poumon. Cette forme de pneumonie, qu'on a d'abord appelée mamelonnée, et à laquelle le nom
de *lobulaire disséminée* convient mieux, ne doit être confondue avec la pneumonie lobaire, ni pendant la vie, ni après la

mort. Il n'en est pas de même de la pneumonie lobulaire généralisée : dans cette seconde forme, si, par un examen insuffisant, on méconnaît l'existence de quelques noyaux pneumoniques disséminés au milieu des lobules sains; si l'on ne reconnaît pas que les lobules appartenant à un même lobe, qui paraît pris en totalité ou en grande partie, ne sont point tous altérés de la même manière, et annoncent, par les degrés différents de cette altération, que l'inflammation s'est irradiée d'un certain nombre de lobules isolés sur les lobules voisins; si, disons-nous, on se borne à constater qu'un ou deux lobes du poumon sont en totalité ou en partie affectés d'inflammation, on croira voir une pneumonie lobaire là où il existe réelment une pneumonie lobulaire.

Cette distinction, généralement facile pour les pneumonies lobulaires lentement généralisées, l'est moins pour celles qui se sont généralisées rapidement. Nous devons dire cependant qu'ayant toujours apporté beaucoup de soin dans l'examen des caractères anatomiques chez les enfants qui ont succombé, il ne nous est arrivé que dans un petit nombre de cas d'éprouver quelque embarras à qualifier la forme de la pneumonie dont nous avions les traces sous les yeux. Si, au premier abord, l'altération du poumon dans une certaine étendue nous présentait un aspect uniforme, nous arriverions, par un examen plus approfondi, à trouver irrégulièrement entremêlés dans la même masse pneumonique des lobules engoués, d'autres hépatisés en rouge ou en gris, ou bien à découvrir en divers points du poumon quelques lobules malades, soit isolés un à un, soit réunis par groupes de deux, trois ou quatre.

Nous sommes ainsi conduit à admettre trois variétés de pneumonie lobulaire : la première est dite lobulaire disséminée, mamelonnée, il est impossible de la confondre avec la pneumonie lobaire; la seconde est la pneumonie lobulaire généralisée, dans laquelle on reconnaît facilement l'origine lobulaire de la maladie; enfin, la troisième diffère de la précédente en ce que, la généralisation étant plus rapide, il est plus difficile de la distinguer de la pneumonie lobaire, surtout pour un observateur peu attentif ou peu expérimenté. Nous avons observé ces trois variétés dans la proportion suivante :

1re variété.	Pneumonie lobulaire disséminée			....	6 cas.
2e —	—	—	généralisée.	....	46
3e —	—	. —	pseudo-lobaire.	....	9
			Total	....	61

Nous donnons ces chiffres comme très rapprochés de la vérité, parce que la mort ayant eu lieu chez 48 malades sur 61, c'est par l'anatomie pathologique et non pas seulement par la symptomatologie que nous avons pu dresser cette classification. Si nous n'avons pas cependant évité complétement l'erreur, celle-ci ne peut porter que sur les neuf cas de la troisième catégorie, et en supposant que la moitié de ces cas fussent des pneumonies véritablement lobaires, cela ne modifierait pas sensiblement la fréquence proportionnelle que nous établirons plus tard entre la pneumonie lobulaire et la pneumonie lobaire chez les enfants.

Caractères anatomiques de la première variété. — Le poumon considéré à l'extérieur peut paraître sain. Ceci arrive quand tous les lobules superficiels sont sains, mais ce cas est très rare et nous ne l'avons jamais observé. Presque toujours il y en a au moins un petit nombre qui sont altérés. Alors sur la couleur gris-rose normale du poumon se distinguent des taches d'un rouge plus ou moins foncé, ou d'un gris plus pâle et plus blanchâtre que la couleur grise des lobules voisins. La plèvre est étrangère à ces taches; si on enlève cette membrane, elles persistent et sont évidemment dues à des lobules malades. Leur forme et leur étendue varient suivant la forme des lobules eux-mêmes et suivant qu'un seul ou plusieurs sont affectés. La couleur rouge correspond à l'engouement ou à l'hépatisation rouge, et la couleur gris-blanc à l'hépatisation grise des lobules. Si on coupe le poumon, on trouve, au milieu des lobules sains pour la plupart, quelques lobules malades formant des

taches comme celles de la superficie, variables par leur couleur, leur forme et leur étendue. Si l'on pénètre plus intimement dans la nature de l'altération, on reconnaît que le parenchyme du lobule peut n'être qu'engoué par le sang ; alors il
est aéré, crépite et surnage quand on le plonge dans l'eau :
c'est le premier degré. S'il est hépatisé en rouge, il ne crépite
plus, ne contient point d'air, se précipite dans l'eau quand on
l'isole bien du tissu sain environnant, fournit à la pression un
liquide sanieux, et présente une grande friabilité, c'est le
deuxième degré. S'il est hépatisé en gris, on reconnaît les
mêmes caractères que dans le cas précédent, sauf la couleur
qui est blanchâtre ou jaunâtre, et le liquide fourni par la pression, qui est plus blanc et puriforme : voilà le troisième degré.
Dans ces deux derniers degrés, le parenchyme hépatisé est
lisse à la coupe, mais d'aspect granuleux quand on le déchire.
Il faut plus d'attention qu'on ne pense pour bien apprécier ces
altérations et les distinguer de l'état sain. Le premier degré
se reconnaît surtout par la couleur, le troisième par la densité;
le deuxième plus facilement que les autres par la couleur et la
densité. Celle-ci est tellement prononcée qu'on peut, avant
d'avoir regardé la surface du poumon, ou son intérieur mis à
découvert par une section, reconnaître par le toucher seul
des nodosités superficielles ou profondes, dont on détermine
facilement la nature quand on a l'habitude de ce genre de recherches, et qu'il arrive rarement de confondre avec des tubercules. Les noyaux pneumoniques sont ordinairement bien
circonscrits, et même quelquefois contenus dans une espèce
de kyste fibro-celluleux, en sorte qu'on les voit entourés de
toutes parts par d'autres lobules très intacts. Mais il arrive
aussi quelquefois qu'autour d'un lobule hépatisé on en trouve
trois ou quatre autres déjà envahis par une inflammation
moins avancée; alors le noyau est plus volumineux, et c'est
là que commence à se manifester la tendance de l'altération à
se généraliser. Par contre, on voit quelquefois un lobule
n'être que partiellement hépatisé, et il existe alors ce qu'on

a appelé pneumonie vésiculaire (Andral), genre d'altération assez fréquent, mais qui échappe souvent à une observation superficielle.

Il y a donc pneumonie lobulaire disséminée quand chaque noyau pneumonique est formé, soit par un seul lobule en partie ou en totalité hépatisé, soit par un groupe de six à huit lobules, dix au plus, qui n'excède pas le volume d'une noix ordinaire. On doit admettre le passage de la première à la deuxième variété, quand il existe un ou plusieurs noyaux pneumoniques d'un à deux pouces de diamètre au moins, parce qu'alors commence la possibilité de constater quelques signes physiques tout à fait inappréciables dans les conditions précédemment indiquées (matité, respiration bronchique, bronchophonie).

L'étendue d'une pneumonie lobulaire disséminée ne peut se déterminer que par le nombre des lobules malades. Ce nombre ne peut guère être évalué que d'une manière approximative. S'il est peu considérable, dix, vingt, trente, il est rare qu'on puisse expliquer la mort par cette lésion seule. (*Voy.* Observation troisième.) S'il dépasse trente ou quarante, la pneumonie est déjà généralisée dans un ou deux points. et il ne s'agit plus seulement d'une pneumonie lobulaire disséminée.

2° *Variété.* — Nous réservons le nom de pneumonie lobulaire généralisée, aux cas dans lesquels il existe au moins une masse pneumonique assez étendue pour modifier les conditions physiques du poumon, sous le rapport des bruits plessimétrique et stéthoscopiques dont il est le siége. Or, ces cas sont de beaucoup les plus nombreux, et leur distinction nette et précise nous paraît offrir quelque importance, parce qu'elle se rattache intimement à une distinction analogue que nous ferons plus tard dans l'étude de la symptomatologie.

Dans cette variété, comme dans la précédente, les lobules enflammés le sont au premier, ou au second, ou au troisième degré, et nous ne reviendrons pas sur les caractères de chacun de ces degrés. Considérée dans son ensemble, la masse pneumonique est ordinairement mal limitée et se confond par sa circonférence avec les tissus environnants; sa forme est irrégulière et l'inflammation s'irradie en divers sens à des distances inégales. Si l'on examine l'intérieur de cette masse, on y trouve dans un point central l'inflammation plus avancée qu'à la circonférence, ou même, ce qui est plus ordinaire, quand la masse est volumineuse, on reconnaît qu'elle contient çà et là quelques noyaux secondaires dont l'altération est plus avancée et qui ne sont autre chose que les lobules primitivement envahis, séparés les uns des autres par des lobules moins altérés, dont quelques-uns même peuvent encore être sains. C'est à la présence de ces lobules sains et d'autres seulement engoués qu'il faut attribuer la surnatation de la masse pneumonique, quand on la plonge tout entière dans l'eau. Si donc l'on veut obtenir par la docimasie pulmonaire les signes de l'hépatisation, il faut toujours agir sur de petites portions de la masse pneumonique, et non sur elle tout à la fois.

Ce serait assez de ces caractères pour ne jamais méconnaître l'origine lobulaire de la pneumonie; mais presque toujours on a d'autres moyens pour y arriver plus facilement encore : c'est de rechercher dans le reste du poumon, s'il n'y a pas d'autres points enflammés moins étendus que la masse principale. Or, il est excessivement rare de n'en pas rencontrer, soit dans le même poumon, soit dans les deux poumons à la fois; car, comme nous le verrons plus tard, la pneumonie lobulaire est toujours double. Ainsi : 1° mélange dans une même masse pneumonique de lobules inégalement enflammés ou sains; 2° coexistence de noyaux lobulaires disséminés dans d'autres parties des poumons : voilà les deux caractères qui ne permettront jamais de confondre avec la pneumonie lobaire, la pneumonie lobulaire généralisée.

3° *Variété*. — La détermination des deux premières variétés nous ayant toujours paru facile par l'inspection des altérations du parenchyme pulmonaire seul, nous avons négligé

comme superflues d'autres preuves auxquelles nous aurons
maintenant recours, pour établir la distinction que nous
croyons réelle entre la troisième variété de pneumonie lobulaire et la pneumonie lobaire proprement dite. Nous supposons, en effet, qu'un ou plusieurs lobes du poumon étant
enflammés, il y ait absence des deux caractères que nous
avons assignés à la pneumonie lobulaire généralisée, comment
déterminerons-nous que l'inflammation ne doit sa forme lobaire
qu'à une généralisation rapide? Nous démontrerons plus tard
quel rôle important joue constamment l'élément bronchique
dans la pneumonie lobulaire, tandis que cet élément manque
le plus souvent dans la pneumonie lobaire. Or, si l'on retrouve
sur le cadavre les lésions qui appartiennent à cet élément
bronchique, et si l'on a observé pendant la vie les symptômes
qui annoncent son existence, on sera en droit de conclure, je
ne dirai pas avec quelque probabilité, mais avec une certitude
à peu près complète, que l'apparence de la pneumonie est
trompeuse; que si, par cette apparence seule, on peut la regarder comme lobaire, il faut au moins reconnaître que son
origine a été lobulaire, parce qu'elle s'est développée dans les
mêmes conditions que la pneumonie lobulaire évidente. Si
cette détermination de l'origine réelle de la pneumonie que
nous avons proposé d'appeler *pseudo-lobaire;* ne nous paraissait opportune et fondée qu'au point de vue anatomo-pathologique, ce serait déjà peut-être assez pour nous autoriser à y
insister; mais on verra plus tard combien le diagnostic peut
en tirer parti, et quelle influence l'exactitude du diagnostic
doit avoir sur le traitement à employer. Nous nous contenterons donc de dire que ce qui différencie la pneumonie pseudo-
lobaire de la pneumonie lobaire franche, c'est l'existence de
l'élément bronchique, et nous renvoyons à d'autres parties
de ce chapitre la description et la discussion de ce qui se rattache à cet élément essentiel de toute pneumonie lobulaire.

Par tout ce qui précède, nous avons vu que les altérations du
parenchyme pulmonaire par engouement et par hépatisation

ne présentent dans leur nature intime rien qui soit spécial à la pneumonie lobulaire : c'est uniquement par leur siége plus ou moins disséminé que cette pneumonie se distingue de la pneumonie lobaire franche ; rien, dans leurs caractères anatomiques, n'indique jusqu'à présent une nature spécifique, et le rapprochement qu'on a voulu faire de la pneumonie lobulaire des enfants avec celle qui se rencontre dans l'infection purulente, ne nous paraît pas aussi fondé qu'on l'a dit : nous essayerons d'établir cela plus tard.

Remarques sur la terminaison de la pneumonie lobulaire par suppuration. — Jusqu'à l'époque où l'anatomie pathologique fut cultivée avec ardeur, et où l'on apporta dans les recherches cadavériques cette exactitude qui assure les progrès de la science, on crut à la fréquence des abcès comme terminaison de la pneumonie lobaire. La même erreur a peut-être été commise sur la pneumonie lobulaire par les premiers auteurs qui se sont occupés de cette maladie. Ainsi M. Berton (1) pensé que la pneumonie lobulaire se termine souvent par des abcès, dont on conçoit *à priori* la formation d'autant plus possible que l'inflammation étant disséminée sur quelques points peu étendus, peut facilement y parcourir toutes ses périodes et se terminer par suppuration avant que la mort ne survienne. M. Berton rapporte sur ce sujet cinq observations intéressantes. Cependant nous nous sommes demandé si dans l'observation cinquante-huitième, il ne s'agissait pas plutôt d'un cas de gangrène que d'une suppuration simple du poumon. On remarquera aussi dans cette observation que le malade n'est entré à l'hôpital que longtemps après le début de la maladie sur laquelle on fournit peu de renseignements. D'ailleurs, il est bien évident que, dans ce cas, la pneumonie n'avait pas une forme lobulaire ; elle était lobaire, et, s'il n'y avait point de tubercules, ce qu'on ne dit pas, sa terminaison par abcès ne se rapporterait pas à l'histoire de la pneumonie

______

(1) Thèse 1828, n° 64. *Traité des maladies des enfants.* Paris, 1837.

lobulaire. Dans les quatre autres observations de M. Berton (1),
les abcès sont la plupart peu volumineux, isolés, disséminés,
lobulaires, en un mot, comme la pneumonie elle-même. On
ne peut cependant s'empêcher de regretter que l'auteur n'ait
pas dit positivement s'il existait ou s'il n'existait pas de tubercules dans d'autres points du poumon. Dans un de ces quatre
cas, on a noté leur présence dans les ganglions bronchiques.
On voit donc qu'il peut rester quelques doutes sur le point de
savoir si ces abcès étaient tous étrangers à une affection tuberculeuse. Enfin, accordons à ces observations la valeur que
l'auteur leur attribue, elles ne peuvent point nous servir à
établir la fréquence de ce mode de terminaison dans la pneumonie lobulaire; car il faudrait savoir sur quel nombre total
de pneumonies suivies d'autopsie on a observé cette altération.

MM. Rilliet et Barthez pensent, au contraire, que les abcès
véritables sont rares, et c'est aussi notre opinion. Nous avons
déjà dit que sur soixante et un cas de pneumonie lobulaire nous
avions pu faire l'examen sur le cadavre des quarante-huit sujets qui ont succombé. Or, sur dix sujets, nous avons trouvé
des excavations coïncidentes avec une pneumonie. Mais chez
six d'entre eux ces excavations étaient évidemment tuberculeuses : 1° parce qu'il y avait dans d'autres points des tubercules à l'état cru; 2° parce que le siége des excavations a été
quatre fois différent de celui de la pneumonie; 3° parce qu'il
y a eu dans tous les cas de la matière tuberculeuse dans les
parois ou très près des parois des excavations. Chez un septième
sujet, les excavations étaient non pas évidemment, mais très
probablement tuberculeuses. Enfin, chez les trois autres seulement, il y avait partout absence de tubercules; les excavations étaient de véritables abcès dont les uns communiquaient
avec les bronches et les autres étaient clos de toutes parts ;
chez un de ces trois sujets un abcès s'ouvrit dans la plèvre et

____

(1) *Loco citato*, p. 454, 457, 462, 467.

produisit vers la fin de la vie un pneumothorax qui fut méconnu.

MM. Rilliet et Barthez ont assigné aux véritables abcès les caractères suivants : « Cavités d'un volume variable entre celui d'un grain de chènevis et celui d'un gros pois » (suivant nous ce volume peut être plus considérable), « remplies de pus, tantôt avec, tantôt sans communication avec les bronches; dans le premier cas, au point où la bronche pénètre dans la cavité, la muqueuse est taillée à pic et présente une solution de continuité; dans le deuxième cas, les bronches contournent les abcès et indiquent ainsi que ces *conduits ne sont pas le point de départ de l'inflammation* (1). »

D'après ce dernier passage, il semble que pour ces auteurs les bronches sont quelquefois le point de départ de la suppuration des lobules; malheureusement leur pensée reste très obscure. Mais continuons notre citation : « Il faut distinguer avec soin les abcès qui sont rares d'une autre lésion plus fréquente, et que nous décrirons plus tard sous le nom de *dilatation des extrémités bronchiques*. Un caractère qui peut servir à différencier ces maladies, c'est que les parois de la cavité dilatée sont lisses, polies et se continuent sans interruption dans l'intérieur du tuyau bronchique; tandis que, dans l'abcès, la cavité n'est pas lisse et polie, et il y a interruption manifeste à l'ouverture de la bronche (2). »

Jusqu'ici nous n'avons rien à contredire ; tout ce qui se rapporte aux abcès nous paraît conforme à la vérité. Mais il s'agit de savoir quelle est réellement cette altération qu'on peut confondre avec les abcès, et qui, suivant MM. Rilliet et Barthez, n'est autre chose qu'une dilatation des extrémités bronchiques.

« Si les bronches sont dilatées dans leurs extrémités, la coupe du poumon présente une surface aréolaire formée par

____

(1) *Pneumonie des enfants*, p. 25. Paris, 1838.

(2) *Ibid* , p. 25 et 26.

la présence d'une multitude de petites cavités ou vacuoles arrondies, communiquant entre elles et avec les bronches *dont
elles paraissent être la continuation*.....

» La plupart de ces vacuoles sont centrales; mais quelques-
unes existent à la surface pulmonaire et sont *fermées par la
plèvre seule, qui est soulevée en ce point et forme à l'extérieur
une légère saillie arrondie, transparente, qui s'affaisse par
une simple piqûre et simule l'emphysème.* La cavité de ces
vacuoles contient le même liquide que les bronches, leurs
parois sont lisses, minces et tapissées par une membrane qui,
à la vue, est la continuation de celle des bronches. C'est avec
ce genre d'altération que l'on peut confondre les petits abcès
du poumon, suite de pneumonie lobulaire (1). »

L'altération décrite par MM. Rilliet et Barthez n'est-elle,
comme ils le disent, qu'une dilatation des extrémités bronchiques? Cette conclusion ne nous paraît conforme ni à ce que
nous enseigne l'anatomie sur la structure du poumon, ni à ce
que nous a révélé un examen très attentif. Quoiqu'il s'agisse
d'apprécier ici la nature d'une altération pathologique, nous
pensons que l'anatomie normale peut nous être d'un grand
secours; car si ce n'était, comme on le prétend, qu'une simple
dilatation des extrémités bronchiques, les rapports de contiguïté ne seraient point changés : or, nous allons voir qu'il
n'en est point ainsi.

Il est de ces vacuoles qui sont immédiatement sous-jacentes
à la plèvre, qui alors forme une de leurs parois. Or, si elles
n'étaient que les extrémités dilatées des bronches qui se terminent dans un lobule, comment celles-ci pourraient-elles
être sous-jacentes à la plèvre? Le lobule, qui reçoit toujours sa
bronche propre par sa partie profonde et jamais par un point
de sa surface pleurétique, doit nécessairement séparer la vacuole de la plèvre; au contraire, la vacuole est réellement sous
la plèvre : donc elle n'est pas formée par l'extrémité de la

____

(1) *Loco citato*, p. 36 et 37.

bronche. La même objection s'adresse aux vacuoles placées dans l'épaisseur du poumon. Si elles étaient dues à la dilatation de l'extrémité de la bronche lobulaire, cette espèce d'ampoule serait revêtue par le tissu spongieux du lobule, et sa paroi ne serait jamais contiguë à la paroi d'une ampoule voisine. Or, on observe au contraire assez souvent des vacuoles voisines les unes des autres, qui ne sont séparées ni par le tissu spongieux du lobule à l'état sain, ni par ce même tissu condensé et hépatisé : deux vacuoles ainsi voisines l'une de l'autre ne sont évidemment séparées par rien, et leurs parois, excessivement minces, sont confondues ensemble.

Il nous semble tout à fait démontré par là que ces vacuoles ne sont point formées par la dilatation de l'extrémité lobulaire des bronches, et que MM. Rilliet et Barthez n'ont commis cette erreur que parce qu'ils ont attaché une trop grande importance à la continuité apparente qui existe entre les parois de la vacuole et celles de la bronche, et dont ils n'ont pas cherché à se rendre compte par une explication particulière.

Comme le dit très bien M. Cruveilhier, chaque lobule est un petit poumon composé de deux choses, savoir : une membrane d'enveloppe et un assemblage de cellules à l'intérieur. La membrane d'enveloppe est formée par le tissu cellulaire interlobulaire. Cette poche est remplie par un tissu spongieux, c'est-à-dire par des prolongements filamenteux qui s'entrecroisent en tous sens, et forment des cellules communiquant entre elles. En outre, la membrane périphérique est perforée pour recevoir le rameau bronchique terminal, dont la cavité est mise en communication avec celle des cellules. Ce tuyau bronchique ne se prolonge point dans le lobule, à la manière de ces tubes qu'on fait passer à travers le bouchon d'un flacon, comme on le voit dans certains appareils chimiques, et qui restent libres dans la capacité même du flacon ; *mais la bronche cesse en entrant dans le lobule* (Cruveilhier), ou plutôt elle se continue avec la membrane d'enveloppe, comme le goulot d'une bouteille se continue avec le corps du vase. On conçoit donc que si tout le tissu spongieux est détruit, la bronche paraisse évidemment se continuer avec les parois du lobule, et que celui-ci, converti en une petite poche pleine de pus, ne paraisse autre chose qu'un renflement de l'extrémité bronchique. Mais pour nous, ce n'est qu'une apparence trompeuse; nous n'hésitons point à regarder ce renflement comme le lobule lui-même, dont le tissu spongieux a éprouvé une espèce de fonte purulente, et qui est converti en une poche pleine de pus, avec les parois de laquelle se continuent les parois du tuyau bronchique, que, dans ce cas-là, nous avons toujours trouvé dilaté et plein de pus.

Ces détails démontrent clairement que la pneumonie lobulaire peut se terminer par suppuration, sans former des abcès proprement dits; c'est-à-dire que les lobules peuvent éprouver une fonte purulente de leur tissu, sans que leurs cellules aient cessé de communiquer avec la bronche aboutissante, et de telle manière que cette communication de la cavité purulente avec la cavité bronchique soit primitive, sans lésion de continuité des parois bronchiques, et non pas consécutive à une perforation de ces parois, comme dans le cas de véritable abcès.

Quant au mécanisme par lequel se produit cette fonte purulente du lobule, nous pensons que l'existence de la bronchite capillaire en est inséparable. Si l'on ne veut pas l'attribuer à une simple accumulation du pus bronchique dans les cellules lobulaires, qui seraient par là détruites comme par macération, plutôt que par inflammation seule, au moins cette bronchite est indispensable pour expliquer la communication large et facile entre la bronche dilatée et la cavité purulente qui remplace le lobule. Le comparaison que MM. Rillet et Barthez ont faite entre l'aspect de cette altération et celui de certaines formes d'emphysème, doit aussi être faite quant au mécanisme de sa formation; on le conçoit semblable dans les deux cas; seulement c'est de l'air dans un cas, dans l'autre c'est du pus qui remplit la cavité lobulo-bronchique anormale. Ce mécanisme avait été déjà assez bien entrevu par M. Berton, comme

on en pourra juger par l'extrait suivant de son livre : « Des
bouches des ramuscules bronchiques s'échappe, surtout quand
on presse le tissu; du mucus purulent. Sous la pression,
d'ailleurs, ce tissu crépite, et l'on peut même ainsi produire
une infiltration purulente intervésiculaire comparable, jusqu'à
un certain point, à pareil épanchement d'air, à l'emphysème
interlobulaire. Nous serions même tenté de croire à la possibilité, pendant la vie, de semblables infiltrations, de croire
que des collections purulentes puissent aussi être dues à la
distension et à la rupture de quelques vésicules pulmonaires
remplies de pus. L'amas de pus augmentant, les parties am-
biantes refoulées et phlogosées formeraient les parois du foyer :
ce serait un autre mode de formation des abcès du poumon,
et la bronchite capillaire partagerait, avec la pneumonie lobulaire, la faculté de produire ces abcès (1). »

La pneumonie lobulaire peut donc se terminer par suppuration de trois manières, qui sont : 1° l'hépatisation grise, dans
laquelle le pus est encore combiné, infiltré avec le parenchyme.
Cette forme de suppuration, sur laquelle nous n'avons point
insisté parce qu'elle est bien connue, est la plus fréquente et
constitue un degré moins avancé que les deux autres; 2° La
fonte purulente du lobule avec communication primitive, toujours large, de la cavité purulente avec la cavité de la bronche
lobulaire correspondante qui est dilatée, mais non interrompue
dans sa continuité, et semble s'évaser pour former la vacuole
purulente. Cette seconde forme est loin d'être rare, et se lie
intimement à la coexistence d'une bronchite capillaire. 3° Abcès
proprement dits, ou collections de pus primitivement isolées
et closes de toute part, ne communiquant plus tard avec les
bronches que par une perforation de dehors en dedans de
leurs parois, qui sont nécessairement interrompues et coupées
à pic dans le point de cette communication. Cette troisième
forme est réellement très rare.

____

(1) *Loco citato*, p. 252.

Altérations du parenchyme pulmonaire qui peuvent coïncider avec la pneumonie. — Dans un travail intéressant (*Archives gén. de médecine*, 1844), MM. Legendre et Bailly ont décrit avec un soin tout particulier une lésion spéciale du parenchyme pulmonaire qu'ils pensent avoir été confondue par la plupart des observateurs avec l'hépatisation lobulaire. Cette lésion qu'ils proposent d'appeler *état fœtal*, en raison de son analogie avec l'état normal du poumon chez le fœtus, serait une simple occlusion des vésicules, résultant soit d'une contractilité de tissu, soit d'une congestion du réseau vasculaire extérieur aux vésicules ; et le caractère essentiel de cette altération dans les deux cas serait fourni par l'insufflation qui aurait pour effet constant de rendre plus ou moins complétement aux lobules leur aspect vésiculaire normal. Cette lésion reconnaîtrait pour cause première toutes les conditions capables d'empêcher la pénétration de l'air dans les vésicules. Aussi a-t-elle été surtout constatée à la suite des catarrhes chroniques, qui amènent la stagnation du mucus dans les petites bronches. Tout en admettant, avec MM. Legendre et Bailly, que cette altération ait pu être prise pour les traces d'une pneumonie, comme il résulte des faits observés par eux-mêmes qu'elle se développe dans l'immense majorité des cas, concurremment avec la pneumonie lobulaire, le résultat de ces recherches ne nous paraît pas de nature à modifier fondamentalement les idées qui sont généralement admises aujourd'hui sur la fréquence et les caractères anatomiques de la pneumonie lobulaire, qui en définitive embrasse, suivant nous, les deux formes que ces auteurs ont voulu séparer l'une de l'autre sous le nom de pneumonie partielle et de pneumonie catarrhale. Quoique l'occasion nous ait manqué de vérifier leurs investigations par des ouvertures cadavériques, nous ne répugnons nullement à admettre que le poumon conserve pendant les premières années de l'enfance une disposition remarquable à reprendre l'aspect de l'état fœtal sous l'influence de la débilité, du décubitus dorsal, ou de toute autre cause capable, en diminuant la force de l'inspiration, de favoriser le retrait du tissu pulmonaire. Cette disposition est surtout très marquée chez l'enfant nouveau-né, comme l'a prouvé M. Lhommeau dans une observation très intéressante (*Gaz. des Hôpit.*, année 1842, pag. 522), dont il a tiré des conséquences importantes, soit pour la pathologie, soit pour la médecine légale, puisqu'il serait prouvé par là que le poumon d'un enfant qui a respiré plusieurs heures peut redevenir semblable à ce qu'il était avant la naissance.

D'ailleurs, les observateurs que nous venons de citer ont été précédés dans leurs recherches par quelques médecins étrangers, tels que le docteur Jorg, qui a décrit sous le nom d'*atelectasis pulmonium* cet état des poumons que présentent beaucoup d'enfants nés depuis peu de temps et qui dépend de l'expansion incomplète de ces organes. Mais si la priorité n'appartient pas à nos compatriotes, leurs travaux serviront au moins à prévenir désormais le reproche adressé par MM. Hasse et West aux médecins français d'avoir souvent méconnu l'atélectasie des poumons et de l'avoir confondue avec la pneumonie lobulaire.

C'est sans doute à la lésion que nous venons d'indiquer que se rapporte, au moins en partie, ce qui a été écrit jusqu'à présent sur une altération assez fréquente du parenchyme pulmonaire chez les enfants et à laquelle on a donné le nom de *carnification*. Cette altération est d'ordinaire peu étendue ; elle est quelquefois lobulaire, disséminée ; d'autres fois elle occupe un certain nombre de lobules tous voisins les uns des autres ; elle est alors généralisée et siége souvent au pourtour de la base du poumon. Les lobules carnifiés sont d'un rouge violacé, et circonscrits à la surface du poumon par des raies blanches qui paraissent dues à l'épaississement du tissu cellulaire interlobulaire. A la coupe, ils sont également rouges, lisses, denses, résistants à la pression, qui en exprime un liquide séreux, sanglant, non aéré. Leur tissu ne crépite pas, ne contient point d'air et s'enfonce dans l'eau, mais moins rapidement que dans l'hépatisation, et souvent flotte entre deux eaux. Ce tissu ressemble à celui d'un muscle à fibres serrées et peu distinctes, ou plutôt au tissu du poumon d'un fœtus qui n'a point respiré, avec cette différence que dans celui-ci les vésicules peuvent se dilater par l'insufflation, tandis que dans le tissu carnifié les vésicules paraissent oblitérées.

Ce caractère, s'il était constant, établirait une différence positive entre la carnification et l'atélectasie pulmonaire; mais les recherches récentes faites sur ce point remettent en question la nature de la carnification et montrent la nécessité de recourir à de nouvelles investigations sur ce sujet. Si elle est véritablement distincte de l'état fœtal, elle n'est sans doute autre chose qu'une induration par laquelle l'inflammation s'est terminée; mais ce n'est point une véritable guérison de la pneumonie puisque le tissu carnifié paraît impropre à la respiration et non susceptible de repasser à l'état normal. D'ailleurs, il ne se rencontre qu'à une époque peu éloignée de l'existence de la pneumonie, et le plus souvent celle-ci existe encore avec les caractères ordinaires.

On rencontre quelquefois à la suite de la pneumonie un peu d'*emphysème* soit vésiculaire, soit interlobulaire. Ses caractères annoncent son origine récente. Il doit être, en général, attribué aux efforts de toux. C'est une lésion sans importance.

Assez souvent, les poumons affectés de pneumonie lobulaire présentent des *tubercules*. Sur quarante-huit autopsies de sujets atteints de pneumonie lobulaire, nous avons trouvé dix-neuf fois des tubercules : ce qui donne la proportion de deux cinquièmes à peu près pour terme moyen. Mais cette proportion présente de grandes différences suivant l'âge plus ou moins avancé des sujets, ainsi : sur vingt-deux autopsies d'enfants âgés de deux ans, nous n'avons trouvé que quatre fois des tubercules; chez les enfants de trois ans, trois tuberculeux sur huit autopsies; chez ceux de quatre ans, quatre tuberculeux sur huit autopsies; chez ceux de cinq ans, quatre tuberculeux sur cinq autopsies; chez ceux de six ans, un tuberculeux sur une autopsie ; de même à l'âge de huit, de neuf et dix ans, un tuberculeux pour une autopsie. Le sujet de quinze ans qui a succombé n'avait point de tubercules. Plus tard nous tirerons parti de ces rapports numériques très remarquables, quand nous étudierons l'influence que la pneumonie exerce sur la production des tubercules.

Altérations hors du parenchyme pulmonaire qui peuvent coïncider avec la pneumonie. — L'état des *bronches* mérite une attention spéciale ; car l'altération de ces conduits nous paraît exister constamment dans la pneumonie lobulaire ; mais elle exige, pour être reconnue, un examen très attentif, quand elle ne siége que dans les dernières ramifications aérifères. Il faut, pour ouvrir les bronches, se servir de ciseaux très déliés, dont une pointe est émoussée et plus longue que l'autre d'un à deux millimètres, pour faire l'office de stylet conducteur. En procédant avec soin et lenteur, on peut poursuivre les bronches jusqu'à une très petite distance de la plèvre, c'est-à-dire jusqu'au point où elles pénètrent dans les lobules. Examinées dans leurs dernières divisions, les bronches présentent une dilatation considérable et sont remplies d'un mucus puriforme. Nous disons que cette dilatation est considérable, non d'une manière absolue, mais relativement au calibre normal de ces conduits. En effet, à l'état normal, les bronches, assez loin des lobules auxquels elles se distribuent, sont déjà si petites qu'on ne peut les poursuivre ; dans la pneumonie lobulaire il n'en est plus ainsi, et de capillaires qu'elles étaient elles sont souvent devenues assez larges pour contenir un stylet de moyenne grosseur ; quelquefois même leur calibre approche de celui d'une plume de corbeau. Il est plus difficile de constater leur rougeur, l'épaississement et le ramollissement de leur tissu ; mais dans les cas où cela n'est pas possible, la dilatation et la présence des liquides nous paraissent très suffisantes pour prouver l'existence d'une affection catarrhale des petites bronches. A mesure qu'on remonte dans les bronches d'un moyen calibre, la dilatation paraît, relativement à l'état normal, moins considérable,

bien que le plus souvent elle soit sensible. Elles contiennent
aussi presque toujours des liquides muqueux, puriformes ou
même purulents. On y constate plus facilement la rougeur,
l'épaississement et le ramollissement de la muqueuse : toutefois
ces dernières lésions ne sont pas très fréquentes, et leur absence prouve non l'absence d'un état morbide des bronches, mais
la prédominance de l'élément catarrhal sur l'élément inflammatoire, distinction à laquelle nous attachons une extrême
importance, et qui nous semble ne pas avoir assez fixé l'attention de ceux qui ont écrit dans ces derniers temps sur la pneumonie lobulaire; enfin, dans les grosses bronches, la trachée
et le larynx, il y a très rarement des lésions profondes. Le plus
souvent elles se réduisent à quelques rougeurs, à un peu d'épaississement de la muqueuse ou du tissu fibreux des bronches;
des mucosités existent aussi souvent dans leur intérieur.

Du peu de détails que nous venons de donner, mais surtout
de l'ensemble de nos observations, il résulte que si dans la
pneumonie lobulaire on cherche à constater des lésions inflammatoires dans les bronches, on verra qu'elles ne sont pas toujours évidentes, et que la bronchite proprement dite peut ne
pas exister sur le cadavre; mais si l'on recherche les caractères
d'un catarrhe bronchique, on verra qu'il ne manque jamais.

Le siége des altérations bronchiques est important à étudier,
en ce qui concerne surtout les dernières ramifications des conduits aériens; car de l'examen de cette question, on peut faire
découler une partie des preuves que nous donnerons plus tard
pour établir les connexions intimes de la pneumonie lobulaire
avec le catarrhe bronchique. On doit se demander si à tous les
lobules enflammés correspondent des tuyaux bronchiques malades, et s'il n'y a des tuyaux bronchiques malades que dans
les points où existent des lobules enflammés. Voici ce que notre
observation nous permet de répondre : Dans la pneumonie
lobulaire disséminée, il est à peu près impossible de trouver
un seul noyau d'hépatisation auquel n'aboutissent des bronches dilatées et pleines de mucosités purulentes; dans la pneu-

monic lobulaire généralisée évidente, une partie des lobules malades correspond à des bronches saines, mais la plus grande partie correspond à des bronches malades; enfin, dans la troisième variété, il n'y a ordinairement qu'un petit nombre de lobules qui correspondent à de petites bronches évidemment altérées, dilatées et pleines de mucosités purulentes; le plus grand nombre est enflammé sans lésion des bronches correspondantes. Quant à la seconde question, nous répondrons qu'on trouve à peu près constamment, dans des portions de poumon où aucun lobule n'est malade, quelques ramifications bronchiques altérées de la manière qu'il a été dit. En résumé, on voit que, par le siége et l'étendue, il n'y a pas toujours un rapport exact entre la pneumonie lobulaire et le catarrhe des petites bronches; mais contentons-nous maintenant d'établir le fait. Nous verrons plus tard comment il faut l'interpréter, et si l'on peut avec raison en tirer une objection contre la théorie qui rattache la pneumonie lobulaire à une maladie antérieure des bronches.

On trouve souvent, à l'autopsie des enfants atteints de pneumonie, des traces de *pleurésie* ancienne ou récente. Dans la plupart des cas qui se rapportent à cette seconde catégorie, les altérations sont peu considérables, et ne constituent réellement qu'une lésion très secondaire par rapport à la pneumonie coïncidente. Dans d'autres cas beaucoup moins nombreux, c'est la pleurésie qui prend le dessus et constitue la maladie principale; mais cela n'arrive guère que dans le dixième des cas environ.

Lorsque la pneumonie s'est terminée par suppuration, il arrive quelquefois que le pus se fait jour à travers la plèvre, et si des adhérences ne se sont pas formées préalablement entre les deux feuillets de cette membrane séreuse, la fistule pleuro-bronchique donne lieu à un pneumothorax avec ou sans épanchement de pus. Des cas de ce genre ne sont pas excessivement rares, et nous en avons déjà recueilli quatre observations. Il est vrai que chez deux malades la pneumonie était venue compliquer la phthisie, et que là perforation pulmonaire fût plutôt la conséquence du ramollissement des tubercules que l'effet direct de la pneumonie; mais chez deux autres enfants la pneumonie était simple, et la perforation fut le résultat d'un véritable abcès ouvert à la fois dans la plèvre et dans la cavité des bronches. Nous reviendrons sur ces faits à propos du pneumothorax.

Les *glandes bronchiques* sont quelquefois saines; le plus souvent elles sont volumineuses, ramollies, rouges; quelquefois elles renferment de la matière tuberculeuse.

Le cœur, son enveloppe et les gros vaisseaux sont généralement sains. Dans un certain nombre de cas compliqués, les centres nerveux et leurs enveloppes présentent des traces d'inflammation. Les organes le plus souvent affectés sont les intestins, qui présentent le plus ordinairement les traces d'un catarrhe chronique que nous décrirons plus tard. On comprend que ces altérations dans divers organes constituent des complications, et que ce n'est pas ici le lieu de les étudier à fond : nous ne faisons donc que les mentionner.

Siége de la pneumonie lobulaire. — L'étude du siége de la pneumonie nous offre plusieurs particularités dignes d'intérêt; et nous tâcherons d'en faire ressortir toutes les considérations qui se rattachent aux points importants de l'histoire de cette maladie.

On peut établir, comme une règle qui ne comporte presque aucune exception, que la pneumonie lobulaire est toujours double. Sur les soixante et un cas que nous avons observés, nos notes font foi que la pneumonie était double cinquanteneuf fois. Dans deux de nos observations seulement qui ont été malheureusement recueillies avec peu de détails, des altérations sont décrites dans l'un des deux poumons, et il est dit que l'autre est sain. Or nous craignons que l'examen n'ait pas été très approfondi, et si nous osions suppléer par nos souvenirs au manque de détails consignés dans nos observations, nous dirions que probablement il existait aussi dans le poumon supposé sain quelques traces de pneumonie qui n'auront pas été assez recherchées, ou que nous aurons oublié de noter.

Si donc la pneumonie lobulaire est toujours double, on voit, d'une part, quelle différence elle présente avec la pneumonie lobaire, et d'autre part combien ce siége dans les deux poumons est en rapport avec celui du catarrhe bronchique. Peut-on décider si la pneumonie, tout en étant double, affecte une prédominance pour l'un ou pour l'autre des deux poumons? On ne peut guère sur ce point recueillir que des données approximatives, car souvent l'étendue de cette lésion est difficile à évaluer même sur le cadavre, et, à plus forte raison, sur le vivant. Nous ne voudrions donc pas qu'on prît dans leur rigoureuse valeur les chiffres que nous allons donner; qu'on les considère seulement comme le résultat d'une appréciation aussi exacte que possible de notre part, mais que nous ne prétendons point avoir été infaillible.

Sur nos cinquante-neuf cas de pneumonie double, il en est huit que nous devons éliminer, parce qu'il est seulement dit dans nos notes que la pneumonie est double, sans aucune autre indication. Restent cinquante et un cas.

Dans six cas, la pneumonie est dite double sans prédominance sensible à droite ou à gauche; dans quarante-cinq, la prédominance s'est montrée vingt-trois fois à droite et vingt-deux fois à gauche. Les deux cas de pneumonie unilatérale dont nous avons parlé plus haut appartiennent au côté gauche. On voit donc que la pneumonie lobulaire double ne prédomine pas plus souvent dans le poumon droit que dans le poumon gauche, et que nous ajouterons que, dans la plupart des cas où la prédominance existe dans les poumons, elle n'est pas très prononcée.

La partie postérieure des poumons est le siége de prédilection de la pneumonie lobulaire. Le plus souvent elle existe en même temps en avant; mais presque toujours elle est plus étendue, plus avancée dans la région postérieure. La pneumonie lobulaire n'est presque jamais circonscrite dans un seul lobe du poumon; elle occupe à la fois le lobe inférieur et le lobe supérieur, mais il est rare qu'elle ne soit pas plus étendue, plus généralisée et plus avancée dans le premier que dans le second.

La pneumonie lobulaire généralisée (deuxième variété) présente quelquefois dans son siége des particularités dignes de remarque, et qui expliquent l'obscurité du diagnostic. On la voit quelquefois se limiter, ou du moins siéger spécialement le long des bords du poumon, surtout le long du bord inférieur du lobe supérieur et à la circonférence de la base du lobe inférieur; c'est cette pneumonie qu'on a appelée marginale. Dans d'autres cas, la pneumonie occupe une assez large surface de la face diaphragmatique du poumon; mais soit en avant, soit en arrière, elle s'élève à peine à un pouce de hauteur. Quelquefois elle est bornée à la région médiastine. Enfin, dans d'autres cas plus rares, il est vrai, la pneumonie occupe une certaine étendue à la surface du poumon, soit en arrière par exemple; et, au premier abord, il semble que la plus grande partie du lobe soit envahie; mais par une section qui pénètre au centre de l'organe, on voit que les lobules superficiels seuls sont hépatisés, que l'altération ne pénètre pas à plus d'un demi-pouce environ dans l'épaisseur du poumon. On pourrait appeler cette forme de pneumonie : superficielle ou corticale.

On conçoit que, dans les quatre ordres de faits que nous venons d'indiquer, les résultats de la percussion et de l'auscultation doivent être négatifs, soit parce que la masse hépatisée n'est pas en rapport avec la paroi costale du thorax (pneumonie diaphragmatique et médiastine), soit parce que la couche de parenchyme pulmonaire qui est hépatisée (pneumonie corticale et marginale) est trop mince pour fournir de la matité et du souffle bronchique, superposée qu'elle est à des portions saines du poumon dans lesquelles la respiration se fait très bien. Nous terminerons en faisant remarquer que, dans ces quatre variétés de pneumonie, la stagnation des mucosités bronchiques joue probablement un rôle très actif, puisque les lobules affectés sont les plus éloignés de la racine des bronches, et qué, par conséquent, les extrémités bronchiques qui les alimentent sont celles dans lesquelles l'évacuation des mucosités éprouve le plus d'obstacles, soit par leur position déclive, soit par le long trajet qu'elles ont à parcourir.

Nous pouvons résumer ce que nous venons de dire sur le siége de la pneumonie lobulaire dans les trois propositions suivantes :

1° La pneumonie lobulaire est toujours double.

2° Elle prédomine presque toujours sensiblement dans l'un ou l'autre poumon; mais cette prédominance n'est pas plus fréquente à droite qu'à gauche.

3° Il est plusieurs variétés de pneumonie lobulaire généralisée qui, en raison de leur siége, ne peuvent point être diagnostiquées par les signes physiques : ce sont celles que l'on peut appeler diaphragmatique, médiastine, marginale et corticale ou superficielle.

Causes.

Nous admettons et nous démontrerons bientôt que la pneumonie lobulaire est toujours consécutive à un état morbide des bronches; nous pourrions dès lors nous dispenser de rechercher quelles sont ses causes générales prédisposantes et occasionnelles, puisque celles-ci ne paraissant agir que par l'intermédiaire de l'affection bronchique, leur étude devrait être plutôt rattachée à l'histoire de cette affection considérée en elle-même, qu'à celle de la pneumonie lobulaire. Mais ces causes n'ont pas seulement une action éloignée sur la production de la pneumonie; quand elles ont agi sur les bronches, la plupart d'entre elles continuent leur action, et ce que seules elles n'avaient pu faire, elles le produisent lorsqu'elles sont de nouveau mises en jeu concurremment avec l'action plus spéciale de l'affection bronchique. Ainsi l'âge n'explique pas seulement la fréquence du catarrhe chez les enfants, et partant celle de la pneumonie lobulaire, mais il explique encore comment, sur un nombre donné de sujets atteints de la première maladie, la seconde sera plus fréquente chez les sujets en bas âge que chez les sujets adultes. Il en est de même de plusieurs autres causes. Ce serait donc étudier incomplétement l'étiologie de la pneumonie lobulaire, que d'exposer seulement ce qui se rapporte à sa cause prochaine. Nous consacrerons, par conséquent, un premier article aux causes éloignées de cette affection, et un second à sa cause prochaine.

§ 1. Causes générales, prédisposantes et occasionnelles, de la pneumonie lobulaire.

Age. — Son influence est très manifeste. La maladie paraît plus rare avant l'âge d'un an que dans les années suivantes. Dans les premiers temps de la vie, la pneumonie revêt le plus souvent la forme lobaire, puisque, d'après un relevé pris par M. Valleix, sur des enfants âgés de moins d'un an, trente et un cas seulement appartenaient à la pneumonie lobulaire sur cent trente-neuf. C'est la proportion d'un cinquième. D'un à quinze ans, c'est la proportion contraire qu'on observe; car les pneumonies lobaires sont aux lobulaires dans le rapport de 1 à 4 ou 5. Cette prédominance de la forme lobulaire est encore bien plus marquée dans la période d'un à cinq ou six ans, qui fournit environ les cinq sixièmes de la totalité des pneumonies lobulaires qu'on observe dans l'enfance. Ainsi, en réunissant soixante et un cas de cette maladie, observés par nous, à deux cent trois recueillis par MM. Rilliet et Barthez, nous en trouvons 211 chez des enfants d'un à six ans, et 53 seulement chez ceux de six à quinze ans (1).

(1) Voici le tableau des cas que nous avons observés :

Age.	Nombre de cas.		Age.	Nombre de cas.
De 1 1/2 à 3 ans	25		Report	54
3 à 4	10		De 8 à 9	1
4 à 5	10		9 à 10	1
5 à 6	6		10 à 11	1
6 à 7 ans	3		14 à 15	3
À reporter	54		A 15 ans	1
			Total	61

On voit, par ce tableau, que la pneumonie lobulaire devient très rare après l'âge de cinq à six ans, mais qu'elle se rencontre quelquefois après cette époque, et qu'elle ne se circonscrit pas d'une manière absolue dans les premières années de l'enfance, comme l'ont avancé Gerhard et Rufz.

Sexe. — Tandis que la pneumonie lobaire, comme on le verra plus tard, est plus fréquente chez les garçons que chez les filles, il paraît que le sexe n'exerce pas une influence marquée sur la pneumonie lobulaire. M. Rufz n'a rien dit sur ce point, mais cette opinion est celle de MM. Rilliet et Barthez. Quant à nous, ayant observé dans des salles de garçons, nous dirons seulement que M. Henri Roger qui, à la même époque, était interne dans les salles de filles, et qui, comme nous, prenait des notes sur tous ses malades, nous dit avoir recueilli environ quatre-vingts cas de pneumonie. Si, sur ces quatre-vingts cas, nous en ôtons douze ou quinze qui étaient probablement lobaires, il en restera soixante et quelques, nombre un peu supérieur au nôtre, mais qui s'explique par le nombre des lits un peu plus considérable dans la division des filles que dans celles des garçons.

Tempérament. — Rien n'est plus difficile à déterminer que l'influence du tempérament sur la production des maladies, en général, chez les enfants. Il n'y a, en effet, chez eux, surtout dans le premier tiers de l'enfance, qu'une seule espèce de tempérament : le lymphatique. Or, il est bien certain que ce tempérament constitue une prédisposition aux affections catarrhales et secondairement à la pneumonie lobulaire, et nous avons souvent été frappé de l'apparence essentiellement flegmatique d'un bon nombre d'enfants atteints de pneumonie lobulaire. Avec ces conditions, coïncide le plus souvent une complexion primitivement faible et délicate, ou affaiblie par des maladies antérieures. On peut regarder comme très rare le cas où une pneumonie lobulaire attaque d'emblée un petit enfant bien constitué et habituellement bien portant.

Saisons. — L'influence des saisons ne s'exerçant pas directement sur la production de la pneumonie lobulaire, parce que cette maladie dépend presque constamment d'un autre état morbide antérieur, c'est sur celui-ci que porte préalablement l'action des vicissitudes atmosphériques. Si l'on tient compte du grand nombre de fièvres éruptives qui règnent au printemps et en automne, on sera porté à partager l'opinion de De La Berge et de M. Léger qui regardent la pneumonie lobulaire comme plus fréquente dans ces deux saisons. En définitive, on peut accorder aux saisons la même influence sur le développement de cette affection que sur celui du catarrhe bronchique (1).

Refroidissement. — On sait que, chez les adultes, la pneumonie lobaire succède souvent à un refroidissement brusque et prolongé; on pense aussi que si l'action de cette cause n'est démontrée que dans un quart ou un tiers des cas, cependant elle s'exerce probablement avec une plus grande fréquence: Or, ce qu'il est difficile de démontrer dans la majorité des cas chez l'adulte, le devient encore plus chez les enfants, et nous sommes réduit à établir l'action de cette cause, non sur des preuves directes résultant de l'observation des faits, mais sur des probabilités tirées de l'examen des conditions dans lesquelles sont placés les sujets qui contractent une pneumonie lobulaire : c'est ce que nous avons déjà fait en grande partie dans nos considérations sur les causes de la mortalité à l'hôpital des Enfants malades, et il ne nous reste que peu de remarques à ajouter.

(1) Voici le tableau du relevé de tous les cas que nous avons observés, pendant le semestre d'été de l'année 1838, à l'hôpital des Enfants malades :

Pneumonies lobulaires trouvées en traitement à notre entrée dans le service, au 1er avril . . . . 5 cas.

Pneumonies lobulaires qui ont pris naissance dans le mois d'avril 12
    —   —   de mai 8
    —   —   de juin 11
    —   —   de juillet 4
    —   —   d'août 12
    —   —   de septembre . 7
    —   —   après le 30 septembre . . . 2

Total 61

.Chez les enfants, le refroidissement doit être rarement intense. En effet, soit dans leur famille, soit à l'hôpital, on les laisse peu sortir au dehors pendant les jours où la température est très basse. Ils sont ordinairement chaudement vêtus, et, se livrant à leurs jeux dans l'intérieur des habitations, ils sont moins exposés à être surpris dans un moment de sueur par un froid très vif. Mais si le froid ne paraît pas agir chez eux avec intensité, il est très probable que son action modérée se répète souvent. Par l'effet d'une insouciance qui tient à leur âge, bien des fois les enfants endurent le froid aux pieds, plutôt que de quitter leurs jeux pour s'approcher du foyer. D'autres fois, ils restent les pieds humides, se placent près des portes où des fenêtres ouvertes, s'exposent à des courants d'air frais, se découvrent la nuit quand le poids des couvertures ou la chaleur du lit les incommodent, marchent les pieds nus sur le sol en s'habillant ou en se déshabillant ; dans d'autres circonstances, ils boivent des liquides froids au moment même où quelque exercice vient d'échauffer leur corps et de les mettre en sueur, etc. En résumé, au milieu de ces conditions et de beaucoup d'autres que nous passons sous silence, le froid exercé incontestablement son influence, seulement on remarque que cette influence se borne à produire le catarrhe bronchique, s'il n'existait pas, ou bien à faciliter sa transformation en pneumonie lobulaire, s'il existait déjà.

Séjour à l'hôpital ; décubitus. — Les enfants qui séjournent à l'hôpital éprouvent une influence d'autant plus fâcheuse de la part des conditions qui les entourent qu'ils sont plus jeunes. Or, comme la pneumonie lobulaire est bien plus fréquente d'un à cinq ans qu'aux autres époques de l'enfance, il en résulte pour nous que cette maladie doit souvent dépendre des seules conditions propres à l'hôpital des Enfants malades. Sur soixante et un cas de pneumonie lobulaire, nous en avons vu environ trente prendre naissance à l'hôpital. Il faut bien dire que beaucoup d'entre elles se seraient également développées partout ailleurs, parce qu'elles paraissaient encore plus soumises à l'influence d'autres causes qu'à celle des conditions propres à l'hôpital ; mais nous ne croyons pas faire trop large la part de cette dernière influence, en avançant que sur ces trente pneumonies, dix-huit ou vingt au moins n'auraient pas pris naissance, si les enfants fussent restés dans le sein de leurs familles, soumis à de bonnes conditions hygiéniques et entourés de tous les soins nécessaires.

De toutes les conditions défavorables que les jeunes enfants rencontrent à l'hôpital, la plus puissante nous paraît être le décubitus dorsal prolongé : son influence avait été depuis longtemps remarquée chez les nouveau-nés par Billard et Denis de Commercy. M. Léger, et, plus tard, MM. Rilliet et Barthez, qui ont observé à l'hôpital des Enfants malades de Paris, ont aussi avancé que, chez plusieurs enfants, le coucher sur le dos longtemps prolongé est la seule cause probable du développement de quelques pneumonies secondaires. Quant à nous, qui avons observé dans les mêmes conditions, nous pensons que cette cause, toute puissante qu'elle soit, n'agit jamais seule. Nous avons fait voir ailleurs à quelles causes multipliées de maladies sont exposés les enfants, et l'on ne peut guère démontrer que c'est à une seule d'entre elles, à l'exclusion des autres, qu'est dû le développement de la pneumonie. Quoi qu'il en soit, le décubitus prolongé peut produire deux effets : le premier est une stase sanguine dans les parties les plus déclives du poumon, le second est la stagnation des mucosités bronchiques dans les conduits aériens dont la direction est telle que ces mucosités, pour être expectorées, doivent cheminer en sens opposé à la pesanteur. Nous ne prétendons pas nier le premier de ces deux effets, mais nous le croyons beaucoup moins important que le second ; car, en général, les caractères anatomiques de la pneumonie des enfants ne sont point analogues à ceux de la pneumonie hypostatique. Si l'influence de la stase sanguine dans les parties déclives du poumon était bien réelle, on verrait ces parties se prendre en masse, et la pneumonie aurait une forme lobaire.

Or, ce n'est pas ce qui arrive chez les enfants; dans la plupart des cas où l'influence du décubitus paraît jouer le plus grand rôle, la forme de l'hépatisation est encore lobulaire, et, de deux lobules voisins l'un de l'autre et également déclives, souvent l'un est enflammé pendant que l'autre est sain. Ce que nous établissons comme fait général comporte néanmoins des exceptions, et, dans quelques cas, la stase sanguine nous a paru une cause évidente de pneumonie; mais alors, chose remarquable et tout à fait d'accord avec les inductions physiologiques, la forme de la pneumonie a été moins évidemment lobulaire. Au premier abord on a pu la croire lobaire, et ce n'est qu'avec beaucoup d'attention qu'on a pu reconnaître son origine lobulaire : c'est ainsi que nous avons été amené à regarder les pneumonies lobulaires pseudo-lobaires comme la conséquence, tantôt d'une généralisation très rapide, tantôt d'une stase sanguine générale qui est venue s'ajouter aux causes plus spéciales de la pneumonie lobulaire. Le décubitus nous paraît exercer surtout son influence sur la stagnation des liquides bronchiques dans les parties déclives, et cette action est singulièrement favorisée, dans le jeune âge, par la faiblesse et la difficulté de l'expectoration. Nous aurons soin de faire ressortir ailleurs toutes les considérations qui se rattachent à ces faits.

Maladies antérieures. — Nous abordons maintenant l'un des points les plus importants de l'étiologie de la pneumonie lobulaire, et, nous devons le dire, un de ceux qui présentent le plus de difficultés; car il ne s'agit pas tant d'énumérer simplement les maladies dans le cours desquelles survient la pneumonie lobulaire, que de démontrer la relation de cause à effet entre ces maladies, et de pénétrer la manière d'agir des premières sur la seconde. C'est un travail qui demande à être fait sans aucune idée préconçue, mais qui exige une investigation minutieuse et approfondie. Nous prions donc le lecteur de suivre avec attention l'exposition des faits nombreux et divers dans laquelle nous entrons.

Chez seize de nos soixante et un malades, la pneumonie lobulaire a pris naissance sous l'influence de la rougeole; mais tantôt cette influence a agi seule, tantôt elle a été aidée par quelque autre état pathologique : ainsi, chez dix malades seulement, la rougeole s'étant déclarée au milieu d'une bonne santé, s'est compliquée de pneumonie lobulaire pendant sa période d'éruption ou de desquamation. Chez trois autres sujets, la rougeole ayant pris naissance dans le cours d'un catarrhe bronchique (dans deux cas) ou intestinal (un cas) non récent, s'est également compliquée de pneumonie lobulaire pendant sa période d'éruption ou de desquamation. Dans trois autres cas, la pneumonie lobulaire n'est survenue qu'à une époque déjà éloignée de la rougeole; mais celle-ci avait laissé à sa suite un catarrhe bronchique et intestinal chronique : c'est ce catarrhe qui a servi de lien et d'intermédiaire entre la rougeole et la pneumonie lobulaire, et qui a permis de rapporter l'origine de celle-ci au principe morbilleux. En résumé, on voit donc que sur ces seize cas la cause immédiate de la pneumonie lobulaire a été treize fois le catarrhe morbilleux aigu, et trois fois le catarrhe morbilleux chronique.

L'influence de la rougeole est infiniment plus puissante que celle des autres fièvres éruptives : en effet, dans deux cas seulement, la scarlatine a été suivie de pneumonie. Celle-ci n'est survenue qu'assez longtemps après l'éruption, environ quinze jours, et alors que d'autres complications graves existaient déjà : ainsi, dans un cas, il y avait une angine très intense et des abcès sous-maxillaires; dans l'autre, anasarque, épanchement et inflammation dans les plèvres; aussi la pneumonie n'a pas été le principal des accidents, et l'élément bronchique, bien qu'il n'ait pas totalement manqué, n'a plus joué le même rôle que dans les cas de rougeole.

La variole offre encore assez peu d'importance dans ses connexions avec la pneumonie lobulaire : en effet, chez deux malades elle avait disparu depuis longtemps, mais laissé après elle un catarrhe bronchique chronique qui devint, plutôt que la variole elle-même, la véritable origine de la pneumonie. Dans un troisième cas, l'enfant était affecté depuis deux ou trois mois d'un catarrhe chronique des bronches et de l'intestin quand il fut pris de la variole. Ce fut dans la période de suppuration de celle-ci que se déclara la pneumonie lobulaire.

Ainsi, sur 61 cas de pneumonie lobulaire, il y en a 21 que nous pouvons rattacher aux fièvres éruptives par l'intermédiaire d'un catarrhe bronchique qui est inséparable de la plupart d'entre elles.

Nous arrivons maintenant aux cas dans lesquels le catarrhe bronchique est idiopathique, et qui sont plus nombreux encore. Chez 10 sujets, la pneumonie a été précédée de catarrhe bronchique simple, presque toujours ancien et datant de plusieurs mois. Nous trouvons dans nos observations que la date de ce catarrhe remonte à plus d'un mois dans 7 cas, à moins d'un mois dans 2 cas, et à quelques jours seulement dans un cas. — Chez 12 autres malades, le catarrhe bronchique était compliqué de catarrhe intestinal (diarrhée muqueuse). Sur ces 12 cas, l'affection catarrhale a paru récente 3 fois, et ancienne 9 fois. —Nous avons donc un total de 22 cas dans lesquels le catarrhe bronchique, simple ou compliqué de catarrhe intestinal, le plus souvent ancien et très rarement récent, a précédé le début de la pneumonie lobulaire.

L'élément bronchique ou plutôt catarrhal joue un si grand rôle dans la coqueluche, que l'on doit s'attendre à voir souvent cette maladie compliquée de pneumonie : c'est, en effet, ce que l'observation nous a montré, ainsi qu'à nos devanciers. Chez 3 sujets, au moment où la pneumonie est venue compliquer la coqueluche, celle-ci était simple, récente dans 2 cas, et ancienne dans le troisième. Elle était compliquée, dans 6 cas, de quelque autre maladie, savoir : de catarrhe bronchique ancien dans un cas, de catarrhe bronchique et intestinal ancien dans un cas, et de catarrhe intestinal ancien seulement dans 4 cas. En tout, 9 cas de coqueluche compliquée de pneumonie lobulaire.

Enfin, dans un cas de fièvre typhoïde, maladie dans laquelle on ne niera pas l'existence de l'élément catarrhal bronchique, nous avons observé une pneumonie lobulaire généralisée qui n'est survenue que dans le cours du troisième septénaire.

Tels sont les cas, au nombre de 53, dans lesquels les commémoratifs, les symptômes et les caractères anatomiques ne nous ont pas permis d'élever le moindre doute sur l'existence de l'élément bronchique antérieurement au développement de la pneumonie lobulaire et sa connexion intime avec cette maladie.

La généralisation de ces faits, que nous tenterons plus tard, se trouverait-elle infirmée ou contredite par les huit faits dont il nous reste à rendre compte? Nous ne le pensons pas, car on va voir que, si ces faits ne peuvent nous servir de preuves positives, ils sont également insignifiants et inutiles comme preuves négatives. Nous allons pour cela donner en peu de mots l'histoire des huit sujets qui nous les ont fournis.

Trois d'entre eux sont arrivés à l'hôpital présentant une pneumonie très avancée. Toute espèce de renseignements a manqué sur les antécédents des malades et sur les commémoratifs de la maladie. Sur ces 3 cas, la pneumonie avait une fois la forme lobulaire généralisée avec élément bronchique très prononcé sur le cadavre; 2 fois elle avait la forme pseudolobaire *avec élément bronchique moins prononcé* que dans le cas précédent, mais plus évident que dans la pneumonie lobaire franche. Dans un quatrième cas, l'enfant offrait à son entrée une pneumonie compliquée d'épanchement. Il n'est pas dit dans nos notes s'il toussait depuis longtemps; mais nous avons noté que le malade avait la diarrhée depuis vingt jours. A l'autopsie, la pneumonie avait la forme lobulaire généralisée et l'élément bronchique très manifeste.

Dans un cinquième cas, la santé était mauvaise depuis trois mois. A l'entrée dans l'hôpital, stomatite et angine peu intenses; pneumonie lobulaire déjà très avancée. A l'autopsie, forme lobulaire généralisée; élément bronchique bien caractérisé.

Dans le sixième cas, absence de renseignements; coryza; angine avec sécrétion catarrhale très abondante; gêne asphyxique de la respiration; mort prompte. A l'autopsie, pneumonie de forme pseudo-lobaire, splénisation. *L'élément bronchique existe à peine.*

Dans le septième cas, convulsions à plusieurs reprises; renseignements peu précis; pneumonie lobulaire compliquée d'œdème. A l'autopsie, forme lobulaire généralisée; élément bronchique bien caractérisé.

Dans le huitième cas, otorrhée et dentition laborieuse. Pendant longtemps sous nos yeux absence de tout signe de catarrhe bronchique; pneumonie latente; mort. A l'autopsie, forme pseudo-lobaire. *L'élément bronchique manque presque complétement.*

Nous croyons que tous ces faits sont trop incomplets pour pouvoir en tirer aucune conclusion bien rigoureuse. On remarquera, en effet, que, dans la plupart, les renseignements ont été nuls ou très insuffisants; que, dans quelques-uns, il y avait une affection catarrhale dans quelque point de l'économie (quatrième, sixième et huitième cas), et peut-être un certain degré de catarrhe bronchique latent; que dans les quatre cas où à l'autopsie on a constaté la forme lobulaire de la pneumonie, il y avait des altérations notables des petites bronches; que, dans les quatre autres, la pneumonie ayant la forme pseudo-lobaire, l'élément bronchique a été presque nul (deuxième, troisième, sixième et huitième cas).

Ces quatre derniers faits sont donc en définitive les seuls qui puissent, jusqu'à un certain point, infirmer la valeur absolue des conclusions que nous avons tirées de cinquante-trois autres faits tous probants. Mais il n'aurait tenu qu'à nous d'en annuler la portée en les classant parmi les cas de pneumonie lobaire. En ne consultant que la forme de la pneumonie et l'existence peu marquée de l'élément bronchique, il y avait en effet suffisante raison pour classer ces quatre cas parmi ceux de la pneumonie lobaire. Mais en considérant que, dans ces quatre cas, il s'est rencontré plusieurs des conditions qui président constamment au développement de la pneumonie lobulaire, nous les avons classés dans la même catégorie, parce que nous avons préféré un point de vue général de pathogénie à un point de vue d'anatomie pathologique nécessairement plus étroit et plus stérile.

Il n'est pas permis de douter que les tubercules n'exercent quelquefois une influence sur la production de la pneumonie lobulaire, mais cette influence a lieu de deux manières. Tantôt elle est directe, c'est lorsque le tubercule agit comme corps étranger sur le tissu qui l'environne et en détermine l'inflammation ; tantôt elle est indirecte, c'est lorsque la bronchite qui accompagne les tubercules et résulte de leur ramollissement suppuratif, met en jeu par elle-même les conditions qui produisent la pneumonie lobulaire : ces deux modes d'action sont le plus souvent réunis. Le premier rend facilement compte de la forme lobulaire de la pneumonie, et le second se prête aux considérations que nous avons émises sur les principales variétés de bronchite symptomatique ou idiopathique qui précèdent la pneumonie.

§ 2. Cause prochaine de la pneumonie lobulaire.

« Il y a évidemment pour la production des pneumonies lobulaires des enfants, une condition proégumène qui tient probablement à des circonstances de l'âge. Nous ne la connaissons pas. » (*De l'influence des âges sur les maladies*, thèse de concours, par A.-N. Gendrin, Paris, 1840 ; in-8, page 43.)

La lecture de ces lignes sorties de la plume d'un médecin que sa grande expérience et ses vastes connaissances rendent bien capable d'apprécier et de caractériser l'état de la science, nous a conduit à faire de la cause prochaine de la pneumonie lobulaire l'objet d'une étude approfondie. A vrai dire, l'ignorance proclamée par M. Gendrin ne nous paraît pas aussi complète qu'il l'affirme, car il est impossible de ne pas reconnaître que les travaux publiés dans ces dernières années sur la pneumonie lobulaire, ont certainement avancé l'état de nos connaissances sur ce sujet. Cependant l'assertion d'un homme grave nous ayant engagé à relire et à analyser presque tout ce qui a été écrit sur la cause prochaine de la pneumonie lobulaire, nous avons acquis la conviction qu'il manquait un complément à ces travaux, et qu'aucune des opinions émises jusqu'à ce jour sur ce sujet n'était appuyée sur une démonstration satisfaisante. Il faut donc aborder de nouveau la question.

Nous commencerons par rappeler que l'époque de l'enfance dans laquelle la pneumonie diffère le plus de ce qu'elle est dans l'âge adulte, n'est pas celle qui se rapproche le plus de la naissance. En effet, la forme de cette maladie qu'on sait propre aux enfants, sinon exclusive, est la forme lobulaire. Or, celle-ci, au lieu d'être d'autant plus fréquente que les enfants sont plus jeunes, est au contraire très rare avant le cours ou la fin de la première dentition. Avant cette époque, l'immense majorité des pneumonies présente la forme lobaire. La période de la vie qui fournit le plus grand nombre de pneumonies lobulaires s'étend depuis l'âge d'un an environ jusqu'à celui de cinq à six ans. De six à quinze ans, cette maladie va en diminuant de fréquence d'une manière extrêmement sensible, pour devenir très rare dans la jeunesse et les âges suivants.

En face de ces résultats acquis récemment à la science, et qui sont bien de nature à éveiller une vive curiosité, on doit se demander en quoi consiste cette influence de l'âge sur la forme de la pneumonie, influence telle qu'elle se circonscrit dans la seconde période de la première enfance, et tend à s'éteindre à mesure qu'on s'éloigne, soit du commencement, soit de la fin de cette période.

Il semble tout naturel d'en chercher d'abord la raison dans les conditions anatomiques et physiologiques de l'appareil respiratoire. Or, voici ce que nous apprend l'anatomie du poumon de l'enfant : 1° les lobules du poumon sont plus distincts, plus isolés les uns des autres par le tissu cellulaire qui les entoure; de là plus d'indépendance dans la vitalité et dans les maladies de chaque lobule; 2° le tissu spongieux du lobule présente des vésicules plus nombreuses et beaucoup plus étroites : il en doit résulter une oblitération plus facile de leurs cavités, soit par l'engorgement de leur tissu, soit par l'accumulation des liquides [sécrétés dans leur intérieur; 3° chaque rameau bronchique terminal est d'un calibre inférieur à celui qu'il aura dans l'âge adulte : il doit s'oblitérer plus facilement, soit par l'épaississement morbide de ses parois, soit par la stagnation des mucosités qu'il sécrète. Ces trois conditions ne sont pas les seules que l'anatomie nous permettrait d'invoquer, mais elles sont les plus importantes, et l'on sait qu'elles sont d'autant plus prononcées qu'on les étudie à une époque plus rapprochée de la naissance. Or, si elles étaient la cause prochaine de la pneumonie lobulaire, celle-ci serait d'autant plus fréquente que ces conditions sont elles-mêmes plus développées; par conséquent elle serait plus fréquente avant qu'après l'âge d'un à six ans; ce qui n'est pas.

La physiologie, à son tour, peut-elle nous fournir une meilleure explication? Sans doute l'établissement brusque de la respiration à la naissance, l'activité du mouvement de composition et de décomposition dans l'enfance, et, par suite, celle de l'hématose pulmonaire, celle de la circulation dans le poumon, celle de la nutrition, des absorptions et des exhalations dont cet organe est le siége, peuvent nous rendre compte de la fréquence de la pneumonie en général; mais leurs effets nous expliquent-ils la préférence que cette maladie affecte pour la forme lobulaire d'un à six ans? Nous ne le pensons pas, car, évidemment, ces conditions physiologiques ont leur maximum de développement dans le cours de la première année, et vont ensuite en diminuant graduellement jusqu'à la jeunesse. Or, le maximum de fréquence de la pneumonie lobulaire ne se rencontre point avant la deuxième année de l'existence. Donc, les conditions physiologiques sont insuffisantes pour résoudre la question.

Toutefois, et avant d'aller plus loin, faisons nos réserves. De ce que nous ne trouvons pas dans les conditions anatomiques et physiologiques la cause prochaine de la forme lobulaire de la pneumonie, ne concluons pas que ces conditions sont inertes et indifférentes dans la production de la pneumonie lobulaire, mais admettons dès à présent leur influence comme possible, si elle est mise en jeu par d'autres causes.

Nous devons maintenant rechercher quelles sont les maladies que l'observation démontre exister antérieurement à la pneumonie.

On sait que chez les nouveau-nés la pneumonie a presque toujours la forme lobaire. Or, cette pneumonie est survenue, d'après M. Valleix, sur un ensemble de quinze cas; trois fois en l'absence de toute maladie antérieure, quatre fois chez des enfants affectés d'œdème du tissu cellulaire, sept fois chez des enfants affectés de muguet, et une fois chez un sujet tuberculeux. Il est à regretter que, dans ce travail, M. Valleix n'ait pas insisté en particulier sur le petit nombre de pneumonies lobulaires qu'il a observées, et positivement déterminé quels étaient dans ces cas les antécédents des malades.

Chez les enfants d'un à quinze ans, la pneumonie de forme lobaire survient, comme on le verra plus tard, presque toujours au milieu d'une parfaite santé. Dans un seul cas sur vingt nous l'avons vue précédée d'une catarrhe bronchique. Il n'en est pas ainsi de la pneumonie lobulaire, comme on l'a déjà vu par nos relevés exposés plus haut. La fréquence de la pneumonie comme complication des fièvres éruptives, et surtout de la rougeole, n'avait point échappé aux anciens, et presque tout ce que Sydenham, Stoll, Rosen, etc., nous ont laissé sur la pneumonie des enfants, se rapporte, comme le fait observer M. Léger, à celle qui se lie aux fièvres éruptives. Des observateurs plus récents ont ensuite fait faire un grand pas à la science en remarquant que, dans les fièvres éruptives, la pneumonie n'était, pour ainsi dire, que l'extension de l'inflammation bronchique aux lobules, ou l'exagération de l'élément catarrhal et bronchique qui accompagne toujours ces maladies; et en établissant que les pneumonies non précédées de fièvres éruptives se rattachaient souvent à une bronchite antérieure plus ou moins ancienne. C'est ce qui se trouve indiqué comme un fait général, sinon constant, dans l'ouvrage de M. Berton, dans les observations publiées par Constant dans la *Gazette médicale*, enfin dans le livre plus récent de MM. Rilliet et Barthez et dans celui de M. Grisolle. D'autres auteurs, Burnett et de la Berge, ont poussé cette généralisation beaucoup plus loin, et ont admis que la pneumonie lobulaire était toujours la conséquence d'une bronchite antérieure. Enfin, pour nous appuyer aussi sur les faits que nous avons personnellement observés et que nous avons exposés plus haut avec détail, nous rappellerons que, sur 61 cas de pneumonie lobulaire, 53 ont fourni la preuve de la préexistence d'un catarrhe bronchique qui, chez 21 malades, était de nature exanthématique, idiopathique chez 22 autres, lié à la coqueluche neuf fois, et une fois à la fièvre typhoïde. Nous avons ajouté que si, dans les 8 cas restants, la bronchite antérieure n'avait pas pu être démontrée, faute de renseignements, elle était au moins fort probable.

Rien n'est donc mieux prouvé que ce rapport de succession à peu près constant entre la bronchite et la pneumonie lobulaire chez les enfants. La pneumonie des adultes, au contraire, est presque toujours lobaire et se déclare sans bronchite préalable. Le seul cas qui paraisse faire exception est celui des abcès métastatiques du poumon dans l'infection purulente du sang. Alors la pneumonie présente un aspect lobulaire et ne paraît pas cependant précédée de bronchite. Mais nous verrons plus tard, dans une discussion spéciale, que le rapprochement qu'on a fait de cette affection du poumon avec la pneumonie lobulaire des enfants n'est nullement fondé, et pour le moment, nous considérerons l'objection qu'on pourrait tirer de cette exception apparente comme non avenue.

La corrélation des deux maladies est surtout manifeste dans certaines conditions spéciales, relatives au siége et à la nature de l'affection des bronches. Ainsi, que l'inflammation siége principalement dans les premières et même dans les secondes divisions bronchiques, on la verra souvent se prolonger pendant plusieurs semaines et même pendant des mois entiers sans être suivie de pneumonie.

Il n'en est plus de même quand l'inflammation pénètre dans les petites bronches, et surtout jusque dans leurs dernières divisions. L'étude des symptômes, faite avec soin, prouve que cette inflammation ne peut guère durer quelques jours sans être suivie de pneumonie.

Quant à la nature de la bronchite, l'expérience apprend que plus elle offre le caractère catarrhal, plus elle se complique facilement de pneumonie lobulaire. En effet, cette bronchite est souvent morbilleuse, et l'on sait qu'une disposition catarrhale de toutes les muqueuses est un élément constant de la rougeole. Souvent encore la bronchite est ancienne, c'est-à-dire arrivée à cette période où l'élément catarrhal l'emporte sur l'élément phlegmasique qui peut même ne plus exister. Dans la coqueluche, le caractère catarrhal de l'élément bronchique est rendu bien évident par l'abondance des liquides que l'auscultation permet de reconnaître dans les bronches. Dans beaucoup de cas, on constate en outre, soit avant, soit pendant la pneumonie lobulaire, un catarrhe des muqueuses des paupières, des fosses nasales, du pharynx, du conduit auditif, de l'intestin, etc. Enfin, la pneumonie se rencontre le plus souvent chez des enfants dont la constitution faible, molle, flegmatique, est évidemment de nature à exagérer l'élément catarrhal de toute inflammation siégeant sur les membranes muqueuses.

Ainsi, de toutes les inflammations des bronches, celle qui devient le plus facilement cause de pneumonie lobulaire est celle qui siége le plus près possible des lobules, et qui, par sa nature catarrhale, est la plus capable de produire une sécrétion muqueuse abondante. Remarquons en passant que, puisque l'élément catarrhal joue un rôle si important, il serait bien plus rationnel de préférer au mot de bronchite celui de *catarrhe des petites bronches.*

Il faut maintenant se demander pourquoi la bronchite, maladie fréquente à tous les âges, ne donne naissance à la pneumonie lobulaire que pendant une période assez courte de la vie et même de l'enfance, c'est-à-dire d'un à six ans. Voici ce qu'on peut répondre : en premier lieu, le catarrhe occupe les petites bronches beaucoup plus souvent dans l'enfance qu'aux autres âges. Les causes de' ce fait sont probablement la plus grande fréquence, à cette époque, des fièvres éruptives, le caractère serpigineux de la plupart des inflammations des membranes chez les enfants, et leur tendance à se généraliser au delà de leur siége primitif, soit en se propageant de proche en proche sur le même tissu, comme le croup, par exemple, qui se propage souvent jusque dans les ramifications bronchiques, soit en se répétant sur des tissus semblables, comme le catarrhe qui existe souvent en même temps sur la muqueuse des intestins, sur celle des sens et sur celle des bronches. Chez les adultes, les maladies que nous venons de citer restent bien plus souvent circonscrites dans leur siége primitif.

En second lieu, le catarrhe des petites bronches étant une fois développé, c'est dans la période indiquée (d'un à six ans) que les conditions anatomiques et physiologiques de l'appareil respiratoire favorisent le plus l'extension de la maladie au tissu propre du poumon : ainsi le petit calibre des bronches et des cellules pulmonaires rend leur oblitération très facile, aussitôt que des mucosités y séjournent et qu'un épaississement inflammatoire, même très léger, se manifeste dans leurs parois. Remarquons encore que, chez les enfants, la respiration est courte et superficielle; que, par conséquent, l'air inspiré pénètre difficilement au travers de conduits rétrécis et oblitérés par des liquides visqueux et adhérents; que la toux est peu fréquente, peu énergique, soit par l'effet d'une sensibilité primitivement plus obscure de la muqueuse bronchique, soit par la faiblesse des puissances expiratrices, soit par toute autre cause qui ne nous est pas connue.

On admettra sans doute avec nous que ces conditions sont plus prononcées chez les enfants d'un à six ans que chez les enfants plus âgés, et à plus forte raison chez les adultes; mais on objectera qu'elles le sont bien davantage chez les enfants âgés de moins d'un an, et que cependant chez eux la pneumonie lobulaire est rare. Le fait est vrai, mais l'objection est mal établie : en effet, si, chez les enfants à la mamelle, la pneumonie revêt la forme lobaire et ne succède que très rarement au catarrhe bronchique, c'est que ce catarrhe, en tant qu'il occupe spécialement les petites bronches, est très rare, et que, par conséquent, les conditions indiquées ne peuvent point être mises en jeu, comme cela arrive un peu plus tard, lorsque le catarrhe des petites bronches devient de plus en plus fréquent.

La pneumonie lobulaire est donc plus fréquente d'un à six ans qu'aux autres époques de la vie, parce que le catarrhe des petites bronches est plus fréquent à la même époque, et met en jeu des conditions anatomiques et physiologiques dont l'influence va en diminuant avec l'âge.

Nous devons maintenant rechercher par quel mécanisme le catarrhe des petites bronches détermine l'inflammation des lobules d'une manière isolée et indépendante. Pour mieux préciser le problème, posons la question d'une autre manière : étant donné un tuyau bronchique qui, par ses divisions et subdivisions, fournit en dernière analyse trente ramifications lobulaires, et alimente ainsi trente lobules voisins les uns des autres, comment se fait-il que ce tuyau et toutes ses divisions étant enflammés, la phlegmasie ne se propage pas à tous les lobules à la fois, et qu'il n'y ait d'abord que quatre ou cinq, huit ou dix, en un mot plus ou moins de ces lobules qui s'hépatisent? Sur ces trente ramifications enflammées, on peut bien concevoir que les unes soient plus tôt ou plus vivement enflammées que les autres; mais en outre il faut surtout remarquer que, dans une position donnée du corps, il est de ces ramifications qui sont ascendantes, d'autres horizontales, d'autres descendantes par rapport au rameau primitif. Or qui ne voit que, d'après cette direction, le mucus devra séjourner plus ou moins facilement dans les unes que dans les autres, suivant que la pesanteur tendra à le faire cheminer vers la bronche d'origine, pour être ensuite expectoré, ou à le faire reculer et descendre, par la déclivité des parties, vers les lobules pulmonaires. Cette explication nous paraît d'autant plus rationnelle que tout le monde a constaté l'influence de la pesanteur, dans le décubitus prolongé, sur le développement de la pneumonie lobulaire; car remarquons que, si cette influence agissait autrement que nous venons de le dire, si elle agissait, par exemple, chez les enfants comme chez les adultes atteints de fièvre typhoïde et chez les vieillards, il est évident qu'elle n'aurait point pour effet de produire une pneumonie lobulaire, mais cette pneumonie dite hypostatique dont la forme est véritablement lobaire, la stase sanguine, qui en est l'origine, se faisant d'une manière diffuse dans toutes les parties déclives de l'organe.

Quelques auteurs ont accusé l'opinion que nous défendons, et qui n'est autre que celle de MM. Burnet et de la Berge, d'être trop exclusive, et ont dit que l'inspection sur le cadavre ne fait pas reconnaître constamment une altération phlegmasique des bronches; que si l'examen des symptômes enseigne, il est vrai, dans la grande majorité des cas, l'existence de la bronchite depuis un certain temps, avant le début de l'inflammation du poumon, et si les pneumonies d'emblée chez les jeunes enfants sont très rares, fréquemment aussi il n'y a aucun rapport, soit de gravité, soit d'étendue, entre le catarrhe qui précède et la pneumonie qui suit; en sorte que l'affection des bronches doit être regardée plutôt comme une cause prédisposante de la phlegmasie du parenchyme que comme une cause déterminante, et qu'une simple propagation de l'inflammation par continuité du tissu peut être mise en doute.

Pour appuyer les objections que nous venons de rapporter, on a prétendu que l'anatomie pathologique ne démontre pas la présence de la bronchite capillaire dans tous les cas de pneumonie lobulaire, et qu'il ne suffit pas, pour l'admettre, de constater la rougeur des petites bronches, puisque cette coloration peut être confondue avec celle des tissus sous-jacents. Nous répondrons que cette méprise peut être évitée par un examen attentif, et nous avons indiqué ailleurs les moyens de ne pas la commettre. Au reste, la rougeur des bronches n'est pas le caractère le plus important à constater lorsqu'on veut affirmer l'existence du catarrhe bronchique, car les bronches, qui en ont été le siége, peuvent être trouvées à l'autopsie tout à fait pâles. Le même fait est encore plus palpable pour la conjonctive, que nous avons vue souvent fournir pendant la vie un écoulement puriforme très abondant, et paraître sur le cadavre complétement décolorée. Nous accordons encore que la ténuité de la muqueuse dans les petites bronches rend les changements de consistance et d'épaisseur très difficiles à constater, mais nous croyons que, malgré ces difficultés, on doit admettre que les petites bronches sont le siége d'une affection catarrhale, lorsqu'elles contiennent un mucus puriforme abondant, et offrent un certain degré de dilatation. Or nous ne pourrions pas citer une seule de nos observations de pneumonie lobulaire dans laquelle il n'y ait eu, coïncidemment à la phlegmasie isolée des lobules, ces deux états pathologiques dans les petites bronches, savoir : dilatation et présence du pus catarrhal.

Quant à cette assertion que fréquemment il n'y a aucun rapport soit de gravité, soit d'étendue, entre le catarrhe qui précède et la pneumonie qui suit, nous dirons que le rapport de gravité a peu de chose à faire ici. Car, si l'on se rend bien compte des faits, on verra que le catarrhe qui précède ne reste sans gravité pendant un certain temps que parce qu'il siége seulement dans les grosses bronches; mais, aussitôt qu'il envahit les petites bronches, il devient plus grave non-seulement par lui-même, mais encore parce qu'il ne tarde pas à faire naître la pneumonie lobulaire. D'autre part, il ne nous a pas semblé que le rapport d'étendue entre les deux maladies manquât aussi fréquemment qu'on l'affirme. En effet, l'anatomie pathologique nous a fait voir que, dans les pneumonies lobulaires disséminées, l'altération des bronches est au moins aussi étendue que celle des lobules; que, dans les pneumonies lobulaires généralisées, le plus grand nombre des lobules enflammés paraissent correspondre à des bronches malades; enfin que, dans quelques cas seulement appartenant à la pneumonie pseudo-lobaire, l'élément bronchique est moins prononcé que l'élément parenchymateux. En supposant donc qu'il y ait ainsi quelques cas exceptionnels à la règle générale, il n'est pas impossible de s'en rendre compte, sans ôter à l'élément bronchique toute son importance, comme cause primitive de la pneumonie. En effet, lorsque sous l'influence d'une bronchite peu étendue, un certain nombre de lobules sont hépatisés, les lobules restés sains éprouvent une surexcitation fonctionnelle supplémentaire qui les rend plus aptes à subir l'influence permanente de la bronchite et à s'enflammer à leur tour. En outre, ils peuvent être directement envahis par l'inflammation qui s'étend de proche en proche à travers et malgré le tissu cellulaire interlobulaire. On ne conçoit pas autrement la généralisation des pneumonies lobulaires et l'apparence lobaire qu'elles prennent quelquefois, mais dont il n'est pas très difficile en général de reconnaître la véritable origine.

On objectera peut-être encore que la coïncidence de l'hépatisation lobulaire avec la dilatation et la sécrétion puriforme des petites bronches ne prouve pas que la première soit la conséquence de la seconde, et que l'on conçoit aussi bien l'extension de la phlegmasie des lobules à leurs bronches que des bronches à leurs lobules.

A cela nous répondons qu'on ne trouve jamais de pneumonie

lobulaire sur le cadavre sans trouver en même temps une bronchite, tandis qu'on trouve quelquefois cette bronchite bien caractérisée sans coïncidence de pneumonie. Il est probable par là que celle-ci est précédée de l'autre, mais ne la précède pas. Mais remarquons surtout que si les symptômes que nous attribuons à la bronchite et que l'on voit souvent durer pendant plusieurs semaines consécutives étaient en effet le résultat d'une inflammation lobulaire primitive, on devrait trouver sur les sujets qui auraient succombé après deux ou trois mois de maladie, des lésions fort avancées et en rapport avec la durée de la phlegmasie pulmonaire. Mais il n'en est pas ainsi; dans la plupart des cas, les lésions anatomiques, l'hépatisation rouge ou grise, annoncent que la pneumonie ne date pas de plus de quinze ou vingt jours. Ce n'est que dans un très petit nombre de cas qu'on rencontre, soit des abcès, soit l'induration, lésions qui peuvent indiquer une origine plus ancienne de la maladie et une durée plus longue. Il nous paraît donc évident que les premiers symptômes sont ceux de la bronchite et que la pneumonie lui est consécutive.

Enfin pouvons-nous nous expliquer comment il se fait que la pneumonie d'emblée, la pneumonie lobaire soit si rare chez les enfants d'un à six ans? Car, si nous avons vu que la pneumonie lobulaire reconnaît une espèce de causes qui n'existent que rarement dans les autres âges de la vie, pourquoi les causes qui, dans ces âges donnent naissance à la pneumonie lobaire, ne la produisent-elles pas à peu près aussi souvent chez les jeunes enfants?

La solution complète de cette question ne nous paraît pas facile à donner; car elle n'a pas été jusqu'à présent l'objet de recherches spéciales. Nous hasarderons cependant quelques considérations qui ne nous paraissent pas sans fondement. On sait que chez l'adulte, parmi les causes occasionnelles de la pneumonie, la plus fréquente sans contredit est le refroidissement. Or, cette cause ne produit en général une pneumonie que lorsqu'elle agit avec une grande intensité. Ainsi le froid surprend-il un individu mouillé de sueur par suite d'un exercice musculaire pénible, ou bien, même en l'absence de cette condition, est-ce une température très basse qui, agissant avec continuité, peut refroidir la périphérie du corps ou l'intérieur des cavités respiratoires, c'est le plus souvent une pneumonie qui succède à ce mode de refroidissement. Si, au contraire, le froid agit avec moins d'énergie ou moins de continuité, c'est plutôt une bronchite qui en est la conséquence. Or, il nous semble que cette cause de pneumonie, le froid, auquel les enfants ne sont certainement pas complétement soustraits, agit néanmoins sur eux très rarement avec cette violence qui, chez l'adulte, est l'origine de la fluxion de poitrine. Que l'on veuille bien réfléchir à la manière d'être des jeunes enfants, aux précautions dont les entoure la sollicitude maternelle contre le froid de l'hiver et contre toutes les conditions qui peuvent amener un refroidissement brusque ou prolongé, à l'absence des causes de fatigues musculaires dont la profession est si souvent l'origine pour les adultes ; enfin si l'on considère combien de personnes sont moins prudentes et moins avisées pour elles-mêmes que la plupart des parents ne le sont pour leurs enfants, on comprendra comment les causes occasionnelles de pneumonie qui sont fréquentes chez l'adulte agissent rarement chez l'enfant. Ce qui nous conduit encore à adopter ce mode d'explication, c'est qu'en observant les enfants après l'âge de cinq à six ans, on voit la pneumonie lobaire primitive se manifester de plus en plus souvent à mesure qu'on se rapproche de la jeunesse. C'est en effet vers l'âge de cinq à six ans que les enfants des classes pauvres commencent à fréquenter les écoles, à jouir de leur liberté et à se livrer hors des habitations, à des jeux fatigants, à la course, etc. Plus tard, vers neuf ou dix ans, quelques enfants font déjà l'apprentissage de professions quelquefois pénibles ou qui les exposent aux intempéries des saisons. Aussi voit-on augmenter chaque année la fréquence de la pneumonie lobaire.

Toute cette discussion, qui nous a paru nécessaire sur la

cause prochaine de la pneumonie lobulaire peut se résumer dans les propositions suivantes :

1° L'influence de l'âge sur la pneumonie lobulaire se circonscrit à peu près dans la période d'un à six ans. En deçà et au delà de cette période la maladie est rare.

2° L'observation prouve que cette affection est intimement liée dans son développement à l'existence antérieure d'une bronchite, ou, pour mieux dire, du *catarrhe des petites bronches.*

3° La pneumonie lobulaire est plus fréquente d'un à six ans, parce que le catarrhe des petites bronches est plus fréquent à la même époque, et met en jeu des conditions anatomiques et physiologiques propres à l'appareil respiratoire qui vont en diminuant avec l'âge.

4° L'inflammation se propage des bronches aux lobules, soit par continuité de tissu, soit surtout à cause de la stagnation des mucosités dans les rameaux bronchiques les plus déclives. L'obstacle qui en résulte à la pénétration de l'air inspiré jusqu'aux lobules, favorise leur engorgement sanguin qui commence par une espèce d'asphyxie partielle.

5° Si la pneumonie lobaire est rare d'un à six ans, c'est que les causes les plus ordinaires de cette maladie n'agissent que très rarement à cet âge.

Symptômes.

Nous étudierons successivement les troubles fonctionnels locaux, les signes physiques fournis par la percussion et l'auscultation, et, en dernier lieu, les troubles fonctionnels généraux.

Il est très difficile, chez les plus jeunes enfants, de constater l'existence et les caractères de la *douleur.* Chez les malades de six à quinze ans, on peut la constater le plus souvent. Alors elle n'a pas d'ordinaire les caractères de celle qui accompagne beaucoup de pneumonies lobaires; c'est-à-dire qu'au lieu d'être circonscrite et un peu vive, elle est diffuse, occupe la région diaphragmatique, et se manifeste seulement par les efforts un peu violents de toux et d'inspiration. Nous ne l'avons vue un peu intense que dans un cas où la pneumonie était généralisée chez un sujet de quatorze ans, atteint primitivement de rougeole.

La *toux* est un symptôme important. Liée au catarrhe qui précède la pneumonie, elle ne peut pas servir à caractériser le début de celle-ci ; mais elle peut l'indiquer par son augmentation, qui est ordinairement assez sensible à mesure que l'inflammation fait des progrès. Cependant, plus tard, elle va en s'affaiblissant quand le malade perd ses forces, et elle disparaît quelquefois dans les derniers jours qui précèdent la mort. Il arrive même dans des cas, il est vrai fort rares, qu'elle manque totalement avant et pendant la pneumonie, qui peut alors rester latente, si d'autres symptômes manquent en même temps. Ceci se rencontre chez des sujets primitivement affaiblis et chez lesquels le décubitus dorsal se prolonge. La toux n'a lieu par quintes, ou ne devient rauque, que par la coïncidence de quelques complications, telles que la coqueluche, la laryngite, le croup, etc. On a tort de dire qu'elle est presque toujours sèche. Si l'on entend par là qu'elle n'amène pas de crachats au dehors, on a raison ; mais qu'on observe avec soin, on verra que le plus souvent la toux est humide, mais que les crachats sont rejetés dans l'arrière-gorge et passent dans l'estomac.

L'*expectoration*, qui a tant de valeur chez les adultes et dans la pneumonie lobaire en général, en a beaucoup moins chez les enfants et dans la pneumonie lobulaire en particulier. Elle manque presque constamment chez les enfants les plus jeunes, ou, si elle existe dans le commencement de la maladie, il n'est pas rare de la voir se suspendre vers la fin, à mesure que la volonté, dont la sputation suppose l'exercice normal, perd de sa force et de sa puissance. Cependant, on pourrait, si cela paraissait véritablement nécessaire, employer des moyens particuliers pour obtenir le rejet au dehors de quelques crachats. C'est ainsi que, dans un cas de pneumonie chez un enfant de trois ans, nous saisîmes le moment où, à la fin d'un accès de toux, le malade allait avaler un crachat qui sortait du larynx, pour le redresser brusquement sur son séant et le pencher en avant; en même temps nous exerçâmes de chaque côté du cou, en arrière du larynx, un certain degré de constriction, avec le pouce, d'un côté, et les quatre doigts, de l'autre. Il en résulta une gêne de la déglutition ; celle-ci n'ayant pu s'accomplir, le malade rejeta, comme par une espèce de régurgitation et en bavant, un crachat muqueux, visqueux, épais, et un peu rouillé. Par ce fait, on peut donc présumer que, si l'expectoration ne manquait pas chez les plus jeunes enfants, elle aurait quelquefois le caractère pneumonique ; nous disons quelquefois, car il est bien certain que ce caractère manque le plus souvent chez les enfants plus âgés qui savent cracher. Dans ces cas-là, nous avons observé le plus souvent une expectoration catarrhale et nullement caractéristique.

La *fréquence des inspirations* varie beaucoup ; mais, en général, on peut se rendre compte de ces variations. En l'absence de toute complication vers les organes respiratoires, la dyspnée est en rapport avec l'étendue de la pneumonie et de la bronchite qui en est inséparable. Là où les autres symptômes n'annoncent pas que la pneumonie soit bien considérable, on peut présumer que la bronchite est étendue et gravé, si la respiration est très fréquente et *vice versâ*. De telle sorte que ce symptôme seul ne peut réellement pas fournir une donnée bien importante pour le diagnostic de la pneumonie. Ainsi, nous avons vu souvent une pneumonie peu étendue s'accompagner de 50 à 60 inspirations par minute, et même plus. Mais alors les bronches étaient malades dans une grande étendue, surtout les bronches capillaires. De même, dans des pneumonies très étendues, mais avec l'élément bronchique moins prononcé, nous observions la même fréquence des mouvements respiratoires. Enfin, dans quelques cas où la lésion du parenchyme et celle des bronches occupent une égale étendue, on voit la respiration plus fréquente qu'elle ne le serait probablement s'il n'existait qu'une seule de ces lésions. Parmi les complications capables d'amener dans la respiration une fréquence qui n'est pas en rapport avec l'étendue de la lésion du parenchyme pulmonaire, il faut citer l'épanchement pleurétique, les tubercules, les abcès du poumon, surtout s'ils s'ouvrent dans la plèvre et déterminent un pneumothorax, l'œdème et l'emphysème du poumon, le croup, le rachitisme du thorax et les affections cérébrales éclamptiformes. C'est dans quelques-uns de ces divers cas que nous avons vu la respiration se faire jusqu'à 80 ou 85 fois par minute. Cette fréquence seule suffit pour faire porter un pronostic très grave.

D'ailleurs, ce n'est pas seulement d'après le nombre des inspirations par minute qu'il faut juger de l'étendue et de la gravité des lésions du poumon : il faut encore examiner si la respiration est superficielle ou profonde, si elle est facile ou pénible et anxieuse, costale ou abdominale, régulière ou irrégulière. Plus, en général, elle est fréquente, profonde, anxieuse, plus elle indique un état grave. Mais il ne faut pas oublier que chez les enfants, on voit, sans qu'on puisse en deviner la cause, souvent la respiration s'accélérer pendant quelques instants pour devenir ensuite plus lente; en sorte qu'il faut observer un malade à plusieurs reprises, et surtout éviter d'attribuer à la maladie une accélération momentanée de la respiration qui n'est que la conséquence d'une impression morale.

Si les signes physiques ont une grande valeur pour le diagnostic de la pneumonie lobaire des adultes, ils ne sont pas moins importants chez les enfants atteints de pneumonie lobulaire; néanmoins, dans beaucoup de cas, ils sont loin d'apporter cette certitude qu'ils fournissent chez l'adulte. Ils sont bien plus souvent négatifs ou équivoques, et seraient très rarement suffisants pour résoudre toutes les difficultés de diagnostic que présentent certains faits. Leur étude est difficile,

soit qu'il s'agisse d'en apprécier l'existence chez les petits malades, et d'en déduire le diagnostic dans les cas individuels,
soit que l'on cherche à généraliser, comme nous allons le faire,
les résultats de nombreuses observations, et à en tirer les principes propres à guider ceux pour qui cette étude est encore
neuve.

Nous pensons que notre division de la pneumonie lobulaire
en trois variétés se prête très bien à une division correspondante des signes physiques, et, en la transportant dans leur
étude, nous espérons parvenir à exposer plus clairement que
par aucune autre méthode les avantages que l'on peut tirer
de l'auscultation et de la percussion dans la pneumonie lobulaire.

1° *Signes physiques, dans la pneumonie lobulaire disséminée.* — Nous ne reviendrons pas sur les caractères anatomiques de cette première variété de pneumonie. Si l'on a présente à l'esprit la description que nous en avons donnée, on
doit penser *à priori* que la percussion ne donne que des résultats complétement négatifs, et l'auscultation des résultats au
moins équivoques : c'est en effet ce que l'expérience confirme.
Jamais, dans cette variété, la matité n'est appréciable, et si elle
le devient quelquefois, elle ne résulte pas de la présence des
noyaux disséminés et peu volumineux d'hépatisation, mais de
la présence de quelque complication, telle qu'un épanchement, etc. Cependant nous avons cru observer quelquefois une
matité assez étendue, dans une partie du poumon où plus tard
l'autopsie montrait seulement quelques noyaux d'hépatisation.
En cherchant l'explication de ce phénomène, nous avons pensé
qu'il pouvait dépendre d'un engouement passager produit
d'une manière diffuse autour de quelques lobules hépatisés.
Cet engouement n'est pas toujours suivi d'hépatisation, et
quoique produit, dans le principe, par l'attraction congestive
exercée par les lobules hépatisés, on le voit se dissiper d'un
jour à l'autre, comme si le poumon s'habituait à la présence
de ces véritables épines inflammatoires que les lobules malades

représentent. Quoi qu'il en soit, ce phénomène rare et exceptionnel ne mérite pas de fixer plus longtemps notre attention ; nous nous bornons à appeler celle des observateurs sur sa réalité et sur l'explication que nous en avons proposée.

Les râles qu'on entend dans la pneumonie disséminée sont en général ceux de la bronchite. Le râle muqueux et le sous-crépitant sont les plus ordinaires. Les râles ronflant et sibilant peuvent aussi être entendus. Le râle crépitant s'entend rarement, ou du moins il n'est presque jamais pur, mais ordinairement mêlé de râle muqueux ou sous-crépitant. Il ne se montre pas avec cette évidence que l'on rencontre dans la pneumonie lobaire ; car, d'une part, il est, comme nous venons de le dire, ordinairement masqué par d'autres râles ; d'autre part, lorsqu'il est pur, on reconnaît que les bulles, quoique très fines, ne sont pas nombreuses. Il s'entend à divers points du thorax, séparés les uns des autres, par des intervalles dans lesquels la respiration est pure ou mêlée d'autres râles. Quelquefois il s'entend dans une assez grande étendue de la même région, et correspond à une demi-matité : c'est dans le cas que nous avons indiqué tout à l'heure, où un engouement diffus se manifeste autour de quelques noyaux pneumoniques. Quand cet engouement persiste, il se change en hépatisation, et la pneumonie lobulaire généralisée remplace la variété que nous étudions dans ce moment. Mais il arrive aussi que cet état d'engouement n'est que passager, dure un jour ou deux, et se dissipe spontanément ou par l'effet du traitement ; de sorte que la pneumonie reste définitivement à l'état lobulaire disséminé.

Outre les râles, il est assez facile quelquefois de percevoir une diminution dans le bruit d'expansion vésiculaire. Quant à la respiration bronchique, elle manque toujours, et il en est de même de la bronchophonie. On voit donc que toutes les altérations du bruit respiratoire sont bien plus en rapport avec l'élément bronchique de la pneumonie qu'avec son élément parenchymateux. Cependant, à mesure qu'on voit au râle muqueux et au râle ronflant s'ajouter ou succéder le râle sous-crépitant et le râle sibilant, on doit craindre l'imminence d'une pneumonie, et si ces signes persistent pendant quelques jours, on doit considérer cette maladie comme déjà existante. Enfin la présence du râle crépitant est certainement précieuse, et ne permet guère de douter de la pneumonie; mais les petits enfants respirent si mal en général qu'on ne l'entend pas dans tous les cas où il est probable qu'il devrait exister, si la respiration était plus ample et plus profonde. La diminution du murmure respiratoire n'a pas une grande valeur, car elle peut aussi bien dépendre de l'obstruction des bronches, par les mucosités, que de l'hépatisation disséminée.

2° *Signes physiques de la pneumonie lobulaire généralisée.* — Cette deuxième variété de la pneumonie lobulaire étant toujours précédée de la première pendant une partie de sa durée, les signes qui appartiennent à celle-ci sont les seuls qu'on observe pendant un certain temps; mais lorsque l'inflammation s'est généralisée et étendue de proche en proche, de manière à occuper une partie considérable ou la totalité d'un lobe, alors s'ajoutent aux râles bronchiques le râle crépitant ou vésiculaire, la respiration bronchique, la bronchophonie et le son mat à la percussion. Mais ces signes, en présence desquels la pneumonie ne peut plus être mise en doute, ne sont pas toujours évidents, bien que les conditions physiques qui paraissent liées à leur manifestation soient très prononcées sur le cadavre. Ces cas sont si fréquents, quoique exceptionnels, qu'ils méritent une grande attention par l'obscurité qui en résulte pour le diagnostic.

Comme nous l'avons déjà dit, le râle crépitant ne s'entend pas toujours là où il semble qu'il devrait se produire. La respiration bronchique elle-même peut être extrêmement difficile à percevoir, lorsqu'il y a dans les bronches une si grande quantité de liquide qu'elle se trouve masquée par le râle muqueux et le râle ronflant : ceci se rencontre surtout dans le cas de coqueluche déjà un peu ancienne. Dans cette maladie, les bronches de second ordre présentent ordinairement une

dilatation considérable; et si leur membrane muqueuse sécrète beaucoup de liquides, il en résulte non-seulement un
râle muqueux abondant, mais un véritable gargouillement qui
empêche de percevoir la respiration bronchique. D'autre part,
si celle-ci est perçue, elle n'a pas toujours des caractères tellement évidents qu'on ne puisse l'attribuer à la dilatation des
bronches. Chez les enfants, la bronchophonie a trop peu de
valeur pour servir bien utilement au diagnostic de la pneumonie lobulaire généralisée. Enfin, vient la matité : celle-ci
n'est sensible que lorsque la masse hépatisée offre un certain
volume; mais elle est très souvent d'un grand secours. Quand
elle existe et qu'on a lieu de croire que la respiration bronchique est plutôt masquée que réellement absente, la matité
est un excellent moyen de reconnaître l'existence de la pneumonie. On évitera de la confondre avec celle qui dépend d'un
épanchement, car celle-ci est toujours plus complète, absolue
et siége dans la partie déclive; tandis que la première est incomplète, relative et ne siége pas toujours en bas du poumon;
de plus, elle se rencontre assez souvent à droite et à gauche,
tandis que l'épanchement pleurétique est unilatéral dans l'immense majorité des cas.

On voit, par les détails qui précédent, que la pneumonie
lobulaire généralisée peut être très bien caractérisée sur le
cadavre, sans avoir pour cela offert pendant la vie un diagnostic facile. Mais il est d'autres cas où les signes physiques
sont encore moins significatifs et ne sont plus d'aucun secours.
Ce sont : 1° les cas de pneumonie diaphragmatique et médiastine, parce que la masse pneumonique n'est accessible ni à
l'oreille ni au doigt qui percute; 2° ceux de pneumonie superficielle, parce que la couche de tissu hépatisé est trop mince
pour obscurcir le son, et ne comprime point assez les bronches
pour amener le souffle bronchique; 3° ceux, enfin, de pneumonie marginale, parce que le peu d'épaisseur de la lame
pulmonaire hépatisée, son éloignement des grosses bronches,
et la difficile pénétration de l'air dans les rameaux bronchiques

qui la traversent, empêchent la matité et le souffle de se produire.

Malgré les exceptions importantes que nous venons de signaler, on doit dire que la plupart des pneumonies lobulaires généralisées ne parcourent pas toutes leurs périodes, et n'amènent pas la mort sans avoir fourni des signes physiques propres à faire porter un diagnostic précis et certain.

3° *Signes physiques de la pneumonie pseudo-lobaire.* — Ici la percussion et l'auscultation reprennent tous les avantages qu'elles présentent dans l'étude de la pneumonie ordinaire des adultes; car elles fournissent des signes tranchés et d'une nature peu équivoque. Ainsi l'on constate facilement la matité pneumonique, la respiration bronchique, la bronchophonie, un râle crépitant qui est, sinon constant, du moins très fréquent. Avec des signes aussi évidents, il n'est pas permis de méconnaître la forme lobaire apparente de la maladie; mais il s'y joint ordinairement d'autres bruits qui annoncent que l'élément bronchique n'est pas complétement masqué par l'élément parenchymateux; ainsi les râles sous-crépitant et muqueux existent presque toujours plus ou moins abondants, soit dans les mêmes points que le râle crépitant et les autres bruits pneumoniques, soit dans d'autres parties du poumon où l'hépatisation de forme lobaire n'existe point; ainsi ce seul caractère suffirait déjà pour distinguer cette troisième variété de pneumonie lobulaire de celle qui est véritablement et primitivement lobaire. Mais une autre remarque à faire intervenir pour cette distinction, c'est que la pneumonie pseudo-lobaire est toujours ou à peu près toujours double, tandis que la pneumonie lobaire, sans élément bronchique primitif, est plus souvent unilatérale que double.

Si maintenant nous voulons résumer les détails qui précèdent, nous dirons : La percussion reste complétement négative tant qu'il n'y a que bronchite, dans presque tous les cas de pneumonie lobulaire disséminée, et dans un bon nombre de cas de pneumonie lobulaire généralisée.

Elle fournit une matité pneumonique : 1° dans un petit nombre de cas de pneumonie lobulaire disséminée dans lesquels survient passagèrement un engouement diffus autour des noyaux hépatisés ; 2° dans la majorité des cas de pneumonie lobulaire généralisée ; 3° dans tous ceux de pneumonie pseudo-lobaire.

Les râles muqueux et les râles secs précèdent la pneumonie, le plus souvent ils l'accompagnent pendant toute sa durée, et peuvent lui survivre après sa résolution. Leur intensité est en rapport aussi bien que leur existence avec celles de l'élément bronchique, en tant que cet élément siége dans les divisions bronchiques de premier et de second ordre.

Le râle sous-crépitant annonce l'extension du catarrhe aux dernières divisions des bronches. Quand il existe au moins depuis un ou deux jours dans une grande étendue et avec fièvre, il suppose une pneumonie très imminente ou même déjà développée. Il persiste et se modifie peu, en général, pendant toute la durée des pneumonies disséminées dont il est un des meilleurs signes ; il est quelquefois, au contraire, un peu masqué dans les pneumonies généralisées et manque complétement dans quelques pneumonies pseudo-lobaires.

Le râle crépitant ne pouvant être attribué qu'à l'engouement du parenchyme pulmonaire, ou à la présence des liquides dans les extrémités lobulaires des bronches, serait un excellent signe de pneumonie, puisque l'hépatisation est une conséquence presque nécessaire de l'une ou l'autre de ces deux altérations, quand elles se prolongent pendant un certain temps : mais, soit par la brièveté naturelle de la respiration chez les enfants et les difficultés qu'on éprouve à les faire respirer largement, soit par la coïncidence d'autres bruits respiratoires anormaux, il est de fait que ce signe ne rend pas le même service que chez l'adulte. Dans les cas où on peut le percevoir, s'il est disséminé, il indique la forme lobulaire ; et, s'il est circonscrit dans une certaine étendue, il annonce la généralisation de l'engouement.

La respiration bronchique ne nous a jamais paru bien appréciable dans la pneumonie disséminée; elle s'entend dans la plupart des pneumonies lobulaires généralisées et dans toutes les pneumonies pseudo-lobaires. S'il n'existe pas d'autres raisons pour croire à l'existence d'un épanchement, si elle s'entend dans les deux poumons, ou en deux points du même poumon, ou dans un seul point, pourvu que celui-ci ne soit pas déclive, on peut la regarder comme un signe certain de pneumonie au deuxième ou troisième degré. Pour bien l'apprécier et bien la distinguer de la respiration puérile, il faut une sagacité que l'on voit quelquefois en défaut même chez les hommes les plus habiles dans l'art d'ausculter. Enfin, il est des cas où les bruits qui se passent dans des bronches dilatées peuvent la stimuler ou la masquer complétement.

La bronchophonie étant normale, jusqu'à un certain point, chez les enfants, n'est pas un signe sur la valeur duquel on puisse bien compter; cependant on lui reconnaît, dans certains cas, des caractères évidemment morbides qui annoncent une hépatisation pulmonaire d'une certaine étendue.

Les divers bruits que nous venons de passer en revue sont liés les uns à l'élément parenchymateux, les autres à l'élément bronchique; or, les premiers sont plus fixes, plus durables et plus semblables à eux-mêmes d'un jour à l'autre; les autres, au contraire, sont plus mobiles, plus passagers et plus variables, si on les examine à plusieurs reprises le même jour. Ceux-ci, produits principalement par les mucosités que renferment les bronches, peuvent se modifier d'un instant à l'autre, suivant qu'on les recherche après ou avant la toux, le matin ou le soir, suivant tel ou tel mode de décubitus. Cette dernière remarque, sur laquelle M. Guesnard, de la Nouvelle-Orléans (1), a eu raison d'insister, est d'autant plus précieuse à nos yeux qu'elle vient comme preuve nouvelle à l'appui de tout ce que nous avons dit de l'influence du décubitus dorsal sur la stagna-

____

(1) Thèses de Paris, 1827, n° 123.

tion des mucosités dans les rameaux bronchiques déclives, et partant sur l'engouement des lobules correspondants. Nous avons en effet remarqué, comme M. Guesnard, que les râles bronchiques se perçoivent très facilement en arrière, si l'on ausculte les enfants au moment même où on les met sur leur séant, tandis que ces râles diminuent ou disparaissent après que les enfants sont restés assis pendant quelques minutes.

Nous avons recherché jusqu'à présent les signes physiques de la pneumonie en la supposant exempte de complications capables de changer la nature de ces signes ou leur valeur diagnostique. Nous pourrions refaire cette étude dans les cas de complications par la pleurésie, les tubercules, l'emphysème pulmonaire ; mais il faudrait pour cela faire toute l'histoire stéthoscopique de ces différentes maladies. Il nous semble donc préférable de renvoyer le lecteur, soit à ce qui est généralement connu sur ces maladies, soit aux remarques dont elles seront l'objet dans d'autres parties de cet ouvrage.

L'*habitude extérieure* du malade ne saurait jamais suffire pour faire prononcer l'existence de la pneumonie. Elle peut mettre sur la voie d'une maladie aiguë de la poitrine, mais elle n'a rien d'assez spécial pour différencier la pneumonie de la pleurésie ou même de la bronchite simple. Le facies présente de grandes variations ; tantôt pâle, tantôt coloré, tantôt avec, tantôt sans bouffissure, il présente quelquefois une altération profonde qui est un peu analogue à celle qu'on remarque dans la fièvre typhoïde ; la physionomie est abattue, languissante, empreinte de stupeur et d'engourdissement. Avec ces caractères coïncide la dilatation des ailes du nez, qui est d'autant plus prononcée que la respiration est plus haute et plus accélérée. Enfin, l'amaigrissement se prononce quelquefois très vite à la face ; mais le plus ordinairement il est plus rapide et plus considérable aux membres. On peut rapporter à deux formes principales le facies qui appartient à la pneumonie. La première consiste dans un état de bouffissure avec un certain degré de rénitence des chairs, une coloration diffuse peu marquée, mais bien différente de la véritable pâleur, et un air de stupeur ou au moins d'engourdissement. Cette forme du faciès se rencontre dans les pneumonies qui ont une marche aiguë, chez les sujets qui n'ont pas été notablement affaiblis par des maladies antérieures. La seconde s'observe surtout chez les enfants affaiblis, vers la fin des pneumonies, ou dans le cours de celles qui sont peu aiguës. Elle consiste dans une pâleur très marquée et une bouffissure molle qui coïncide parfois avec l'anasarque, ou au moins l'œdème des extrémités. Quant au décubitus, il a presque toujours lieu sur le dos, et l'on ne remarque point que les malades se couchent plus volontiers sur un côté que sur l'autre. Cette indifférence tient sans doute à ce que la pneumonie est généralement double.

L'*état fébrile* varie beaucoup dans son intensité et dans sa durée. Depuis les cas où l'on voit, avec les premiers symptômes de pneumonie, se manifester une vive chaleur à la peau et une fréquence du pouls qui fournit 140, 160 et même 180 pulsations, jusqu'à ceux dans lesquels ce n'est que deux ou trois jours avant la mort qu'on saisit à peine un faible mouvement fébrile, tous les intermédiaires existent. L'état fébrile est en général plus intense dans les pneumonies qui naissent dans le cours d'une fièvre éruptive que dans toutes les autres, et il est rationnel d'attribuer en partie cette intensité à l'action propre de la maladie exanthématique. Mais, à part ce cas spécial, l'état fébrile est ordinairement en rapport avec l'étendue de l'inflammation des bronches et des lobules. Ce n'est que chez les enfants très affaiblis que l'on peut voir quelquefois une hépatisation assez étendue n'être accompagnée que d'une médiocre fréquence du pouls (100-110) avec ou même sans augmentation de chaleur à la peau. En étudiant d'une manière générale la fréquence du pouls, on la voit, dans la plupart des cas, augmenter pendant deux ou trois jours, se maintenir ensuite à peu près au même degré ou décliner un peu sous l'influence du traitement. Si la terminaison doit être heureuse, la diminution continue; si la mort doit survenir, pendant les derniers jours de la vie la fréquence du pouls redevient plus grande, et quelquefois elle est extrême. Mais dans cette dernière période, au lieu d'être plein et fort, de s'accompagner de chaleur à la peau comme au début et dans la [période d'état, le pouls est très petit, faible et sans chaleur à la peau. Il n'y a pas chez les enfants, comme dans la pneumonie des adultes, un rapport régulier entre le nombre des inspirations et celui des pulsations. On peut dire qu'en général le nombre des respirations étant 1, celui des pulsations varie entre 2 et 3. Chez les adultes, le rapport est en général de 1 : 4. D'ailleurs, l'accélération du pouls coïncide presque toujours avec celle de la respiration; l'invasion de ces deux symptômes réunis caractérise bien l'invasion de la pneumonie et la transition qui s'opère entre la bronchite simple et la pneumonie lobulaire.

Quant aux troubles de la *digestion*, nous avons déjà vu, en étudiant les causes, que la pneumonie lobulaire se déclare assez souvent chez des sujets atteints de catarrhe intestinal, le plus souvent chronique. Outre ces cas-là, on voit encore assez souvent la diarrhée se manifester dans le cours et surtout vers la fin de la pneumonie. Cet accident se manifeste surtout dans le cas de rougeole antérieure, et alors il a une grande intensité. Quand il surprend ainsi l'organisme déjà affaibli et épuisé, surtout si la pneumonie est déjà très avancée, il a une influence incontestablement funeste et précipite la terminaison fâcheuse. Dans les cas contraires, il n'est pas toujours de mauvais augure. Si la diarrhée est uniquement due à l'emploi du tartre stibié, elle disparaît ordinairement aussitôt qu'on en suspend l'usage. Enfin, dans la plupart des cas, la diarrhée n'est pas intense et se rattache à la pneumonie par sa nature catarrhale, analogue à l'affection des bronches qui précède la phlegmasie pulmonaire. Avec cette diarrhée ne coïncident presque jamais des signes tranchés d'inflammation intestinale, le ventre n'est point ballonné; il reste souple et à peu près indolent.

Le vomissement est assez fréquent au début; mais rare dans le cours de la maladie. C'est un accident de peu d'importance. Rien n'est plus rare dans la pneumonie, comme dans la plupart des maladies de l'enfance, que l'inflammation de l'estomac. C'est encore une opinion très répandue que celle qui regarde cette inflammation comme fréquente chez les enfants, mais elle ne nous paraît rien moins que fondée. Sans doute, chez les enfants, les vomissements sont plus fréquents que chez les adultes; mais, dans l'immense majorité des cas, ils ne prouvent pas plus l'inflammation du ventricule que la fièvre ne prouve celle du cœur. Dans les pneumonies très aiguës, l'appétit est complétement aboli, la soif très vive. Dans celles dont la marche est plus lente, l'appétit peut persister encore et la soif est modérée. L'aspect des lèvres et de la langue paraît plutôt en rapport direct avec la manière dont s'accomplit la respiration qu'avec un état particulier des voies digestives ; ainsi, dans les pneumonies très aiguës, la respiration se faisant presque toujours par la bouche, la langue et les lèvres se dessèchent; celles-ci se couvrent souvent de croûtes noires formées par du mucus ou du sang desséché. Ces croûtes occasionnent sans doute des démangeaisons, car on voit souvent les petits malades y porter les doigts, les arracher et se déchirer ainsi continuellement les lèvres jusqu'à faire venir le sang.

Nous n'avons rien de particulier à dire sur l'état des *sécrétions*. L'étude des urines chez les enfants est encore toute à faire. Quant aux sueurs, on les remarque rarement, ou du moins elles sont peu durables. Nous avons remarqué plus d'une fois que, par défaut de soins, les enfants se découvrant facilement dans leur lit, la disposition aux sueurs est détruite par le refroidissement qu'ils éprouvent, et c'est peut-être là une des causes les plus actives de la fâcheuse terminaison de la plupart des pneumonies.

Parmi les troubles de l'*innervation*, il faut d'abord signaler la céphalalgie. Il est impossible de la constater chez les plus jeunes enfants, et elle n'est pas très commune chez ceux de six à quinze ans. Chez tous d'ailleurs il y a affaissement et engourdissement des facultés intellectuelles : les malades sont un peu assoupis, restent indifférents et étrangers à tout ce qui les entoure. Par moment, ils sont agités et poussent des cris ou des gémissements. Évidemment les forces sont diminuées. Voilà les désordres les plus ordinaires qu'on remarque dans le système nerveux.

Dans un certain nombre de cas, les accidents sont beaucoup plus intenses : c'est un délire, une agitation et une anxiété très considérables; ou bien il survient des accidents convulsifs, soit des contractures, soit des convulsions éclamptiformes, qui ne laissent pas toujours des traces manifestes de leur existence sur le cadavre, mais qui, dans d'autres cas, tiennent à une méningite caractérisée. Nous avons observé tous les cas que nous venons d'indiquer, et il ne serait pas sans intérêt d'en relater les observations; mais ces détails nous entraîneraient trop loin; nous nous contenterons de les indiquer sommairement.

1° Un enfant de vingt-deux mois est pris, le cinquième jour d'une pneumonie lobulaire, d'attaques d'éclampsie qui se renouvellent à plusieurs reprises les jours suivants, pour disparaître enfin sous l'influence de quatre sangsues, de la belladone et de la teinture de castoréum. Récidive de l'éclampsie les onzième et douzième jours de la maladie; mort. Pas d'autre lésion dans les centres nerveux qu'une quantité de sérosité qui paraît plus considérable qu'à l'état normal dans les ventricules cérébraux notablement dilatés.

2° Un enfant de trois ans est admis à l'hôpital. On manque de renseignements; on sait seulement que, depuis huit jours, il est très malade. Signes de pneumonie, coma, sens très obtus, strabisme, etc. Mort le lendemain de l'entrée. A l'autopsie, méningite bien caractérisée; fausses membranes et pus entre l'arachnoïde et la pie-mère; épanchement abondant et en partie purulent dans les ventricules.

3° Enfant de quatre ans atteint de rougeole qui se complique de pneumonie, pendant le cours de laquelle se développe une ophthalmie purulente très grave. Les trois derniers jours de la vie, assoupissement et coma, contractures. A l'autopsie, épanchement séro-purulent dans la grande cavité de l'arachnoïde, sur la convexité du cerveau, avec altérations inflammatoires de la méninge et de la substance grise sous-jacente. Épanchement ventriculaire un peu abondant.

4° Enfant de quatre ans. Éclampsie au début d'une pneumonie; strabisme, agitation extrême, délire pendant plusieurs jours; diminution des accidents nerveux, aggravation de la pneumonie, qui se complique d'œdème; mort. A l'autopsie, aucune altération notable dans les centres nerveux.

5° Enfant de trois ans. Toux et diarrhée anciennes; coqueluche qui se complique de pneumonie. La maladie étant déjà très avancée, attaque d'éclampsie. Mort le lendemain. A l'autopsie, rien d'appréciable dans les centres nerveux.

6° Enfant de dix ans. Coqueluche compliquée de pneumonie. Après un mois de durée, attaque subite d'éclampsie qui dure quinze heures et amène la mort. A l'autopsie, on trouve les centres nerveux intacts.

Ces six observations se divisent clairement en deux catégories : dans les trois premières, on voit des accidents nerveux très graves et persistants; à l'autopsie, on trouve les traces d'une méningite ou d'une hydrocéphale. Dans les trois autres, accidents graves, mais moins persistants; à l'autopsie, absence de lésions dans l'axe cérébro-spinal. On remarquera, dans deux de ces trois derniers cas, que la pneumonie s'est montrée comme complication de la coqueluche, et il est probable que cette dernière maladie a eu plus d'influence que la pneumonie elle-même sur la production des accidents nerveux. On remarquera aussi, dans la troisième observation, que la méningite a été précédée d'une ophthalmie purulente très grave, qui a bien pu en être la cause prochaine plutôt que la pneumonie.

Toutes les fois que surviennent des accidents nerveux un peu intenses chez les jeunes enfants affectés de pneumonie lobulaire, on doit considérer le cas comme très grave. Nous ne les avons observés chez aucun de ceux qui n'ont pas succombé.

Tableau de la maladie et de ses différentes formes.

Il est impossible de rassembler dans un seul tableau les principaux traits de la pneumonie lobulaire. Cette maladie présente trop de variétés dans sa forme, soit par son acuité, soit par les conditions au milieu desquelles elle se développe, soit par les complications qui l'accompagnent, pour pouvoir être rapportée à un type unique. MM. Rilliet et Barthez, quoique pour eux la difficulté fût encore augmentée par l'étude simultanée de la pneumonie lobulaire et de la pneumonie lobaire, ont essayé de la vaincre et de rapporter toutes les pneumonies des enfants aux deux divisions suivantes :

1° Pneumonie lobulaire simple, lobulaire lentement généralisée, ou lobaire survenant dans le cours d'une affection chronique ;

2° Pneumonie lobulaire simple, lobulaire rapidement généralisée, ou lobaire survenant, soit dans le cours d'une bonne santé, soit comme complication d'une maladie aiguë et revêtant la forme aiguë.

Cette division nous paraît fondée en ce sens que, quelle que soit la forme anatomique de la pneumonie, celle-ci offre une marche aiguë ou sub-aiguë. Mais nous n'avons pas observé un rapport constant entre cette marche et la nature des conditions qui précèdent la pneumonie. Ainsi, il n'est pas rare de voir chez un enfant affaibli depuis longtemps par une maladie de long cours, survenir une pneumonie dont la marche est aiguë et peut amener la mort en peu de jours. Suivant nous, les deux divisions établies plus haut conviennent à la pluralité, mais non à l'universalité des cas.

Quoi qu'il en soit, la pneumonie lobulaire aiguë présente

des symptômes inflammatoires bien tranchés. La toux, la dyspnée, la fièvre, l'agitation et le délire, ou l'assoupissement et la prostration, la transformation prompte des signes physiques de bronchite en ceux qui caractérisent là pneumonie : voilà les principaux symptômes qu'il est facile de constater. Ils sont au contraire beaucoup moins tranchés dans la pneumonie subaiguë. Souvent alors la toux existe à peine et peut même échapper à l'observation ; la dyspnée est médiocre, le pouls peu fréquent et peu développé, la peau peu chaude, la face est pâle et les extrémités quelquefois infiltrées, en un mot, il y a peu de réaction. C'est alors qu'avec des signes rationnels peu prononcés, la percussion et l'auscultation seules fournissent quelques signes plus ou moins certains de l'existence de la pneumonie. Enfin, on doit encore admettre une pneumonie latente, c'est-à-dire une pneumonie dans laquelle les symptômes rationnels, locaux et généraux sont à peu près nuls, et qui ne peut être diagnostiquée que par des signes physiques.

L'intensité de l'inflammation n'est pas la seule circonstance qui imprime à la pneumonie une physionomie particulière. Quelquefois cette maladie emprunte une forme spéciale de l'état des forces. Ainsi, on observe des cas dans lesquels il existe un éréthisme général qui va toujours en augmentant jusqu'à la mort, et d'autres dans lesquels l'adynamie est tellement profonde que si l'on ne constatait pas l'existence de la maladie par les signes locaux, rationnels et physiques, on croirait facilement avoir affaire à toute autre chose qu'à une pneumonie. Nous allons rapporter un exemple de chacune de ces deux formes.

OBSERVATION III. — *Enfant de cinq ans ; mauvaise santé, toux, dyspnée datant de quinze mois ; invasion graduelle d'une pneumonie lobulaire disséminée paraissant peu étendue, mais accompagnée d'un éréthisme nerveux et inflammatoire ; insuccès de toutes les médications ; mort.*

Louis Berne, âgé de cinq ans, est admis à la salle Saint-Jean, n° 5, le 18 avril 1838.

Cet enfant, primitivement assez fort de constitution, a eu la grippe en février 1837. Depuis, il a conservé de la toux et une respiration courte.; sa constitution s'est un peu affaiblie. Depuis le 13 avril dernier, la diarrhée est survenue et la toux a augmenté. La première s'est suspendue au bout de deux jours, mais la toux a continué d'augmenter et s'est accompagnée de fréquence dans la respiration, de fièvre. d'agitation pendant la nuit, de céphalalgie, d'anorexie et d'une soif vive. On n'a employé aucun traite-ment actif.

Le 19 avril, nous constatons l'état suivant : depuis son entrée, le ma-lade a eu souvent de la toux revenant par quintes ; il a été agité toute la nuit et demande souvent à boire. Ce matin, la peau est brûlante, le pouls a 130 pulsations, la respiration est accélérée, les ailes du nez se dilatent ; la toux, sèche par moments, est humide dans d'autres. Le plus sou-vent le malade avale ses crachats, cependant on est parvenu à lui en faire rejeter quelques-uns qui offrent le caractère d'une expectoration catar-rhale gommeuse. La percussion du thorax est négative ; l'auscultation fait entendre du râle muqueux en divers points, surtout dans le voisinage des grosses bronches ; dans d'autres points disséminés, on entend du râle sous-crépitant et même du râle qui paraît aussi fin que le râle crépitant. Mais nulle part ces râles fins ne sont à bulles bien nombreuses ni accompagnés de souffle bronchique. Soif très vive, anorexie, ventre indolent et déprimé, constipation. Facies animé, yeux brillants ; le malade change souvent mode de décubitus. — On diagnostique une pneumonie lobulaire dissémi-née, et on prescrit une saignée d'une palette et demie, une tisane pectorale, un cataplasme émollient autour du thorax.

Le 20, pas d'amélioration ni dans l'état local ni dans l'état général. La veine n'a fourni que trois ou quatre onces de sang. — On prescrit six sangsues en arrière du thorax, le reste *ut supra*.

Le 21, le pouls est moins développé, mais fournit 130 à 140 pulsations, la peau est moins chaude, le facies moins coloré. Cependant la fréquence de la respiration n'a pas diminué (40 inspirations par minute) ; la toux est très fréquente. Les râles ne sont pas plus abondants, mais sont plus fins que les premiers jours, sans matité ni souffle nulle part. Agitation moindre. — Expectation.

Le 22, à peu près même état. La peau est plus chaude que la veille, soif très vive. — On prescrit une potion avec 1 décigramme d'émé-tique.

Le 23, même état, tolérance incomplète de la part de l'estomac. — Émétique, 1 décigramme et demi.

Le 24, il n'y a eu que deux vomissements et une selle ; cependant l'état du malade n'est point amélioré. — Émétique, 2 décigrammes.

Le 25, pas de vomissement, deux selles, ventre indolent. La fièvre et la dyspnée ont plutôt augmenté, car il y a 140 pulsations, 50 respira-tions ; la peau est brûlante, la soif très vive ; la nuit a été très agitée, les yeux ont un éclat inaccoutumé, les pupilles sont contractées, les pommettes colorées. Le malade change souvent de place dans son lit, et éprouve par moment une véritable anxiété; l'intelligence néanmoins est intacte, mais l'humeur très irritable. — Sinapismes aux jambes, cataplasmes sur l'abdomen; potion avec 2 décigrammes et demi.

Le 26, même état, même traitement.

Le 27, il y a eu plusieurs selles depuis hier. Le malade est extrêmement impatient et se laisse difficilement examiner. La fièvre est très intense, ainsi que la toux, la dyspnée, la soif; l'agitation pendant la nuit a été par moment mêlée de délire. L'auscultation fait reconnaître dans la poitrine la diminution des râles, qui sont de plus en plus disséminés ; nulle part il n'y a de souffle, mais la respiration a quelque chose de dur à l'oreille, et paraît plus bruyante qu'à l'état normal. — On suspend l'émétique et l'on prescrit un vésicatoire au milieu du dos.

Le 28, le malade a paru souffrir beaucoup du vésicatoire. La nuit, il a eu le délire. Il est ce matin si impatient, qu'on peut à peine compter le pouls, qui offre une fréquence extrême (170 à 180) ; la peau est toujours brûlante, la soif très vive, la face animée, les yeux brillants ; le malade s'agite sans cesse dans son lit; l'intelligence n'est point altérée; il y a 50 respirations très courtes ; la toux est fréquente et sèche. Depuis quatre jours, il n'y a point eu de crachats; on fait panser le vésicatoire avec du cérat.

Le 29 et le 30, l'état du malade empire de plus en plus, toujours avec cette apparence d'éréthisme général, tout à la fois nerveux et inflammatoire. — On ne change rien au traitement.

Enfin, le 1er mai, à cet état d'irritation générale, qui est arrivé à son plus haut période, succède vers midi un affaissement rapide marqué par le refroidissement des extrémités, l'altération du facies, un délire sourd et obscur, la prostration. Le malade succombe, après une courte agonie, à deux heures après midi.

Ouverture du cadavre (vingt heures après la mort). —Pneumonie lobulaire disséminée sur un très petit nombre de lobules ; état sain de tous les autres viscères. — On trouve dans la poitrine une pneumonie lobulaire très disséminée et beaucoup moins étendue qu'on ne devait s'y attendre, d'après l'intensité des symptômes généraux. Assurément, le huitième de chaque poumon au plus est affecté. La lésion n'est pas au même degré dans tous les lobules malades ; les uns ne sont qu'engoués, mais, dans la plupart, il y a hépatisation rouge ou commencement d'hépatisation grise. Un certain nombre de petites bronches, et surtout celles qui aboutissent dans les noyaux pneumoniques, sont dilatées, pleines de mucus puriforme et colorées en rouge; il y a aussi quelques rougeurs dans les bronches de second ordre; absence de tubercules; adhérences costo-pulmonaires anciennes.

L'estomac et les autres viscères abdominaux sont sains; l'encéphale ne présente également aucune lésion appréciable.

Il est impossible de ne pas voir, dans ce fait, un état général que n'expliquent point suffisamment les lésions locales. Celles-ci étaient, en effet, bien peu étendues, assez peu avancées au moment de la mort, et réduites à une grande simplicité. Il faut reconnaître un état dynamique spécial qui a imprimé aux désordres survenus dans la circulation et dans les fonctions du système nervéux une intensité disproportionnée à celle de la pneumonie.

On remarque d'ailleurs dans ce fait combien le diagnostic présente de difficultés dans la pneumonie lobulaire disséminée. En effet, c'est par l'ensemble des symptômes plutôt que par l'appréciation de quelques signes pathognomoniques qui existent dans d'autres formes de pneumonie, mais qui manquaient dans celle-ci, et c'est plutôt encore en procédant par voie d'exclusion, que l'on a pu formuler un diagnostic. Enfin, s'il nous est permis d'énoncer une opinion sur le traitement qui a été suivi, nous dirons que les indications nous paraissent avoir été mal saisies. Nous regrettons qu'on n'ait pas insisté davantage, dans le principe, sur les émissions sanguines, et plus tard encore, l'émétique ayant échoué, il nous semble que l'état général se serait bien mieux accommodé d'une émission sanguine que d'un vésicatoire, qui eut évidemment pour ré-sultat d'augmenter l'éréthisme nerveux et fébrile. L'état peu avancé de l'hépatisation reconnue sur le cadavre, nous paraît tout à fait en faveur de cette manière de voir.

OBSERVATION IV.—*Enfant de quatorze ans; prodromes de rougeole; apparition tardive et disparition prompte de l'éruption; pneumonie lobulaire généralisée de forme adynamique; mort.*

Martial Roche, âgé de quatorze ans, ramoneur, entre le 26 avril 1838, salle Saint-Jean, n° 26.

Ce jeune homme, d'une constitution faible, ayant les membres grêles, le teint pâle, se nourrissant mal, est malade depuis sept à huit jours. N'é-prouvant d'abord que du malaise, de la lassitude et quelques frissons, il ne s'est alité que quatre jours après le début. Depuis ce moment, il a eu beaucoup de fièvre, une céphalalgie violente, du délire et de l'agitation ; anorexie, mal de gorge, vomissements, diarrhée, un peu de toux. suivie de crachats blancs et épais, avec un peu de gêne dans la respiration. Depuis le 25 avril, éruption de taches sur tout le corps. Traitement nul.

Le 27 avril, état actuel : éruption de rougeole, taches nombreuses occupant tout le corps, d'une couleur violacée qui ne paraît pas de bon augure. Fièvre considérable, abattement des forces, facies typhoïde ; langue sèche, blanchâtre, soif vive, muqueuse gutturale injectée, douleur épigastrique, pas de selles depuis hier. Il y a de la toux, une expectoration catarrhale, une dyspnée médiocre, râle crépitant et sous-crépitant abondant dans une grande étendue des deux poumons, surtout à leur partie postérieure. Ce râle n'est point accompagné de souffle bronchique, ni de son mat à la percussion, mais il est mêlé de beaucoup de râle muqueux. Le malade a été agité toute la nuit, et a eu du délire ; mais ce matin, il est très calme et ne se plaint plus du mal de tête. On prescrit : cataplasme émollient sur l'épigastre, une saignée de deux palettes, tisane de mauve.

28 avril, neuvième jour : l'éruption a complétement disparu, la saignée a été bien supportée. La pneumonie paraît un peu améliorée, il y a eu encore du délire dans la nuit, la fièvre n'a pas sensiblement diminué. Le facies est toujours aussi mauvais, adynamique. La douleur épigastrique a augmenté ; constipation ; le sang tiré hier n'est pas couenneux, une saignée de deux palettes sera encore pratiquée aujourd'hui.

Dixième jour. A peu près même état, la douleur épigastrique est très vive. Douze sangsues à l'épigastre.

Du 30 avril au 4 mai, quinzième jour : la douleur épigastrique a cédé aux sangsues, mais la pneumonie persiste. Les râles humides, gros et fins, sont très abondants en arrière ; mais il n'y a encore ni respiration bronchique ni son mat. L'amaigrissement rapide du sujet, le facies typhoïde, le décubitus continuel en supination, l'aspect adynamique de toute l'habitude extérieure, continuent à rendre le pronostic très grave. Dans le jour, l'intelligence est assez nette, les réponses sont exactes et peu lentes. Comme il n'y a ni dévoiement, ni gargouillement, ni météorisme dans l'abdomen, ni taches rosées lenticulaires, il ne paraît pas rationnel de supposer l'existence d'une entérite folliculeuse, bien qu'en voyant ce facies, on ait tout de suite l'idée de cette maladie. Il n'y a pas de traces de desquamation à la peau.

Le 4 mai, on trouve la fièvre moindre, quoique les symptômes de pneumonie soient rendus plus évidents par une matité obscure en arrière de la poitrine. L'état adynamique est de plus en plus prononcé ; les sens sont engourdis, et le malade est assez indifférent à tout ce qui se passe autour de lui. La nuit dernière il a eu du délire et de l'agitation, la soif est toujours très vive et la langue sèche; cependant le malade demande à manger. — Potion avec émétique, 25 centigrammes.

5 mai, seizième jour: il y a eu quelques vomissements et plusieurs selles liquides. — On continue l'émétique.

Les jours suivants, la tolérance ne tarde pas à s'établir, mais l'état du malade n'en est pas amélioré; le facies devient cadavérique; la faiblesse et le marasme sont extrêmes. On ne peut pas ausculter la poitrine; la toux est peu intense, mais la dyspnée augmente de plus en plus; le pouls petit et faible conserve une grande fréquence. Mort dans la nuit du 8 au 9 mai, après vingt jours de maladie.

Ouverture du cadavre (trente heures après la mort.) — Hépatisation rouge et grise; suppuration diffuse et abcès dans les deux poumons; état sain des viscères de la tête et de l'abdomen. — L'encéphale, le tube digestif et leurs annexes sont parfaitement sains.

Il y a pneumonie plus étendue à droite, mais moins avancée qu'à gauche. Dans le poumon de ce côté, tout le long de son bord postérieur, le parenchyme est ramolli, et se réduit par la moindre pression en un détritus grisâtre et aussi liquide qu'une purée un peu épaisse. C'est une hépatisation grise extrêmement avancée, une véritable suppuration du poumon; même dans plusieurs points le pus est rassemblé en petits abcès mal circonscrits encore, la plupart sans communication avec les bronches. D'autres communiquent avec ces conduits, et sont à moitié vides. Des altérations semblables, mais moins avancées, existent à droite; ici dans la plus grande étendue de la pneumonie il y a hépatisation rouge et grise ordinaire. La plupart des petites bronches sont dilatées, rouges et pleines d'un mucus purulent; dans l'épaisseur des deux masses pneumoniques principales, on trouve encore quelques lobules sains ou seulement engoués; de même qu'au milieu des lobules sains, on en trouve quelques-uns hépatisés. Il n'y a donc pas de doute sur l'origine lobulaire de la pneumonie. Dans les plèvres, adhérences anciennes. Tubercules nulle part.

Malgré les détails avec lesquels nous avons exposé ce fait, il nous paraît difficile d'en donner une interprétation bien complète. D'une part, à moins d'admettre que la pneumonie ait précédé la rougeole, on s'étonne de voir, en douze ou treize jours, l'inflammation déterminer dans le poumon des lésions aussi profondes; d'autre part, avec ce cachet adynamique empreint sur l'aspect général de la maladie, coïncidait cependant un état fébrile sthénique qui a opposé une résistance marquée aux émissions sanguines. Est-ce au principe morbilleux qu'il faut attribuer l'état adynamique? Il est probable que ce principe a eu plus d'influence sur cet état que la pneumonie. Enfin, que doit-on penser du traitement qui a été suivi? Nous remarquons que l'augmentation de l'adynamie n'a pas paru dépendre des émissions sanguines, et l'indication de l'émétique nous semble avoir été rationnellement, mais peut-être tardivement saisie ; néanmoins ce traitement a complétement échoué. Nous avouons qu'en pareil cas les toniques et les stimulants diffusibles nous paraîtraient indiqués, sinon d'emblée, au moins après l'insuccès, pendant les premiers jours, des moyens contro-stimulants.

Dans un certain nombre de cas, l'état adynamique s'ajoute encore à la pneumonie, mais sans lui donner, dès le principe, une forme spéciale, comme dans l'exemple que nous venons de rapporter : nous voulons parler de ces cas dans lesquels à un état sthénique général et local succède, pendant les derniers jours de la vie, une faiblesse extrême. Celle-ci résulte de l'épuisement des forces de réaction, et non d'une lésion primordiale de l'innervation ; elle se rencontre surtout dans les cas où, vers la fin d'une pneumonie, survient une diarrhée très abondante.

Les diverses complications qui accompagnent la pneumonie lobulaire sont aussi capables de lui imprimer des formes spéciales, ou au moins d'apporter dans ses traits symptomatiques et dans sa marche des modifications particulières : c'est ainsi que la pleurésie aiguë avec épanchement, le croup, les fièvres éruptives, la coqueluche et les accidents nerveux se lient d'ordinaire à une marche rapide et très aiguë; tandis que les affections catarrhales des autres muqueuses, les tubercules, le rachitisme, coïncident le plus souvent avec la forme sub-aiguë.

Il n'entre pas dans notre sujet d'étudier maintenant chacune de ces complications. Nous avons dit à propos des accidents nerveux à peu près tout ce que ce sujet nous paraissait comporter ; mais comme les autres maladies sont presque toujours antérieures à la pneumonie, et que c'est celle-ci qui joue, par rapport à elles, le rôle de complication, les détails que nous

ne donnons pas ici se rapportent à l'étude des affections catarrhales, des tubercules, de la coqueluche, des fièvres éruptives, etc.

On voit donc, d'après tout ce que nous avons dit des formes
de la pneumonie lobulaire, que cette maladie présente : 1° sous
le rapport anatomique, trois formes, savoir : la forme lobulaire disséminée, la forme lobulaire généralisée et la forme
pseudo-lobairé. A ces trois qualifications on pourrait.sub-
stituer les suivantes : pneumonie avec prédominance de
l'élément bronchique, pneumonie mixte, et pneumonie avec
prédominance de l'élément parenchymateux. La distinction de
ces trois formes n'est indifférente ni pour le diagnostic ni pour
le traitement.

2° Sous le rapport de sa marche plus ou moins rapide et de
l'intensité des symptômes, la pneumonie est dite aiguë, sub-
aiguë ou latente.

3° Sous le rapport de l'état de l'innervation, elle existe tantôt
avec éréthisme ou irritation générale, tantôt avec adynamie.

4° Quant aux complications, les principales formes seraient
la pneumonie nerveuse, tuberculeuse, celle avec croup, coqueluche, épanchement pleurétique, fièvres éruptives, affections
catarrhales diverses,.etc.

La forme bilieuse paraît manquer complétement chez les
enfants.

Marche, durée et terminaison.

La marche de la pneumonie lobulaire est loin d'être semblable dans tous les cas. On peut rapporter à trois principales
les variétés qu'elle présente. Ainsi, tantôt la pneumonie,
depuis son début jusqu'à la fin, quand celle-ci a lieu par la
mort, offre une intensité toujours croissante dans les symptômes généraux et locaux ; tantôt, après avoir acquis son summum d'intensité, ses symptômes diminuent graduellement
d'acuité. Si la terminaison doit être heureuse, cette diminution
a lieu tout à la fois dans les symptômes généraux et locaux ;

si, au contraire, elle doit être funeste, la diminution apparente du mal n'est réelle que pour quelques symptômes, surtout ceux de réaction. Enfin, dans d'autres cas, la maladie offre d'abord une intensité graduellement croissante, puis une diminution qui fait espérer la guérison; mais cette diminution ne continue pas, il survient une recrudescence de tous les symptômes locaux et généraux, et le plus souvent le malade succombe. Nous ne citerons pas d'exemples de chacune de ces variétés; car, pour la première, nous pouvons renvoyer le lecteur à l'observation que nous avons rapportée, page 232; pour la seconde, on en verra plusieurs exemples à propos du traitement; pour la troisième seulement, nous allons en rapporter ici un exemple avec de très longs détails que nous croyons utile de conserver, parce que, n'ayant cité aucune observation particulière quand nous avons traité de l'anatomie pathologique, des causes et des symptômes, il est bon de montrer, par quelques observations complètes, que nos assertions reposent sur des investigations exactes.

OBSERVATION V. — *Enfant de deux ans; fièvre intermittente quotidienne; refroidissements répétés; signes de bronchite, puis de pneumonie lobulaire généralisée; amélioration par l'émétique et le vésicatoire; recrudescence. Mort.*

Un petit garçon, âgé de deux ans et neuf mois, nommé Laroche, est admis à l'hôpital, salle Saint-Thomas, n° 4, le 29 mai 1838.

Cet enfant est bien constitué et jouit habituellement d'une bonne santé. Depuis cinq jours, ses parents ont remarqué qu'il est pris chaque jour vers midi d'un frisson suivi de chaleur et ensuite de sueur; cet accès de fièvre finit vers quatre heures. Pendant sa durée, l'enfant paraît souffrir dans la région hypochondriaque gauche; cette douleur persiste, mais elle est beaucoup moins vive entre les accès. Sauf cette douleur, l'enfant paraît bien portant et a sa gaieté ordinaire dans les intervalles. Hier et aujourd'hui, il a rendu des vers par les selles. Depuis le début de cette fièvre, le teint est devenu jaune. Les parents ignorent quelle peut être la cause de cette fièvre intermittente quotidienne. Ils habitent le village de Montmartre, et l'enfant n'est point sorti depuis longtemps. On n'a encore employé aucun traitement.

Le 30 mai, état actuel. Hier, au moment de l'entrée du malade, il était midi, on a observé qu'il tremblait de froid ; à ce frisson a succédé une chaleur très vive et enfin la sueur. Ce matin, l'enfant n'est point souffrant, il est gai et dispos. En explorant l'abdomen, on trouve un peu de douleur vers les fausses côtes gauches. On reconnaît, par la palpation, que la rate dépasse de près de deux pouces le rebord de l'hypochondre, et la percussion permet de constater qu'elle remonte à la hauteur de deux pouces environ dans l'hypochondre. Il n'y a aucun autre trouble fonctionnel apparent qu'une teinte ictérique de la peau, mais non des muqueuses, qui présente la nuance propre aux fièvres intermittentes.

Jusqu'au 5 juin, M. Jadelot se contente de la méthode expectante. Mais les accès, loin de diminuer de fréquence ou de durée, reviennent tous les jours un peu plus tôt et se prolongent plus tard. Ayant observé plusieurs fois l'enfant au milieu de son accès et dans l'état de chaleur, nous l'avons trouvé découvert et exposé tout nu à l'action de l'air, les fenêtres étant ouvertes. Aussi ne sommes-nous point étonné d'apprendre qu'on l'a entendu tousser un peu la nuit. — M. Jadelot prescrit un décigramme de sulfate de quinine.

Du 6 au 9 juin, malgré l'antipériodique, la fièvre revient tous les jours, et l'accès commence à huit heures du matin. Le malade tousse davantage, et l'on trouve un peu de râle muqueux dans la partie postérieure et inférieure des deux poumons. On a porté la dose de sulfate de quinine à 2 décigrammes. La rate paraît diminuer un peu.

Le 9 et le 10, l'accès revient à six heures du matin. Dans l'intervalle, le malade n'a pas montré sa gaieté ordinaire ; sa peau est restée chaude ; on l'a entendu tousser plus souvent, et l'auscultation fait entendre du râle sibilant en arrière des deux côtés de la poitrine, sans matité ni autres signes physiques. L'auscultation fatigue et irrite le petit malade, sa respiration est un peu accélérée et la peau du thorax est très chaude.

Le soir, la fièvre est moindre et le malade est plus gai.

Le 11, à peu près même état. M. Jadelot admet qu'il y a déjà pneumonie, fait suspendre le sulfate de quinine et prescrit cinq sangsues en arrière de la poitrine.

Le 12, amélioration manifeste ; le facies n'exprime plus la même souffrance que les jours précédents ; la fièvre est légère (90 à 100 pulsations), la peau peu chaude, la respiration moins fréquente ; la toux a été peu remarquée par les infirmières, les râles ont diminué. Expectation.

Le soir, le malade est encore mieux, le pouls est tout à fait calme, la peau est fraîche ; l'enfant joue assis sur son lit ; le facies est presque naturel ; la rate est évidemment moins volumineuse.

Le 13, état moins bon qu'hier, facies souffrant, humeur irritable qui gêne l'auscultation ; on perçoit néanmoins du râle sibilant dans les deux poumons en arrière, et spécialement dans le poumon gauche, vers l'angle inférieur de l'omoplate ; un peu de râle sous-crépitant. Il semble aussi que de ce côté il y a peu de matité, sans souffle évident; bronchophonie à droite et à gauche. Respiration un peu accélérée, 100 à 110 pulsations. — Un sinapisme sur chaque côté de la poitrine.

Le soir, le malade paraît dans un état un peu meilleur. On remarque qu'il a notablement maigri depuis son entrée à l'hôpital.

Le 14, l'état général est le même qu'hier matin; on entend du râle crépitant à droite, au-dessous de l'épine du scapulum.

Le 15, râles plus abondants, 130 pulsations, peau humide de sueur. Les infirmières n'ont pas remarqué de frisson, mais l'exacerbation des symptômes s'est manifestée vers six heures du matin, comme les jours précédents; la rate semble avoir repris le volume qu'elle avait au début de la maladie. La teinte ictérique de la peau est de plus en plus prononcée. Le soir, la fièvre est moins intense que le matin, mais non complétement tombée.

Le 16, même état matin et soir que la veille.

Le 17, la marche de la maladie depuis quelques jours ne permet pas de douter, malgré l'absence du frisson, que l'état intermittent n'existe encore uni à un état fébrile continu, dépendant de la pneumonie commençante. En conséquence, on prescrit : sulfate de quinine, un décigramme et demi en deux doses.

Le 18, hier dimanche, jour d'entrée publique; les parents du petit malade lui ont apporté des gâteaux, dont il a mangé abondamment. Dans la soirée, il a vomi ce qu'il avait pris; ce matin, la fièvre est très intense, le pouls est à 130, la fièvre très vive, la peau brûlante et sèche. — Cataplasme émollient sur le ventre et toujours le fébrifuge.

Le soir, état du malade un peu moins mauvais.

Le 19, état meilleur que la veille. Jusqu'au 23, il ne survient rien d'extraordinaire, si ce n'est un peu de dévoiement. Le matin, le malade paraît toujours plus mal que le soir : les signes de pneumonie se prononcent peu à peu d'une manière plus tranchée.

Le 23, on suspend le sulfate de quinine pour prescrire une potion avec 5 centigrammes d'émétique.

Le 24, il y a eu hier deux ou trois vomissements; la diarrhée n'a pas augmenté. Matité bien évidente dans les trois quarts inférieurs du côté droit de la poitrine, avec souffle bronchique très prononcé, surtout dans l'expiration. Dans la fosse sous-épineuse près de l'épine et dans la fosse sus-épineuse, il y a un véritable râle crépitant très fin; dans le voisinage, ce râle est à bulles moins fines; bronchophonie. A gauche, on n'entend que du râle sous-crépitant assez abondant et disséminé dans toute la partie postérieure. Le pouls est à 160; peau brûlante. — Potion avec 10 centigrammes d'émétique, vésicatoire à droite du thorax.

Le soir, état semblable à celui du matin.

Le 25, même état qu'hier. La tolérance a été presque complète. — Potion avec 15 centigrammes d'émétique.

Le 26, tolérance complète; amélioration légère qu'on peut attribuer soit à l'émétique, soit au vésicatoire, peut-être à tous les deux. Le pouls est à 130, la respiration à 45 ; toux modérée, grasse ; le facies n'est pas trop mauvais.

Les jours suivants, l'état du malade paraît s'améliorer. Toutefois, il n'y a plus de rémittence sensible dans les symptômes. Le vésicatoire étant sec dès le quatrième jour, on trouve la matité diminuée. Ce qui domine surtout, ce sont les râles crépitant et sous-crépitant, plus abondants d'ailleurs à droite qu'à gauche.

Le 30 juin, aggravation très sensible. Il y a eu des vomissements et une diarrhée assez abondante. Le facies est très altéré, la soif est ardente, la peau brûlante, le pouls à 170, la respiration à 60. Toux fréquente. A droite, matité toujours considérable, qui confirme l'existence déjà constatée d'un épanchement. Souffle bronchique dont les caractères ne peuvent être bien appréciés à cause des cris et de l'agitation du petit malade ; râle crépitant à la partie supérieure. A gauche, râle sous-crépitant disséminé. On suspend le tartre stibié. Décoction blanche, lavement amidonné et laudanisé ; cataplasme sur l'abdomen.

Le 2 juillet, le pouls fournit 180 pulsations ; il y a 60 inspirations. Toux fréquente et grasse ; le malade avale ses crachats. Le côté droit paraît un peu moins mat que les jours passés, le côté gauche l'est aussi un peu. L'indocilité du malade s'oppose à l'emploi de l'auscultation. Peau chaude, sèche ; facies pâle, abattu, souffrant ; langue couverte d'un enduit blanc et épais ; lèvres très sèches (la respiration se fait par la bouche). La rate est volumineuse et rend la pression de l'hypochondre douloureuse. Diarrhée abondante. — Même traitement.

3 juillet, facies de plus en plus altéré. Le dévoiement ne diminue point ; soif inextinguible, fièvre brûlante. On remarque un abcès sur le cuir chevelu.

Le 4, même état. Pouls très fréquent, mais très petit. La toux est moins intense, mais cette diminution ne paraît venir que de l'affaiblissement du sujet. L'auscultation, gênée par l'indocilité et les cris du malade, ne donne aucune notion précise sur l'état de la poitrine.

Le 6, état de plus en plus grave ; les extrémités se refroidissent.

Le 7, mort à une heure du matin.

Ouverture du cadavre (*trente deux heures après la mort*). — *Pneumonie lobulaire généralisée plus étendue à droite qu'à gauche ; réunion des trois degrés.*

Tête. — Le cerveau et les enveloppes sont intacts.

Abdomen. — Le tube digestif paraît sain ; cependant sa muqueuse offre un certain degré de ramollissement, analogue à celui qu'on rencontre sur la plupart des cadavres pendant la saison chaude. Si ce ramollissement est véritablement pathologique, il est la seule lésion qui puisse expliquer la diarrhée observée pendant la vie ; car, sous tous les rapports, le tube digestif est intact. On n'y trouve ni rougeur ni développement anormal de follicules. Le foie et les reins sont à l'état normal, mais non la rate. Cet organe présente une hauteur de 3 pouces sur 22 lignes de largeur. Son volume paraît triple de celui de la rate d'un enfant âgé de deux ans que nous avons sous les yeux. Elle offre à sa surface une couleur brun foncé ; à l'intérieur, sa couleur tire davantage sur le noir chocolat. Son parenchyme est plus mou, plus facile à écraser que celui de l'enfant dont je viens de parler. En le pressant, on en fait sortir une boue grisâtre analogue à du chocolat cuit dans l'eau.

Thorax. — Les altérations principales sont dans le thorax, comme on s'y attendait.

Côté droit. — Adhérence entre la surface presque entière des lobes inférieur et moyen et les parois costale et diaphragmatique. La partie antérieure seule de ces lobes et le sommet du poumon en sont dépourvus. La plupart des adhérences sont celluleuses, mais encore molles et faciles à rompre, et ne sont probablement pas plus anciennes que l'époque des premiers symptômes de pleuro-pneumonie. En arrière, vers le milieu du lobe inférieur, elles sont encore très molles, plus jaunâtres et parsemées de plaques rouges, ressemblant davantage, par conséquent, aux fausses membranes des séreuses qui ont succédé à un épanchement récent. C'est sans doute dans ce point que l'épanchement diagnostiqué pendant la vie a dû exister.

Le poumon enlevé présente à sa surface, vue à travers la plèvre, une foule de plaques d'un gris blanchâtre entremêlées d'autres plaques dont les unes sont très rouges et les autres ont la couleur gris-rose normale du parenchyme pulmonaire. Cet assemblage ressemble à une marqueterie très irrégulière. En avant et au sommet, les lobules, pour la plupart, ont la couleur de l'état sain. C'est en arrière qu'existe surtout la pneumonie. Les plaques d'un gris blanchâtre offrent une largeur qui varie d'une à 3 ou 4 lignes, et sont dues à des lobules pulmonaires en partie ou en totalité passés à l'état d'hépatisation grise, d'infiltration purulente. Leur tissu ne contient plus d'air ; en le pressant, même légèrement, on exprime un liquide purulent nullement écumeux. Au milieu de ce liquide que le mélange d'un peu de sang rend parfois sanieux et d'une couleur plus foncée, on voit sourdre, par un orifice arrondi et bien distinct, un liquide très blanc dont l'aspect est celui du pus muqueux, et qui paraît évidemment sortir d'un petit conduit bronchique coupé à son entrée dans le lobule. Le tissu pulmonaire ainsi altéré est d'une friabilité extrême ; une faible pression le fait tomber en détritus ; un jet d'eau suffit même pour le rompre peu à peu, et n'y laisser qu'un canevas celluloso-vasculaire à aréoles larges et irrégulières. Si l'on excise une petite portion de ce tissu et qu'on le jette sur l'eau, on le voit se précipiter au fond du vase, tandis que, si l'on y jette une masse un peu volumineuse de tissu pulmonaire, un certain nombre de lobules encore bien aérés la font surnager et pourraient faite douter de l'existence de la pneumonie, si l'on ne s'en rapportait qu'à cette preuve négative. Les plaques rouges que nous avons indiquées sont dues à des lobules également enflammés, mais parvenus à une période moins avancée. Leur tissu rouge, friable, plus dense que l'eau, laisse suinter par la pression un liquide sanieux, rougeâtre, dans lequel il entre une grande proportion de sang. Dans l'épaisseur de ces lobules, on trouve aussi de petites bronches remplies d'un liquide mucoso-purulent. Enfin, la troisième espèce de plaques est, comme nous l'avons dit, des lobules sains, mais à la plupart d'entre eux aboutissent des bronches pleines d'un liquide puriforme, comme celles qui se rendent dans les lobules malades.

Le mélange de ces lobules, sous trois états différents, qui donne au poumon cet aspect extérieur que nous avons comparé à une marqueterie irrégulière, existe aussi dans l'intérieur de l'organe, et fait que de toutes parts, dans la plus grande partie du poumon, les lobules sains sont séparés les uns des autres et entremêlés de lobules hépatisés en rouge ou en gris ; on en trouve aussi quelques-uns simplement engoués. En estimant approximativement l'étendue de l'altération, il paraît que la moitié environ du poumon droit était impropre à la respiration.

Les bronches de second ordre qui se rendent dans les lobes inférieur et moyen offrent une rougeur vive, tandis que celles du sommet sont pâles. Les premières offrent aussi une dilatation notable dans plusieurs de leurs divisions secondaires, qui sont remplies d'un mucus puriforme.

Côté gauche. — Le poumon offre un état parfaitement analogue à celui du poumon droit, mais l'altération est moins étendue ; elle occupe principalement la partie postérieure du lobe inférieur, et existe aussi bien dans la profondeur qu'à la surface de l'organe, dont le quart environ a dû être, vers la fin de la vie, impropre à la respiration. Les bronches inférieures sont enflammées, et les supérieures ne le sont point : nouvelle ressemblance avec les altérations du côté droit.

Enfin, il existe aussi des adhérences entre les deux feuillets de la plèvre ; elles occupent la face postérieure du poumon dans toute sa hauteur. Celles d'en bas sont celluleuses et plus anciennes, mais celles qui correspondent au sommet du lobe inférieur sont plus molles et évidemment plus récentes.

On ne rencontre pas un seul tubercule dans le tissu pulmonaire, ni dans les ganglions lymphatiques des bronches et du médiastin, ni dans aucun autre viscère de l'économie.

Cette longue observation nous fournit un exemple de pneumonie lobulaire généralisée, compliquée de pleurésie. La matité et la respiration bronchique observées pendant la vie étaient dues sans doute à l'épanchement pleurétique, mais il est extrêmement probable que l'altération des poumons n'aurait pu seule les produire en l'absence de l'épanchement. L'examen des parties après la mort nous montre l'élément bronchique et l'élément pulmonaire en raison directe l'un de l'autre. Sous le rapport étiologique, cette observation nous offre un grand intérêt, puisqu'elle nous montre un enfant d'une bonne santé habituelle et atteint seulement depuis quelques jours d'une fièvre intermittente, maladie d'ailleurs très rare chez les jeunes enfants, qui sous l'influence probable de refroidissements répétés pendant les stades de chaleur et de sueur, et sous celle du décubitus dorsal prolongé, contractent une bronchite, puis une pneumonie lobulaire. La première, par exception à la plupart des cas, n'a pas duré longtemps seule avant le développement de la pneumonie. Il est vrai que la fièvre intermittente a pu exercer une certaine influence sur la rapidité de ce développement; car l'accès, en produisant chaque jour une congestion sur le poumon dans le stade de froid, favorisait ainsi l'augmentation de l'élément bronchique et sa transformation en élément pulmonaire. Quoi qu'il en soit, c'est surtout pour la marche de la maladie que nous avons rapporté ce fait, et il faut en faire ressortir les principales phases. Ainsi du 29 mai au 10 ou 12 juin, l'enfant s'enrhume dans le cours de sa fièvre intermittente. Du 12 au 24 juin, la bronchite augmente, et des signes non douteux de pneumonie et d'épanchement montrent la marche croissante des accidents. Dans une troisième phase, du 24 au 30 juin, une amélioration légère se manifeste, l'épanchement se résorbe et la pneumonie paraît un instant permettre un espoir de guérison. Mais cet espoir est déçu : du 1er au 7 juillet, une recrudescence des symptômes locaux et généraux amène la mort. Enfin, faisons remarquer que le début de la pneumonie n'a pas eu lieu d'emblée et de la veille au lendemain. Il a fallu, au contraire, au moins deux ou trois jours pour que la transition s'opérât et pour qu'on fût certain que la bronchite n'existait plus seule.

Cette dernière remarque relative au début nous paraît importante, parce que c'est ainsi que la maladie se comporte dans là plupart des cas. Il faut en excepter toutefois les fièvres éruptives qui se compliquent de pneumonie dans leurs cours. Dans ce cas, le début est réellement très rapide et souvent, d'un jour à l'autre, aux symptômes d'une bronchite succèdent les signes bien tranchés d'une pneumonie déjà généralisée. Sauf cette exception, le début est presque toujours lent, et, avant que les premiers soupçons qu'on peut avoir sur l'existence de la pneumonie se convertissent en probabilité ou en certitude, il faut au moins deux ou trois jours. On sait qu'il n'en est point ainsi de la pneumonie lobaire dans la plupart des cas.

Il est très difficile de déterminer d'une manière un peu précise quelle est la durée de la pneumonie lobulaire. En effet, comme cette maladie atteint rarement des sujets primitivement en bonne santé, il arrive que les maladies dans le cours desquelles la pneumonie se développe ont déjà porté à l'organisme une atteinte plus ou moins profonde, et il est beaucoup de cas dans lesquels l'enfant affaibli ne peut résister que pendant peu de jours à cette maladie, quoiqu'elle ne soit pas très étendue.

D'un autre côté, si l'on n'assiste pas au début de la pneumonie, ou si l'on n'y apporte pas une extrême attention, l'époque de ce début peut être très difficile à saisir, l'invasion ayant lieu presque toujours d'une manière graduelle et quelquefois presque insensible. En écartant les cas dans lesquels il existe une complication importante et grave, ceux où la constitution a été profondément détériorée par des maladies antérieures, et ceux où l'observation a pu ne pas être très exacte, nous avons reconnu que la pneumonie lobulaire avait en général une durée plus longue que la pneumonie lobaire des adultes et des enfants. Mais il ne nous est pas possible d'assigner les termes précis de cette durée, à cause des nombreux éléments qui compliquent chaque fait et qui sont de nature à modifier la marche de la maladie. Les observations qui nous serviraient à cette détermination présentent trop de différence entre elles sous d'autres rapports pour pouvoir les réunir toutes et en déduire une durée moyenne; et, d'autre part, elles sont trop peu nombreuses pour en former plusieurs catégories distinctes. Seulement, nous devons faire remarquer que la plus longue durée de la pneumonie lobulaire s'observe surtout dans les cas de guérison. Dans les cas de mort, nous n'avons jamais vu les symptômes aigus durer plus de vingt-cinq à trente jours; tandis que dans des cas suivis de guérison nous avons vu des signes, surtout les signes physiques, avec la toux et la dyspnée, se prolonger pendant un mois et demi à deux mois.

La terminaison de la pneumonie lobulaire est bien plus souvent funeste que celle de la pneumonie lobaire, surtout à l'hôpital des Enfants où rien n'est plus rare que de voir la maladie guérir, pour peu qu'elle s'annonce avec quelque gravité. Nous verrons un peu plus tard comment s'explique cette issue malheureuse dans la plupart des cas. Disons seulement à présent que sur un total de soixante et un cas, la mort est survenue chez quarante-huit malades; huit ont obtenu une guérison complète; cinq ont été emmenés de l'hôpital dans un état de guérison incomplète, mais assez avancée chez la plupart, pour être considérée comme probable.

Diagnostic et pronostic.

Malgré les progrès que l'art du diagnostic doit à l'auscultation et à la percussion appliquées aux maladies de poitrine, malgré les travaux d'une grande valeur que ces dernières années ont vu éclore sur la pneumonie des enfants, il faut cependant avouer encore aujourd'hui que le diagnostic de la pneumonie lobulaire laisse beaucoup à désirer. La plupart des praticiens à qui l'on demanderait un avis sincère sur ce sujet, répondraient que le plus souvent ils sont fort embarrassés pour distinguer positivement le catarrhe pulmonaire de la pneumonie lobulaire ; que d'ailleurs, cette distinction ne leur paraissant pas très importante pour le traitement, ils ne s'attachent pas à la faire et à surmonter les difficultés qu'on y rencontre. Nous n'espérons pas lever complétement ces difficultés, mais nous pensons qu'après la lecture des développements dans lesquels nous allons entrer, on pourra, dans l'immense majorité des cas, porter un diagnostic certain ou au moins très probable, et faire une distinction que nous ne croyons inutile ni pour le pronostic, ni pour la thérapeutique, comme nous tâcherons de le démontrer.

Pour étudier convenablement cette question, il est nécessaire de rappeler en peu de mots les trois variétés de pneumonie que nous avons admises au point de vue anatomique.

La première est celle qui, pendant toute sa durée, reste à l'état disséminé, n'occupe que des lobules séparés les uns des autres : c'est la pneumonie lobulaire simple disséminée.

La deuxième est celle qui, après être restée pendant un temps variable d'un à plusieurs jours à l'état de pneumonie lobulaire disséminée, passe à l'état de pneumonie généralisée et donne dans un ou plusieurs points de la poitrine les signes de la pneumonie lobaire.

La troisième, enfin, est celle qui, d'emblée, par une généralisation très prompte, fournit les signes d'une pneumonie lobaire, sans qu'on ait pu nettement apprécier l'état lobulaire.

De ces trois variétés, la première est, sans contredit, celle dont le diagnostic est le plus difficile ; il faut même avouer que jamais il ne comporte une certitude complète, et, pour le porter, il faut procéder plutôt par induction et par l'appréciation des signes rationnels que par celle des signes physiques. Ceux-ci ne sont, en effet, que ceux de la bronchite, c'est-à-dire des râles secs ou humides à bulles plus ou moins volumineuses, suivant le calibre des bronches qui en sont le siége. Le râle crépitant lui-même peut aussi bien se produire dans les extrémités capillaires des bronches que dans les vésicules, et nous pensons que chez les enfants, en raison de la brièveté ordinaire de la respiration, l'air, pénétrant difficilement à travers les petites bronches remplies de liquide, arrive rarement aux lobules malades; de telle sorte que le râle crépitant, qu'on perçoit dans les inspirations ordinaires, a probablement pour siége les petites bronches et non la cavité spongieuse des lobules. La matité et le souffle bronchique manquent dans la véritable pneumonie disséminée, et lorsqu'on perçoit ces signes, on doit considérer la pneumonie comme déjà généralisée; car, pour leur donner naissance, il faut une masse hépatisée qui ait environ deux pouces de diamètre. Il est un signe quelquefois assez prononcé pour être de quelque secours, c'est la respiration dure; mais, dans la plupart des cas, il faut une grande habitude pour la saisir.

Reste donc l'appréciation des signes rationnels. Tant que la bronchite existe seule et siége dans les bronches du premier et du second ordre, la toux et la dyspnée ont une intensité médiocre, où, si la toux est intense, elle revient par quintes, et la dyspnée n'est pas en raison de l'intensité de la toux; mais ce qui est plus caractéristique, c'est que la fièvre manque ou ne revient que le soir, en rapport avec les exacerbations de la bronchite.. Mais si l'inflammation pénètre dans les petites bronches, comme un certain nombre de lobules ne tardent pas à être envahis, on voit la toux et la dyspnée augmenter; la fièvre s'allume et reste continue. Enfin, après un petit nombre de jours, on remarque un amaigrissement qu'une bronchite datant quelquefois de plusieurs semaines n'avait pu produire tant qu'elle existait seule.

En résumé, la pneumonie disséminée lobulaire présente, dans tout son cours, les signes du catarrhe pulmonaire, et ne fait que donner aux symptômes de réaction une intensité qu'ils n'offriraient pas si l'hépatisation lobulaire ne venait s'ajouter à l'état morbide des bronches.

La deuxième variété de pneumonie lobulaire n'offre de véritables difficultés que dans sa première période, c'est-à-dire avant d'être généralisée; et ici sont applicables toutes les considérations que nous venons d'émettre relativement à la première variété, en remarquant toutefois que l'augmentation d'intensité des symptômes rationnels survient ordinairement plus vite et d'une manière plus tranchée. Quand la période de généralisation est établie, on ne rencontre plus, en général, que de médiocres difficultés. Les signes physiques sont encore ceux de la bronchite; mais il s'y joint ceux de la pneumonie lobaire dans un ou plusieurs points de la poitrine, c'est-à-dire le son mat, la respiration bronchique et la bronchophonie. Les râles ont une valeur relative à l'élément bronchique et non à l'élément parenchymateux, et, dans certains cas, ils deviennent une source d'obscurité : ainsi nous avons plusieurs fois constaté que les râles ronflants et muqueux peuvent masquer la respiration bronchique, là où l'autopsie montre ensuite qu'elle a dû se produire.

En raison de son siége, il arrive aussi quelquefois que la pneumonie, quoique généralisée, ne fournit aucun signe physique caractéristique : c'est dans les cas rares, il est vrai, où l'inflammation s'est concentrée, soit à la face diaphragmatique du poumon, soit à sa face médiastine, soit dans ses bords, soit dans les lobules superficiels seuls de la face costale.

La troisième variété est facile à diagnostiquer comme pneumonie; mais la véritable difficulté consiste à reconnaître son origine lobulaire : ainsi l'hépatisation se caractérise facilement par le son mat et la respiration bronchique; mais, pour la distinguer de celle qui est primitivement lobaire et franche, on observera qu'elle a été précédée de bronchite aiguë ou chronique; et que la persistance de celle-ci s'annonce encore par la présence du râle ronflant, sibilant ou muqueux; enfin, beaucoup plus souvent que la véritable pneumonie lobaire franche, elle est double et même multiple dans un même côté de la poitrine.

On voit donc que, dans toutes les pneumonies lobulaires, il y a deux éléments à reconnaître : l'élément bronchique et l'élément parenchymateux; et le diagnostic n'est bien complet qu'autant qu'on a pu déterminer dans quel rapport de prédominance relative ces deux éléments se trouvent entre eux. Là où l'élément bronchique prédomine, il ne faut pas méconnaître l'élément parenchymateux, de même que là où celui-ci est évident, il ne faut pas méconnaître l'existence de celui-là. La véritable manière de comprendre le diagnostic de cette maladie consiste, au lit du malade, non pas à se demander s'il est atteint de *bronchite* ou de *pneumonie*, mais à se poser le problème suivant : 1° Dans le cas où l'élément bronchique est bien caractérisé, existe-t-il avec ou sans élément parenchymateux? en d'autres termes, a-t-on affaire à une bronchite seule ou à une bronchite avec pneumonie? 2° Dans le cas où, au contraire, l'élément parenchymateux est évident, existe-t-il seul ou avec élément bronchique, c'est-à-dire s'agit-il d'une pneumonie lobaire d'emblée ou d'une pneumonie pseudo-lobaire dont l'origine est lobulaire ou bronchique? Or, pour résumer tout ce qui précède, nous dirons que l'élément bronchique se caractérise par les commémoratifs et la nature des râles, tandis que l'élément parenchymateux se caractérise par l'intensité des symptômes locaux et généraux, et souvent par des signes physiques, le son mat et la respiration bronchique.

Nous tenons maintenant à prouver que le diagnostic précis des deux éléments de la pneumonie lobulaire ne saurait être indifférent ni pour le pronostic ni pour le traitement, et qu'on ne peut, en effet, assimiler à la pneumonie lobulaire ni la bronchite simple ni la pneumonie lobaire. Dans l'immense majorité des cas, excepté ceux où elle revêt l'intensité du catarrhe suffocant, la bronchite n'offre aucune gravité immédiate. De même, la pneumonie lobaire vraie est une inflammation parenchymateuse simple qui, contenue dans certaines limites d'intensité, a une tendance naturelle à se terminer le plus souvent par résolution. Il n'en est pas ainsi de la pneumonie lobulaire :

celle-ci est une phlegmasie parenchymateuse surajoutée à une inflammation catarrhale, c'est-à-dire à cette espèce d'inflammation qui est remarquable entre toutes, sinon par sa gravité immédiate, du moins par sa ténacité et son extrême tendance à ne jamais se terminer par résolution. Or, sous l'influence de cette inflammation catarrhale, qui agit comme une véritable épine et comme un stimulus pour les parties voisines, il est facile de comprendre comment le travail morbide, dont les lobules sont le siége, doit tendre par son intensité, ou plutôt peut-être par sa seule durée, à dépasser les limites compatibles avec la résolution de l'inflammation.

Il n'est pas moins évident, sous le rapport du traitement, qu'il n'y a pas d'identité à établir entre la pneumonie lobulaire et l'une ou l'autre des deux maladies en question : ainsi la bronchite simple ne réclame, en général, qu'un traitement peu actif; de son côté, la pneumonie lobaire franche, comme nous l'avons dit, ne demande qu'à être contenue dans certaines limites d'intensité pour se résoudre. Mais dans la pneumonie lobulaire ce n'est plus assez de contenir et de modérer l'intensité de l'inflammation, il faut surtout l'empêcher de persister; et cette persistance prenant sa source dans l'existence primordiale du catarrhe bronchique, c'est celui-ci que la thérapeutique doit le plus s'efforcer de détruire ou de diminuer. Le praticien qui, dans certaines pneumonies lobulaires (celles qui sont disséminées, première variété), ne verrait autre chose que des bronchites, nous semblerait aussi éloigné du véritable point de vue auquel il convient de se placer pour la thérapeutique, que celui qui, dans d'autres pneumonies lobulaires (celles qui sont généralisées et ont l'apparence lobaire, deuxième et troisième variétés), ne verrait que des pneumonies lobaires franches, et rien au delà de l'inflammation parenchymateuse du poumon. Celui qui voudra se pénétrer de la véritable nature de la pneumonie lobulaire et baser sur elle les indications thérapeutiques, ne devra jamais oublier que le catarrhe bronchique précède l'inflammation du parenchyme, l'accompagne toujours et lui survit dans les cas, malheureusement trop rares, où la mort n'arrive pas pendant le cours de la pneumonie.

Il résulte de ce qui précède que la coexistence constante de l'élément catarrhal bronchique avec la pneumonie lobulaire, est la véritable cause de sa gravité et ne permet pas, sous le rapport du pronostic, de la comparer à la pneumonie lobaire. Si l'on voulait conclure d'après les résultats qu'on observe à l'hôpital des Enfants malades de Paris, on serait tenté d'admettre que la pneumonie lobulaire est presque nécessairement mortelle. Mais pour en reconnaître rigoureusement la gravité, il faudrait l'observer en l'absence de complications, ou du moins au milieu de conditions hygiéniques différentes et meilleures que celles qu'on rencontre dans cet hôpital. Car, en étudiant de près la nature de la maladie comme nous allons achever de le faire dans un instant, on n'est nullement porté à croire qu'elle doive résister aussi souvent à un traitement bien dirigé, lorsque les conditions antérieures et les circonstances environnantes sont favorables. Il nous paraît certain, d'après le dire général des praticiens et ce que nous avons vu par nous-même, que, dans la pratique civile, la guérison est plus fréquente que dans les hôpitaux d'enfants.

Quoi qu'il en soit, nous allons donner ici les résultats que nous avons observés à l'hôpital des Enfants. Sur 61 cas de pneumonie lobulaire, 48 se sont terminés par la mort, 8 par une guérison complète, 5 malades ont été emmenés par leurs parents dans un état de guérison encore incomplète, mais qui paraissait assez probable pour la plupart. Nous remarquerons encore que, sous le rapport de la mortalité, il y a une grande différence entre les enfants âgés de moins de cinq ans et ceux qui ont dépassé cet âge. En effet, les premiers, au nombre de 45, ont fourni 38 morts, et les seconds, au nombre de 16, en ont fourni seulement 10.

Sur les 8 malades qui ont guéri complétement, 3 étaient âgés de quatorze ans. L'un d'eux eut une pneumonie lobulaire disséminée, sans autre complication que la bronchite qui en est inséparable; il était bien constitué et d'une bonne santé habituelle. Les deux autres eurent la rougeole qui se compliqua d'une pneumonie lobulaire généralisée très-intense, dont la guérison fut lente mais complète. Les antécédents de ces deux malades étaient satisfaisants. Le malade âgé de six ans ayant une bonne constitution, admis à l'hôpital pour un prurigo, y contracta la rougeole, qui, vers le déclin de l'éruption, se compliqua d'une pneumonie généralisée peu intense. Le malade âgé de cinq ans eut une pneumonie liée à l'existence de la fièvre typhoïde. Celui de trois ans avait eu la rougeole cinq semaines avant son admission à l'hôpital; cette maladie avait laissé à sa suite de la diarrhée et de la toux; peu à peu la bronchite passa à l'état de pneumonie. Enfin, celui de deux ans était faible de constitution et toussait depuis longtemps; mais il n'existait aucune complication importante, et la pneumonie lobulaire qui succéda au catarrhe, ne fut pas très intense.

On voit par ces détails, que les cas de guérison sont tout à fait en rapport avec l'absence de la plupart des circonstances qui aggravent le plus la pneumonie lobulaire. Ainsi, toutes choses égales d'ailleurs, ces circonstances sont : 1° l'âge peu avancé de l'enfant; 2° l'épuisement de sa constitution par des maladies chroniques antérieures, ou par de mauvais soins; 3° le développement de la pneumonie dans le cours d'une fièvre éruptive, surtout de la rougeole.

Enfin, le pronostic sera encore plus fâcheux si toutes ces circonstances sont réunies chez le même sujet, comme on l'observe le plus souvent à l'hôpital des Enfants malades. Là on voit beaucoup de petits enfants de deux ou trois ans, affaiblis par des maladies antérieures, qui contractent la rougeole. Cette maladie, dans de si mauvaises conditions, se complique souvent de pneumonie, et la mort en est la conséquence presque infaillible.

Nature de la pneumonie lobulaire.

Il serait inutile et fastidieux de rappeler ici les considérations répandues dans les pages précédentes, à l'aide desquelles
nous avons tâché de démontrer que la pneumonie lobulaire
n'est pas une inflammation simple du parenchyme pulmonaire.
Nous devons seulement répéter qu'au point de vue anatomique, étiologique et symptomatologique, rien n'est plus évident que la nature complexe de cette maladie qui résulte de
l'union d'un élément bronchique avec un élément pulmonaire,
et de la connexion intime d'une inflammation catarrhale avec
une inflammation parenchymateuse. Nous avons fait voir
qu'elle ne pouvait pas plus être réduite à l'un de ces deux
éléments qu'à l'autre, et qu'on ne pouvait l'assimiler ni au
catarrhe bronchique simple ni à la pneumonie franche. Mais
elle emprunte de ces deux éléments, comme d'une source double, les caractères propres aux inflammations catarrhales d'une
part, et ceux qui appartiennent aux inflammations parenchy-
mateuses ou phlegmoneuses, d'autre part; c'est-à-dire, la
durée, la persistance d'un côté, et, de l'autre, l'acuité et l'influence réactionnelle. Enfin, nous avons insisté sur la nécessité d'arriver par un diagnostic exact à la détermination de la
nature complexe de la maladie, à cause des conséquences
importantes qui en découlent pour le pronostic et le traitement.

Nous croirions avoir assez fait pour démontrer la véritable
nature de la pneumonie lobulaire si, dans ces derniers temps,
quelques auteurs séduits par une ressemblance qui n'est qu'ap-
parenté, n'avaient eu l'idée de comparer cette maladie aux
altérations qu'on voit survenir dans le poumon, lorsque le
sang est vicié par le pus résorbé. Nous ferons remarquer d'a-
bord, que ce rapprochement ne s'est pas présenté à l'esprit
de la plupart de ceux qui ont fait une étude spéciale et minutieuse de la pneumonie lobulaire des enfants. C'est surtout

dans des critiques bibliographiques insérées dans la *Gazette médicale de Paris*, que nous trouvons cette opinion nettement articulée et défendue par M. Genest. Nous croyons que ceux qui l'ont émise ou qui l'ont adoptée, se sont laissé entraîner par de fausses analogies et n'ont pas fait de cette question l'objet d'un examen assez approfondi.

En effet, les analogies entre ces deux maladies se réduisent à une seule, qui est la forme lobulaire de l'altération du poumon. Elle nous semble de peu de valeur; car si l'on considère que, dans le cas de viciation purulente du sang, ce liquide a une tendance manifeste à se déposer par foyers isolés, non pas seulement dans le poumon, mais encore dans le foie, dans le cerveau, dans tous les organes parenchymateux en général, ainsi que dans le tissu cellulaire, on conviendra que le siége disséminé ou lobulaire des abcès du poumon n'a rien de spécial et n'est qu'un effet d'une cause générale qui se manifeste par des effets semblables dans tous les autres organes. Or, pour inférer de l'existence de l'effet à celle de la cause, il faudrait prouver que de semblables effets se produisent dans d'autres organes; en d'autres termes plus clairs, pour conclure de la forme lobulaire de la pneumonie à une viciation du sang analogue à l'infection purulente, il faudrait trouver d'autres preuves de l'existence de cette viciation dans ses effets sur d'autres organes et dans les causes générales qui sont supposées lui donner naissance. Mais l'observation et l'induction sont également impuissantes pour produire ces preuves, et il est facile d'opposer à la seule analogie que nous venons d'admettre, une foule de différences radicales et inconciliables.

Il suffit de les énumérer. Ainsi, la pneumonie lobulaire des enfants ne s'accompagne pas plus souvent que toute autre maladie catarrhale ou inflammatoire d'abcès dans les viscères ou dans le tissu cellulaire, ni d'épanchement de pus dans les articulations. Ses symptômes n'ont point en général la forme typhoïde de ceux de la viciation purulente, et la forme adynamique ou ataxique dans la pneumonie lobulaire ne paraît pas

plus fréquente que dans la pneumonie lobaire. Les causes de
la pneumonie lobulaire n'ont, pour la plupart, aucune analogie
avec celle de la viciation purulente ; si quelques-unes d'entre
elles agissent à la vérité sur l'ensemble de la constitution, elles
ne sont que prédisposantes, et rien ne permet de supposer
qu'elles soient capables d'altérer le sang à la manière d'un poison, comme fait le pus ; leur action se borne évidemment à
débiliter l'organisme et à appauvrir le sang. Enfin, si l'on
étudie de près les caractères anatomiques de l'altération lobulaire du poumon dans le cas de viciation purulente, on verra
qu'ils ne sont point semblables à ceux de la pneumonie lobulaire proprement dite. Pour faire ressortir cette différence,
nous ne pouvons mieux faire que d'emprunter à M. Grisolle la
description suivante : « Leur point de départ (des abcès métastatiques du poumon) est une ecchymose ou plutôt une véritable apoplexie capillaire, sans déchirure des poumons, mais
dans laquelle un sang noir se trouve intimement combiné avec
les tissus. Il en résulte des noyaux durs dont le volume varie
entre celui d'une petite lentille et celui d'une grosse noix ; ces
noyaux présentent d'abord à la coupe une surface uniforme
ou d'un noir un peu plus foncé au centre qu'à la périphérie ;
mais à une époque plus avancée, on découvre çà et là des
points opaques et purulents qui deviennent de plus en plus
manifestes et envahissent bientôt toute la surface ; enfin, le
noyau se ramollit du centre à la circonférence, et finit par se
convertir en un abcès dont le pus est le plus souvent blanc,
épais et phlegmoneux..... Beaucoup de personnes comparent
les abcès que je viens d'étudier à la pneumonie lobulaire ;
mais ces deux ordres de lésions n'ont aucun rapport entre
eux ; non-seulement elles sont essentiellement distinctes par
la nature des causes qui président à leur développement, mais
encore les caractères anatomiques sont tout à fait différents.
En effet, la pneumonie lobulaire présente cette série de transformations qu'on observe dans les pneumonies ordinaires, et
ce n'est que dans dés cas fort rares qu'on la voit se terminer

par des collections purulentes; tandis que, dans les pneumonies métastatiques, une hémorrhagie interstitielle semble être le point de départ; l'inflammation parcourt rapidement ses périodes, et amène presque nécessairement la formation de plusieurs abcès circonscrits (1). »

Traitement.

. Le traitement de la pneumonie lobulaire est la partie de son histoire qu'on a le plus négligée. Rien de moins satisfaisant que ce que l'on trouve sur ce sujet dans les travaux publiés depuis vingt à trente ans. La science est restée stationnaire; elle n'a point su faire avancer d'un pas égal la thérapeutique avec l'anatomie pathologique et l'art du diagnostic, et maintenant elle présente à nos yeux une lacune déplorable provenant de ce que les notions que nous avons sur la pneumonie lobulaire reposent toutes sur des travaux dont les matériaux ont été recueillis dans les hôpitaux. On conçoit difficilement que les faits fournis par la pratique privée n'aient pas été l'objet de recherches plus fructueuses, et l'on a toute raison de croire que ces recherches feraient connaître des résultats importants.

En face des circonstances défavorables accumulées dans les hôpitaux, l'insuccès de toutes les médications n'a rien qui doive surprendre. Peut-on tirer des faits puisés à cette source autre chose qu'un doute sur l'efficacité de tous les traitements? Aussi voit-on cette disposition sceptique n'inspirer aucun essai thérapeutique sérieux. On ne prend aucun soin de rechercher des indications spéciales; on fait, en courant, une application empirique de telle ou telle médication, et puis on compte les cas dans lesquels elle a réussi, ceux dans lesquels elle a échoué, et l'on conclut que toutes ces médications valent à peu près autant les unes que les autres, c'est-à-dire qu'elles ne valent rien. Quelle source de découragement pour celui qui

____

(1) *Traité de la pneumonie*, p. 57, 58 et 59.

demande à la science des notions satisfaisantes pour l'esprit, et des principes propres à le diriger dans la pratique de l'art !

Ce serait, sans doute, une prétention téméraire de notre part que d'espérer combler cette immense lacune, d'ailleurs facile à signaler, car les matériaux que nous possédons nous-même ont été presque tous recueillis dans un hôpital, et nous ont laissé, malgré le nombre considérable de nos observations, peu de faits concluants sous le rapport thérapeutique. Cependant, si l'expérience nous fait défaut dans le cercle trop étroit de nos observations, ne pouvons-nous pas, maintenant que la nature de la maladie nous est connue, ainsi que l'ensemble des conditions qui président à son développement et modifient sa marche, rechercher et établir sur une base sûre des indications rationnelles? En effet, la nature de la pneumonie lobulaire nous est aussi bien connue que celle de beaucoup d'autres maladies inflammatoires, puisqu'elle ne consiste, en réalité, que dans l'union d'une inflammation parenchymamateuse et d'une affection catarrhale aiguë ou chronique. Nous savons encore que, comme toutes les inflammations en général, elle peut être soumise à l'influence d'un génie particulier; ainsi, de même que l'angine scarlatineuse offre quelque chose de spécial, sans cesser d'être une inflammation, de même la pneumonie lobulaire morbilleuse est une inflammation soumise à l'influence d'une cause pathogénique toute spéciale : de là une nouvelle source d'indications, tantôt principales, tantôt secondaires par rapport à celles qui reposent sur la maladie elle-même. Enfin, les conditions générales ou individuelles, externes ou internes, au milieu desquelles la pneumonie prend naissance, deviennent la source d'indications nombreuses qu'il faut ajouter à celles que nous avons déjà indiquées.

Nous diviserons donc les indications en deux ordres, suivant qu'elles sont fondées sur la nature de la maladie, ou sur ses causes et les circonstances accessoires.

A. *Indications tirées de la nature de la maladie.* — Ces indications se résument dans les deux suivantes, savoir :

1° Diminuer et annihiler, autant que possible, l'influence que le catarrhe bronchique exerce sur le développement, la persistance et l'extension de la pneumonie lobulaire ,soit par la tendance de l'inflammation à se propager par continuité de tissu, soit par le séjour prolongé des mucosités dans l'intérieur des petites bronches, qui peuvent en être oblitérées et empêcher le passage de l'air dans les cellules des lobules correspondants.

2° Combattre directement l'inflammation parenchymateuse, lorsqu'elle existe, afin de la contenir dans des limites d'intensité telles que la résolution soit possible, et que le passage du deuxième au troisième degré n'ait pas lieu.

Cherchons quels sont les moyens les mieux adaptés à ces deux indications générales.

1° Comme le catarrhe, qui est un des éléments de la pneumonie, est presque toujours arrivé à sa période de maturité, époque à laquelle l'inflammation de la muqueuse bronchique est pour ainsi dire éteinte et remplacée par la supersécrétion muqueuse, il ne faut guère songer à le combattre par les émissions sanguines ; elles ont peu de prise sur lui, et il faut leur préférer les révulsifs cutanés et les évacuants. Dans quelques cas, il est permis de déroger à ce principe : c'est lorsque le catarrhe est encore dans sa période de sécheresse, que l'inflammation paraît intense et fait craindre que, par sa marche serpigineuse, elle ne se propage aux lobules, avant même d'avoir atteint sa deuxième période. Ce cas se rencontre assez souvent dans les rougeoles qui se compliquent de pneumonie lobulaire, dans le cours ou vers la fin de la période d'éruption. A ce moment de la maladie, on voit la fièvre conserver une grande intensité, la toux et la dyspnée sont très prononcées ; cependant les râles sont encore peu humides, il n'y a pas de signes de pneumonie lobulaire généralisée, et, si elle existe déjà à l'état disséminé, il paraît cependant probable que le nombre des lobules atteints est peu considérable, et que l'intensité des accidents tient en grande partie à l'intensité de la phlegmasie des bronches, inflammation encore sèche en beaucoup de points. Or, indépendamment des moyens particuliers que le caractère morbilleux de la maladie peut indiquer, il est certain qu'une émission sanguine peut être très convenable, dirigée contre l'élément bronchique; et ici c'est plutôt une application de sangsues ou de ventouses qu'il faut employer, qu'une saignée générale. Il n'est pas besoin d'insister sur les motifs de cette préférence : ils sont bien connus; car on sait que les saignées capillaires sont plus avantageuses que les autres dans les inflammations des membranes muqueuses.

Mais à part le cas exceptionnel que nous venons d'indiquer, et quelques autres analogues mais rares, les moyens qui doivent être dirigés contre l'élément catarrhal sont les révulsifs cutanés et les évacuants.

De tous les révulsifs cutanés, le vésicatoire nous paraît le meilleur, à cause de son efficacité constatée dans les bronchites simples, efficacité qui semble tout à fait en rapport avec sa manière d'agir. On est en droit de penser que la sécrétion morbide qu'il provoque à la surface du derme, soustrait à l'économie une partie des matériaux qui seraient transformés en mucosités par les bronches; car les lois d'équilibre qui régissent les sécrétions physiologiques, régissent aussi les sécrétions pathologiques. En général, on doit préférer le vésicatoire suppuratif au vésicatoire volant. Quant au lieu le plus opportun pour son application, nous n'hésitons pas à conseiller formellement de la faire au bras plutôt que sur la poitrine, et nous aimerions mieux appliquer simultanément deux vésicatoires, un à chaque bras, que d'en placer un seul sur le thorax. Chez les très jeunes enfants, jusqu'à l'age de cinq à six ans par exemple, le vésicatoire appliqué sur la poitrine entraîne trop d'inconvénients réels et difficiles à éviter, même par les soins les mieux dirigés. C'est surtout à l'hôpital des Enfants que ces inconvénients ont attiré notre attention : les principaux consistent en ce que l'action primitive est toujours irritante et souvent capable d'accroître le mouvement fébrile ; en ce que les mouvements causés par cette irritation et par l'indocilité naturelle des enfants, tendent à augmenter l'inflammation du derme dénudé, augmentation qui, à son tour, est la source de vives douleurs, et qui le plus souvent donne à la plaie une sécheresse tout à fait contraire à l'effet qu'on doit attendre du vésicatoire, c'est-à-dire à une sécrétion purulente abondante. Dans le cas particulier qui nous occupe, comme en général dans toutes les maladies des enfants, il faut chercher dans le vésicatoire une action dérivative aussi peu douloureuse que possible ; car chez eux la douleur est un très mauvais et souvent dangereux dérivatif (*voy.* observation III). Il faut au contraire, par ce moyen, solliciter le plus possible une dérivation sécrétoire et employer les pansements les plus convenables pour obtenir et prolonger ce mode d'action, sans offenser la sensibilité (1).

L'action du vésicatoire étant ainsi comprise, nous le plaçons incontestablement au-dessus des rubéfiants, des emplâtres stibiés, des escharotiques. L'action des premiers est fugace et cependant très irritante, celle des seconds très douloureuse et toujours moins prompte que celle des vésicatoires ; enfin, la cautérisation ne peut avoir un effet sensible que lorsque l'eschare est entraînée par la suppuration, c'est-à-dire à une époque déjà tardive. Ce n'est pas que nous voulions proscrire ces moyens ; bien employés, ils peuvent rendre de véritables services ; mais pour remplir l'indication qui nous occupe dans ce moment, ils sont réellement à un rang secondaire par rapport au vésicatoire.

Nous allons rapporter ici une observation recueillie dans notre pratique, qui met en évidence les avantages du vésicatoire employé conformément aux principes que nous avons exposés.

---

(1) M. Trousseau est partisan du grand vésicatoire volant sur le dos ; en même temps il donne le tartre stibié comme contro-stimulant, puis l'oxyde blanc d'antimoine, qu'il préfère au kermès, qui donne des diarrhées interminables et irrite la bouche. Puis il revient au grand vésicatoire volant. (*Bulletin thérap.*, 1848, p. 209.)

OBSERVATION VI. — *Enfant de huit mois; constitution lymphatique et catarrhale; rhume qui s'aggrave peu à peu; pneumonie imminente prévenue
par un vésicatoire au bras; guérison.*

L'enfant de M. A. D..., demeurant à Lyon, né en juillet 1840, vint au
monde un peu faible, menu et maigre. Allaité par sa mère, qui jouit d'une
bonne santé, il éprouva, vers la fin d'août un catarrhe intestinal qui fut
assez long et assez intense pour donner quelques craintes aux parents ;
heureusement la guérison eut lieu. Depuis ce temps, l'enfant s'était beaucoup développé et fortifié : cependant il était habituellement pâle. L'hiver
se passa sans accident ; seulement, de temps en temps, l'enfant présentait
un peu de flux muqueux palpébral, avec bouffissure des paupières. A plusieurs reprises aussi, il eut un écoulement muqueux nasal annonçant qu'il
n'était pas moins sujet au coryza qu'au catarrhe oculaire. Vers le commencement de mars 1841, âgé de sept mois, il contracta un rhume et un coryza assez intenses pour troubler le sommeil, rendre l'humeur plus
irritable et déranger parfois les digestions en provoquant quelques vomissements. Des moyens de traitement fort simples, dits adoucissants, et
quelques précautions hygiéniques plus minutieuses qu'à l'ordinaire, suffirent en quelques jours pour ôter à cette indisposition toute son acuité. Cependant la toux ne se suspendit pas complètement ; elle était grasse, et,
pendant le sommeil, on s'apercevait souvent qu'il y avait des mucosités
dans le canal aérien par le râle ronflant ou humide qui se passait dans la
trachée et les grosses bronches. Cette persistance de la toux ne parut pas
cependant exiger un traitement actif, parce que nous comptâmes sur les
forces de l'organisme et sur le retour prochain du beau temps pour la voir
disparaître ; mais il n'en fut pas ainsi. Dans les premiers jours d'avril, le
temps était chaud et sec ; tout à coup, dans la semaine du 11 au 18, la
température devint froide et humide ; l'enfant se ressentit manifestement de
cette variation atmosphérique ; la toux devint plus prononcée, surtout pendant la nuit, et comme elle revenait un peu par quintes, les parents crai-
gnaient que ce ne fût la coqueluche, d'autant qu'il y avait de temps en
temps des vomissements : il n'y avait pas de fièvre. Pour remédier à ces
quintes de toux, que nous nous assurâmes n'être point la coqueluche, nous
prescrivîmes, le 20 avril, un looch blanc, avec addition d'un centigramme
d'opium, en recommandant à la mère de l'enfant de n'en donner qu'une
très petite quantité à la fois, de manière à ce que le looch pût suffire pour
deux jours. Le lendemain, l'enfant n'avait pris que la moitié du looch tout
au plus, et, loin d'en avoir ressenti un bon effet, nous remarquâmes qu'il
avait l'air assoupi, quoiqu'il n'eût pas dormi plus qu'à l'ordinaire ; l'expression des yeux était lente, fatiguée, il n'y avait plus de gaieté, mais un air

de malaise bien visible. La peau était chaude, le pouls avait 120 à 130 pulsations. La toux avait été peu modifiée, et il y avait toujours des indices de la présence des mucosités dans les voies aériennes. Nous fîmes suspendre le looch opiacé et nous prescrivîmes une tisane émolliente et un petit sinapisme à chaque jambe.

Le lendemain 22 avril, l'effet de l'opium avait disparu, mais il y avait encore 130 pulsations environ, de la chaleur à la peau et diminution de l'appétit. L'enfant, qui d'ordinaire tette abondamment et mange chaque jour deux soupes assez copieuses, refuse maintenant toute autre chose que le lait de sa mère et tette même moins abondamment que de coutume. — Expectation.

Le 23, même état. — Expectation.

Le 24, le petit malade ne va pas mieux; le pouls est fréquent, la peau est chaude; la toux persiste, elle est grasse, mais sans expectoration apparente; la respiration est accélérée et courte, surtout pendant le sommeil: la poitrine est partout sonore, mais il y a du râle muqueux et du râle sous-crépitant en plusieurs points de la poitrine. Dans cet état, nous n'hésitons pas à prescrire l'application au bras d'un vésicatoire de la largeur d'une pièce de trois francs. Le lendemain 25, nous apprenons que le malade a été un peu agité la nuit; mais nous n'en sommes pas surpris en voyant que le vésicatoire, mal assujetti, s'est déplacé et a fait soulever l'épiderme dans une étendue plus que double de celle qu'on avait déterminée. Nous nous croyons fondé à mettre sur le compte du vésicatoire les symptômes d'agitation qu'on a observés, et nous attendons les effets de son action suppurative. Dès le jour suivant, il y a une amélioration qui devient très prononcée le 27 avril. Plus de fièvre, toux moindre, mucosités moins abondantes dans les bronches, respiration moins accélérée. Retour de l'appétit, facies plus gai et plus naturel que les jours précédents. On remarque toutefois que le petit malade a notablement maigri. Les jours suivants, l'amélioration continue. Le vésicatoire suppure facilement et cause peu de douleur; nous le faisons panser avec du cérat à la circonférence et de la pommade au garou dans le centre, pour l'empêcher de se cicatriser trop vite.

Le 1er mai, l'enfant est dans un état très satisfaisant; il ne tousse presque plus pendant le jour; la nuit seulement la toux revient de temps en temps et visiblement sous l'influence de l'accumulation de quelques mucosités dans les conduits aériens. — Nous recommandons de faire suppurer le vésicatoire encore pendant plusieurs jours, et nous permettons à la mère d'emmener son enfant à la campagne. Quelques jours après, nous apprenons que son rétablissement est complet.

Enfin, pour ne rien omettre dans cette observation, nous ajouterons que nous ne prescrivîmes à aucune époque de la maladie de tenir l'enfant couché plus longtemps que d'habitude. On ne le laissait dans son berceau que pendant son sommeil, et le reste du temps on le portait sur les bras. Nous recommandâmes aussi de porter le petit malade au grand air tous les jours dans lesquels la température fût convenable. Nous voulûmes par là éviter les dangers du décubitus prolongé. Il est inutile de dire que cet enfant fut entouré de tous les soins que la sollicitude la plus tendre et la plus ingénieuse d'une mère peut inspirer.

Nous n'oserions pas affirmer que dans ce cas il y ait eu pneumonie lobulaire. Nous ne sommes pas porté à croire que le mal soit allé jusque-là. Mais ce que nous croyons, c'est que, sans le vésicatoire et en prolongeant l'expectation, cette maladie serait très probablement survenue. Ce dont nous sommes encore plus convaincu, c'est que cet enfant, s'il eût été transporté dans un hôpital dans l'état où il était le 24 avril, y aurait presque infailliblement contracté la maladie que nous redoutions et y aurait sans doute succombé. Le vésicatoire nous parut positivement indiqué non-seulement par les symptômes actuels, mais aussi par les antécédents qui annonçaient une disposition catarrhale et par le tempérament lymphatique du malade. Nous fîmes concourir à son action le soin d'éviter le décubitus prolongé et de faire respirer au malade un air sain, et plus tard un air vif et sec capable d'imprimer aux bronches cette tonicité qui paraît une des conditions les plus propres à diminuer leur sécrétion, et à favoriser l'excrétion des mucosités qu'elles contiennent.

L'emploi du vésicatoire n'est pas également avantageux à toutes les périodes de la pneumonie lobulaire. Dans le cas que nous venons de rapporter, il a été mis en usage et il a réussi comme moyen préventif d'une pneumonie imminente. Convient-il également quand la pneumonie existe? Nous pensons qu'alors il faut tenir compte de l'acuité des symptômes locaux et généraux. Il nous paraît d'autant moins indiqué que la pneumonie s'accompagne d'une fièvre plus forte et de symptômes qui annoncent la part que le système nerveux prend à l'affection du poumon. Il faut craindre d'augmenter l'éréthisme général. Il faut attendre que, par d'autres moyens que nous examinerons tout à l'heure, la pneumonie ait été modérée dans son intensité, et que la fluxion sanguine qui se fait vers le poumon ayant diminué, la fièvre ait également baissé. Nous avons fait voir ailleurs que cette rémission des symptômes s'observe souvent; eh bien, c'est alors que le vésicatoire est de nouveau indiqué et peut rendre de grands services; car il agit toujours directement contre le catarrhe, et en même temps comme révulsif inflammatoire proprement dit contre l'inflammation parenchymateuse ramenée à de nouvelles conditions, c'est-à-dire à un état subaigu.

La médication évacuante offre aussi de grandes ressources dans le traitement de la pneumonie lobulaire. Ici se présentent les vomitifs et les purgatifs. Parmi les vomitifs, l'ipécacuanha vient en première ligne. Les indications de ce médicament nous paraissent être à peu près les mêmes que celles du vésicatoire. Il est d'autant plus convenable que la sécrétion catarrhale est plus abondante, et qu'on est appelé dans une période plus différente de celle dans laquelle les symptômes généraux et locaux d'inflammation parenchymateuse ont le plus d'acuité.

Beaucoup de médecins ne répugnent pas à l'emploi de l'ipécacuanha dans la période aiguë, et malgré la présence de la fièvre; mais soit que la pneumonie lobulaire fasse exception à cette application, soit que l'âge seul soit la cause des différences que nous avons observées, nous pensons que l'ipécacuanha doit être prescrit avec réserve dans la période d'état et d'acuité de la maladie.

Des diverses préparations d'ipécacuanha, le sirop est celle qu'on doit préférer; toutefois le sirop, quand il est employé seul, est un vomitif souvent infidèle et n'agit que comme purgatif. Il est donc avantageux d'y mêler une certaine quantité de poudre du même médicament, afin de déterminer plus sûrement le vomissement, effet sur lequel on doit fonder des espérances de succès beaucoup plus que sur l'action laxative de l'ipécacuanha. En effet, les efforts qui accompagnent le vomissement facilitent certainement le rejet des mucosités qui séjournent dans les bronches, tandis que la sécrétion gastro-intestinale que provoque le médicament tend à tarir la source de la sécrétion de la muqueuse aérienne. Employé comme agent vomitif, l'ipécacuanha nous paraît, chez les enfants, supérieur au tartre stibié. Tous les médecins l'ont appelé le vomitif par excellence : c'est, en effet, celui qui paraît le mieux approprié à un principe général qu'on ne doit pas perdre de vue dans le traitement des maladies des enfants, et qui consiste à choisir parmi les médicaments ceux qui sont le moins susceptibles de dépasser les limites de l'action qu'on en attend. Il faut craindre de causer des perturbations violentes et profondes ; il faut leur préférer des perturbations modérées et passagères qui ne sont nullement dangereuses. C'est sous ce rapport que le tartre stibié nous a paru avoir chez les enfants, plus souvent que l'ipécacuanha, certains inconvénients qu'on doit toujours éviter. Avant l'âge de trois ans, on doit en général prescrire 15 grammes de sirop avec 1, 2 ou 3 décigrammes de poudre d'ipécacuanha ; de trois à six ans, dans 30 grammes de sirop, 3 à 6 décigrammes de poudre ; après six ans, dans 45 à 60 grammes de sirop, 1 gramme et même plus de poudre.

Les vomitifs ont presque toujours une action stimulante sur l'estomac et l'intestin, de manière à déterminer des évacuations par haut et par bas ; mais lorsqu'on juge à propos de ne point faire vomir et que l'on veut contre-balancer la sécrétion morbide des bronches par une action soutenue et prolongée, mais modérée, sur la muqueuse intestinale, alors les purgatifs sont indiqués. Ceux qu'il faut préférer, chez les très jeunes enfants, sont le sirop de manne, de rhubarbe, de fleurs de pêcher, etc. A un âge moins tendre, on emploie la manne, le calomel, l'huile de ricin, etc., etc.

2° Nous avons dit que la seconde indication générale est de combattre directement l'inflammation parenchymateuse, pour la contenir dans des limites qui rendent la résolution possible et empêchent la phlegmasie de passer du deuxième degré (hépatisation rouge) au troisième (hépatisation grise, suppuration).

Ici se présentent les émissions sanguines et les contro-stimulants.

En consultant ce qui a été écrit sur l'emploi des émissions sanguines chez les enfants atteints de pneumonie, on voit qu'il règne encore beaucoup d'incertitude sur leurs avantages, exagérés par les uns, niés par les autres. Malheureusement le manque de détails ne permet pas de voir clairement si les conclusions diverses des auteurs sont bien ou mal fondées, et leur conviction ne saurait passer facilement dans l'esprit d'un lecteur judicieux. Il est certain que les émissions sanguines ne peuvent convenir à tous les cas de pneumonie lobulaire, et que, dans le cours de cette maladie, il est infiniment rare qu'on puisse, par l'emploi de cette médication, répondre, même dans les cas les plus simples, à toutes les indications qui se présentent simultanément ou successivement; mais il n'est pas moins certain que les proscrire dans tous les cas, sous divers prétextes qui ne sont la plupart que des hypothèses fausses, c'est se priver à tort des avantages incontestables qu'on peut souvent en retirer.

Nous n'hésitons point à proclamer l'utilité des saignées dans la période d'accroissement de la pneumonie lobulaire et dans sa période d'état, toutes les fois qu'elle s'annonce par des symptômes généraux et locaux véritablement aigus. Elles conviennent beaucoup moins dans la période d'imminence et dans la période de déclin; c'est alors qu'elles cèdent le pas en général à la médication évacuante ou révulsive. En tirant du sang au malade on doit avoir pour but de s'opposer au raptus sanguin qui s'effectue vers le poumon sous l'influence des noyaux primitifs d'hépatisation lobulaire, lesquels agissent comme de véritables centres d'attraction inflammatoire sur les parties voisines : en d'autres termes, on doit chercher à limiter le mal. D'autre part, on doit se proposer de modérer l'inflammation là où elle existe déjà de toutes pièces, afin qu'au lieu d'augmenter et d'amener la suppuration, elle puisse se terminer par résolution comme d'elle-même, si aucune cause étrangère ne la fait persister ou augmenter. Or, pour atteindre ce double but, doit-on indifféremment employer la saignée générale ou la saignée locale? L'une et l'autre conviennent peut-être généralement. Cependant, plus le raptus sanguin paraît récent et violent, plus il y a indication positive pour la saignée générale; plus au contraire l'inflammation est an-cienne et profondément fixée sur le poumon, plus les sangsues seront capables de la diminuer par leur action spoliative et dérivative tout à la fois. Le plus souvent ces deux espèces de saignée peuvent être employées successivement en commen-çant par la saignée générale. Celle-ci a une action hyposthé-nisante, immédiate et plus prompte, mais moins durable, parce qu'elle n'enlève à la circulation que du sang veineux. La saignée capillaire exerce une action analogue plus profonde et plus durable, parce qu'elle enlève au sujet un sang en partie artériel.

Si les saignées sont utiles, même chez les plus jeunes en-fants, il est extrêmement important de mesurer les limites dans lesquelles il faut se tenir pour en retirer de bons résul-tats dans la pratique. C'est ici que le trop et le trop peu offrent deux écueils presque aussi dangereux l'un que l'autre. En saignant trop, on épuise la force vitale nécessaire à l'enfant pour résister plus tard à l'élément catarrhal qui aura persisté après l'élément inflammatoire. Qu'on saigne trop peu, l'élé-ment inflammatoire et parenchymateux continuera ses pro-grès, et l'hépatisation rouge pourra faire place à l'hépatisa-tion grise. Nous ne pensons pas qu'il faille jamais espérer ni tenter de juguler une pneumonie lobulaire par les émissions sanguines. L'âge des sujets et la nature de la maladie s'y opposent formellement. Ce que l'on doit tenter d'obtenir par les émissions sanguines, c'est une diminution notable des symptômes généraux et locaux liés à la phlegmasie parenchymateuse. Ce ne serait pas tout à fait assez d'avoir empêché son accroissement, mais ce serait assez d'avoir, sinon diminué, au moins limité son étendue et modéré son intensité. Là devra s'arrêter l'emploi des émissions sanguines, mais non le rôle du médecin qui ne doit jamais perdre de vue; nous ne saurions trop le répéter, qu'il lui reste à combattre un élément morbide plus dangereux que celui dont il a fait à moitié justice; parce que sa marche est plus insidieuse et moins menaçante en apparence; c'est-à-dire l'élément catarrhal, qui, s'il n'est pas sans retard et franchement attaqué, fera persister l'inflammation dans le parenchyme et transformera l'hépatisation rouge en hépatisation grise.

La quantité de sang à évacuer par les saignées générales et locales varie suivant l'âge. Ainsi, par la phlébotomie, on doit retirer, à un an, 30 grammes de sang; à deux ans, 60; ainsi de suite, environ autant de fois 30 grammes que l'enfant a d'années. Pour les sangsues, c'est en général en nombre double de celui des années qu'on les applique; mais cette proportion doit aller en diminuant à mesure qu'on s'éloigne de la naissance. Ces quantités d'ailleurs ne sont point absolues et sont modifiées suivant d'autres circonstances.

Une autre médication qu'il faut mettre presque sur la même ligne que les évacuations sanguines, est l'emploi du tartre stibié à haute dose. Les indications sont les mêmes. Cependant il faut remarquer que la sédation qu'on espère obtenir par l'émétique est rarement immédiate; que, le plus souvent, la tolérance ne s'établit pas d'emblée et que, par conséquent, il peut être quelquefois dangereux de laisser marcher l'inflammation pendant vingt-quatre ou quarante-huit heures. Il faut donc, comme Laennec le pratiquait, et comme on le conseille généralement dans le traitement de la pneumonie, commencer par une ou deux émissions sanguines, et ne prescrire l'émétique qu'après leur emploi, le même jour ou le lendemain.

Nous avons comparé avec soin l'action de l'émétique chez les enfants et chez les adultes, et il nous a paru démontré que chez les premiers la tolérance s'établissait plus promptement et plus facilement, mais qu'elle n'avait pas une durée plus longue. D'ailleurs, l'addition du sirop diacode dans la potion stibiée, négligée par beaucoup de praticiens, a réellement l'avantage de faciliter la tolérance. Celle-ci est presque toujours avantageuse, et nous croyons fermement que l'émétique employé à haute dose dans les maladies fébriles et inflammatoires, est beaucoup plus utile quand il exerce une action contro-stimulante et immédiatement sédative que lorsqu'il produit les vomissements et la diarrhée. On pourrait croire au premier abord que les vomissements et la diarrhée, déterminés par l'émétique, doivent opérer une dérivation utile par rapport à la pneumonie lobulaire ; mais comme ces effets n'ont lieu que par suite de l'action irritante de l'émétique sur la muqueuse digestive, et comme cette irritation artificielle surprend l'économie déjà au milieu d'un état sthénique et inflammatoire, il survient quelquefois une concentration extrême des forces vitales vers les viscères intérieurs, d'où résulte une supersédation apparente, et en réalité une perturbation profonde dans tout l'ensemble des symptômes généraux. C'est alors que le praticien peut perdre sa route ; les indications lui échappent, ou plutôt il est obligé de combattre des épiphénomènes, pendant que l'affection locale, la phlegmasie pulmonaire reste livrée à elle-même. Sans doute, dans la plupart des cas cette intolérance est moins complète et n'a pas d'inconvénients sérieux ; mais comme elle ne nous a jamais paru utile, c'est sur ce fait d'observation que nous nous sommes appuyé pour dire, en parlant de la médication évacuante et en particulier de l'ipécacuanha (pag. 172), que son emploi nous paraissait contre-indiqué par l'existence de la fièvre.

L'observation suivante va nous montrer les inconvénients

attachés à une intolérance complète de l'émétique, et, par là,
nous faire pressentir combien ce médicament pourrait être
souvent nuisible, si on le prescrivait, dans la période d'acuité,
comme agent vomitif et non pas comme contro-stimulant.

OBSERVATION VII. — *Enfant de onze ans ; rhume intense qui dégénère ra-*
pidement en pneumonie lobulaire généralisée ; accidents produits par l'émé-
tique à haute dose ; guérison.

Mademoiselle A. B..., âgée de onze ans, demeurant à Paris, d'une assez
forte constitution, et d'une santé habituellement bonne, d'un tempérament,
lymphatique et nerveux très prononcé, contracta vers la fin de janvier 1840,
un rhume qui, pendant quelques jours, ne donna aucune inquiétude. Vers
le milieu du mois de février, et dans l'espace de deux ou trois jours, les
symptômes s'aggravèrent d'une manière inattendue ; la malade fut obligée
de s'aliter, et une fièvre intense s'alluma. Le docteur Sellier, médecin
ordinaire de la famille, vit la malade avec nous qui lui donnions nos soins,
plutôt comme ami que comme médecin. Nous reconnûmes l'existence d'une
bronchite aiguë très étendue, et nous pensâmes que, dans plusieurs points
disséminés, le parenchyme pulmonaire était envahi : cela ne fut pas douteux les jours suivants, car nous pûmes constater les signes de l'hépatisation généralisée à la partie postérieure du poumon droit. Quelques émissions sanguines locales eurent pour résultat, non pas positivement de
diminuer l'intensité des symptômes, mais au moins d'arrêter leur marche
croissante, et nous pensâmes alors que le tartre stibié était indiqué.
Nous le donnâmes à dose rasorienne, notre intention étant non de provoquer le vomissement, mais une sédation directe, suivant les lois du
contro-stimulisme. Ce but fut totalement manqué ; avant que la potion
entière eût été ingérée, le premier jour, il survint des vomissements très
violents et répétés, des défaillances, un malaise, une agitation extrême,
du délire même, le refroidissement des extrémités, et parfois des sueurs
froides sur tout le corps. En un mot, la perturbation fut telle, que les
parents conçurent les plus vives alarmes. Cependant l'usage des antispasmodiques rétablit peu à peu le calme général. Mais pendant deux jours
nous eûmes les mains liées et nous redoutions que, dans cet intervalle, la
pneumonie ne devînt plus étendue et plus grave : heureusement il n'en
fut rien ; quand la réaction générale se fut un peu rétablie, et que le système nerveux parut plus calme, nous eûmes recours au calomel à doses
purgatives pendant deux jours, puis aux vésicatoires que nous n'avions pas
osé appliquer plus tôt à cause des accidents nerveux. La guérison fut
complète après une quinzaine de jours depuis le début de la pneumonie.

Il est rare d'observer une intolérance aussi complète que dans l'exemple précédent. Ordinairement la tolérance s'établit peu à peu; et chez les enfants elle est le plus souvent à peu près complète dès le deuxième ou troisième jour.

La dose de l'émétique varie suivant l'âge. Avant la première dentition, on commencera par 2 ou 3 centigrammes, et l'on pourra augmenter progressivement la dose jusqu'à 10 ou 15. D'un à cinq ans, on prescrira d'abord 5 ou 10 centigrammes, pour s'élever ensuite à 20 ou 30. Enfin, au-dessus de cinq ans, on commencera par 15 ou 20 centigrammes, mais on ne dépassera que rarement la dose de 40 ou 50. Ce médicament sera donné en potion, en prenant une infusion aromatique ou l'eau distillée pour excipient et le sirop diacode pour édulcorant. Ce sirop favorisera aussi la tolérance de l'émétique. Pour les enfants les plus jeunes, il n'est pas sans avantage de réduire la quantité du véhicule à 60 grammes avec 8 ou 15 grammes de sirop, et alors on fait donner toutes les heures une cuillerée à café de la potion. Chez les enfants plus âgés, on prescrit 125 grammes de véhicule, 30 grammes de sirop diacode, et l'on fait prendre la potion par cuillerées à bouche d'heure en heure. Lorsque les premières cuillerées amènent des vomissements, on met entre les cuillerées suivantes un intervalle d'une heure et demie ou deux heures.

Dans un bon travail sur l'emploi *du tartre stibié à haute dose dans la pneumonie des enfants* (1), M. Hérard a fait ressortir l'innocuité de ce médicament. Sur soixante cas où il a été employé à dose rasorienne, il n'est survenu que quatre ou cinq fois de petites ulcérations aphtheuses, encore cela n'a été observé que chez les enfants qui prenaient la potion émétisée avec plaisir et la gardaient dans la bouche. M. Hérard qui a aussi reconnu que la tolérance s'établit facilement, insiste sur la nécessité, pour la favoriser, de dissoudre l'émétique dans l'eau distillée. L'eau impure transforme, suivant lui, le

____

(1) *Bulletin gén. de thérap.*, 1847, p. 408.

mélange en un vomitif énergique par suite de la double décomposition qui s'opère entre le tartre stibié et les sels calcai-
res de l'eau. L'auteur reconnaît que la pneumonie lobulaire
est beaucoup plus avantageusement modifiée par les vomitifs
que par la méthode rasorienne, résultat que nous croyons
avoir aussi nous-même constaté et qui s'explique par ce que
nous avons dit de l'importance de l'élément bronchique.

Lorsque le tartre stibié ne peut être toléré, ou lorsqu'on
désire une action moins énergique, mais plus facile à prolonger, on peut remplacer ce médicament par d'autres préparations antimoniales telles que l'oxyde blanc d'antimoine ou le
kermès. Ces deux substances sont plus inoffensives à l'égard
du tube digestif et trouveront souvent une indication spéciale
à leur emploi dans les cas où la pneumonie s'accompagne de
diarrhée ou d'irritation gastrique. L'oxyde blanc se donne,
suivant l'âge, à la dose d'un 1/2 à plusieurs grammes, ordinairement dans un looch à prendre par cuillerées d'heure en
heure. C'est aussi dans un looch qu'on prescrira le kermès, en
commençant par la dose de 5 centigrammes et même moins
chez les plus jeunes enfants. Il n'est pas prudent d'élever la
dose de ce médicament à plus de 20 à 50 centigrammes, et
encore faut-il n'y arriver que progressivement.

Pour résumer, en finissant ce qui regarde les antimoniaux,
notre opinion sur leur valeur thérapeutique, nous dirons avec
M. Trousseau qu'ils rendent d'incontestables services, mais
qu'ils ne se placent toutefois qu'après les vomitifs, et s'ils ne
l'emportent pas en efficacité sur les émissions sanguines dans
les cas où celles-ci sont indiquées, ils ont au moins sur elles
l'avantage de convenir presque dans tous les cas, c'est-à-dire,
dans les formes subaiguës ou chroniques de la pneumonie,
aussi bien que dans la forme aiguë.

Avant de passer à la seconde espèce d'indications que présente le traitement de la pneumonie lobulaire, nous pourrions
rapporter ici plusieurs faits tendant à prouver que les médications dont nous venons de parler ont une action évidemment

efficace, lorsqu'elles sont employées suivant les règles que nous avons essayé de formuler. Pour éviter des longueurs, nous nous contenterons de rapporter une seule observation, dans laquelle on verra l'élément inflammatoire et l'élément catarrhal fournir des indications bien distinctes et remplies à l'aide des moyens appropriés à leur nature respective.

OBSERVATION VIII. — *Enfant de deux ans ; constitution faible ; rachitisme du thorax ; pneumonie lobulaire combattue par les sangsues et l'émétique à haute dose ; persistance de l'élément bronchique ; ipécacuanha comme vomitif. Guérison.*

Légier, âgé, dit-on, de deux ans, entre à l'hôpital, salle Saint-Thomas, n° 1, le 14 septembre 1838.

La mère de cet enfant affirme qu'il est âgé de deux ans ; cependant son développement est si peu avancé, que cet âge paraît peu probable. Il est vrai que l'enfant a ses vingt dents. Dans tous les cas, il paraît bien faiblement constitué ; la poitrine a subi une déformation rachitique qui a diminué le diamètre bilatéral et agrandi le diamètre vertébro-sternal. Cet enfant est mal portant depuis huit mois ; il tousse depuis cette époque, à laquelle il eut la coqueluche. Depuis quelques jours, la toux a augmenté, la fièvre s'y est jointe et la respiration, habituellement courte, a paru plus gênée qu'à l'ordinaire.

Le 15 septembre, état actuel : décubitus dorsal, face un peu bouffie, physionomie abattue, teint pâle, maigreur ; peau chaude et sèche, pouls à 130, respiration à plus de 50, toux sèche, forte et fréquente, sonorité normale en avant et en arrière, excepté peut-être à la base gauche ; râle sous-crépitant dans la base des deux poumons jusqu'à la hauteur de trois pouces, plus abondant à gauche qu'à droite ; toutefois ni la respiration ni la voix ne sont évidemment bronchiques. En avant et sur les côtés, il y a un peu de râle qui est moins fin qu'en arrière. L'exploration a été facile, l'enfant est calme et docile. — Tisane pectorale, quatre sangsues sur la poitrine, deux de chaque côté, en arrière ; lait.

Le 16, même état, si ce n'est que le pouls est un peu moins fréquent. Potion avec 5 centigrammes de tartre stibié et 4 grammes de sirop diacode.

Le 17, le pouls est descendu à 100, peu développé, peau peu chaude. La toux et la dyspnée ont diminué ; cependant il y a un peu de respiration bronchique vers l'angle inférieur de l'omoplate à droite et à gauche ; le râle sous-crépitant est moins abondant que la veille et mêlé de râle muqueux. La respiration est très courte, et c'est sans doute ce qui s'oppose à la production du râle crépitant. — Potion avec un décigramme de tartre stibié.

Le 18, 96 pulsations, peau peu chaude, facies satisfaisant, respiration encore très fréquente, mais courte. Le râle est presque partout muqueux. Il y a eu un peu de dévoiement, mais pas de vomissement. — Même traitement.

Le 19, état satisfaisant ; la tolérance continue, la respiration bronchique tend à disparaître, mais le râle muqueux est toujours abondant.

Le 20 et le 21, recrudescence dans l'état fébrile, sans autres symptômes graves, les signes physiques n'annoncent pas autre chose que la présence de mucosités abondantes dans les bronches. — Expectation.

Le 22, le pouls est à 100, respiration à 40, râle muqueux abondant. Diarrhée peu abondante; pas de vomissement. On suspend le tartre stibié et l'on prescrit 2 décigrammes d'ipécacuanha en poudre dans 15 grammes de sirop d'ipécacuanha.

Le 23, il y a eu plusieurs vomissements. Le râle muqueux a presque disparu; pas de toux, pas de fièvre. État satisfaisant.

Les jours suivants, l'amélioration fait des progrès, le malade entre en convalescence et sort de l'hôpital le 30 septembre.

Dans ce cas, une émission sanguine et le tartre stibié à haute dose agissent contre l'élément parenchymateux et modèrent l'intensité des symptômes généraux et locaux d'inflammation. Mais l'auscultation révèle la persistance et la prédominance de l'élément catarrhal; on prescrit l'ipécacuanha. Le vomissement débarrasse les bronches, et la guérison est assurée.

Nous venons de passer en revue les médications qui s'adressent directement à la maladie elle-même. Là ne se borne point toute la tâche du praticien : il a encore à prendre en considération les conditions générales et individuelles au milieu desquelles la maladie s'est développée, et la cause, quelquefois très spéciale, qui lui a donné naissance.

B. *Indications tirées des causes de la maladie et des circonstances accessoires.* — En dehors du malade, toutes les conditions défavorables dont nous avons parlé en énumérant les causes de la mortalité dans l'hôpital des Enfants malades, doivent, autant que possible, être écartées et annihilées, si elles existent. Parmi elles, le décubitus dorsal prolongé est, à nos yeux, une des plus pernicieuses. Il faut, en conséquence, avoir le soin de faire varier, le plus souvent possible, le mode de décubitus du malade, tant qu'il est obligé de rester alité. On doit même considérer comme une mesure indispensable de faire de temps en temps porter les petits enfants sur les bras des personnes qui les soignent. Ces changements de position, outre qu'ils s'opposent à l'accumulation des mucosités dans les rameaux bronchiques les plus déclives, provoquent de la part des enfants des efforts musculaires qui rendent la respiration plus ample, plus large et plus profonde. Il en résulte que l'air pénètre plus facilement jusqu'aux lobules les plus éloignés de la racine des bronches; par son passage, il déplace les mucosités, les fouette et diminue leur viscosité; en même temps, par son contact stimulant, il rend aux bronches la tonicité qu'elles ont perdue. Enfin nous pensons qu'aussitôt que la maladie est dans sa période de déclin, il peut être très utile de faire respirer l'air extérieur aux petits malades, pourvu que la température le permette.

Il faut favoriser la diaphorèse par tous les moyens ordinaires, tels que l'usage de la flanelle sur la peau, le soin d'entretenir la chaleur des pieds et des mains, d'empêcher le malade de se découvrir, et de lui faire boire sa tisane chaude ou tiède, etc.

Nous n'insisterons pas sur la nature des tisanes, qui, suivant les indications, peuvent être émollientes, pectorales, aromatiques, diaphorétiques, toniques, amères, etc., ni sur l'emploi des loochs, juleps, potions, etc., appropriés à la nature de la maladie ou à l'intensité de tel ou tel accident.

La faiblesse des sujets, pendant le cours de la maladie, et surtout à son déclin ou à sa suite, indique l'emploi des toniques, c'est-à-dire d'un régime moins débilitant, de quelques préparations de quinquina, et à l'extérieur l'usage des bains au sulfure de potasse ou au chlorure de sodium, des fomentations sèches ou humides, aromatiques, vineuses, alcooliques, camphrées, etc., sur les membres.

Il est des pneumonies lobulaires qui, provenant d'une cause toute spéciale, réclament, par conséquent, des indications appropriées : nous voulons parler de celles qui se lient aux fièvres éruptives, et surtout à la rougeole. Plus l'époque du développement de la pneumonie est rapprochée de la période d'éruption de ces fièvres, plus les indications puisées dans la nature de la cause pathologique sont positives et pressantes : ces indications sont de faciliter l'éruption ou d'y suppléer, lorsqu'elle a disparu, sans avoir franchement parcouru ses périodes accoutumées, et qu'il y a eu rétrocession plus ou moins marquée de l'exanthème. Enfin, alors même que l'éruption a offert une durée assez longue, il y a toujours opportunité de favoriser le mouvement d'expansion vers la surface cutanée qui accompagne ces maladies, et de faciliter la desquamation qui doit en être la conséquence. On remplit ces indications spéciales par les diaphorétiques et les topiques rubéfiants. Ceux-ci offrent, il est vrai, de notables inconvénients chez les plus jeunes enfants, à cause de la douleur vive et cuisante qu'ils produisent, les sinapismes surtout. Cependant, dans les cas graves, il ne faut point hésiter à y avoir recours, même avec énergie. En effet, ce n'est pas avec un sinapisme d'une étendue ordinaire, appliqué à chaque jambe, que l'on peut espérer remplacer un exanthème qui occupait une surface peut-être cinquante fois plus étendue; mais il faut promener les sinapismes sur toute la surface des membres et quelquefois aussi du tronc, en ayant soin de prolonger leur application pendant très peu de temps. Mieux vaudrait encore faire prendre aux petits malades un bain entier légèrement sinapisé, moyen dont les avantages réels semblèrent démontrés par les essais qui furent tentés dans un des services de l'hôpital des Enfants où notre ami M. Dugast remplissait les fonctions d'interne en 1838.

Tous les virus exanthématiques, et en particulier le virus morbilleux, impriment une grande acuité à la marche de la pneumonie lobulaire, lorsque celle-ci se développe dans la période d'acuité des fièvres éruptives elles-mêmes; tandis que la pneumonie lobulaire qui débute huit, quinze, trente jours, ou plus longtemps encore après l'éruption, paraît moins liée à cette éruption elle-même qu'au catarrhe bronchique qu'elle laisse à sa suite. Dans le premier cas, l'acuité de la pneumonie, qui tend alors à se généraliser promptement, exige un emploi assez actif des émissions sanguines; néanmoins il est encore plus utile ici qu'ailleurs de ne les pas porter trop loin, car il semble que, sous l'influence du principe spécial qui gouverne la marche de la pneumonie, il y a, aussitôt que la surexcitation a baissé, une tendance plus prononcée vers l'adynamie. Il faut donc se ménager du terrain pour faire agir, après les émissions sanguines et les contro-stimulants, les évacuants et les révulsifs cutanés qu'on tient en réserve contre l'élément catarrhal. Parmi les révulsifs, c'est encore le vésicatoire qui nous paraît un des plus convenables; mais comme on voit souvent la rougeole se terminer par une diarrhée critique, on doit tâcher d'imiter la nature et administrer de doux purgatifs, à moins qu'il n'existe quelques contre-indications.

Il nous resterait encore beaucoup de détails à donner sur les indications qui se présentent dans les cas très nombreux où la pneumonie est compliquée par d'autres maladies, indications qui varient nécessairement suivant chaque espèce de complications. De toutes, la plus fréquente est la diarrhée; puis viennent la coqueluche, la maladie tuberculeuse, quelquefois la méningite, enfin l'ophthalmie catarrhale, etc. On verra dans la suite de cet ouvrage ce qui concerne chacune de ces maladies, et les indications particulières qui résultent de leurs connexions avec la pneumonie lobulaire. Ce chapitre du traitement nous semble assez étendu pour qu'il nous soit permis d'en retrancher ce qui peut trouver sa place ailleurs. Nous n'avons plus que quelques mots à dire sur le régime.

Dans la pneumonie lobulaire, comme dans la plupart des maladies des enfants, il est rarement nécessaire de supprimer toute alimentation, à moins que la maladie n'ait une acuité extrême. Sauf ce cas, il est utile en général de donner aux petits malades une certaine quantité de lait de bonne qualité, ou bien ce qu'on appelle un lait de poule (jaune d'œuf délayé dans l'eau sucrée bouillante). Enfin, aussitôt qu'il y a rémission dans les symptômes et surtout si le malade est faible, des potages féculents, légers et peu copieux, mais plusieurs fois répétés dans la journée, peuvent être permis. Généralement ils sont digérés, et ce fait seul prouve l'opportunité de leur emploi.

Article 2. — Pneumonie lobaire.

La pneumonie, considérée dans l'enfance en général, présente moins souvent la forme lobaire que la forme lobulaire; mais si l'on décompose l'enfance en plusieurs périodes, on voit que ce rapport général cesse d'être vrai : ainsi, dans les premiers temps de la vie, chez l'enfant à la mamelle, la pneumonie lobaire est quatre à cinq fois plus fréquente que la pneumonie lobulaire. Depuis la fin de la première année jusqu'à l'âge de cinq à six ans, le rapport est inverse, et la forme lobulaire appartient presque exclusivement à cette période. Après l'âge de six ans, la forme lobaire redevient, au contraire, la plus commune.

Il existe peu de différences essentielles et véritablement importantes entre la pneumonie lobaire des enfants et celle des adultes. La plus remarquable est celle qu'on observe chez les nouveau-nés et tient à l'extrême gravité de cette maladie qui, au contraire, chez les enfants de cinq à quinze ans, est moins souvent mortelle que chez l'adulte. L'étude des caractères anatomiques, comme celle des causes, des symptômes et du traitement ne présente qu'un petit nombre de particularités intéressantes que nous allons exposer sans entrer toutefois dans de trop longs détails, puisqu'il ne s'agit plus ici d'une maladie véritablement spéciale à l'enfance.

Caractères anatomiques.

Les altérations propres à l'inflammation franche du poumon, chez les enfants d'un à quinze ans, sont absolument semblables à celles qu'on observe chez les adultes, et se rapportent, comme on sait, à trois degrés qui sont l'engouement, l'hépatisation rouge et l'hépatisation grise. Dans l'hépatisation, l'aspect granuleux et le ramollissement du parenchyme pulmonaire sont faciles à reconnaître : mais il y a exception, sous ce double rapport, pour l'enfant nouveau-né chez lequel il y a le plus souvent une véritable induration et absence de granulations même à la déchirure. Quant au premier fait, l'induration, il n'est guère permis d'en mettre en doute la réalité : les observations de Valleix sont assez nombreuses pour être concluantes sous ce rapport; car il dit formellement que, douze fois sur quinze, le tissu devenu imperméable était dur et cédait avec peine à la pression du doigt. Quant à l'aspect granulé, Valleix avoue que, dans l'examen du poumon, il n'a procédé qu'une seule fois par déchirure, et toutes les autres fois en coupant le poumon; or, il est permis de croire que, s'il eût procédé plus souvent par déchirure, il aurait quelquefois constaté l'aspect granulé. Son assertion ne doit donc être admise qu'avec une certaine réserve.

Chez l'enfant nouveau-né la pneumonie occupe presque constamment les deux poumons et généralement dans une grande étendue; dans la plupart des cas, la lésion est plus étendue à droite qu'à gauche et siége plutôt dans la partie postérieure et inférieure que dans le sommet et la partie antérieure. Chez les enfants plus âgés, la pneumonie lobaire est, comme chez l'adulte, le plus souvent unilatérale, et présente une préférence bien marquée pour le côté droit. Ainsi en réunissant nos observations à celles de M. Rufz et à celles de MM. Rilliet et Barthez, nous trouvons, sur un total de 144 cas,

15 pneumonies doubles, 84 à droite et 45 à gauche (1). Enfin, la maladie occupe, comme chez l'adulte, plus souvent la base du poumon que le lobe supérieur.

Comme complications de l'inflammation du parenchyme pulmonaire, on rencontre de plus en plus souvent, à mesure qu'on se rapproche de la jeunesse, des traces de pleurésie et la coïncidence de tubercules dans le poumon. Chez les nou-veau-nés, la pneumonie lobaire ne s'accompagne presque jamais de ces altérations.

Causes.

Nous avons dit en commençant cet article quelle est la fré-quence de la pneumonie lobaire aux différentes époques de l'enfance. Quant à l'influence du sexe elle est nulle chez les enfants nouveau-nés. Pour les enfants d'un à quinze ans, nous ne pouvons pas tirer parti de nos observations, parce qu'elles n'ont été recueillies que dans des salles de garçons. D'après les faits observés par MM. Gérhard et Rufz, Rilliet et Barthez, la pneumonie paraît plus fréquente chez les garçons que chez les filles. Elle a ainsi un nouveau point de ressemblance avec la pneumonie des adultes qui atteint plus souvent les hommes que les femmes.

Les différences de tempérament ne sont pas assez pronon-cées dans l'enfance pour qu'on puisse connaître exactement leur influence, comme causes prédisposantes, sur le dévelop-pement de la pneumonie lobaire. Le plus souvent cette maladie attaque des enfants bien constitués et jouissant habituellement d'une bonne santé.

Il est difficile de savoir précisément jusqu'à quel point le

____

(1) Sur un relevé de 1,430 pulmonies chez l'adulte, M. Grisolle a trouvé :

712 pneumonies droites.
426   —   gauches.
262   —   doubles.

(*Traité pratique de la pneumonie.* Paris, 1841, p. 28.)

froid prend part à la production de la pneumonie. Soit que son action reste inaperçue par les enfants eux-mêmes, soit que, se dérobant à la surveillance de leurs parents, ils se livrent à des jeux fatigants, et n'osent pas ensuite, de peur d'être punis, avouer qu'ils se sont exposés à des causes de refroidissement subit ou prolongé, il arrive le plus souvent qu'on ignore quelle a pu être la cause occasionnelle de la maladie. Il paraît bien certain néanmoins que les enfants, depuis l'âge de quatre ou cinq ans, sont infiniment plus exposés à l'action énergique du froid qu'avant cette époque. En effet, pendant les saisons froides, ces enfants ne sont pas continuellement retenus près du foyer domestique, comme le sont les enfants plus jeunes; ils quittent les habitations, errent dans les rues ou dans les champs, et souvent par une imprudence que leur âge explique bien, ils s'arrêtent en plein air, le corps échauffé par une course, et se refroidissent brusquement, ou bien respirent longtemps un air très froid. En été, jouissant d'une liberté plus grande encore, il leur arrive facilement de prendre chaud et de s'exposer soit à des courants d'air frais, soit à l'action de l'eau froide en se baignant dans les rivières à l'insu de leurs parents, etc., etc. Il est donc bien probable que les enfants âgés de plus de quatre ou cinq ans, sont presque autant que les adultes exposés à l'action énergique du froid, qui chez ceux-ci est la cause la plus ordinaire de la pneumonie. Il est aussi très vraisemblable que le froid est la cause occasionnelle la plus active de la pneumonie des nouveau-nés. Car cette maladie est bien plus fréquente dans les hospices où les petits enfants ne sont pas environnés de tous les soins désirables, que dans l'intérieur des familles. L'enfant nouveau-né lutte faiblement contre les causes extérieures du refroidissement, et pour que l'action du froid soit puissante à cette époque, il n'est point nécessaire que la température soit très basse; car, par cela seul qu'elle diffère de quelques degrés de celle à laquelle l'enfant était habitué dans le sein de sa mère, elle est capable de modifier profondément l'état d'un organe d'autant plus impressionnable qu'il vient d'entrer en fonction d'une manière brusque au moment de la naissance. L'action puissante du froid étant admise, il est tout naturel de lui attribuer aussi en grande partie la forme lobaire et l'étendue considérable que la pneumonie présente peu de temps après la naissance.

L'influence des saisons sur la pneumonie lobaire des enfants est peu connue. Valleix ne donne aucun renseignement satisfaisant sur ce point, dans son chapitre de la pneumonie des nouveau-nés. Les faits que nous avons observés ne sont point assez nombreux pour être concluants. Ceux qu'ont recueillis MM. Rufz et Gerhard tendent à établir que chez l'enfant comme chez l'adulte, l'été et l'automne sont moins favorables que les autres saisons au développement de la phlegmasie du poumon. Les faits, quoique nombreux, rapportés par MM. Rilliet et Barthez, ne sont point présentés de manière à fournir des conclusions positives sur ce point d'étiologie.

La pneumonie par cause traumatique, est très rare chez les sujets du premier âge, et, chez eux, l'influence des professions est aussi à peu près nulle. La plupart de nos malades n'en avaient pas; un d'eux était fumiste, un autre apprenti peintre-décorateur; un troisième garçon perruquier; et un quatrième, marchand ambulant. La plupart des autres fréquentaient les écoles primaires. Si ces diverses conditions professionnelles ont quelque influence, c'est sans doute en exposant les enfants à des causes de refroidissement plus ou moins actives.

Les maladies antérieures ont une grande influence sur le développement de la pneumonie chez les enfants à la mamelle. D'après les faits observés par Valleix, la pneumonie n'est survenue que trois fois sur quinze au milieu d'une bonne santé; dans les douze autres cas, elle a été précédée soit d'œdème, soit de muguet, soit de quelque autre maladie. Rien de semblable n'existe pour la pneumonie lobaire des enfants d'un à quinze ans; chez eux, dans la grande majorité des cas, la pneumonie survient au milieu d'une bonne santé; il n'y a guère à cet âge que la phthisie qui se complique assez souvent de pneumonie.

Symptômes.

Nous partagerons cette description en deux parties, afin de ne pas confondre la pneumonie des nouveau-nés avec celle des enfants plus âgés.

1° *Symptômes de la pneumonie lobaire d'un à quinze ans.*

A intensité égale de la maladie, la toux nous a paru généralement moins forte et moins fréquente que chez les adultes. Quand elle se manifeste, elle est très courte et s'arrête souvent sans avoir provoqué aucun effort considérable d'expectoration. Les crachats qui, chez l'adulte, fournissent ordinairement des caractères bien tranchés et d'une grande valeur séméiologique, manquent le plus souvent avant l'âge de quatorze à quinze ans, surtout au-dessous de cinq à six ans. Les enfants n'éprouvent qu'incomplétement le besoin d'expuition, et bien que leur toux soit souvent humide, les mucosités rejetées hors du larynx tombent dans le pharynx, et les malades les avalent sans s'en apercevoir, pour ainsi dire. Cependant, chez les enfants les plus âgés, auxquels on recommande de cracher dans un bassin, on obtient le plus souvent une expectoration semblable à celle qu'on observe chez les adultes atteints de pneumonie lobaire.

Quant à la douleur, souvent elle est circonscrite et correspond au siége de la pneumonie; mais souvent aussi elle est diffuse, obscure et se manifeste soit à l'épigastre, soit autour de la base du thorax, et consiste alors moins dans une véritable douleur que dans une gêne ou une sensation de constriction ou de pesanteur qui fait dire aux malades qu'ils ont la poitrine barrée ou serrée comme par une ceinture, ou chargée d'un poids. La douleur s'irradie aussi quelquefois dans les parois de l'abdomen et paraît alors consister dans une espèce de fatigue douloureuse des muscles expirateurs.

Toutes choses égales d'ailleurs, nous avons cru remarquer

que la pneumonie lobaire des enfants causait une dyspnée plus prononcée que celles des adultes. Ainsi il n'est pas rare de voir une pneumonie occupant environ la moitié du lobe inférieur d'un seul poumon amener de quarante à soixante respirations par minute; tandis que, chez l'adulte, il faut une pneumonie bien considérable pour accélérer au même degré la respiration. Ceci rentre dans un fait plus général qu'on pourrait presque formuler en loi et énoncer de la manière suivante : toutes les fois qu'il existe une gêne à la respiration, celle-ci tend à devenir superficielle et courte, comme si cette gêne devait alors être moins sentie. Il est bien évident en effet que la respiration, quand elle se fait largement, provoque plus facilement la toux et éveille plus vivement la douleur. Aussi les enfants, obéissant à un instinct qui paraît plus développé chez eux que chez les adultes, accélèrent-ils leur respiration pour suppléer à sa brièveté. Mais comme, en définitive, l'activité réelle de la respiration n'est pas augmentée en proportion de la fréquence des mouvements respiratoires, il s'ensuit que le nombre de ceux-ci n'est pas dans le même rapport avec ceux du cœur qu'à l'état normal et que dans le cas de pneumonie chez l'adulte. En effet, dans ces deux dernières conditions, la respiration se faisant une fois, la diastole artérielle se renouvelle environ quatre fois. Ainsi, on observe quinze, vingt, vingt-cinq respirations pour soixante, quatre-vingts ou cent pulsations; de sorte que les unes sont aux autres dans le rapport général de 1 : 4. Chez les enfants atteints de pneumonie lobaire, ce rapport n'est plus le même, car il est ordinairement de 1 : 3 ou même 1 : 2 1/2, rarement il est de 1 : 3 1/2 ou 4.

Par conséquent cette accélération de la respiration n'a pas toute la valeur qu'on est ordinairement porté à lui attribuer pour juger de l'étendue et de la gravité d'une pneumonie; car il peut arriver qu'une pneumonie fort circonscrite et peu grave accélère considérablement les mouvements respiratoires. Il faut de toute nécessité contrôler la valeur de ce symptôme par l'examen de l'amplitude de la respiration et de la fréquence du pouls. Si l'une et l'autre manquent, il est probable que l'étendue de la pneumonie n'est point aussi grande que la fréquence de la respiration pouvait le faire croire. Si elles existent, on doit tirer une conclusion contraire. Ceci, pour le dire en passant, nous prouve combien il est rare de trouver dans les maladies un symptôme qui ait une valeur pathognomonique, et combien il est souvent nécessaire d'analyser toutes les circonstances qui peuvent en restreindre ou en étendre la portée.

Les signes fournis par la percussion et l'auscultation sont à peu près semblables à ceux qu'on en retire chez les adultes, et, en l'absence des crachats, ces deux méthodes d'exploration ont chez les enfants une importance et une utilité encore plus grandes. Le son mat est facile à reconnaître ; mais il n'en est pas de même du râle crépitant. Il arrive assez souvent que la brièveté de la respiration s'oppose complétement à son développement. Soit par résistance volontaire, soit par défaut d'intelligence, souvent les enfants n'obéissent point quand on leur dit de respirer largement. Il faut, dans ce cas, provoquer la toux par une irritation artificielle portée sur la muqueuse pituitaire, ou bien en bouchant la bouche et le nez pendant quelques secondes pour augmenter le besoin de respirer et amplifier l'inspiration suivante : celle-ci produit alors une bouffée de râle crépitant qui n'existait nullement dans les inspirations courtes et superficielles.

Quant à la respiration bronchique et à la bronchophonie, elles sont toujours très faciles à reconnaître.

Des râles sous-crépitant et muqueux se rencontrent aussi quelquefois ; mais ils sont liés à un état catarrhal des bronches. Ce n'est qu'un épiphénomène qui se montre plus souvent vers la fin qu'au début ou dans le cours de la maladie, et qui, d'ailleurs, ne nous a pas paru plus fréquent que chez l'adulte. La bronchophonie revêt aussi quelquefois les caractères de l'égophonie, alors même que tout porte à croire que la plèvre est exempte d'épanchement ; mais on sait que ces deux modes

de résonnance de là voix se confondent souvent par des
nuances insensibles et n'ont pas une valeur absolument pathognomonique.

Dans le facies et le décubitus des malades on ne remarque
rien qui ne s'observe également chez les adultes, et qui doive,
par conséquent, attirer notre attention.

L'état fébrile varie dans son intensité, et celle-ci est en
général proportionnée à celle de la lésion locale d'une manière
bien plus régulière que la fréquence de la respiration, comme
nous l'avons déjà exposé. Le plus souvent, le pouls dépasse cent
vingt et atteint cent quarante ou même cent soixante pulsations
par minute. Généralement il est développé, plein et dur. Cependant sa fréquence peut se concilier avec peu d'amplitude et
même avec de la petitesse. Ceci arrive dans quelques pneumonies très étendues, et il ne faut pas voir toujours dans ce
fait une contre-indication à un traitement débilitant. La fréquence du pouls nous a généralement paru proportionnée à
l'étendue et à l'intensité de l'inflammation pulmonaire. Tant
que le pouls reste au-dessous de cent vingt pulsations, on peut présumer que la pneumonie est légère, s'il dépasse ce chiffre, c'est
que la pneumonie est plus étendue. La chaleur de la peau est
à peu près constante et varie dans son intensité suivant l'état
du pouls lui-même. Du côté de la digestion, l'anorexie, la soif,
la pâleur de la langue avec ou sans sécheresse, la constipation, n'offrent rien qui soit spécial à la pneumonie, et se rencontrent avec elle comme avec la plupart des maladies aiguës.
Les vomissements seuls ont quelque importance par leur fréquence, infiniment plus grande que chez les adultes. Ils se
manifestent dès le début et cessent, en général, aussitôt que
les malades sont soumis à la diète pour ne reparaître que
dans les cas où l'on emploie les antimoniaux. La diarrhée est
rare ; cependant nous l'avons observée quelquefois vers la fin
de la maladie, époque à laquelle elle paraît jouer le rôle d'un
phénomène critique. Nous avons déjà parlé de la douleur
qu'on rencontre quelquefois à l'épigastre, et même sur toute

l'étendue de l'abdomen. Avec de l'attention on reconnaîtra qu'elle n'est le plus souvent qu'une irradiation de la douleur thoracique, ou peut s'expliquer par la fatigue des muscles respirateurs ; on évitera ainsi de l'attribuer à quelque inflammation viscérale de l'abdomen, complication très rare.

Si les sécrétions sont influencées par la pneumonie d'une manière autre que par la plupart des inflammations aiguës, ces modifications nous paraissent de nature à échapper souvent à l'investigation, telle qu'on la pratique ordinairement dans les hôpitaux. Ainsi, nous avons observé des sueurs, mais elles ont existé aux différentes périodes de la maladie. L'état des urines n'a point fixé notre attention. Quant à la sécrétion biliaire, elle ne paraît pas, chez les enfants, jouer le même rôle que dans quelques cas de pneumonie chez les adultes. On sait que chez ceux-ci il existe des pneumonies bilieuses, suivant le sens attaché par Stoll à cette expression ; c'est-à-dire fièvres bilieuses compliquées de pneumonie. Or, nous n'avons rien observé de semblable chez les enfants, et la rareté de la fièvre bilieuse à cette époque de la vie, rend bien compte de celle de cette espèce de pneumonie. Mais un autre ordre de faits comprend ceux dans lesquels il y a ictère, sans signes d'ailleurs de fièvre bilieuse. Chomel pense que cet ictère est plus fréquent quand l'inflammation siége dans la base du poumon droit que lorsqu'elle occupe d'autres régions, et il l'explique par la participation que le foie voisin du poumon malade peut prendre à l'inflammation. Cette explication, qui à été plus nettement encore avancée par M. Bouillaud (1), ne saurait convenir à beaucoup de cas, et a été victorieusement réfutée par M. Grisolle (2). D'autres pensent que l'ictère n'est pas en rapport avec un état particulier de l'appareil biliaire, mais avec une lésion du sang, produite par l'hématose incomplète qui résulte de la pneumonie, lésion analogue à celle qui

(1) *Clinique*, t. II, p. 138.
(2) *Traité de la pneumonie*, 1841, p 394.

détermine aussi l'ictère dans le cas d'infection purulente. Suivant eux, l'ictère se produit d'autant plus facilement que la pneumonie est plus étendue, et, à étendue égale, plus souvent dans les pneumonies du sommet que dans celles de la base; ce qui s'explique en admettant que les lobes supérieurs ont une activité plus grande dans l'acte de la sanguification (1). Quoi qu'il en soit, et en admettant que, de ces deux explications, la dernière soit la plus fondée, nous dirons que le fait de coïncidence de l'ictère avec la pneumonie chez les enfants, est sans doute très rare, puisque nous ne l'avons jamais observé, et qu'il n'est pas indiqué par d'autres auteurs.

Les fonctions que nous venons de passer en revue éprouvent rarement, comme on l'a remarqué, de graves désordres sous l'influence de la pneumonie. Il n'en est point ainsi des fonctions cérébrales. Souvent leur exercice est gravement altéré. Dans la plupart des cas, des troubles modérés, mais évidents, tels que la céphalalgie, l'engourdissement des facultés intellectuelles, ou l'anxiété et l'agitation, surtout pendant la nuit, attestent la part prise par le système nerveux à la maladie des poumons. Dans d'autres cas, surviennent des désordres plus considérables qui ont été déjà remarqués par plusieurs observateurs. Sans doute il faut éviter l'erreur dans laquelle est tombé M. Léger, qui a méconnu très probablement, dans des cas de ce genre, l'existence d'une fièvre typhoïde (2). Mais les observations de M. Tonnelier (3), de Constant (4), celles de MM. Rilliet et Barthez (5), et les nôtres, ne nous permettent pas de douter de l'influence spéciale que paraît exercer l'inflammation du poumon sur le cerveau avec

---

(1) Nous avons entendu professer cette opinion sur la théorie de l'ictère dans la pneumonie par M. Gendrin, dans ses leçons de clinique à la Pitié, en 1836, et nous croyons qu'elle lui appartient.

(2) Thèse, 1823, n° 49.

(3) *Gazette médicale*.

(4) *Gazette médicale*.

(5) *Pneumonie des enfants*, p. 176.

une fréquence, sinon plus grande, du moins égale à celle qu'on observe chez l'adulte.

La pneumonie revêt donc quelquefois une forme qu'on peut appeler nerveuse; et l'on remarque des désordres qui portent principalement, tantôt sur l'intelligence, tantôt sur le mouvement. Dans le premier cas, qui paraît le plus commun, il y a pneumonie avec délire; dans le second, pneumonie avec spasmes ou convulsions. Ayant observé chacune de ces variétés, nous croyons qu'il ne sera pas sans intérêt d'en rapporter ici des exemples.

OBSERVATION IX. — *Enfant de huit ans; constitution faible, tempérament nerveux; invasion brusque d'une pneumonie franche, lobaire, à droite, avec accidents cérébraux qui augmentent jusqu'au cinquième jour; application de 12 sangsues sur le thorax; disparition des accidents cérébraux; vésicatoires; résolution graduelle de la pneumonie. Guérison.*

Le nommé Buty, âgé de huit ans, entre à l'hôpital des Enfants, salle Saint-Jean, n° 12, le 16 mai 1838.

Cet enfant est d'un tempérament nerveux et d'une faible constitution; ses pommettes habituellement colorées, et l'ensemble de son facies porteraient à croire qu'il est phthisique. Cependant on apprend de ses parents qu'il jouissait d'une bonne santé, lorsque, le 12 mai dernier, il a été pris assez brusquement de douleur dans le côté droit, avec dyspnée et toux sans expectoration. La fièvre s'est déclarée le même soir; et, dès la première nuit, le malade a eu de l'agitation et du délire. Depuis, les mêmes symptômes ont continué. Pendant le jour, les symptômes cérébraux diminuent sensiblement, l'enfant a sa connaissance et fait généralement des réponses justes; mais la nuit, le délire le reprend, l'agitation et la fièvre redoublent. La nuit dernière, ces accidents ont été encore plus intenses que les nuits précédentes. Depuis cinq jours le malade n'a pas eu de selles, et il n'a pas vomi. On n'a encore mis en usage aucun moyen actif de traitement.

Le 17 mai, cinquième jour de la maladie, nous constatons les symptômes suivants : pendant toute la nuit dernière, le malade a été en proie au délire, à l'agitation et à une anxiété très grande. Maintenant il ne délire pas, et répond juste aux questions qu'on lui adresse; il se plaint d'une douleur dans le côté droit de la poitrine. Le pouls ne fournit que 110 pulsations; il est médiocrement développé, la peau est chaude et sèche. Facies animé; décubitus indifférent. Depuis son entrée, le malade a toussé assez souvent; la toux est courte et retenue par la volonté; pas de crachats, dyspnée considérable, respiration courte et fréquente ; son obscur à la percussion dans presque tout le côté droit de la poitrine en arrière. Dans la même étendue, souffle bronchique très fort, mêlé de râle crépitant surtout en haut, bronchophonie très forte. Absence de signes physiques en avant et dans tout le côté gauche. Anorexie, soif vive, pas d'autres symptômes vers la digestion.

— On prescrit 12 sangsues en arrière du thorax à droite ; tisane de mauve, lavement émollient.

Le 18, sixième jour. Dès hier au soir, il y avait une amélioration qui est encore plus sensible ce matin. L'agitation et le délire ont cessé, la nuit a été calme, la fièvre a diminué ; le pouls donne 80 à 90 pulsations. La toux et la dyspnée sont moindres. Le râle crépitant et le souffle ont un peu diminué d'étendue.

— Vésicatoire en bas de la région axillaire.

Les jours suivants, l'amélioration fait des progrès très rapides. Le 22 mai, onzième jour, on percute et on ausculte avec soin, sans parvenir à trouver aucun signe de pneumonie. Seulement l'expansion pulmonaire est moins complète à droite qu'à gauche ; mais la toux et l'oppression ont complétement disparu. Fièvre absolument nulle depuis deux jours. Le malade demande à manger ; on lui accorde trois petits potages. Les jours suivants on lui rend graduellement les aliments, et il quitte l'hôpital le 29 mai, ayant presque achevé sa convalescence.

On voit dans cette observation un exemple bien tranché de pneumonie avec délire. Peut-on expliquer cet accident par l'intensité de l'inflammation? Celle-ci était en effet assez étendue, car elle occupait en arrière la totalité du lobe inférieur, et gagnait déjà le lobe supérieur. La fièvre, il est vrai, n'était pas intense, mais le tempérament nerveux du malade a sans doute favorisé le retentissement de la phlegmasie sur l'encéphale. Quoi qu'il en soit, on aura sans doute remarqué que le diagnostic n'ayant comporté aucun doute, on a dirigé la médication uniquement contre la pneumonie, et qu'il a suffi d'une application de sangsues pour faire tomber les accidents nerveux, en même temps que la pneumonie a été amendée et a pu se résoudre ensuite rapidement sous l'influence du vésicatoire.

Voici une autre observation dans laquelle les accidents nerveux se sont présentés sous une forme différente.

OBSERVATION X. — *Enfant de dix ans ; bonne santé habituelle, invasion de symptômes annonçant une pleuropneumonie, avec accidents nerveux spasmodiques. Saignées générales et locales. Guérison.*

Louis Hervaux, âgé de dix ans, d'une assez forte constitution, d'un tempérament lymphatique et nerveux, jouissant d'une bonne santé habituelle, mais portant des cicatrices scrofuleuses sur les bras, né d'une mère probablement morte de phthisie, entre à l'hôpital, salle Saint-Jean, n° 4, le 12 juin 1838.

Les parents le disent malade depuis trois jours, et racontent qu'il a été pris de toux, d'oppression avec fièvre sans frisson initial, et presque en même temps, d'une espèce de tremblement général avec mouvements involontaires et spasmodiques dans les membres. Il s'est plaint aussi de céphalalgie et de mal de gorge. Hier les accidents nerveux ont augmenté, et se sont accompagnés de vomissements. La constipation persiste depuis quatre jours. La nuit dernière, le malade a éprouvé beaucoup d'agitation et a eu le délire. Il a également accusé une douleur dans la base de la poitrine.

Le 12 juin au soir, troisième jour, on constate les symptômes suivants : fièvre, pouls à 120, plein, assez fort, régulier, peau chaude et sèche. Toux fréquente, courte, sèche ; le peu de crachats qui semblent sortir du larynx sont avalés ; dyspnée notable, douleur vive dans la partie moyenne et postérieure du côté droit du thorax, s'exaspérant par la pression, ou par la percussion et par les efforts d'inspiration. Matité douteuse dans le point où siége la douleur, mais évidente un peu plus bas. L'auscultation est rendue très difficile par l'anxiété du malade et l'état convulsif que nous indiquerons tout à l'heure. Cependant on entend un souffle tubaire dans la fosse sous-épineuse droite, sans râle crépitant ; plus bas on n'entend presque aucun bruit respiratoire ; il y a brochophonie, mais non pas égophonie pure. On entend aussi du souffle bronchique dans la partie moyenne de la région axillaire droite. Partout ailleurs, état normal de la respiration. Les fonctions digestives n'offrent d'autre dérangement qu'une soif un peu vive et de l'inappétence. L'intelligence n'est point pervertie, mais les muscles de tout le corps sont agités presque continuellement de secousses convulsives qui ressemblent à celles de la chorée, mais en diffèrent en ce que la volonté dirige et coordonne la plupart des mouvements, quoique impuissante à les retenir et à les empêcher. C'est une espèce de mobilité nerveuse très singulière, mêlée d'agitation morale, d'anxiété, d'inquiétude, mais non pas de délire proprement dit. La céphalalgie est peu intense. — On pratique immédiatement une saignée de 250 grammes.

Le 13, quatrième jour. Légère amélioration dans les symptômes nerveux, la fièvre a aussi un peu diminué. Le sang tiré de la veine n'est point

couenneux. — Tisane de mauve, looch, cataplasme émollient sur le côté
droit du thorax.

Le 14, cinquième jour. Le pouls se soutient à 110, la peau est chaude ;
les accidents nerveux, quoique moindres que les jours précédents, sont
encore très prononcés, et rendent l'auscultation impossible. Le point de
côté est toujours très douloureux. — 10 sangsues seront appliquées en
arrière du côté droit.

Le 15, sixième jour. Le pouls est tombé à 90, la respiration est plus
libre et moins fréquente. La douleur de côté a disparu, et l'état spasmodique a beaucoup diminué. Le malade demande à manger. —On permet
un peu de bouillon.

Le 16, septième jour. Par l'auscultation, on trouve la respiration revenue à l'état normal tout à fait en bas, où la matité manque également.
Mais dans la fosse sous-épineuse près de l'épine scapulaire, le son est
encore obscur, et la respiration un peu bronchique. Le malade se refuse
à faire une large inspiration et l'on n'entend point de râle crépitant.

Le 17, état satisfaisant. On permet un potage.

Du 17 au 20, fièvre nulle, plus de spasmes. L'appétit revient de plus
en plus. Le souffle bronchique, toujours sans râle, diminue peu à peu au
niveau du sommet du lobe inférieur. On donne trois potages.

Le 21, la guérison peut être considérée comme complète. Les parents
emmènent leur enfant.

Dans ce cas, comme on vient de le voir, l'absence du râle
crépitant a rendu le diagnostic de la pneumonie réellement
difficile, et l'on a pu se demander si l'on avait affaire à une
pneumonie ou à une pleurésie. L'état non couenneux du sang
ne prouve pas plus contre l'une que contre l'autre. L'absence
du râle crépitant plaide en faveur d'une pleurésie simple ; mais
la disparition de la matité en bas, sa persistance en haut, le
retour de la respiration normale en bas, tandis qu'en haut
continuait la respiration bronchique, nous portent à admettre
qu'il y a eu un peu d'épanchement pleurétique dans la partie
déclive, et une pneumonie peu étendue du sommet du lobe
inférieur droit. Malgré nos recommandations, le malade ne
nous fournit aucun crachat, et leur absence contribua à nous
maintenir dans l'incertitude. La douleur de côté était très vive,
et avait un certain caractère névralgique. Peut-être est-ce à
son influence seule que l'on pourrait attribuer cette réaction

si remarquable sur le système nerveux. D'ailleurs on aura
sans doute remarqué, comme dans l'observation précédente,
qu'il a suffi de diriger le traitement contre l'affection pleuro-
pneumonique; pour voir disparaître tous les accidents nerveux
concomitants.

Dans quelques cas, les désordres de la motilité sont plus
intenses, et l'on observe de véritables convulsions. Ce cas est
beaucoup plus grave et entraîne souvent la mort. C'est à cette
variété que se rattache une observation citée par MM. Rilliet
et Barthez, dans leur premier ouvrage sur la pneumonie des
enfants. Il s'agit d'un enfant de deux ans, qui, sous l'influence
ou au moins avec coïncidence d'une pneumonie lobaire unilatérale droite très étendue, eut des attaques répétées de convulsions auxquelles il succomba. Pour toute lésion dans les centres
nerveux, on trouva à l'ouverture du cadavre, trois ou quatre
cuillerées de sérosité transparente dans les ventricules cérébraux. Il est bien possible, à notre avis, qu'il y ait eu dans ce
cas, autre chose qu'un simple rapport sympathique entre la
pneumonie et les convulsions, et que celles-ci aient eu pour
cause prochaine de leur production l'épanchement séreux des
ventricules, qui nous semble avoir été trop abondant pour ne
pas constituer une véritable hydropisie pathologique.

Il est en effet bien difficile de décider si, comme le pense
M. Tonnelier, ces désordres nerveux sont purement sympathiques, ou s'il n'y a pas quelquefois une véritable méningo-encéphalite coïncidente.

Cette distinction ne serait pas complétement inutile en pratique, et cette raison nous engage à rapporter ici l'observation
suivante qui se rattache à notre sujet.

OBSERVATION XI. — *Enfant de dix ans. Symptômes généraux qui font craindre une fièvre éruptive. Diagnostic tardif d'une pneumonie. Accidents
nerveux très graves pendant lesquels la pneumonie paraît stationnaire,
et qui cèdent à l'emploi d'un traitement actif. Recrudescence de la pneumonie. Guérison.*

Jules Baron, âgé de dix ans, d'une constitution faible, d'un tempérament nerveux, maigre, mais habituellement assez bien portant, vacciné, entre à l'hôpital des Enfants, salle Saint-Jean, n° 25, le 22 avril 1841.

Depuis le 19 avril, cet enfant se plaint d'une douleur dans le côté droit de la tête ; il ne dort pas la nuit. Il a mal à l'épigastre, des envies de vomir, il a même vomi plusieurs fois ; anorexie, constipation depuis trois jours, mal de gorge, fièvre brûlante, un peu de toux et quelques crachats. Voilà tous les renseignements fournis par les parents du malade qui n'a été soumis à aucun traitement.

Le 23 avril, on remarque l'état suivant : depuis l'entrée du malade, son intelligence est restée intacte, mais la céphalalgie est devenue générale. Il n'y a pas de trouble apparent dans les sens ni vers la locomotion. Inappétence, soif modérée, langue plate, couverte d'un enduit sale, jaunâtre, non mélangé de points rouges. Rien d'appréciable dans la gorge à laquelle le malade rapporte cependant une sensation de souffrance. Douleur épigastrique très vive et augmentée par la pression, sans tension, ni développement de l'abdomen ; le malade vomit sa tisane, et même sans avoir bu depuis quelque temps, il vomit un liquide clair un peu verdâtre. Constipation, pouls fréquent, petit ; peau médiocrement chaude, sèche ; facies abattu et souffrant. Douleur dans les lombes, et sentiment général de courbature. Point d'éruption typhoïde. On n'a pas entendu tousser le malade, et l'on n'examine pas la poitrine. Dyspnée nulle. — Le diagnostic reste douteux. On pense que peut-être une fièvre éruptive est imminente. Médecine expectante.

Le 24, tous les accidents de la veille persistent ; il n'y a point d'éruption. En outre, il y a eu, la nuit dernière, du délire et de l'agitation. Les vomissements ont persisté et l'épigastre est toujours très douloureux. On a entendu le malade un peu tousser. On trouve dans son crachoir quelques crachats d'un blanc grisâtre, demi-transparents, visqueux, adhérents au vase. Pas de dyspnée notable. Absence de douleur vers la poitrine. La fosse sous-épineuse droite donne un son un peu mat. On y entend du râle crépitant et un peu de souffle bronchique. Fièvre médiocre. — M. Jadelot prescrit une application de 10 sangsues à l'épigastre, tisane de fleur d'oranger, sinapismes aux membres inférieurs.

Le 25, pas de changement, si ce n'est que, depuis les sangsues, le vomissement n'a pas reparu. — Médecine expectante.

Le 26, le délire est devenu plus considérable. Toute la nuit, le malade a été dans une grande agitation et voulait à chaque instant sortir de son lit. Cependant il n'accusait aucune souffrance. Le pouls est fréquent, mais peu développé. La peau est chaude et sèche. L'enfant répond mal aux questions, ses paroles n'ont aucune suite. Mais si l'on attire fortement son attention, il répond un peu mieux et donne quelques renseignements sur son état. Il a des bourdonnements dans les oreilles, mais il entend bien. Les pupilles médiocrement dilatées sont égales, et la rétine a sa sensibilité normale à la lumière. La peau est peut-être un peu plus sensible qu'à l'ordinaire. Point de troubles dans la myotilité. Anorexie, soif modérée, langue moins sale que les jours précédents. Pas de vomissements, ventre indolent; souple et déprimé. La constipation continue. Rien de nouveau vers les poumons.

— On prescrit une sangsue derrière chaque oreille ; frictions mercurielles à haute dose sur le cuir chevelu préalablement rasé ; fomentations sur les membres avec l'huile saturée de camphre; sinapismes aux jambes; tisane délayante; diète absolue.

Le 27, agitation moindre, somnolence. La peau est manifestement plus sensible qu'à l'état normal ; car un pincement très faible cause une vive douleur. Le délire est moins bruyant et moins continuel. Mouvement intact. Décubitus habituellement latéral dans la demi-flexion (en chien de fusil). Fièvre plus forte, le pouls fort et développé bat 120 fois par minute environ; il n'est pas bien régulier. — On continue les frictions mercurielles, les fomentations camphrées, les sinapismes, on ajoute deux sangsues à chaque tempe.

Le 28, le malade est plus calme et délire à peine. Ses réponses sont généralement justes. Somnolence. Physionomie toujours très abattue et languissante. État des sens à peu près normal. Le malade affecte toujours le même décubitus et se ramasse dans son lit, comme s'il était transi de froid. Il n'accuse plus aucune douleur. Fièvre modérée. Dyspnée nulle. La toux existe à peine. Langue encore sale et saburrale. Il y a eu depuis hier une selle naturelle. — On continue le même traitement, excepté les sangsues.

Le 29, pas de changement notable.

Le 30, amélioration évidente. La somnolence est très légère et l'intelligence reprend son activité. Le pouls est médiocrement fréquent. Cependant l'altération du facies fait encore porter un pronostic grave. — On suspend le mercure à cause d'un peu de salivation.

Le 1er mai, à mesure que les accidents cérébraux ont diminué, les symptômes thoraciques masqués jusque-là ont commencé à se prononcer davantage. L'auscultation fait entendre un souffle bronchique dans la fosse sous-épineuse droite, avec un râle crépitant très abondant jusqu'à la partie inférieure du poumon. La toux est peu intense, les crachats sont visqueux et rouillés. La dyspnée est plus forte qu'elle n'a jamais été ; il y a au moins 30 respirations par minute. Le pouls a repris de la fréquence et remonte à 110, mais la faiblesse du sujet explique le peu de développement de la diastole artérielle. — 12 sangsues sont prescrites à droite et en arrière de la poitrine.

Le 2 mai, vésicatoire sur le siége de la pneumonie.

Le 4, amélioration des symptômes thoraciques. Retour des fonctions cérébrales à l'état normal.

Le 8, état très-satisfaisant. Il ne reste qu'un peu d'obscurité dans le murmure respiratoire, au niveau des points occupés par la pneumonie. Le malade demande à manger. — On permet du bouillon.

Le 12, le malade qui mangeait des potages depuis deux jours, est pris de vomissements qui se sont répétés plusieurs fois dans la journée d'hier et dans la nuit. Pas de fièvre. Aucun autre symptôme morbide. Le malade se plaint de la gorge où l'on ne découvre rien de particulier. — Expectation, diète.

Le 13, les vomissements ont continué. — Potion anti-émétique de Rivière.

Le 14, la potion a été omise. Les vomissements persistent.

Le 15, la potion ayant été donnée au malade, les vomissements n'ont pas reparu.

Les jours suivants, convalescence définitive. On rend l'alimentation graduellement plus abondante.

Le malade sort de l'hôpital, parfaitement guéri, le 28 mai.

Nous ne ferons pas sur cette observation tous les commentaires dont elle pourrait être le sujet, et nous ne nous arrêterons que sur les points les plus dignes de remarque.

Après l'avoir lue, peut-être mettra-t-on en doute l'existence d'une véritable méningite, dans ce cas; mais nous qui en avons été témoin, et qui, par conséquent, avons apprécié de plus près tous les détails qu'il aurait été trop long de reproduire, nous ne doutons point de l'existence d'une méningite ou méningo-encéphalite, enrayée dans sa marche et suspendue dans le cours de sa seconde période, avant le développement des troubles musculaires qui souvent, en effet, ne s'annoncent que dans la troisième période. Il faut, sans doute attribuer cette heureuse terminaison à l'emploi des moyens actifs, tels que les saignées locales répétées, les frictions mercurielles sur la tête, aidés par d'autres moyens accessoires. Remarquons ensuite la marche singulière de la maladie, qui, pendant que la méningite est à son plus haut période d'intensité, reste, pour ainsi dire, latente, stationnaire, et ne détermine des symptômes bien tranchés qu'avant et après les accidents cérébraux. Resterait enfin à débattre la question de l'influence que la pneumonie a pu exercer sur le développement de la méningite; mais nous avouons que, dans ce cas, nous ne pouvons voir qu'une simple coïncidence, et nous ferons remarquer que notre manière de voir se trouve appuyée sur la nécessité reconnue par notre judicieux chef de service, d'attaquer les deux maladies isolément et successivement, par des médications appropriées aux indications respectives de l'une et de l'autre.

Les faits que nous venons de raconter et ceux qui ont été vus par d'autres auteurs, semblent donc prouver que les accidents nerveux qu'on observe dans la pneumonie peuvent tenir quelquefois à une influence sympathique du poumon sur l'encéphale, et d'autres fois à une véritable affection de cet organe, inflammatoire ou autre, qui suit sa marche indépendamment de la pneumonie, et ne lui est pas intimement liée comme un effet à sa cause.

De tout ce qui précède sur les symptômes généraux de la pneumonie, il résulte que cette maladie ne présente guère, chez les enfants, que deux formes principales : la forme inflammatoire proprement dite, qui est de beaucoup la plus fréquente, et la forme nerveuse, plus rare, mais souvent bien tranchée.

La marche de la maladie est à peu près telle qu'on l'observe chez l'adulte. Le début s'annonce, en général, par un frisson bientôt suivi de chaleur, avec douleur dans un point du thorax, toux et oppression : ces symptômes augmentent rapidement et le malade est obligé de s'aliter. Sous l'influence des moyens ordinaires de traitement, la marche ascendante de la maladie est arrêtée et arrive à sa période d'état. Son déclin, plus ou moins rapide, est ensuite marqué par la diminution ou même la disparition de la douleur, la facilité plus grande de la toux et de la respiration qui se ralentit ; la fièvre baisse ; enfin, les symptômes généraux disparaissent les premiers, et les symptômes locaux leur survivent généralement deux ou trois jours au moins.

2° *Symptômes et marche de la pneumonie lobaire chez les enfants nouveau-nés.* — Le début est marqué par l'agitation, l'élévation de la chaleur et l'accélération du pouls, qui précèdent les premiers symptômes locaux ou apparaissent avec eux, sauf dans les cas d'œdème où il n'existe aucune apparence de mouvement fébrile. Ces symptômes généraux disparaissent dès le deuxième ou le troisième jour, et l'enfant tombe dans l'abattement. Le froid de tout le corps et le ralentissement du pouls ont toujours lieu dans les derniers jours. Le jour même ou le lendemain de l'apparition de ce mouvement fébrile, ou sans aucun signe précurseur, quand l'œdème existe antérieurement à la pneumonie, on voit survenir une dyspnée plus ou moins intense qui manque rarement ; la toux qui lui succède ordinairement manque aussi quelquefois. Tandis que la dyspnée va toujours en croissant jusqu'au dernier moment, la toux n'augmente point d'intensité, et cesse le plus ordinairement le dernier ou l'avant-dernier jour : la toux est généralement sans quintes, humide, mais sans expectoration apparente au dehors.

Dès le premier moment, on entend ordinairement un râle sous-crépitant, dans les deux côtés de la poitrine, qui dure jusqu'à la fin : le râle crépitant est beaucoup plus rare. Bientôt apparaît la matité de la poitrine, qui débute à la partie postérieure et en bas des poumons, pour de là s'étendre vers le sommet : la partie antérieure reste ordinairement libre. Lorsque la matité est un peu considérable, la respiration bronchique s'entend presque toujours au niveau des points mats. Dans les cas assez rares où l'hépatisation est disséminée en lobules, ou lorsqu'elle n'occupe qu'une lame très mince du poumon, la percussion ne donne pas de résultat positif, et, pour tout signe, on ne trouve qu'un peu de râle sous-crépitant ou crépitant.

Les cris n'ont aucun caractère particulier, et leur altération n'est pas en rapport avec la gravité de l'affection. La face exprime le malaise, sans qu'on puisse reconnaître, dans les traits, rien qui soit propre à la pneumonie.

Du côté de l'appareil digestif et des autres organes, il n'y a aucune lésion de fonction qui ait un rapport direct avec l'in-flammation du poumon. Lorsqu'il en existe, elles sont dues à une autre affection, au muguet par exemple.

Si nous comparons l'ensemble de ces symptômes à la pneumonie lobaire des enfants plus âgés, qui est elle-même si semblable à la pneumonie ordinaire des adultes, nous remarquons les circonstances suivantes : 1° l'intensité du mouvement fébrile qui précède et accompagne les premiers symptômes locaux est grande chez l'adulte et les enfants d'un à quinze ans; elle est moins considérable chez les enfants nouveau-nés, et la fièvre paraît même manquer tout à fait chez ceux qui sont très affaiblis par une maladie antérieure. Le frisson et le point de côté, qui manquent rarement au début chez l'adulte, ne peuvent pas être constatés chez le nouveau-né; ce qu'il y a de plus caractéristique chez celui-ci, c'est le peu ·de persistance du mouvement fébrile; mais, chez l'un comme chez l'autre, il y a ceci de commun que l'affaissement général a lieu peu de temps avant la mort.

2° Dans l'un et l'autre cas, la gêne et l'accélération de la respiration ont les mêmes caractères, si ce n'est qu'elles sont peut-être un peu moins fréquentes chez le nouveau-né, et qu'elles manquent quelquefois; de plus, elles ne sont pas suivies d'une véritable expectoration, et, par conséquent, on n'a point, pour éclairer le diagnostic, ces crachats rouillés, visqueux, demi-transparents, signe si précieux de la pneumonie des adultes, chez lesquels il est presque constant, et des enfants d'un à quinze ans, chez lesquels il est assez fréquent.

3° Le râle crépitant n'éclaire pas aussi souvent le diagnostic chez l'enfant nouveau-né que chez l'enfant plus âgé, et surtout que chez l'adulte.

4° Au contraire, la matité, la respiration bronchique, la bronchophonie ne présentent point de différences essentielles chez le nouveau-né et dans les âges suivants.

Si l'on voulait comparer la pneumonie des enfants nouveau-nés avec celle des enfants d'un à six ans, qui est presque toujours lobulaire, on verrait un grand nombre de différences, dont voici les principales.

Dans la pneumonie lobulaire, début moins brusque, graduel, toujours précédé de bronchite, caractérisé par l'augmentation de la toux, de la dyspnée, la fièvre et autres symptômes généraux, et par la transformation des râles sonores et à grosses bulles de la bronchite en râles plus fins, disséminés en plusieurs points du thorax. A mesure que la maladie fait des progrès et se généralise dans le poumon, les phénomènes physiques deviennent plus caractéristiques; il survient ordinairement de la matité, de la respiration bronchique, mais dans quelques cas ces signes manquent jusqu'à la fin, et le diagnostic reste obscur. Presque jamais il n'y a d'expectoration, et quand elle existe, elle est rarement caractéristique.

On voit par ces détails que la pneumonie des enfants nouveau-nés, ayant le plus souvent la forme lobaire, ressemble beaucoup plus à la pneumonie des enfants de cinq à quinze ans, qui, comme celle des adultes, est presque toujours lobaire, tandis que la pneumonie des enfants d'un à cinq ans, étant presque toujours lobulaire, ne trouve ses analogues, chez les nouveau-nés, chez les enfants de cinq à quinze ans et chez les adultes, que dans des cas exceptionnels qui se rencontrent encore à ces divers âges, et dans lesquels la pneumonie revêt la forme lobulaire. Aussi nous est-il impossible de partager l'opinion émise par M. Richard (de Nancy), dans les lignes suivantes: « A mesure que l'enfant s'éloigne des premiers jours de la naissance, et quand il a atteint et dépassé sa première année, les différences s'effacent, et le caractère de la pneumonie devient plus conforme à ce qu'il est dans toutes les autres périodes de la vie où elle se montre (1). »

Durée, terminaison et pronostic.

La pneumonie des enfants nouveau-nés marche ordinaire-

______

(1) *Traité pratique des maladies des enfants,* p. 104.

ment d'une manière très rapide et arrive en peu de jours à sa plus grande intensité. Sa durée varie de trois à quinze ou vingt jours. Chez les enfants plus avancés en âge et surtout chez ceux de cinq à quinze ans, la maladie étant le plus souvent suivie de guérison, il faut au moins une dizaine de jours pour que la résolution soit achevée et l'on rencontre beaucoup de cas où la convalescence ne commence que vers le quinzième, vingtième ou même vingt-cinquième jour.

Quoiqu'il y ait une assez grande analogie en apparence entre la pneumonie lobaire des nouveau-nés et celle des enfants plus âgés, cependant leur terminaison est très différente. Il est difficile de savoir positivement quelle est, dans le premier cas, la gravité de la maladie observée ailleurs que dans les hospices; mais, ce qui est bien certain, c'est qu'à l'hôpital des Enfants trouvés de Paris, cette gravité est énorme et que la terminaison a presque constamment lieu par la mort. Cependant, comme le remarque Valleix avec raison, dans un grand nombre de cas ce résultat fâcheux doit être mis sur le compte des affections qui coïncident avec la pneumonie, telles que l'œdème, le muguet, etc., qui sont toujours par elles-mêmes extrêmement graves dans cet hôpital. Valleix cite un cas de guérison observé dans cet établissement, et qui prouve que la pneumonie est curable. Enfin, quelques cas de guérison observés dans la pratique par plusieurs médecins, mais sur lesquels on n'a malheureusement pas des détails suffisants, doivent nous porter à admettre que cette maladie, quoique très grave, est loin d'être toujours au-dessus des ressources de l'art.

Après la première dentition, et surtout chez les enfants de cinq à quinze ans, la pneumonie lobaire offre une terminaison constamment heureuse quand elle est simple; elle ne peut devenir grave que par le fait de certaines complications qui, d'ailleurs, sont réellement rares. Sur une série de vingt malades que nous avons observés en 1838 à l'hôpital des Enfants malades, un seul a succombé, et sa mort a été plutôt l'effet

d'une phthisie et d'une phlébite coïncidentes que de la pneumonie. Deux autres malades, atteints aussi de tubercules,
sont sortis de l'hôpital guéris d'une pneumonie intercurrente.
Un quatrième malade a été emmené par ses parents avant sa
guérison complète, qui paraissait très probable. Tous les autres ont obtenu une guérisou entière sous nos yeux.

Le pronostic est facile à déduire de tout ce que nous avons
dit précédemment.

Diagnostic.

Le diagnostic offre rarement des difficultés sérieuses et,
pour ne pas répéter ce que tout le monde a dû apprendre en
étudiant la pneumonie ordinaire des adultes, nous ne nous
arrêterons qu'à la discussion du cas suivant, que nous sommes
certain d'avoir rencontré. Un enfant a, depuis quatre ou cinq
jours, de la toux, de la dyspnée, une douleur dans un côté
du thorax, de la fièvre, etc. On trouve dans une certaine
étendue d'un côté de la poitrine un son mat, une respiration
bronchique et une bronchophonie plus ou moins pure ; mais
il est impossible d'obtenir du râle crépitant, et l'expectoration
manque. Si la douleur et les signes physiques correspondent
au point le plus déclive du thorax, si la matité est complète,
mais diminue par le changement de disposition, si le côté
malade paraît plus dilaté que le côté sain et s'élève moins dans
l'inspiration, on pourra admettre un épanchement pleurétique
plutôt qu'une pneumonie ; mais, en l'absence d'un ou plusieurs
de ces caractères, la pneumonie pourra être diagnostiquée.
Si, par exemple, les signes physiques s'observent vers le sommet ou vers la partie moyenne du poumon, et que, dans la
base, on entende le murmure respiratoire, il y aura peu de
doute sur l'existence de la pneumonie ; d'ailleurs, il est bien
rare que le doute qu'on peut concevoir, dans certains cas,
persiste pendant tout le cours de la maladie ; et le plus souvent, le râle crépitant, qui manque dans la période d'état, se
manifeste vers le déclin de la phlegmasie. Mais, nous le répé-

tons, ces difficultés existent : si nous avions été seul pour le constater, nous aurions pu nous défier de notre perspicacité ; mais, pendant trois jours de suite, chez le même malade, nous avons pu, avec trois de nos collègues qui suivaient notre service à l'hôpital des Enfants malades, hésiter dans notre diagnostic, et ne le formuler en faveur de l'existence d'une pneumonie du sommet, qu'en éliminant par induction l'existence d'une pleurésie.

Le diagnostic peut encore offrir des difficultés dans le cas de pneumonie compliquée de tubercules. Pour éviter toute méprise, nous nous contenterons d'emprunter à M. Grisolle le passage suivant : « Un enfant a la peau chaude, une fièvre violente ; de la matité avec respiration bronchique existe sous l'une des clavicules, on n'a aucun renseignement sur la santé antérieure ; est-il certain alors, comme le disent MM. Rilliet et Barthez, qu'il y ait une pneumonie? Ces médecins ont vu souvent résoudre cette question par l'affirmative, un traitement être prescrit d'après ces vues, et cependant, chez la grande majorité des sujets, ces symptômes dépendaient d'une infiltration tuberculeuse du poumon, comme le prouvait l'autopsie. Dans ces cas difficiles, il faut, disent ces auteurs, tenir compte de l'intensité de la fièvre et surtout de la marche de la maladie ; si les signes stéthoscopiques persistent, malgré la diminution des symptômes généraux, il est probable que cette persistance est due à l'affection tuberculeuse. Je suis complétement de leur avis ; mais cela n'empêche pas de rattacher à un état aigu, à une pneumonie, la fièvre et le souffle tubaire qu'on a observés pendant un certain nombre de jours (1). »

Chez les nouveau-nés, le diagnostic est quelquefois très difficile. Ainsi Valleix cite un cas dans lequel il n'y avait, pour tout symptôme, qu'un peu de râle crépitant à la base du poumon droit ; mais il remarque avec raison que de pareils faits sont très rares, puisque sur trente-sept cas il n'en a ren-

____

(1) Grisolle, *ouvrage cité*, p. 513.

contré qu'un qui fût un exemple de pneumonie véritablement latente. La dyspnée et la toux existent presque constamment; et suffisent pour diriger l'attention vers la poitrine; et la percussion et l'auscultation achèvent de révéler la nature de la maladie, malgré l'absence de l'expectoration. Comme l'épanchement pleurétique est fort rare chez les petits enfants, et comme les tubercules le sont peut-être encore plus, on ne rencontrera pas souvent les difficultés que nous avons indiquées plus haut comme assez fréquentes chez les enfants qui ont franchi l'époque de la première dentition.

Traitement.

1° Traitement de la pneumonie lobaire chez les enfants d'un à quinze ans. — Avant d'exposer les principes sur lesquels repose le traitement de la pneumonie lobaire des enfants, nous dirons ce que nous avons observé sur une série de quinze malades âgés d'un à quinze ans. Nous éliminons cinq malades appartenant à cette même série, parce qu'il y eut chez eux complication de tubercules ou de méningite, ou parce que le malade quitta l'hôpital avant que la guérison fût complète.

Sur quinze enfants atteints de pneumonie lobaire franche et simple, deux furent soumis à l'emploi des saignées générales, comme seul moyen actif de traitement. La maladie dura onze jours dans les deux cas.

Cinq malades furent soumis aux saignées générales et locales. La durée fut une fois de dix jours, une fois de douze et trois fois de quatorze.

Deux furent traités par des saignées locales seules. L'un guérit en dix jours, l'autre en vingt jours.

Un malade guérit en dix jours par l'emploi des saignées générales et du vésicatoire.

Un autre en dix jours par les saignées locales et le vésicatoire.

Un autre en dix-huit jours par les saignées générales et locales, et le vésicatoire.

Deux malades traités par les saignées générales et locales, et l'émétique à haute dose, guérirent l'un en seize jours, l'autre en vingt-cinq jours.

Enfin, un malade traité seulement par l'expectation guérit en treize jours.

Ce tableau semblerait prouver que la durée de la maladie a été d'autant plus grande qu'on l'a soumise à une médication plus active et plus complexe; mais ce serait se placer à un point de vue extrêmement faux que de tirer cette conclusion, et ce serait oublier les principes qui dirigent, en général, la conduite du praticien. Ainsi ce n'est pas parce qu'on a employé telle ou telle médication que la maladie a duré plus longtemps dans un cas que dans un autre; mais c'est parce que la maladie était plus ou moins étendue, plus ou moins avancée, et enfin plus ou moins lente dans sa marche et tardive dans sa résolution, qu'à une première médication on en a joint une seconde et quelquefois une troisième. Nous insistons sur ce point, parce que nous n'avons jamais compris la manière dont quelques médecins, partisans de la méthode numérique, prétendent s'en servir pour résoudre les questions thérapeutiques. On dit, par exemple, sur trente pneumonies, dix ont été guéries en douze jours par l'émétique seul, dix l'ont été en quinze jours par les saignées seules, et dix autres en dix-huit jours par les saignées et l'émétique réunis, et l'on en conclut que l'émétique, ayant guéri plus rapidement, mérite plus de confiance que tout autre moyen. Mais il faudrait auparavant démontrer que les cas dans lesquels on a employé l'émétique seul étaient aussi graves que les autres, et qu'on a osé, malgré leur gravité, se dispenser de pratiquer des émissions sanguines au début.. Il faudrait aussi démontrer que les cas dans lesquels on a cru devoir réunir l'émétique aux saignées n'étaient pas, dès l'origine, plus graves que les autres. Quel est le médecin qui oserait rejeter *à priori* tout ce qui constitue les indications, et appliquer pendant six mois de suite, par exemple, un traitement unique à toutes les pneumonies qu'il aurait à traiter, puis, pendant .six autres mois, une autre médication, afin d'avoir des catégories bien distinctes, dans le classement desquelles on n'aurait fait intervenir aucune indication particulière? Ce serait le seul moyen. d'avoir par les chiffres une conclusion rigoureuse; et qui ne voit cependant l'absurdité d'une pareille manière d'agir?

On nous pardonnera cette courte digression : nous tenions. à prouver que nous restons fidèle dans l'application à l'opinion que nous avons émise dans notre introduction sur l'utilité fort restreinte de la méthode numérique dans la solution des problèmes thérapeutiques. Nous croyons que la conviction du praticien peut se former par une vue d'ensemble, et sans s'asservir aux données que peut lui fournir la méthode numérique. Il y a en effet, dans la pratique, un enchaînement de si petites et si nombreuses conditions à saisir et à peser à leur juste valeur, que, pour y faire l'application de la méthode numérique, il faudrait descendre à un nombre infini de distinctions et de subdivisions auxquelles le travail d'un seul homme ne saurait suffire. Nous mettons en fait qu'un relevé de mille cas de pneumonie, recueillis avec tous les détails nécessaires, ne serait pas suffisant pour résoudre positivement toutes les questions qui se rattachent au traitement de cette maladie, et cependant quelle autre affection offre, sous plusieurs rapports, plus de simplicité que la pneumonie? Laissons donc de côté la méthode numérique; disons quelle a été dans notre esprit la portée des faits que nous avons observés, et comment, par leur analyse et les réflexions qu'ils nous ont suggérées, nous avons été conduit à formuler les principes du traitement de cette maladie.

1° La méthode expectante peut quelquefois suffire pour la guérison de la pneumonie, et ce qu'on n'oserait guère tenter chez l'adulte, peut certainement être essayé quelquefois chez l'enfant. Supposez un enfant bien constitué et d'une bonne santé, atteint d'une pneumonie peu étendue et sans complication, marquée par des symptômes généraux et locaux peu

graves, et sans tendance à augmenter d'intensité, vous pour-
rez, sans danger pour le malade, vous contenter de moyens
diététiques généraux, de quelques rubéfiants et autres moyens
simples et peu actifs. Nous pourrions rapporter ici l'observation d'un enfant âgé de dix ans qui portait une pneumonie de
la partie supérieure du poumon gauche, et chez lequel le traitement fut seulement expectant. La résolution de l'hépatisation
n'en fut pas moins assez rapide, puisque le malade entrait en
convalescence le quatorzième jour. La conduite du praticien
dans cette circonstance fut dirigée par la médiocre étendue de
l'inflammation, autant que par le peu d'intensité des symptômes
généraux, et surtout par ce fait que d'un jour à l'autre la
marche de la maladie indiquait sa tendance naturelle vers la
résolution.

La méthode expectante est donc quelquefois suffisante;
néanmoins il faut toujours se tenir sur ses gardes, et ne pas
hésiter à employer quelques moyens plus actifs, si l'on ne
voyait pas manifestement la maladie en voie de déclin, et, à
plus forte raison, si elle était encore en voie de progression
ascendante.

2° Dans la grande majorité des cas, il y a évidemment indication de tirer du sang. Les saignées locales peuvent suffire,
si l'état fébrile n'est pas très intense; dans le cas contraire,
il faut ouvrir la veine une, deux ou trois fois. On peut même
aller plus loin, et, dans quelques cas, les saignées coup sur
coup peuvent très bien être employées. Les sangsues retrouvent leur indication quand l'état fébrile a diminué sous l'influence des saignées, et que cependant la résolution de la
pneumonie marche lentement. Uu symptôme qui indique
aussi d'une manière plus particulière leur emploi, c'est l'intensité de la douleur de côté. Toutes choses égales d'ailleurs,
les saignées doivent être employées avec plus de vigueur que
dans la pneumonie lobulaire, et, comme la pneumonie lobulaire est rare d'un à cinq ou six ans, les cas dans lesquels l'âge
trop peu avancé des sujets peut fournir quelque contre-indi-

cation sont bien plus rares que dans la pneumonie lobulaire. Néanmoins, et pour dire toute notre pensée sur les saignées coup sur coup, nous pensons que cette méthode exige plus de réserve chez les enfants que chez les adultes, et, en supposant qu'elle diminue de deux ou trois jours la durée de la maladie, c'est un avantage médiocre à nos yeux; car il faut craindre de dépasser le but qu'on se propose, et par là de rendre la convalescence plus longue et plus difficile.

3° Le vésicatoire s'emploie pour les mêmes indications que chez l'adulte, c'est-à-dire ordinairement vers le déclin de la maladie. Nous savons bien que quelques médecins, entre autres M. Gendrin, l'emploient et le préconisent même au début. Mais nous avouons que, jusqu'à ce que l'expérience ait définitivement prononcé, nous craindrions, surtout chez les enfants, d'agir au bénéfice de la maladie en employant le vésicatoire avant la diminution de l'état fébrile, et d'augmenter momentanément l'irritabilité générale. Quant au lieu d'application, nous pensons qu'après l'âge de cinq à six ans, on doit, comme chez l'adulte, placer le vésicatoire *loco dolenti* plutôt qu'au bras, contrairement à ce que nous avons conseillé, pour d'autres raisons, dans la pneumonie lobulaire des plus jeunes enfants.

4° L'émétique est appelé à rendre les mêmes services chez l'enfant que chez l'adulte. Nous croyons que son emploi doit généralement être précédé d'une ou de deux émissions sanguines, parce qu'on n'est pas sûr d'obtenir immédiatement la tolérance, et que son action contro-stimulante demande plus de temps que la saignée pour se faire sentir. Dans quelques cas d'une intensité médiocre, on peut sans doute le prescrire sans saignées préalables, et comme seul moyen actif, mais nous n'oserions pas lui accorder toute confiance en face d'une pneumonie étendue qui serait encore dans sa période d'accroissement. L'émétique trouve surtout son indication dans les cas où l'on voit l'état fébrile et les symptômes locaux d'inflammation résister aux saignées déjà employées dans une certaine mesure, et dans d'autres cas encore où l'état des forces et de la circulation ne permettant plus l'emploi des saignées, il faut néanmoins attaquer par un sédatif direct l'inflammation pulmonaire qui résiste avec ténacité.

Le tartre stibié s'emploie d'ailleurs aux mêmes doses et de la même manière que nous l'avons dit à propos de la pneumonie lobulaire.

Nous ne pouvons aussi que répéter ce que nous avons dit des autres préparations antimoniales, à savoir que l'oxyde blanc d'antimoine et le kermès peuvent rendre des services dans le traitement de la pneumonie, mais qu'ils sont en général moins efficaces que le tartre stibié. L'oxyde blanc se donne ordinairement dans un looch blanc, à la dose de 0,50 à 2 ou 3 grammes chez les enfants d'un à cinq ans, et chez les plus âgés de 4 à 16 grammes. Le kermès doit être prescrit à des doses moindres. En commençant, on ne prescrira pas plus de 0,05 à 0,10 de ce médicament, mais les jours suivants s'il y a tolérance, on en peut élever la dose à 0,25 et même 0,50. Le kermès doit être suspendu dans un looch ou dans une potion gommeuse.

Nous n'insisterons pas sur le régime, qui doit être celui des maladies aiguës; sur les tisanes, qui seront émollientes et mucilagineuses, ou légèrement diaphorétiques; sur les rubéfiants ou les topiques émollients dont l'emploi peut être indiqué. Ces divers moyens de traitement ne nous présentent rien à mentionner qui ne soit généralement connu et partout décrit.

Le traitement ordinaire de la pneumonie lobaire, tel que nous venons de l'exposer, doit être modifié par la coïncidence de quelque autre maladie. Les complications les plus importantes, et les seules dont nous devons parler ici, sont: 1° les accidents nerveux simulant plus ou moins la méningite, 2° la présence des tubercules dans le poumon.

D'après les observations que nous avons rapportées sur la pneumonie avec symptômes cérébraux, on a dû voir qu'il suffit d'attaquer quelquefois franchement la pneumonie pour suspendre les accidents nerveux, mais que, dans d'autres circonstances où ceux-ci prennent le dessus, il faut se comporter comme s'il y avait réellement méningite. C'est à distinguer ces deux ordres de faits que le praticien doit s'attacher afin d'agir d'une manière appropriée. C'est pour cela que nous attribuons quelque importance à cette distinction que nous avons faite des troubles cérébraux en accidents qui ont lieu simplement par sympathie et en accidents qui dépendent d'une méningite coïncidente. Car si l'existence de cette méningite n'est pas toujours bien démontrée, il faut néanmoins agir comme si elle existait, et ne pas rester spectateur oisif des accidents qu'on est fondé à lui attribuer. On pourra donc commencer par employer les antispasmodiques tels que le musc, la valériane, l'éther, etc., et si ces moyens n'amendent pas promptement les accidents nerveux en même temps d'ailleurs qu'on aura dirigé contre la pneumonie une médication convenable, ce sera une raison de plus pour admettre l'existence d'une inflammation intra-crânienne et pour lui opposer le traitement antiphlogistique direct et indirect qu'elle réclame.

Nous avons indiqué aussi la complication de la pneumonie par l'affection tuberculeuse. Celle-ci doit alors être considérée sous un double point de vue. Comme cause persistante (car elle est de nature à ne pouvoir être annihilée), elle tend à donner à l'inflammation du poumon une ténacité que cette inflammation ne puise pas dans sa propre nature. D'autre part, la cachexie tuberculeuse est de nature à contre-indiquer l'emploi d'une médication débilitante. Ainsi, la pneumonie tuberculeuse est tout à la fois celle qu'il faudrait attaquer avec le plus de vigueur à cause de son opiniâtreté et celle dans laquelle le praticien, pour éviter un autre écueil non moins funeste, doit être le plus circonspect et le plus sobre d'émissions sanguines. De là, le principe que nous tenions à poser nettement de n'employer les émissions sanguines que dans une certaine mesure et de se rejeter de préférence sur l'émétique, le vésicatoire et les autres dérivatifs.

Nous ne parlerons point de la pneumonie qui complique quelquefois la fièvre typhoïde. Nous n'en avons observé qu'un seul cas, que pour des raisons exposées ailleurs nous avons classé parmi ceux de pneumonie lobulaire. D'ailleurs, nous renvoyons sur ce point le lecteur, soit à ce qui a été dit de cette espèce de pneumonie chez l'adulte, soit à ce que nous en dirons plus tard dans le chapitre qui aura pour objet la fièvre typhoïde étudiée dans l'enfance.

3° *Traitement de la pneumonie lobaire des nouveau-nés.* — Dans l'état actuel de la science les bases du traitement de la pneumonie, chez les enfants nouveau-nés, sont difficiles à établir, et les indications à poser résultent moins de l'efficacité expérimentalement reconnue de quelques agents thérapeutiques que des inductions tirées de la nature de la maladie, de ses analogies avec la pneumonie des autres âges. Cependant, quoique ces données ne ressortent pas directement des faits, elles méritent quelque considération, parce qu'elles peuvent aider le praticien à diriger le traitement. Voici, au reste, de quelle manière elles sont formulées par Valleix : « Je ne crois pas, dit-il, qu'on soit tenté d'employer la formule des émissions sanguines coup sur coup chez les nouveau-nés : trop de faits en ont démontré le danger : aussi a-t-on toujours eu soin, quand on a préconisé cette méthode de traitement, d'en exclure le jeune âge ; les émissions sanguines modérées semblent, au contraire, indiquées. Il en est de même de l'émétique à dose un peu élevée. On a, je crois, trop d'appréhension pour l'emploi de ce moyen chez les nouveau-nés ; il agit, sous le rapport de l'effet éméto-cathartique, à peu près comme chez l'adulte, c'est-à-dire que la tolérance ne tarde pas à s'établir... C'est donc sur l'emploi des saignées et du tartre stibié que me paraît devoir être basé le traitement (1). »

Valleix pense que les opiacés pourraient avoir des avantages et devraient être soumis à une expérimentation bien

____

(1) *Clinique des maladies des enfants nouveau-nés;* p. 182.

faite. Nous ne savons pas sur quels faits Valleix fonde son opi‑
nion, mais nous avouons qu'en raisonnant *à priori* comme lui,
tout nous paraît devoir détourner de l'emploi des opiacés. Au
contraire, nous partageons son avis quand il dit qu'on doit
bannir entièrement les vésicatoires du traitement des maladies
des nouveau-nés. « L'état d'excitation et d'irritation extrêmes
dans lequel ils jettent le petit malade, me paraissent faits pour
aggraver le mal plutôt que pour le soulager. Je dois ajouter
pourtant que, dans un cas de guérison recueilli par M. Vernois,
et qui offrait un exemple de pneumonie du sommet droit, un
large vésicatoire fut appliqué sur la poitrine ; ce qui n'empêcha
pas les symptômes de s'améliorer. Mais l'amélioration ne suivit
pas de près cette application, et les émissions sanguines ayant
été employées concurremment, il est difficile de distinguer
l'effet particulier du vésicatoire (1). »

M. Richard (de Nancy) préconise aussi l'emploi des émissions
sanguines, mais dans une juste mesure ; l'application de quel‑
ques sangsues au-dessous des mamelles, sur les bras, est tou‑
jours utilé ; mais on ne peut obtenir une grande quantité de
sang sans exposer le sujet à un état de faiblesse suivi d'une
réaction souvent spasmodique, qui va quelquefois jusqu'aux
convulsions. La même modération doit présider à l'emploi des
vésicatoires et des applications rubéfiantes, soit parce que
l'inflammation pulmonaire est trop étendue et trop favorisée
par la structure du poumon pour obéir à une dérivation artifi‑
cielle de cette nature, soit à cause de la douleur et de l'irrita‑
tion que ces moyens ne manquent jamais de produire. On
obtient une diversion plus heureuse par l'emploi des fomen‑
tations animales au moyen d'une peau de lapin ou de mouton
récemment écorché, ou par le bain tiède. Pour suppléer à
l'expectoration, on doit favoriser le vomissement par des doses
réfractées d'ipécacuanha, uni à la manne qui a aussi pour effet
la production de selles muqueuses. Enfin, on peut donner

(1) *Ouvrage cité*, p. 183.

l'oxyde blanc d'antimoine à des doses assez élevées et favoriser l'action de tous ces moyens par des fumigations béchiques et des topiques chauds et émollients sur le thorax.

M. Trousseau donne une place importante aux émissions sanguines dans le traitement de la pneumonie aiguë, et les croit aussi bien indiquées chez les enfants à la mamelle que chez ceux qui sont plus rapprochés de l'adolescence. « Je pratique la phlébotomie, dit ce professeur, même pour les enfants de trois mois, et j'en retire un avantage immense. J'y reviens une seconde fois s'il est nécessaire. Si l'extrême embonpoint des petits malades empêche de voir ou de sentir les veines, je fais mettre aux genoux ou aux malléoles une ou plusieurs sangsues de chaque côté, et je laisse saigner les petites plaies pendant un temps variable suivant la force du sujet, suivant la rapidité de l'écoulement du sang. J'exclus les ventouses à cause de la douleur qu'elles déterminent. Je n'applique jamais de sangsues sur la poitrine des jeunes enfants, parce qu'il devient quelquefois bien difficile d'en arrêter l'écoulement. » M. Trousseau proclame aussi les avantages des préparations antimoniales, de l'émétique surtout. Mais, relativement au vésicatoire, ce professeur émet une opinion complétement opposée à celle que nous avons soutenue plus haut d'accord avec Valleix; car il appelle le vésicatoire volant un moyen héroïque, et le place au premier rang dans tous les cas de pneumonie; il faut qu'il ait une grande étendue, l'appliquer sur le dos, et le renouveler quand l'épiderme s'est reformé et que la pneumonie n'est pas encore en voie de résolution.

Enfin, une dernière considération importante, c'est que dans les pneumonies compliquées il faut modifier le traitement suivant la nature des complications.

CHAPITRE II.

APOPLEXIE DU POUMON.

L'hémorrhagie interstitielle du poumon n'offre, chez les enfants, qu'un médiocre intérêt, surtout au point de vue pratique, car la science est fort peu avancée sur le diagnostic et le traitement de cette affection. Nous devons, par conséquent, consacrer à cette maladie peu de développements et nous arrêter seulement à quelques faits curieux que présente son histoire.

Tandis qu'à un âge plus avancé la cause la plus ordinaire de l'apoplexie pulmonaire est une gêne mécanique au cours du sang et la stase de ce liquide dans les vaisseaux du poumon, sous l'influence d'une maladie du centre circulatoire; dans l'enfance on la voit survenir presque constamment en l'absence des maladies du cœur qui sont extrêmement rares à cette époque de la vie. Toutefois une cause analogue existe quelquefois, c'est la compression des vaisseaux par des masses tuberculeuses voisines de la racine des bronches ; aussi l'apoplexie se rencontre-t-elle chez des sujets tuberculeux. Mais dans d'autres cas, il n'existe aucune cause mécanique de ce genre, et c'est chez des sujets affectés de pneumonie ou d'une fièvre éruptive, surtout de variole ou de scarlatine hémorrhagique, que l'on voit du sang s'infiltrer dans le parenchyme pulmonaire. Il nous est difficile de refuser une certaine influence à la méningite, bien que nous ne sachions comment l'expliquer, et si cette maladie a été étrangère à la production de l'hémorrhagie dans les cas dont nous allons parler, il y a eu au moins un rapport de coïncidence assez remarquable. Nous allons rapporter le premier fait que nous avons observé sur ce sujet.

Observation XII. — *Enfant de six ans ; invasion d'une méningite aiguë probablement tuberculeuse ; mort inattendue au commencement de la deuxième période, avec des symptômes de suffocation.*

Charles Hautemanière, âgé de six ans, est admis à l'hôpital des Enfants le 19 août 1836.

Ce petit malade a eu un rhume très long cet hiver ; depuis trois mois il maigrit et dépérit. Depuis cinq jours il a de la céphalalgie, une constipation opiniâtre, des vomissements répétés, un peu de paralysie à la paupière supérieure droite et d'autres symptômes qui annoncent l'invasion d'une méningite probablement tuberculeuse.

Nous ne décrirons pas en détail la marche de cette maladie, dont le diagnostic porté dès le premier jour ne fait que se confirmer les jours suivants. Les accidents vont en augmentant graduellement, malgré les saignées générales et locales, les purgatifs, l'eau froide sur la tête, l'escharification du derme derrière les oreilles, etc. Il ne survient rien d'extraordinaire jusqu'au 27 août. A cette époque, le malade passe de la première période dite d'excitation, qui a été longue, à la seconde ou période d'affaissement, et présente les symptômes suivants : délire obscur, plus rare et moins agité que les jours précédents, bredouillement en parlant ; il n'y a ni convulsions, ni contractures, ni paralysie dans les membres ; la peau est peu sensible, car il faut la pincer assez fortement pour arracher des plaintes au malade, qui paraît constamment assoupi. Pupilles peu mobiles et inégalement dilatées à droite et à gauche. Prolapsus de la paupière supérieure droite. Pas de toux et rien autre d'anormal vers la respiration. Le pouls est à 150, assez régulier, mais très petit. Peau chaude et sèche, facies altéré, amaigrissement considérable depuis le début de la maladie. — On prescrit le calomel en poudre.

Le soir, la religieuse de la salle donne, en notre présence, une dose de calomel dans une cuillerée de liquide. Mais le malade avale mal et se met à tousser sans pouvoir rejeter un peu de liquide, qui paraît être entré dans les bronches. En vain nous le faisons alternativement asseoir et coucher sur le côté, il ne rend qu'un peu d'écume par la bouche ; pendant l'expiration, on entend du gargouillement dans la trachée. La respiration est un peu gênée et accélérée, mais il ne survient pas d'arrêt dans la circulation veineuse, et nous laissons le malade dans un état assez calme, étant persuadé que cet accident ne peut avoir aucune suite fâcheuse.

Le lendemain, nous apprenons que le malade a eu, dans la soirée, un peu de toux et une dyspnée graduellement croissante. A dix heures, on a fait venir l'interne de garde, qui s'est contenté de prescrire des sinapismes, sans percuter ni ausculter la poitrine. La dyspnée a continué d'augmenter;

et le malade a succombé ce matin à trois heures. Le pronostic porté la veille ne faisait pas prévoir une mort si prochaine.

Ouverture du cadavre (quinze heures après la mort ; température très chaude). — Traces ordinaires de méningite tuberculeuse ; épanchement d'air et de sang pur dans les deux plèvres ; déchirures et infiltrations sanguines en plusieurs points de la superficie des poumons. — On trouve, dans l'encéphale, les traces de la méningite aiguë tuberculeuse. Tous les vaisseaux de la convexité du cerveau sont très injectés, surtout en arrière, où les veines sont distendues par un sang noir et liquide. Les circonvolutions ne sont point aplaties. Dans les anfractuosités qui se rapprochent de la base se voient des granulations petites et isolées, entourées d'arborisations sanguines. A la base, autour des nerfs et des bandelettes optiques, le long de la fente de Bichat, près des tubercules quadrijumeaux, il y a dans l'épaisseur des méninges un grand nombre de petites granulations. On en trouve un très grand nombre dans la portion de l'arachnoïde, qui du cervelet se porte à la face postérieure du bulbe. Dans quelques-uns de ces points et dans la scissure de Sylvius, ces granulations sont confluentes et forment des masses du volume d'une lentille. A la face inférieure du cerveau existe une suffusion sanguine dans l'épaisseur des méninges, tandis que les enveloppes du cervelet sont pâles. La substance de l'encéphale est généralement injectée et fournit à la section un pointillé abondant. Les ventricules contiennent environ 60 grammes de sérosité transparente. Leurs parois sont pâles, mais ramollies, ainsi que le trigone et le *septum lucidum* surtout qui est diffluent. Dans la corne sphénoïdale du ventricule latéral droit existe, à une certaine profondeur, un ramollissement presque diffluent du tissu encéphalique, qui est coloré en jaune dans l'étendue d'un pouce carré environ.

Aucune altération à noter dans l'abdomen, si ce n'est quelques tubercules dans les ganglions du mésentère.

En ouvrant le thorax, au lieu de voir les poumons s'affaisser lentement, à mesure que l'air s'y introduit, nous reconnaissons qu'un vide considérable sépare ces organes des parois thoraciques, et que leur affaissement est beaucoup plus prononcé que s'il venait de se produire à l'instant même sous l'influence de la rétractilité du tissu pulmonaire. Il est évident pour nous que les deux cavités de la poitrine contenaient une certaine quantité d'air. Examinant alors les poumons en place et sans les toucher avec l'instrument tranchant, nous reconnaissons que leur partie postérieure et inférieure baigne dans une certaine quantité de sang noir, liquide, encore tiède, qu'on peut évaluer approximativement à plus de 100 grammes pour chaque plèvre. Aucune adhérence ne réunit les poumons aux côtes ni au diaphragme. En écartant ce muscle de la base du poumon gauche, nous apercevons sur celle-ci une déchirure de la plèvre, irrégulièrement arrondie, large de 5 à 6 millimètres, au niveau de laquelle existe une tache noirâtre du tissu pulmonaire. Sur le bord postérieur de ce même poumon gauche détaché de son pédicule et préalablement lavé, se voient cinq ou six taches noirâtres légèrement saillantes ; l'une d'elles présente aussi une petite déchirure de la plèvre, comme celle de la base du poumon. Sur le poumon droit nous constatons aussi, le long du bord postérieur, plusieurs taches noires dont une offre une déchirure de la plèvre en tout semblable à celles du poumon gauche. En pressant le poumon avec la main, il sort de l'air par la surface de ces déchirures, et le même phénomène a lieu en soufflant avec une sonde par les bronches. Ayant incisé le poumon au niveau de toutes ces taches, nous n'y trouvons d'autre altération appréciable qu'une infiltration sanguine du tissu pulmonaire très superficiellement atteint avec la plèvre qui le recouvre. Cette espèce d'ecchymose ne pénètre pas à plus de 3 ou 4 millimètres de profondeur dans l'organe. Le tissu vésiculaire qui en est le siége, ainsi que la plèvre qui le recouvre, sont ramollis et se déchirent avec facilité. Mais tout autour de la tache le tissu de l'organe est parfaitement sain. Il n'y a pas la moindre trace d'inflammation dans la plèvre ni dans le poumon, pas même un engouement diffus ni aucune apoplexie dans la profondeur de l'organe. Il n'y a pas un seul tubercule dans les deux poumons, mais on en trouve quelques-uns dans les ganglions du médiastin.

On voit, dans ce cas, que l'apoplexie a eu lieu sous la forme d'ecchymoses superficielles qui avaient ramolli le tissu pulmonaire et la plèvre, et amené une déchirure de cette membrane qui explique la production du pneumothorax. Seulement, on remarque que cette accumulation de gaz ne s'est point faite rapidement, car ce n'est que peu à peu et graduellement qu'elle a déterminé la gêne de la respiration. Cela devait être avec une lésion si peu étendue et si superficielle du parenchyme pulmonaire ; aucune bronche un peu volumineuse n'ayant été intéressée dans sa continuité, l'air n'était versé dans la plèvre que par très-petite quantité à la fois dans chaque mouvement respiratoire. Ce qui est plus extraordinaire, c'est la quantité de sang assez considérable épanchée dans les plèvres, et dont on ne voit pas d'autre source que la surface très peu étendue des trois déchirures pulmonaires.

Il est difficile de savoir si la déchirure du poumon a été favorisée par d'autres causes que l'infiltration sanguine. On a remarqué que le malade, la veille de sa mort, ayant, comme on dit, avalé de travers, avait eu un accès de toux et de suffocation qui s'était renouvelé dans la soirée, et dans la nuit, et l'on pourrait mettre la production des déchirures sur le compte des efforts expirateurs. Mais, s'il est vrai que des efforts de toux amènent quelquefois la rupture d'un certain nombre de vésicules pulmonaires et le passage de l'air dans le tissu cellulaire interlobulaire ou sous-pleural, cependant on voit toujours la plèvre résister et l'on a vu, chez quelques sujets, survenir un emphysème du tissu cellulaire de tout le corps, bien qu'il n'y eût aucun signe de pneumothorax. Il nous semble donc probable que, chez notre malade, les efforts expirateurs n'auraient point amené la déchirure de la plèvre si cette membrane n'eût été préalablement ramollie et rendue plus friable par l'infiltration sanguine qui existait dans l'épaisseur de son tissu comme dans les vésicules sous-jacentes (1).

Ce fait, qui est un des premiers cas de méningite tuberculeuse que nous ayons observés, nous frappa vivement, et, pensant que peut-être il y avait quelque rapport entre cette maladie et la lésion observée dans la poitrine, nous prîmes la résolution d'examiner avec un soin particulier les poumons de tous les sujets que plus tard nous aurions occasion de voir succomber à une méningite. Nos prévisions ne se sont pas complétement réalisées, car nous n'avons point rencontré un second exemple de perforation. Mais, sur une quinzaine d'ouvertures cadavériques de sujets atteints de méningite, nous avons retrouvé trois ou quatre fois une infiltration sanguine offrant les caractères de celle que nous avons décrite; c'est-à-dire disséminée sur la surface des poumons et formant des taches presque toujours placées en arrière et à la base de

---

(1) Dans notre première édition, nous avons placé cette remarquable observation dans un chapitre consacré à l'étude des perforations pulmonaires que nous n'avons pas cru devoir conserver. C'est à tort que nous avions cité ce cas comme un exemple de perforation idiopathique du poumon. Les progrès de la science et un nouvel examen du fait nous ont permis de lui rendre son véritable caractère, en le rapportant à l'apoplexie pulmonaire.

l'organe, superficielles et occupant seulement la plèvre et les vésicules sous-jacentes, accompagnées du ramollissement et de là friabilité de ces tissus. Peut-on s'expliquer cette lésion qui en définitive ne paraît autre chose qu'une ecchymose, par une lésion vitale profonde qu'il est facile de concevoir dans une maladie telle que la méningite ? L'observation ne va pas jusque-là, et quant à nous, nous préférons le doute à une conclusion qu'une induction légitime ne nous permet pas de tirer.

Dans le fait que nous venons de raconter, l'hémorrhagie interstitielle était très superficielle. Dans un autre cas que nous empruntons à MM. Rilliet et Barthez, on verra la lésion exister en même temps à la surface et à une certaine profondeur du poumon. Cette observation fut aussi recueillie sur un sujet atteint de méningite tuberculeuse, et qui, examiné attentivement et ausculté huit heures avant la mort, n'avait offert aucun symptôme pulmonaire. Voici l'état des deux poumons : « Le lobe inférieur du poumon droit est fluctuant par places, comme s'il contenait des cavités renfermant un liquide ténu. Une coupe pratiquée au niveau de ces points fait voir les cavités contenant un liquide rouge, rutilant, parcourues par des brides blanches qui sont des vaisseaux, ce dont on s'assure en les incisant. La forme de ces cavernes est très irrégulière ; elles peuvent contenir de grosses noix. Leur surface interne est formée par le tissu pulmonaire, dont on reconnaît la structure. Il est gorgé d'une grande quantité de sang ; mais il n'offre pas de noyaux apoplectiques. Aucune fausse membrane ne les tapisse. Le reste du poumon est sain. La plèvre gauche contient un bon verre de liquide analogue à un mélange de suie et de sang clair ; une fausse membrane lamellaire molle et mince existe à la partie moyenne de la paroi costale. Il ne s'échappe pas d'air au moment où l'on incise les parois de la poitrine. Le lobe inférieur du poumon présente au niveau de son tiers inférieur une perforation très irrégulière, du diamètre de 3 à 4 millimètres conduisant dans une vacuole déprimée pleine d'un liquide mousseux, sanguinolent, analogue à celui que contiennent les cavités du côté gauche. Elle est la seule que présente le poumon ; elle a la dimension d'une petite noisette. Le reste de l'organe laisse ruisseler à la coupe une abondante quantité de sang noir; mais il n'est pas friable et ne contient pas de noyaux apoplectiques. Les bronches sont rouges par imbibition. » MM. Rilliet et Barthez font suivre ce fait de quelques remarques propres à établir que les lésions dont il vient d'être question né pouvaient être l'effet d'une simple altération cadavérique, et ils appuient les conséquences qu'ils en tirent d'un autre fait emprunté au *Traité des hémorrhagies* de Latour, dont voici la substance : Une jeune fille, après avoir rendu quelques crachats de sang, mourut presque subitement : à l'autopsie on trouva les poumons dans un état de plénitude extrême presque entièrement gorgés de sang noir. Les cavités des plèvres droite et gauche en contenaient aussi considérablement qui s'y trouvait épanché par de petites crevasses à la surface des deux lobes.

On voit d'après ces faits que les épanchements sanguins du poumon existent à différents degrés. Le premier est une infiltration de sang sans altération du tissu, une simple ecchymose. Dans le second, à l'infiltration se joint la rupture des vésicules et parfois celle de la plèvre. Enfin à un degré plus avancé, ou à une époque plus éloignée du début, le sang a été évacué au dehors par les bronches ou résorbé et il reste à sa place une cavité. Les noyaux apoplectiques sont plus ou moins nombreux, siégent plus souvent le long du bord postérieur ou à la base du poumon. Le tissu qui les entoure est tantôt sain et exsangue, tantôt congestionné, et leurs limites sont alors moins tranchées.

Tandis que, chez l'adulte, l'apoplexie pulmonaire se décèle ordinairement par des symptômes assez caractéristiques, chez l'enfant, au contraire, elle reste latente dans la grande majorité des cas, ou bien sa marche est si rapide que les malades succombent peu de temps après les premiers accidents. L'hémoptysie ne s'est montrée que dans un petit nombre de cas observés jusqu'à ce jour, et comme la maladie coïncidait le plus souvent avec quelque autre affection, les symptômes de celle-ci ont contribué à faire méconnaître l'existence de la première. On ne peut donc rien avancer de précis sur sa symptomatologie dans l'enfance, et jusqu'à production de nouveaux faits on appliquera à cet âge les données fournies par la pathologie de l'adulte. Il en sera de même du traitement sur lequel nous n'avons rien de spécial à dire. On devra, chez l'enfant non moins que chez l'adulte, tenir compte des causes qui auront amené l'hémorrhagie, distinguer une cause générale, telle qu'une fièvre éruptive, d'une cause locale, comme la pneumonie ou la tuberculisation, afin d'opposer à chacune d'elles des moyens appropriés. Quant à l'apoplexie elle-même, elle sera combattue par un traitement débilitant si elle est le résultat d'une congestion active; c'est surtout dans les cas d'hypérémie passive que les astringents anti-hémorrhagiques et le froid pourront trouver leur emploi, pourvu qu'ils ne soient pas contre-indiqués par quelques circonstances particulières.

CHAPITRE III.

GANGRÈNE PULMONAIRE.

La gangrène du poumon est une maladie rare à toutes les époques de la vie. Peut-être l'est-elle un peu moins dans l'enfance, à en juger d'après les recherches de M. E. Boudet, qui en a recueilli cinq cas sur cent trente-cinq autopsies d'enfants, tandis qu'il n'en a rencontré que deux exemples sur cent cinquante-six autopsies d'adultes et deux sur cent vingt autopsies de vieillards. Nous sommes porté à croire que la proportion plus élevée des cas de gangrène observés chez les enfants par

M. Boudet tient à quelques circonstances spéciales et exceptionnelles; car nous n'avons encore eu qu'une fois, dans le cours de nos recherches, l'occasion de rencontrer cette maladie. Les faits observés par MM. Rilliet et Barthez sont également très peu nombreux relativement à la totalité des malades qui les ont fournis.

Par ses caractères anatomiques la gangrène du poumon est identique chez les enfants et les adultes. Ainsi que Laennec l'a reconnu, elle a une forme circonscrite ou non circonscrite, et peut exister dans un seul point du poumon ou dans plusieurs à la fois. Le tissu gangrené est constitué par un détritus pulpeux, d'une couleur grisâtre, tirant plus ou moins sur le jaune ou le vert et quelquefois noirâtre; il exhale une odeur fétide et insupportable, et la désorganisation est si profonde, qu'on ne peut reconnaître aucun des éléments du parenchyme pulmonaire. Si la gangrène n'est pas très récente, le noyau putréfié peut avoir disparu en partie ou en totalité et laissé à sa place une excavation irrégulière, encore tapissée de lambeaux en putréfaction, ou déjà pourvue d'une membrane pyogénique commençant à s'organiser.

Dans le voisinage de la gangrène on trouve rarement le tissu pulmonaire sain, et les lésions qu'on y rencontre sont le plus souvent antérieures au sphacèle qui n'en est alors qu'une complication. La plus fréquente de ces lésions est l'hépatisation qui d'ordinaire occupe non-seulement les parois du foyer gangréneux, mais encore d'autres parties plus ou moins éloignées de l'organe, sous la forme lobaire ou, ce qui est le plus commun, sous la forme lobulaire. Quelquefois il y a des abcès, et alors la gangrène occupe leurs parois ou s'est emparée d'un noyau pulmonaire environné et isolé par le pus des parties circonvoisines. Dans quelques cas, la gangrène a succédé à des noyaux d'apoplexie pulmonaire, dont quelques-uns existent encore çà et là avec des caractères qui les font positivement reconnaître. Enfin, on rencontre cette maladie dans des foyers tuberculeux.

La gangrène occupe une étendue variable; on l'a vue envahir la plus grande partie du lobe. Quelquefois elle détruit la plèvre, la perfore et amène les conséquences ordinaires des fistules pleurobronchiques. Elle désorganise toujours et nécessairement un certain nombre de tuyaux bronchiques, et les ganglions lymphatiques des bronches sont constamment altérés. Sur quatorze malade, MM. Rilliet et Barthez les ont trouvés quatre fois enflammés quatre fois tuberculeux et deux fois gangrenés. Non-seulement la maladie peut se propager par continuité de tissu à des organes voisins du poumon, tels que la plèvre, les ganglions bronchiques, l'œsophage, etc., mais aussi elle coïncide assez souvent avec la gangrène de certains organes éloignés, principalement avec celle de la bouche ou du larynx.

D'après les faits observés jusqu'à présent, la gangrène du poumon serait plus fréquente de six à quinze ans qu'au-dessous de cet âge et chez les garçons que chez les filles. Elle se rencontre le plus souvent chez des enfants placés dans les conditions hygiéniques les plus défavorables ou débilités par quelque maladie antérieure. Ce sont les fièvres éruptives, la rougeole surtout, qui prédisposent le plus à la gangrène; viennent ensuite la tuberculisation, les affections intestinales chroniques et la fièvre typhoïde.

Les symptômes de cette affection ne sont pas toujours assez prononcés pour la faire reconnaître. MM. Rilliet et Barthez qui en ont recueilli onze cas, avouent que la maladie leur a presque toujours échappé pendant la vie, et que l'autopsie seule en a révélé l'existence. Le diagnostic serait donc beaucoup plus difficile à établir chez l'enfant que chez l'adulte. En effet, la percussion et l'auscultation fournissent assez rarement des signes caractérisques. Les râles sont ceux de la bronchite ou de la pneumonie qui précède et accompagne presque toujours la gangrène, et ce n'est que dans un petit nombre de cas que le gargouillement et la pectoriloquie se sont montrés réunis aux symptômes rationnels. Parmi ceux-ci, la toux et la dyspnée n'ont rien de caractéristique et peuvent dépendre de l'inflammation pulmonaire coïncidente; mais dans quelques cas, l'expectoration et l'odeur de l'haleine sont plus significatives. Ainsi, les crachats sont grisâtres, sanieux, exhalent l'odeur des matières animales putréfiées, et contiennent parfois un détritus formé par les débris du tissu gangrené. Certains malades crachent en quantité variable un sang d'abord pur, puis noir et fétide, et ensuite un liquide purulent. Ces modifications successives de l'expectoration se montrent surtout dans les cas où la gangrène ne paraît autre chose que la conséquence de l'apoplexie pulmonaire. Chez quelques malades, l'hémoptysie est, au contraire, consécutive à une expectoration purulente et à la fétidité de l'haleine, et doit alors être attribuée à la non-oblitération des vaisseaux compromis par la désorganisation putride. Quant à la fétidité gangréneuse de l'haleine qui chez l'adulte fournit le caractère le plus important pour reconnaître la mortification du poumon, elle manque souvent chez l'enfant. Quand elle existe, il faut prendre garde de méconnaître une gangrène de la bouche, du pharynx, une diphthérite qui pourraient en être l'origine.

Les malades atteints de gangrène pulmonaire sont presque toujours dans un état de prostration profonde; le faciès est grippé, porte le cachet de la souffrance et d'une détérioration rapide. Le pouls est petit et fréquent; la peau est tantôt chaude, sèche, terreuse, tantôt couverte d'une sueur plus ou moins froide et visqueuse. En général, on observe la rougeur et la sécheresse de la langue, une soif vive, l'anorexie et un dévoiement abondant, même en l'absence de toute lésion intestinale.

On conçoit d'après ce que nous avons dit de l'incertitude de la plupart des symptômes et de l'absence fréquente des signes les plus caractéristiques, combien le diagnostic offre de difficultés. Quant au pronostic, il est excessivement grave. Il n'est point démontré que la gangrène du poumon ait été suivie quelquefois de guérison. MM. Rilliet et Barthez rapportent une observation qui présente des probabilités à cet égard, mais non une certitude.

L'état de la science est encore bien moins avancé relativement au traitement qui ne présente presque aucune chance de succès, même en supposant la maladie reconnue de bonne heure. En effet, l'indication principale des gangrènes ne peut être remplie, puisqu'il est impossible d'appliquer des topiques sur le siége du mal. On ne pourrait dans ce but employer que des fumigations aromatiques ou chlorurées. On est donc presque réduit au traitement général, c'est-à-dire aux toniques et aux antiseptiques, tels que les préparations de quinquina, le vin, l'esprit de Mindérérus, les chlorures alcalins, etc.

SECTION III.

MALADIES DE LA PLÈVRE.

Les maladies de la plèvre n'ont rien d'assez spécial, dans l'enfance, par leur fréquence ou leur forme, pour que nous devions leur consacrer de longs développements. Nous ne ferons, par conséquent, qu'une description succincte de la pleurésie, et nous émettrons de simples remarques sur le pneumothorax.

CHAPITRE PREMIER.

PLEURÉSIE.

Les auteurs ont émis sur la pleurésie des enfants des assertions contradictoires. Tandis que, suivant Billard, la pleurésie est beaucoup plus commune qu'on ne pourrait le croire chez les nouveau-nés, et se développe souvent sans que le poumon participe à son inflammation, Valleix soutient une opinion tout à fait contraire. Il fait remarquer que Billard ne cite que deux observations à l'appui de son assertion ; que, de ces deux observations, l'une n'est rien moins que concluante, puisqu'il est dit que le poumon droit était en partie hépatisé, que, d'ailleurs, l'enfant était en outre atteint de diarrhée et de muguet, et que, par conséquent, la pleurésie n'existait pas à l'état simple, comme Billard l'avait annoncé.

Valleix affirme au contraire que la pleurésie existe très rarement sans inflammation du poumon chez les nouveau-nés ; il semble, à en juger par son silence, qu'il ne l'a jamais observée, qu'il n'a trouvé des traces d'inflammation dans les plèvres que chez les sujets affectés de pneumonie et encore chez un petit nombre d'entre eux. Appuyé sur les résultats de sa propre observation et de celle de M. Vernois, il établit que, chez les enfants jusqu'à l'âge de huit mois, on ne trouve des traces d'inflammation de la plèvre que dans un sixième des cas de pneumonie, et que, si l'on circonscrit davantage son observation en s'arrêtant à l'âge de deux mois et demi, on ne trouve plus que la proportion d'un huitième (1). Il nous est impossible de refuser à l'opinion de Valleix une autorité bien supérieure à celle de Billard, car elle repose sur des observations très nombreuses et analysées avec la rigoureuse exactitude de la méthode numérique.

M. Berton qui, sur la foi de Billard, admet que la pleurésie n'est pas rare chez le nouveau-né, dit que cette maladie, au moins à l'état simple, est plus rare chez les enfants plus âgés, et que la phlegmasie de la plèvre s'unit le plus souvent à celle du poumon (2). Il décrit ensuite en abrégé l'histoire de la pleurésie, qui est entièrement calquée sur celle de la pleurésie chez l'adulte, sauf quelques particularités simplement indi-

(1) Valleix, p. 179.
(2) Berton, p. 210.

quées au chapitre des symptômes. Il ne cite aucune observation de pleurésie simple, et cette maladie ne paraît pas en
définitive avoir fixé son attention d'une manière spéciale.

Nous ne citerons point ici des observations de pleurésie
simple recueillies à une époque où l'on méconnaissait encore
assez souvent l'existence de la pneumonie lobulaire même sur
le cadavre; mais nous pouvons renvoyer le lecteur à plusieurs
journaux qui, dans ces dernières années, ont inséré des observations de pleurésie dans leurs compte rendus de la clinique
de l'hôpital des Enfants (1).

Ce résumé historique nous a paru nécessaire pour faire
voir que la science n'était point encore fixée sur l'existence et
la fréquence de la pleurésie simple chez les enfants, et pour
nous amener à faire connaître à notre tour les résultats de
notre observation qui nous ont semblé assez complets pour
être généralisés. Depuis que nous nous occupons de l'étude
des maladies des enfants, nous n'avons observé aucun cas de
pleurésie simple avant l'âge de six ans; de six à dix ans, nous
n'en avons rassemblé qu'un très petit nombre, tandis que de
dix à quinze ans, la pleurésie simple nous a paru presque
aussi fréquente que chez l'adulte. Dans le même espace de
temps qui nous a fourni vingt cas de pneumonie lobaire chez
les enfants de deux à quinze ans, nous avons recueilli huit cas
de pleurésie sans pneumonie, dans un desquels la maladie
était chronique. Le moins âgé des sujets qui les ont fournis
avait déjà six ans. Avant cet âge, tous les cas de pleurésie que
nous avons observés étaient accompagnés de pneumonie. Dans
la plupart, celle-ci était la maladie principale; mais dans quelques-uns, la pleurésie avait prédominé et contribué plus puissamment à la mort qui survint cinq fois sur six.

Ainsi donc, en généralisant les faits de Valleix et les nôtres,
nous pouvons dire : 1° que la pleurésie, depuis la naissance
jusqu'à l'âge de six ans environ, ne constitue presque jamais

____

(1) *Gazette médicale*, 1836. *Lancette française*, même année, p. 578, etc.

une affection simple, unique et indépendante de la pneumonie; 2° qu'après l'âge de six ans, elle s'isole plus facilement de l'inflammation du poumon, en est souvent indépendante, et présente une fréquence qui ne paraît pas très inférieure à celle des autres âges.

M. Hache (1), dans sa thèse sur le croup, avance que la pleurésie est commune chez les enfants, qu'il en a rencontré des traces 81 fois sur 194 sujets dont les cadavres ont été examinés. Ces faits ne détruisent point la vérité de ce que nous venons de dire : car il est évident que M. Hache a rassemblé dans le même cadre tous les cas dans lesquels les plèvres n'étaient point saines; ce qui ne veut point dire que dans tous ces cas il y eût eu cette maladie aiguë ou chronique, mais toujours sérieuse, qu'on appelle pleurésie : d'ailleurs, les détails suivants, donnés par M. Hache, laissent subsister nos assertions dans toute leur valeur. Cette pleurésie, dit-il, avait guéri dans 63 cas et n'avait laissé d'autres vestiges que des adhérences celluleuses, ordinairement circonscrites; dans les 18 autres cas, elle était récente, caractérisée par une exhalation pseudo-membraneuse ou par un épanchement puriforme; dans aucun de ces 18 cas, elle ne s'était développée au milieu d'une bonne santé, mais elle était survenue chez des sujet affaiblis par des exanthèmes, des affections gangréneuses, de longues suppurations, ou bien dans le cours de maladies aiguës (croup, bronchite, pneumonie), ou bien par l'ouverture dans la poitrine de foyers résultant de la carie des côtes. Les cas de pleurésie simple, observés par M. Hache, qui malheureusement n'en indique pas le nombre, ne lui ont fourni aucun cas de mort; aussi considère-t-il cette maladie comme peu grave. Il est donc évident que les 18 cas de pleurésie récente indiqués par M. Hache, et constatés sur le cadavre, ne se rapportent nullement à la pleurésie simple.

Les cas dans lesquels la pleurésie est peu étendue, peu

____
(1) Thèses de Paris, n° 360, 1835.

grave par elle-même, et réellement accessoire par rapport à la pneumonie, ne sont pas ceux qu'il faut principalement consulter pour tracer l'histoire de cette maladie en général. Cette description doit, au contraire, reposer sur ceux dans lesquels la pleurésie existe comme maladie unique et simple, ou comme maladie compliquée mais principale, par rapport à la pneumonie coïncidente : c'est ce principe qui nous dirigera dans la rédaction de ce chapitre. Toutefois, comme la pleurésie est moins fréquente, moins grave que la pneumonie, et n'offre d'ailleurs qu'un petit nombre de particularités propres à l'enfance, nous n'en ferons point l'objet d'une étude aussi longne et aussi approfondie. Nous résumerons son histoire pour tout ce qu'elle offre de commun aux adultes et aux enfants, et, dans cette espèce de parallèle, nous ne rencontrerons qu'un petit nombre de points sur lesquels il conviendra d'insister. Nous diviserons, comme on le fait généralement, la pleurésie en aiguë et chronique.

Article premier. — Pleurésie aiguë.

Caractères anatomiques.

Les altérations que la pleurésie aiguë laisse sur le cadavre sont généralement bien connues. Elle existe sans ou avec épanchement : dans le premier cas, elle n'est le plus ordinairement qu'un état morbide accessoire d'une pneumonie ou d'une affection tuberculeuse. Elle se caractérise : 1° par une injection sanguine siégeant plutôt dans le tissu cellulaire que dans l'épaisseur de la séreuse. Cependant ce siége n'a rien d'exclusif; car, dans toute pleurésie un peu étendue, nous avons presque toujours réussi à trouver dans le tissu séreux lui-même des plaques sanguines qui sont tout à fait étrangères au tissu cellulaire, et qu'on apprécie bien en regardant par réfraction le tissu séreux enlevé et dénudé du tissu sous-jacent. 2° Par des adhérences tantôt très récentes, molles et comme fibrineuses, tantôt moins récentes et déjà organisées en brides celluleuses élastiques, sèches ou infiltrées d'un liquide séreux.

Dans la pleurésie avec épanchement, outre les caractères précédents, on constate un liquide en quantité variable qui refoule le poumon vers la colonne vertébrale, abaisse le diaphragme vers l'abdomen, peut même écarter les parois de la poitrine dans le sens de son épaisseur, et repousser le médiastin vers le côté sain. Ses qualités ne sont pas moins variables, depuis une sérosité limpide et jaunâtre jusqu'au liquide complétement purulent. Sa couleur est, quelquefois rougie par du sang. Dans bien des cas il est mêlé de grumeaux pseudo-membraneux tout à fait libres, ou adhérents par un point aux parois de la cavité pleurétique. Toutes ces différences se rapportent, soit à des époques différentes de la maladie, soit à son intensité. Toutes ces choses sont trop connues pour que nous y insistions davantage, communes qu'elles sont aux enfants et aux adultes. Dans tous les cas de pleurésie avec épanchement notable que nous avons observés, celui-ci a été unilatéral, excepté dans deux cas où l'origine de la maladie était une hydropisie générale consécutive à la scarlatine. Dans les autres cas, l'épanchement siégeait dans une seule plèvre, à peu près aussi souvent dans la droite que dans la gauche. Mais en considérant à part les cas dans lesquels la pleurésie unilatérale est parfaitement simple, on voit l'épanchement se faire à droite bien plus souvent qu'à gauche. Au contraire, dans les cas compliqués de pneumonie, l'épanchement offre une fréquence à peu près égale à droite et à gauche. Nous insistons sur ces détails afin de pouvoir mettre en parallèle la pleurésie et la pneumonie chez les enfants, et établir, pour le siége de ces maladies, le rapport suivant : 1° de même que la pneumonie lobaire existe plus souvent à droite qu'à gauche, ainsi la pleurésie affecte de préférence le côté droit ; 2° de même que la pneumonie lobulaire n'affecte pas une préférence marquée pour l'un des deux poumons, de même aussi la pleurésie qui l'accompagne siége indifféremment à gauche ou à droite.

Enfin, ajoutons que, dans les cas où la pleurésie aiguë se lie à l'existence de tubercules pulmonaires, elle est, comme ceux-ci, plus fréquente à gauche qu'à droite.

Causes.

Les causes de la pleurésie chez les enfants sont, sans doute, les mêmes que chez les adultes. Dans les cas où elle accompagne, soit la pneumonie, soit les tubercules, il n'est point douteux qu'elle ne soit le résultat de l'extension de la phlegmasie du poumon, ou de l'irritation que les tubercules entretiennent autour d'eux. Nous avons observé quelque cas de pleurésie développée consécutivement à la scarlatine. Ici, bien que nous connaissions la cause première de la maladie, nous ignorons peut-être son mode d'action. Nous étudierons plus tard cette intéressante question; disons seulement ici que, dans notre opinion, l'épanchement est antérieur à l'existence de l'inflammation, et que celle-ci ne paraît être qu'une espèce de réaction ou d'effort de la nature pour amener la guérison de l'épanchement : cette opinion sera développée en son lieu.

Passons aux faits de pleurésie simple. Nous avons dit que ceux-ci ne commencent à se rencontrer qu'après l'âge de cinq ou six ans, pour devenir de plus en plus fréquents à mesure qu'on approche de l'adolescence. Cette circonstance nous paraît digne d'attention; car elle corrobore les remarques que nous avons faites ailleurs sur l'action du froid chez les enfants (*voy.* page 217). Chez l'adulte, la pleurésie, comme la pneumonie, reconnaît le froid pour cause occasionnelle la plus ordinaire, surtout quand il détermine un refroidissement brusque, l'individu étant en sueur : on peut même dire que ce mode de refroidissement est encore plus spécial à la pleurésie qu'à la pneumonie. Nous avons remarqué qu'il s'exerce rarement chez les plus jeunes enfants, et que par là s'explique la rareté de la pneumonie lobaire chez eux : or nous croyons que

cette explication s'applique aussi à la pleurésie simple et
franche. Elle est rare chez les très jeunes enfants, parce que
ceux-ci ne sont pas souvent exposés à éprouver un refroidissement brusque et complet ; elle devient plus fréquente au milieu
et vers la fin de l'enfance, parce qu'à cet âge les enfants sont
plus exposés à l'action de cette cause. L'étude directe des faits
est, au reste, tout à fait confirmative de ces remarques et de
ces prévisions ; en effet, chez tous les enfants que nous avons
vus affectés de pleurésie simple, nous avons constaté avec certitude, ou au moins avec de très grandes probabilités, l'influence du refroidissement. En outre, ces enfants avaient
presque tous des professions ou des occupations qui les expo-
saient nécessairement et souvent à l'action du froid : les uns
fréquentaient les écoles, d'autres faisaient l'apprentissage de
diverses professions pénibles ; l'un était fumiste, un autre
gazier, un autre travaillait dans un atelier de passementerie, où
il faisait tourner une grande roue de machine, etc., etc.

L'influence du sexe sur la pleurésie se prononce dès l'enfance : c'est au moins ce qui paraît résulter des relevés dressés
par M. Hache, sur ce sujet (1). Ce médecin a trouvé sur 82 cadavres de garçons 41 fois des traces de pleurésie, et sur
112 cadavres de filles 40 fois seulement : ainsi, dès le jeune
âge, les inflammations de la séreuse pulmonaire seraient plus
fréquentes chez le sexe masculin.

Nous ne pensons point que cette différence se lie directement
au sexe, mais bien plutôt à la manière de vivre. Les garçons
sont généralement moins sédentaires, s'exposent plus souvent
au froid et aux causes extérieures de maladie que les filles.

Symptômes et marche de la maladie.

Les symptômes rationnels de la pleurésie simple, sont : la
préférence du malade pour le décubitus sur le côté affecté, la

______
(1) Thèse citée.

douleur de côté, la toux, la dyspnée, la fièvre. Ces symptômes n'ont pas tous la même valeur chez l'enfant et chez l'adulte. Dans le commencement de l'enfance, jusqu'à quatre ou cinq ans, il est bien difficile de s'assurer positivement de l'existence de la douleur; plus tard elle est ordinairement appréciable avec tous les caractères qu'on lui connaît. La toux est sèche, ou à peine suivie de quelques crachats spumeux sans caractères spéciaux; elle est pénible, parce qu'elle augmente la douleur pongitive du thorax, et le malade ne cède que malgré lui au besoin de tousser. La dyspnée est d'autant plus prononcée, en général, que l'épanchement est plus abondant; mais quelquefois elle est très-forte à cause de la douleur dont l'intensité borne l'étendue des mouvements de la respiration, et celle-ci est alors obligée de suppléer par la fréquence au défaut d'amplitude. Enfin, la fièvre est, en général, peu intense; on peut dire qu'à étendue et intensité égales, la pleurésie détermine certainement moins de fièvre que la pneumonie. La valeur que ces symptômes ont chez l'adulte est à peu près la même chez l'enfant, si ce n'est que l'absence de l'expectoration n'est pas, chez lui, aussi spéciale à la pleurésie, puisque nous savons que les crachats manquent très souvent dans la pneumonie, même chez les enfants de cinq à quinze ans.

Les signes physiques fournis par l'inspection, la percussion et l'auscultation du thorax offrent plus de certitude que les symptômes rationnels. Ainsi, l'agrandissement du côté affecté, sa dilatation moindre dans les efforts d'inspiration, la matité, la respiration bronchique ou l'absence de tout bruit respiratoire, l'égophonie, accompagnent presque toujours l'épanchement et ne permettent pas d'en méconnaître l'existence. Tous ces signes sont en général très faciles à apprécier chez les enfants aussi bien que chez les adultes, et tout ce qui se rapporte à leur étude détaillée chez ceux-ci, est applicable aux premiers. Nous nous dispenserons de la faire parce qu'elle est bien connue. On conçoit aussi que la coexistence de la pneumonie, des tubercules et d'autres maladies entraîne des modifications dans quelques-uns de ces symptômes ou leur en ajoute de nouveaux qui caractérisent plus ou moins la nature de chacune de ces complications. Ainsi, qu'il y ait pleurésie et pneumonie réunies, la douleur conservera le caractère pleurétique, mais la toux prendra le caractère humide propre à la pneumonie, surtout à la pneumonie lobulaire ; l'expectoration pourra exister chez les enfants les plus âgés et fournir des signes d'une grande valeur, la dyspnée sera plus intense que si l'une des deux maladies existait seule ; il en sera de même de la fièvre. Le son du côté malade conservera la matité propre à la pleurésie ; mais, si l'épanchement est peu considérable, la respiration bronchique pourra être mêlée de râles humides appartenant à la pneumonie, ou bien ces râles s'entendront dans le voisinage de l'épanchement, etc.

La marche de la maladie est différente suivant son état de simplicité ou de complication. Ainsi, la pleurésie réunie à la pneumonie lui imprime et en reçoit une activité sensible dans sa marche. Ainsi, la coexistence d'autres épanchements séreux (comme on le voit après la scarlatine) dans le péricarde, le péritoine, le tissu cellulaire, amène quelquefois très rapidement la terminaison de la pleurésie par la mort, même avant qu'il n'y ait dans la plèvre des lésions inflammatoires bien caractérisées. La pleurésie simple offre, au contraire, une marche en général subaiguë. Nous ne lui avons vu qu'une fois cette acuité qui se remarque assez souvent chez l'adulte, et peut-être cette acuité dépendait-elle d'une circonstance particulière que nous indiquerons en rapportant tout à l'heure l'observation. Souvent l'invasion s'annonce par un frisson ; nous l'avons constaté chez la plupart des enfants assez âgés pour rendre compte de ce phénomène. Au frisson succède une chaleur fébrile, et bientôt tous les symptômes locaux se déclarent. Tant que l'épanchement augmente, la plupart de ces symptômes suivent une marche ascendante ; mais il arrive quelquefois que l'épanchement devenant très considérable, surtout s'il est double, le pouls perd de sa force et même de sa fréquence, l'état fébrile est incomplet, et fait plutôt place à un état d'asphyxie subaiguë. C'est ce que nous avons observé chez quelques enfants qui ont succombé. Quand, au contraire, l'épanchement s'arrête, les symptômes deviennent aussi stationnaires, et enfin, si la guérison doit se faire, outre la diminution de la douleur, de la toux et de la dyspnée, la percussion et l'auscultation permettent de constater jour par jour l'abaissement du niveau du liquide épanché, par la diminution de la matité, du souffle et de la voix bronchiques et l'apparition du bruit de frottement pleural que nous avons constaté chez plusieurs enfants.

L'épanchement se résorbe ordinairement de haut en bas, et le bruit respiratoire reparaît d'abord dans les points où il avait disparu plus tard, ainsi on l'entend successivement le long du rachis, puis au sommet de la poitrine, sous l'omoplate et enfin vers la partie inférieure de la poitrine...

Les auteurs nous donnent comme constante cette marche de la maladie faute d'avoir observé des cas dans lesquels la résorption de l'épanchement s'est faite de bas en haut. C'est ce qui nous engage à donner l'observation suivante, qui présente un haut intérêt au point de vue du diagnostic.

OBSERVATION XIII. — *Enfant de quatre ans; matité et souffle bronchique dans tout le côté gauche du thorax; retour de la sonorité et de la respiration en bas, tandis que les signes d'épanchement persistent en haut ; mort.*

Victor Sagot, âgé de quatre ans, est admis à l'hôpital le 24 avril 1838. Depuis trois semaines, il tousse et a du dévoiement. Depuis quelques jours la toux a augmenté, une dyspnée assez intense et une fièvre forte s'y sont jointes; la soif est devenue vive et l'appétit nul. A l'entrée du malade, nous constatons, dans toute la hauteur du côté gauche du thorax, une matité absolue en arrière, moins étendue en avant; en arrière, respiration bronchique; en avant, un peu de râle crépitant; à droite, respiration puérile et sonorité normale. Toux, dyspnée, fièvre modérée, pouls à 110. — Saignée de 60 grammes, rubéfiants, tisane émolliente, diète, etc.

Les jours suivants, l'état du malade est à peu près stationnaire.

Le 4 mai, la matité diminue en bas du côté gauche, et reste complète en haut ; dans tout ce côté, la respiration est généralement obscure, surtout en haut. En avant, la respiration s'entend, mais plus faible qu'à l'état normal. Fièvre modérée. Ophthalmie catarrhale et purulente.

Le 8 mai, aggravation ; fièvre plus forte, abattement et irritabilité, amaigrissement considérable, dévoiement abondant. La dyspnée n'a pas augmenté. La matité persiste dans les deux tiers supérieurs du thorax à gauche et en arrière ; tout à fait en bas, le son n'est pas aussi clair qu'à droite, mais il est beaucoup moins mat qu'en haut du côté gauche. On entend en bas et en arrière, de ce côté, la respiration mêlée d'un peu de râle crépitant ; plus haut, respiration bronchique et égophonie. — Vésicatoire à gauche du thorax.

Les jours suivants, l'état du malade s'aggrave de plus en plus ; il ne survient aucune modification importante dans les signes physiques. La mort survient le 13 mai.

Ouverture du cadavre (vingt-quatre heures après la mort). — Traces de pleurésie aiguë dans tout le côté gauche ; épanchement résorbé en bas, persistant en haut et limité par de fausses membranes ; hépatisation d'une petite portion du poumon. — Cadavre très amaigri. Pas de pneumonie à droite. A gauche, poumon affaissé par un épanchement purulent d'un demi-litre environ, occupant le milieu et le haut de la cavité pleurétique, dont la partie inférieure est occupée par des pseudo-membranes albumineuses molles évidemment très récentes. La moitié inférieure du lobe inférieur du poumon gauche est ainsi adhérente avec la paroi costale. Des adhérences récentes réunissent aussi sa face inférieure avec la plèvre diaphragmatique, sa face interne avec la plèvre médiastine et les deux lobules ensemble, de sorte que la pleurésie est tout à la fois costale, diaphragmatique, médiastine et interlobaire. On trouve le long du bord postérieur du poumon gauche une hépatisation de deux ou trois pouces de hauteur, sans limites précises, et évidemment d'origine lobulaire. Dans quelques autres points du poumon, on trouve quelques lobules hépatisés. Beaucoup de petites bronches sont dilatées et pleines de mucus puriforme. Tubercules nulle part.

Que, dans ce cas, la pneumonie lobulaire ait été antérieure à la pleurésie, ou qu'elle se soit développée en même temps, on voit qu'à une certaine époque de la maladie elle a fourni quelques signes physiques qui sont venus se joindre à ceux de la pleurésie ; mais on remarquera qu'elle était peu étendue et d'une importance très secondaire sous ce rapport. Toutefois, en se rappelant que la pneumonie lobulaire se termine difficilement par résolution, on sera porté à admettre que la persistance de la pneumonie a déterminé celle de la pleurésie, qu'elle a arrêté l'absorption de l'épanchement qui commençait à se faire, et qu'elle est devenue peut-être l'unique cause de la transformation du liquide séreux en liquide purulent. D'ailleurs, c'est au point de vue de la marche de la maladie et du diagnostic que ce cas offre le plus d'intérêt. Par opposition à ce qui arrive dans la plupart des cas, l'épanchement s'est résorbé à la partie inférieure en premier lieu, les pseudo-membranes qui allaient du poumon à la paroi thoracique ont eu assez de force rétractile pour attirer l'un vers l'autre, soutenir le poids du liquide placé au-dessus, le refouler ainsi peu à peu, et enfin réunir la base du poumon avec les côtes.

Ce mode de résorption de l'épanchement, s'il était fréquent, pourrait souvent apporter des difficultés dans le diagnostic de la pleurésie et la faire prendre pour une de ces pneumonies qui existent quelquefois chez les enfants sans râle crépitant et souvent sans expectoration. Toutefois, en tenant compte de l'égophonie, du caractère de la matité qui est bien plus complète au niveau d'un épanchement que sur un poumon hépatisé, et de la médiocre intensité du mouvement fébrile, on arriverait encore assez facilement à éviter l'erreur. Dans le cas rapporté plus haut, le diagnostic ne nous laissa aucun doute dans le principe, car, outre la matité complète dans toute la hauteur, le souffle bronchique, l'égophonie, etc., il y avait peu de fièvre, et bien certainement une pneumonie aussi étendue que les signes physiques l'annonçaient, aurait déterminé une fièvre beaucoup plus intense. Nous fûmes cependant un peu ébranlé lorsque le son et la respiration se rétablirent à la partie inférieure et que nous entendîmes du râle crépitant. Il paraissait, en effet, très possible que ces changements fussent le résultat de la résolution commençante d'une pneumonie. Mais en réfléchissant de nouveau aux motifs de notre premier diagnostic, nous y persistâmes et nous soupçonnâmes ce que l'autopsie nous permit de vérifier plus tard.

Chez l'adulte, on admet plusieurs variétés de pleurésie en rapport avec les différences de siége. Ainsi on l'appelle générale ou partielle, et celle-ci a été divisée en costo-pulmonaire, diaphragmatique, médiastine et interlobaire. On sait que l'histoire de ces quatre variétés laisse encore beaucoup à désirer, que rarement la pleurésie se circonscrit nettement dans une des régions indiquées et que, si l'ouverture des cadavres porte à l'admettre, il n'est pas certain que les lésions qu'on rencontre dépendent toujours d'une pleurésie aiguë, car les adhérences sont souvent anciennes et il est difficile de remonter à leur véritable origine. Toutefois, de ces quatre variétés la première est celle dont l'existence est la mieux démontrée, et sa fréquence est assez grande; les deux dernières présentent beaucoup d'obscurité dans leur diagnostic. Reste la seconde variété que l'on a décrite comme la plus remarquable par ses symptômes, dont les principaux sont : une douleur aiguë, accrue par tous les efforts inspirateurs et par tous ceux dans lesquels agit le diaphragme (vomissements, éructations, toux), siégeant vers la base du thorax, aux points d'insertion du diaphragme, quelquefois dans un des hypochondres ; une grande gêne de la respiration qui a surtout lieu par les côtes, ce qui oblige quelquefois les malades à se tenir assis, le tronc incliné en avant; une vive anxiété, l'altération du facies, des mouvements convulsifs, du délire. « Toutefois, dit M. Chomel (1), quand on considère que ces derniers phénomènes, ainsi que le rire sardonique, qui fut autrefois le signe pathognomonique de la paraphrénésie, n'ont pas ordinairement lieu dans l'inflammation de toute l'étendue de la plèvre, il est difficile d'admettre, d'après trois ou quatre observations, qu'ils appartiennent à la pleurésie diaphragmatique. Il est permis de soupçonner que, dans le petit nombre de cas où ils ont été observés, ils n'ont eu lieu qu'accidentellement et probablement sous l'influence de quelque autre maladie. On peut en dire autant du hoquet, des nausées, des vomissements et de l'ictère qui accompagnent quelquefois l'inflammation de la plèvre,

____

(1) *Dictionnaire de méd.* en 30 volumes, art. PLEURÉSIE.

mais qu'on ne peut pas cependant considérer comme symptômes de la pleurésie: »

Le désir d'éclairer cette question nous porte à donner ici une observation de pleurésie dans laquelle l'action du diaphragme nous a paru essentiellement intéressée.

OBSERVATION XIV. — *Enfant de dix ans; pleurésie consécutive à un refroidissement; symptômes très intenses; décubitus dorsal seul possible; lésion probable du péritoine diaphragmatique; traitement par les sangsues, les laxatifs et l'opium. Guérison.*

Galleron, âgé de dix ans, élève à l'école primaire, entre à l'hôpital le 8 juillet 1838.

Cet enfant, bien constitué et habituellement bien portant, est malade depuis les premiers jours de juillet. A cette époque, ayant bu de l'eau froide dans un moment où le corps était échauffé et en sueur, il a été pris de refroidissement. Cependant le frisson s'est dissipé la nuit suivante, et il n'est resté qu'un peu de malaise pendant les jours suivants jusqu'au 5 juillet. Ce jour-là, l'enfant ayant mangé une grande quantité de cerises, a eu des vomissements qui depuis ont cessé, pour faire place à de fréquentes nausées. Depuis le même temps, il s'est établi une constipation si opiniâtre que deux lavements simples administrés hier et avant-hier n'ont point été rendus. Tout le côté droit du ventre était le siége d'une douleur aiguë qui n'a été soulagée que par l'application faite hier de huit sangsues au-dessous de l'hypochondre. Depuis le 5 juillet, il y a beaucoup de fièvre, une soif vive, une toux sèche et une dyspnée intense; le malade ne pouvait s'asseoir sur son lit sans éprouver un redoublement de toux et des accès d'orthopnée.

Le 9 juillet, nous constatons l'état suivant : faciès souffrant, un peu grippé; le trait naso-labial auquel M. Jadelot attribue une grande valeur dans les maladies abdominales est en effet très prononcé. Décubitus dorsal tout à fait horizontal, avec légère flexion du tronc à droite. Toutes les autres positions, surtout la station assise, causent une anxiété, un redoublement de toux et de dyspnée que le malade ne peut supporter. Quoique l'examen de la poitrine devienne difficile et soit fait rapidement, nous constatons en arrière, du côté droit, une matité complète dans la moitié inférieure, avec un bruit de souffle très rapproché de l'oreille, tout à fait semblable à celui qu'on produit en soufflant dans le creux de la main sans y appuyer les lèvres, et qui est surtout prononcé dans l'expiration. Il n'y a aucun râle. L'angoisse du malade empêche d'apprécier les caractères de la voix. Dans le décubitus que préfère le malade, il y a une dyspnée assez intense (36 à 40 respirations), qui se change en une orthopnée insupportable si l'on fait mettre le malade sur son séant. Alors aussi la toux, qui était intermittente, devient continue, courte, sèche, extrêmement pénible, anxieuse, augmente singulièrement la douleur que le malade ressent dans la base de la poitrine et dans la région lombaire droite. En avant, la pression et la percussion sur l'hypochondre droit sont douloureuses. Cette région est mate jusqu'à deux travers de doigt au-dessous du mamelon ; le foie ne dépasse point le rebord des côtes. Le ventre n'est pas tendu, il est un peu sonore partout et indolent à la pression, excepté à droite, au-dessous des côtes, où l'on ne sent néanmoins aucune tuméfaction. La respiration se fait très peu par le diaphragme, mais elle est costale et très haute dans le côté gauche, qui paraît sain sous tous les rapports. Il n'y a pas d'ictère ni de douleur à l'épaule ; seulement les ailes du nez sont un peu jaunâtres. Il n'y a pas de vomissements, mais des nausées fréquentes ; les efforts qu'elles amènent semblent arrêtés par l'impuissance des muscles expirateurs que la douleur paralyse. Il n'y a pas eu de selles depuis l'entrée. La langue est saine, mais la soif est vive, la peau chaude, le pouls à 120 par minutes, assez dur, mais peu développé. Il n'y a aucun désordre dans les fonctions cérébrales.

Évidemment, notre malade avait une pleurésie avec épanchement ; mais cette maladie n'était point bornée à la région diaphragmatique. L'action du diaphragme était pour ainsi dire abolie, et ne pouvait s'exercer sans entraîner une exacerbation intolérable de la douleur, de la dyspnée et de la toux. Cette abolition s'expliquait-elle par l'inflammation du feuillet séreux supérieur de ce muscle ou s'y joignait-il celle du feuillet séreux péritonéal ? Nous avons regardé cette seconde supposition comme la plus probable. Il n'est guère permis de mettre en doute l'existence d'une péritonite partielle de la région hypochondriaque ; car, outre la douleur dont cette région était le siége, on ne peut expliquer que par le poids du foie l'impossibilité où était le malade de se tenir assis, position dans laquelle cet organe tiraillait douloureusement la surface inférieure du muscle. On comprend, au contraire, que dans le décubitus dorsal, avec inflexion du tronc à droite, la portion droite du diaphragme était relâchée et nullement tiraillée par le foie. Ce mode de décubitus était bien différent de celui qu'on dit être propre à la pleurésie diaphragmatique simple, et, si l'interprétation que nous proposons n'était point acceptée, il faudrait modifier le tableau que nous avons tracé plus haut, d'après les auteurs, de la pleurésie diaphragmatique, puisqu'il y est dit que les malades sont obligés de se tenir assis, le tronc incliné en avant.

Mais revenons à la suite de notre observation. Le traitement prescrit le 9 juillet fut le suivant : dix sangsues sur l'hypochondre droit, large cataplasme émollient, tisane de mauve.

Le 10, même état que la veille. — Douze sangsues au même endroit, julep avec 15 grammes de sirop diacode, etc.

Le 11, légère amélioration. Fièvre un peu diminuée ; la position assise est un peu moins insupportable. L'auscultation fait entendre en bas du côté droit, en arrière, une espèce de bruit de frottement. Tous les autres signes physiques sont les mêmes, l'égophonie est manifeste. Dans le décubitus horizontal il y a 36 respirations. La constipation persiste. Narcotisme léger. — Lavement avec miel de mercuriale, 60 grammes, julep diacodé comme hier, etc.

Le soir, la fièvre augmente.

Le 12, le lavement a procuré quatre selles. La douleur a toujours le même siége et la même intensité, respiration très courte et très accélérée (60 par minute), fièvre plus forte qu'hier, peau brûlante, pouls à 120, dur, mais peu large. A l'auscultation, le bruit respiratoire paraît tout à fait absent en bas et en arrière. Le malade dit qu'il se sent mieux, parce qu'il tousse moins souvent, ou plutôt peut-être parce qu'il est narcotisé, mais l'augmentation de là fièvre et de la dyspnée est loin de prouver cette amélioration apparente. — Dix sangsues à l'épigastre, etc.

Le 13, même état. Narcotisme encore très prononcé, bien qu'on ait suspendu hier le sirop diacode.

Le 14, le narcotisme se dissipe. L'épanchement est toujours considérable et paraît remonter jusqu'à l'épine scapulaire ; respiration absente en bas. Orthopnée dès que le malade est assis, et redoublement de la toux et de la douleur. — Expectation.

Le 15, légère amélioration dans l'état général et diminution de la douleur sous-diaphragmatique.

Le 16 amélioration évidente. Le malade est presque disposé à la gaieté, il cause volontiers ; facies naturel ; douleur bien moindre. La matité ne remonte plus aussi haut, et, partout où elle existe, la respiration bronchique est revenue. La station assise est supportable et ne cause plus autant les quintes de toux et l'orthopnée. La respiration, toutefois, est encore très courte et fréquente (50), le pouls ne donne que 100 pulsations. Une selle depuis hier. — Looch, tisane de mauve, cataplasme.

Le 18, état satisfaisant ; la matité et le souffle baissent en arrière ; peu de toux et de douleur, fièvre légère, sueurs abondantes pendant la nuit ; sudamina très nombreux sur le cou et sur toute la région antérieure du tronc. — On permet quelques cuillerées de bouillon.

Les jours suivants, l'amélioration continue ; la douleur, la toux, la dyspnée, la fièvre disparaissent ; le son et le murmure respiratoire normal reviennent graduellement, le diaphragme agit librement. L'appétit se réveille.

Le 22 juillet, on accorde trois potages au malade, qui commence à se lever et sort de l'hôpital parfaitement guéri le 26 du même mois.

Malgré son intensité, la maladie s'est heureusement terminée

sous l'influence d'une médication simple et presque exclusivement antiphlogistique. L'opium fut donné au malade dans le
but de calmer la douleur dont l'acuité semblait annoncer quelque chose de nerveux; il eut en partie cet effet, mais il n'en
résulta aucun autre avantage, et il fallut revenir à une émission
sanguine. Le lavement purgatif n'eut pas un effet satisfaisant,
puisqu'il y eut le lendemain une aggravation sensible dans les
symptômes. Cela n'est pas difficile à comprendre, et la constipation ne devait peut-être pas être combattue. En effet, les
efforts défécateurs n'ont pu qu'irriter douloureusement le diaphragme placé entre deux feuillets séreux enflammés. Enfin,
remarquons que la crise de la maladie s'est opérée par des
sueurs abondantes.

Le cas que nous venons de rapporter est le seul parmi les
pleurésies simples (et il faut remarquer que ce cas ne devrait
pas être considéré comme simple puisqu'il y avait probablement péritonite) qui ait offert une certaine gravité dans le
pronostic. Peut-être avant l'âge de six ans, la pleurésie, même
à l'état simple, serait-elle beaucoup plus grave ; mais les renseignements nous manquent à cet égard. Nous avons vu chez
des sujets de deux à six ans, la pleurésie compliquée de pneumonie se terminer plusieurs fois par la mort; un enfant de
huit ans succomber à une pleurésie double accompagnée d'autres hydropisies scarlatineuses; enfin, un autre âgé de neuf
ans entraîné par une pleurésie compliquée de pneumonie, de
tubercules très avancés, de phlébite traumatique, etc.

Traitement.

Le traitement de la pleurésie aiguë chez l'enfant doit être
assis sur les mêmes bases que chez l'adulte.

La maladie est-elle simple, on débute par des émissions
sanguines mesurées d'après l'acuité des symptômes inflammatoires locaux et généraux, d'après la résistance de la maladie
et les conditions idiosyncrasiques du malade. Quand la maladie
est à un état subaigu, les révulsifs et, en particulier, les vési-

catoires plus ou moins répétés sur le thorax, sont mis en usage. Il est avantageux de produire en même temps une dérivation vers la peau par les diaphorétiques, vers les reins par les diurétiques, et vers l'intestin par les purgatifs parmi lesquels on préfère les hydragogues. Beaucoup de praticiens se contentent de moyens hygiéniques dans le traitement de la pleurésie simple subaiguë, mais il est permis de ne pas toujours imiter cette conduite dont on trouve un exemple dans la pratique habituelle de M. de Baudelocque (V. *Gazette médicale* de 1836).

Si la pleurésie est compliquée de pneumonie, le traitement reste à peu près le même, si ce n'est que le tartre stibié à haute dose pourra être employé comme dans la pneumonie ordinaire. Il est toutefois une remarque essentielle à faire sur le traitement de la pleuro-pneumonie chez les plus jeunes enfants. Chez eux, il convient de considérer la pneumonie coïncidente comme aggravant beaucoup le pronostic, parce que, se terminant elle-même difficilement par résolution, elle donne à la pleurésie une acuité plus grande qui la fait facilement passer à la suppuration et la rend ainsi presque incurable. Il faut donc, dans ces cas-là, employer tous les moyens indiqués avec plus de vigueur et plus de persistance, et se reporter à tout ce que nous avons dit ailleurs du traitement de la pneumonie lobulaire.

Il est une autre variété de pleurésie compliquée dont le traitement doit être tout à la fois prudent et actif; c'est celle qui survient à la suite des hydropisies scarlatineuses. Nous nous étendrons plus longuement sur ce sujet dans un autre chapitre; nous dirons seulement ici que, lorsque les épanchements pleurétiques scarlatineux sont manifestement accompagnés d'inflammation et que la pleurésie existe de toutes pièces, il faut hardiment recourir à quelques émissions sanguines locales, aux révulsifs vésicants et aux drastiques. Les bains de vapeur et les autres excitants diaphorétiques dont on retire de bons effets dans l'anasarque scarlatineuse apyrétique, sont certainement nuisibles aussitôt qu'aux épanchements splanchniques s'ajoute un état inflammatoire, même léger. Sous leur influence, celui-ci s'aggrave rapidement, et les sujets échappent rarement à la mort. Nos assertions à cet égard reposent sur des faits qui ne permettent aucun doute, comme nous le démontrerons plus tard.

Article 2. — Pleurésie chronique.

La pleurésie chronique n'est pas inconnue chez les enfants. Cependant, en éliminant les cas dans lesquels elle n'est qu'une conséquence accessoire de la maladie tuberculeuse, on doit reconnaître qu'elle est rare. Quoique existant chez un sujet dont le poumon est tuberculeux, elle peut constituer la maladie principale, si les tubercules sont peu avancés et si elle consiste dans un épanchement considérable et purulent. Elle peut alors devenir la cause principale de la mort, comme nous l'avons observé dans quelques cas.

La pleurésie chronique considérée à l'état réellement simple nous paraît donc très rare chez les enfants; et, pour en faire l'histoire, nous ne pourrions que présenter celle de cette maladie chez l'adulte, ce qui serait peu utile et en même temps opposé au but spécial de cet ouvrage. Nous préférons nous borner à donner la description d'un cas de pleurésie chronique observé chez un enfant de onze ans, le seul que nous ayons recueilli sans coïncidence probable de tubercules.

OBSERVATION XV. — *Enfant de onze ans; pleurésie aiguë passée à l'état chronique; épanchement dans le côté droit sensiblement dilaté: résorption graduelle par les antiphlogistiques et les vésicatoires: rétrécissement du côté affecté, suivant les progrès de la guérison: ampliation consécutive de ce même côté.*

Un garçon de quatorze ans, nommé Morelle, fut admis à l'hôpital des Enfants le 18 mai 1838.

Deux ou trois semaines avant cette époque, cet enfant nous avait été adressé, et nous avions constaté l'existence d'un épanchement pleurétique remplissant le côté droit, qui paraissait un peu plus dilaté que le gauche.

Comme les parents n'avaient pas voulu suivre nôtre conseil en plaçant leur enfant à l'hôpital, nous les avions engagés à appliquer un vésicatoire sur le thorax, et nous n'avions pas songé à recueillir d'autres renseignements. Lorsque l'enfant fut ramené, nous eûmes soin de nous enquérir de tous les antécédents. Cet enfant, dont les parents étaient vivants et bien portants, était d'une constitution forte, quoique ayant les lèvres épaisses et des ganglions engorgés sous la mâchoire. Sa santé habituelle était bonne, si ce n'est qu'il était sujet aux points de côté. Au mois de février précédent, il avait été pris de frisson, de fièvre, de douleur dans le côté droit et obligé de garder le lit pendant quelques jours. Depuis ce temps, il avait conservé de la toux, une douleur obscure dans le côté droit, une dyspnée assez prononcée, et il avait maigri. On lui avait mis les sangsues au début, et plus tard on lui avait appliqué un cautère sur le thorax. A diverses reprises, on lui avait donné de l'ipécacuanha.

À son entrée à l'hôpital, nous reconnûmes tous les symptômes d'un épanchement chronique dans la plèvre droite. En effet, ce côté était le siége d'une douleur sourde, plus manifeste dans les inspirations forcées et quand on percutait les côtes ; dyspnée et toux modérées ; pas de crachats ; absence de fièvre, amaigrissément. A la vue, on constatait que dans l'inspiration le côté droit se dilatait moins que le côté gauche ; le premier paraissait rétréci, et une mensuration exacte portait ce rétrécissement à 3 centimètres. Tout ce côté donnait un son très mat, la respiration s'y entendait à peine, excepté en avant et en haut, où elle était bronchique, surtout pendant l'expiration ; la voix résonnait beaucoup sans être égophonique. A gauche, au contraire, le thorax se dilatait bien et offrait partout une sonorité normale, la respiration y était d'une pureté remarquable en même temps que puérile. Il y avait un peu de diarrhée. A cela près, les autres fonctions étaient peu troublées, seulement on s'assura les jours suivants qu'il y avait chaque soir un mouvement fébrile léger qu'on ne trouvait point le matin.

On commença per une application de dix sangsues sur le côté droit, ce qui fit tomber complétement la fièvre. Alors on commença l'application successive de plusieurs vésicatoires tous les six ou huit jours. Le premier fut appliqué le 1er juin.

Le 15 juin, nous reconnûmes que le rétrécissement de la poitrine avait augmenté. L'omoplate se détachait du thorax d'une facon singulière, et la mensuration par-dessus l'épaule ainsi saillante ne donnait que 2 centimètres de rétrécissement, tandis qu'en plaçant le bras de manière à ce que l'omoplate ne s'écartât pas des côtes, on trouvait un rétrécissement de plus de 5 centimètres. La percussion donnait un son moins complétement mat que les trois semaines auparavant ; la respiration commençait à s'entendre en arrière, mais l'égophonie manquait toujours.

Du 15 au 24 juin, on appliqua encore un vésicatoire volant. A cette époque, le malade se trouva assez bien pour quitter l'hôpital et aller à la campagne, où des soins lui furent continués.

Il revint nous voir vers le mois de juillet. Sa santé générale était très bonne. L'épanchement était complétement résorbé, le côté droit paraissait plus dilatable et moins rétréci qu'à l'époque de la sortie de l'hôpital.

Curieux de savoir si la poitrine ne recouvrerait pas ses dimensions normales, nous priâmes les parents de l'enfant de nous le ramener plus tard. Ils revinrent vers la fin de septembre ; la santé de l'enfant était excellente. Le côté droit était encore moins dilatable et plus étroit que le gauche, mais la différence était à peine de 2 à 3 centimètres. La sonorité et la respiration étaient, à peu de chose près, aussi bonnes qu'à gauche.

Depuis cette époque, nous n'avons plus revu cet enfant, mais il nous paraît très admissible que le côté malade aura fini par s'élargir à mesure que la perméabilité du poumon se sera rétablie et que les pseudo-membranes auront diminué d'épaisseur. Peut-être cet enfant, à la puberté, ne présentera-t-il plus aucune trace de l'épanchement dont il a été si heureusement guéri.

CHAPITRE II.

PNEUMOTHORAX.

Le pneumothorax n'est pas une maladie très rare chez les enfants. Nous pourrions même, si nous voulions nous en rapporter à notre expérience seule, avancer qu'il est plus fréquent que chez les adultes, puisque, dans l'espace de six mois, sur un mouvement de quatre cents malades environ, nous en avons recueilli quatre cas, proportion bien supérieure à celle qu'on observe dans les hôpitaux d'adultes. Outre ces quatre cas, nous en avons rassemblé quelques autres; mais sans pouvoir dire dans quelle proportion par rapport à la masse des malades qui nous les ont fournis.

Dans l'état actuel de la science, l'histoire de cette maladie ne présente un certain intérêt qu'au point de vue de l'anatomie pathologique, des causes et des symptômes. Sous le rapport du traitement, il n'y a, pour ainsi dire, encore rien de fait. Produit presque constamment par la maladie tuberculeuse, on conçoit que dans l'ignorance où nous sommes des moyens propres à combattre efficacement cette maladie, nous soyons aussi dans l'impossibilité de prévenir la complication accidentelle que le pneumothorax apporte à la marche des tubercules pulmonaires. D'un autre côté, nous savons que la nature opère quelquefois spontanément la guérison des fistules pleuro-bronchiques ; mais nous ne connaissons aucune médication capable d'amener cet heureux résultat qui réduit la maladie à son état primitif de simplicité, et diminue la gravité du pronostic : on ne peut donc diriger contre le pneumothorax que des moyens palliatifs.

Les travaux dont les perforations pulmonaires ont été l'objet depuis Laennec, n'ont fait que confirmer les recherches de ce savant et ingénieux observateur. Toutefois, l'inventeur de l'auscultation n'avait pas osé conclure de son observation, pourtant fort étendue, que ces perforations étaient, dans l'immense majorité des cas, le résultat du ramollissement d'un tubercule situé près de la plèvre. Mais dans ces derniers temps, les observations de M. Reynaud, celles de M. Andral, de M. Louis, et celles qu'on trouve éparses dans les journaux de médecine, ont permis d'ériger en loi la fréquente coïncidence des perforations pulmonaires avec la maladie tuberculeuse. On ne connaît qu'un petit nombre d'observations de pneumothorax consécutif à la suppuration, à la gangrène ou à l'apoplexie du poumon et de la plèvre. On peut présumer que Laennec avait reculé devant cette généralisation, parce qu'il s'était aperçu d'un défaut de concordance entre le siége de la phthisie et celui du pneumothorax. On sait, en effet, qu'il croyait à la plus grande fréquence des tubercules dans le poumon droit, opinion qui n'a pu se soutenir en face des faits nombreux et plus exactement recueillis dans ces dernières années (Andral, Louis). Le pneumothorax lui ayant paru, au contraire, plus fréquent à gauche, il semblait ainsi que le défaut de rapport entre le siége des deux maladies dût entraîner l'absence de

tout rapport de causalité. Nous savons maintenant que l'opinion de Laennec sur le siége des tubercules n'est pas fondée;
que cette maladie est plus fréquente dans le poumon gauche,
ou que du moins les deux poumons étant ordinairement affectés chez le même sujet, le gauche l'est presque toujours d'une
manière plus grave. De même le pneumothorax est plus fréquent à gauche qu'à droite, comme l'a prouvé M. Reynaud,
qui, d'après un relevé de quarante-neuf cas, a établi que
trentedeux fois le pneumothorax avait son siége à gauche, et
dix-sept fois seulement à droite (1).

Nous sommes porté à penser que cette loi n'est pas moins
applicable à l'enfance qu'à l'âge adulte pour lequel elle a été
posée; car les faits que nous possédons la confirment. Cependant, comme le pneumothorax est, plus souvent chez les enfants
que chez l'adulte, le résultat d'une maladie autre que les tubercules, la loi que nous venons de rappeler souffre un plus
grand nombre d'exceptions. En effet, on voit le pneumothorax
assez souvent produit par des abcès, suite de pneumonie, qui
s'ouvrent dans la plèvre, par l'apoplexie pulmonaire et enfin
par la gangrène. Comme ces différentes affections sont, à peu
près, également fréquentes dans chacun des deux poumons,
il en résulte que le pneumothorax, auquel elle donne naissance, n'affecte pas de préférence un des côtés de la poitrine.

On comprend d'ailleurs que nous ne devons pas insister
longuement sur ces maladies, puisque leur histoire est présentée dans d'autres parties de cet ouvrage; et comme, en définitive, le pneumothorax ne présente, ni par sa marche et ses
symptômes, ni par sa terminaison et son traitement, rien qui
soit spécial à l'enfance, nous devons glisser légèrement sur sa
description.

Les simples remarques auxquelles nous devons nous borner,
auront pour objet le pneumothorax consécutif aux tubercules
et à la pneumonie, et nous n'en faisons ici un article à part

____

(1) *Journal hebdomadaire de médecine*, n° 181, avril 1830.

qu'afin de ne pas trop allonger les chapitres déjà fort étendus, consacrés à la pneumonie lobulaire et à la phthisie pulmonaire. Nous avons indiqué à propos de l'apoplexie et de la gangrène du poumon, comment ces maladies peuvent aussi donner naissance au pneumothorax; il n'est pas nécessaire d'y revenir maintenant.

Le premier cas de pneumothorax tuberculeux que nous avons observé, nous fut présenté, à l'hôpital des Enfants, en 1836, par un enfant d'une douzaine d'années, chez lequel nous constatâmes dans le côté gauche du thorax le tintement métallique, une sonorité très grande à la percussion, avec un peu de matité en bas. Il y avait d'ailleurs, d'après les commémoratifs et quelques symptômes rationnels, des motifs suffisants de croire à l'existence d'une affection tuberculeuse encore peu avancée. Pendant tout le mois de septembre, il ne survint aucun accident nouveau; la dyspnée était médiocre et le malade ne dépérissait point. Nous quittâmes le service le 1er octobre; mais deux ou trois semaines plus tard, nous apprîmes de l'interne qui nous avait remplacé, que les signes de la présence d'un fluide aériforme dans la plèvre avaient disparu; que la santé générale avait continué à se maintenir dans un état satisfaisant, et que le malade avait quitté l'hôpital. Nous n'avons pas su par la suite ce qu'il est devenu. On n'avait employé dans ce cas que le traitement palliatif ordinaire de la phthisie.

Dans un second cas, le pneumothorax existait chez un enfant de onze ans, qui mourut à l'hôpital des Enfants, le 25 octobre 1838. Pendant la vie on avait reconnu la phthisie et l'existence d'un épanchement pleurétique du côté gauche, mais on n'avait pas remarqué les signes du pneumothorax. Il est vrai que l'état du malade n'avait pas permis de l'ausculter dans les derniers temps de sa vie. A l'autopsie on ne s'aperçut pas, en ouvrant la poitrine, de la présence de l'air dans la plèvre gauche; mais on y trouva, comme on s'y attendait, un épanchement purulent très considérable (plus d'un litre). Le poumon n'adhérait point aux côtes, il était refoulé vers le

rachis, auquel il adhérait par sa face médiastine ainsi qu'aux
gouttières costo-vertébrales par son bord postérieur, et en
avant, au sternum par son bord antérieur, à l'aide de fausses
membranes épaisses, résistantes, anciennes. Le liquide étant
écoulé, on aperçut à la face inférieure de l'organe une plaque
blanche, au milieu de laquelle était une ouverture arrondie,
large de 1 à 2 millimètres, qui paraissait pénétrer dans le
poumon. En soufflant par la trachée avec une sonde, on voyait
l'air s'échapper par cette ouverture, et l'existence de la fistule
pleuro-bronchique ne laissa aucun doute. L'ouverture de la
plèvre conduisait dans une excavation considérable, étroite
et allongée, communiquant avec un rameau bronchique, du
volume d'une plume à écrire, et interrompu dans sa continuité comme si on l'avait coupé en travers. Cette excavation
uniloculaire avait des parois bien organisées, et formées par
une membrane bourgeonnante, sans brides ni tubercules à sa
surface. Mais le reste du poumon, réduit à un petit volume,
contenait un très grand nombre de tubercules crus, sans
caverne nulle part. Beaucoup de rameaux bronchiques étaient
dilatés. Le feuillet viscéral de la plèvre était épais et recouvert
de fausses membranes qui avaient un aspect aréolaire par
suite de leur superposition entre-croisée ; elles étaient épaisses,
consistantes, jaunâtres, et évidemment assez anciennes. La
plèvre costale et diaphragmatique était aussi épaissie et tapissée
de fausses membranes dans toute la hauteur du thorax.

A droite, on trouva dans le sommet du poumon, une caverne tuberculeuse capable de loger un œuf de poule, et dans
le reste de l'organe, une grande quantité de tubercules crus.
Ce poumon adhérait aux parois thoraciques par des pseudo-
membranes cellulo-fibreuses.

Les ganglions lymphatiques des bronches et du médiastin
étaient transformés en masses tuberculeuses très volumineuses.

Dans le premier des cas que nous venons de rapporter, la
perforation qui avait été diagnostiquée pendant la vie, était

probablement le résultat de la fonte purulente d'un tubercule pulmonaire situé près de la plèvre qui aura été envahie par l'inflammation et se sera déchirée dans ce point. Ce cas s'est présenté avec l'ensemble des circonstances qu'on rencontre souvent chez l'adulte. La guérison de la fistule bronchique et du pneumo-hydrothorax est remarquable; mais il est probable que les tubercules n'en auront pas moins suivi plus tard leur marche ordinaire et que l'enfant aura succombé à la phthisie. Chez le second malade, l'existence de la fistule pleuro-bron-chique n'avait point été reconnue pendant la vie, et il n'est peut-être pas bien aisé de décider, comme on l'a vu par là description des lésions trouvées sur le cadavre, si la perfora-tion s'était faite de dedans en dehors du poumon par un abcès tuberculeux, ou de dehors en dedans consécutivement à l'épanchement pleurétique qui aurait par là trouvé une voie naturelle d'écoulement au dehors par les bronches. On pen-chéra peut-être vers cette dernière interprétation en considé-rant que la perforation pleurétique n'aboutissait pas dans une véritable caverne tuberculeuse, mais dans un trajet allongé par lequel elle communiquait avec une bronche; que le pou-mon gauche ne contenait aucune autre caverne tuberculeuse, et que la fistule siégeait dans le lobe inférieur où les tuber-cules suppurent rarement plus tôt que dans le lobe supérieur. On pourra au contraire admettre plus volontiers l'origine véritablement tuberculeuse de la perforation, en considérant que les deux poumons étaient tuberculeux depuis longtemps, à en juger par les commémoratifs; que la fistule siégeait dans le poumon gauche, et que, si d'autres cavernes ne se sont point creusées dans ce poumon, c'est que, dès le moment où l'épanchement pleurétique a produit l'affaissement et l'inacti-vité fonctionnelle du poumon, l'inflammation qui amène la suppuration des tubercules a pu s'y développer moins facile-ment.

Dans deux autres cas, qu'il serait trop long de rapporter, des causes plus complexes avaient présidé à la perforation du parenchyme pulmonaire. Les tubercules et la pneumonie y avaient également contribué. L'influence d'un ramollissement tuberculeux ne fut point douteuse, puisqu'on trouva de la matière tuberculeuse dans l'épaisseur et même à la surface des parois des excavations. Mais ce ramollissement s'était opéré sous l'influence d'une pneumonie aiguë, comme le prouva le siége des excavations dans le lobe inférieur, où existait principalement la pneumonie ; il n'y avait pas de cavernes dans les points non enflammés, et celles qui amenèrent la perforation s'étaient formées rapidement, comme l'avait annoncé le gargouillement perçu quelques jours seulement avant la mort. Par un examen superficiel on aurait pu prendre ces excavations pour de simples abcès pneumoniques, mais une observation attentive nous fit reconnaître de la matière tuberculeuse dans leurs parois ; et pour nous, il fut certain que la pneumonie n'avait contribué que comme cause occasionnelle à la perforation pulmonaire. Sans l'existence antérieure des tubercules, la pneumonie ne se serait probablement pas terminée par abcès ; car, chez les sujets qui sont complétement exempts de tubercules pulmonaires, les abcès à la suite de la pneumonie paraissent très rares, comme nous l'avons dit ailleurs. Les excavations, avant de perforer la plèvre, s'étaient sans doute déjà vidées par les bronches, puisque nous ne trouvâmes pas la plus petite quantité de pus dans la cavité de la plèvre où de l'air seul se trouvait épanché. Le pneumothorax se produisit à une époque trop avancée de la maladie pour être constaté par la percussion et l'auscultation. Mais on comprend qu'une pneumonie peu étendue et peu grave en apparence aurait pu aussi bien déterminer le ramollissement des tubercules et une perforation pulmonaire. Cet accident survenant chez un sujet non encore atteint de symptômes graves, pourrait donc être diagnostiqué comme nous l'avons fait dans un cas que nous rapporterons plus loin. En supposant cet accident reconnu, il est certain que le pronostic en est aggravé, parce qu'à une pneumonie et à une affection tuberculeuse devra s'ajouter presque nécessairement une pleurésie aiguë, et aussi parce que le pneumothorax seul suffit déjà pour suspendre complétement la respiration et l'hématose dans le poumon qu'il comprime.

Nous voyons, par ce qui précède, en quoi ces quatre cas, surtout les derniers, diffèrent de ceux qu'on observe ordinairement chez l'adulte. Toutefois, ils présentent tous une circonstance commune qui s'observe aussi dans la généralité des faits à un âge plus avancé ; c'est le siége de la perforation dans le poumon gauche. Mais les différences sont nombreuses. Pour les trois cas suivis d'autopsie, la perforation siége à la base du poumon et non pas au sommet. Le reste du poumon ne présente que des tubercules crus et point de cavernes dans le lobe supérieur. Dans les deux derniers cas, la pneumonie a au moins autant contribué à la perforation que la maladie tuberculeuse elle-même, et, sous ce rapport, ces deux faits s'éloignent beaucoup plus que les deux premiers de ce qu'on observe généralement aux autres âges où la pneumonie reste presque toujours étrangère à la production des fistules pleurobronchiques. Ces deux cas nous préparent et nous acheminent vers l'étude de ceux dans lesquels la pneumonie paraît seule causer la perforation, et dont il va être bientôt question.

Le traitement des perforations tuberculeuses du poumon ne saurait être, dans la grande majorité des cas, que simplement palliatif ; car nous n'avons aucun moyen capable d'agir directement sur le point malade et d'amener la cicatrisation de la fistule pleuro-bronchique. D'ailleurs cette cicatrisation étant produite, il n'y a de guéri que la complication de la maladie tuberculeuse qui persiste et continue sa marche ordinaire. Cependant le médecin ne doit pas toujours se condamner à l'inactivité ; son devoir est d'essayer de soulager le malade en pratiquant une saignée plus ou moins copieuse lorsqu'il n'est pas très affaibli, afin de modérer la dyspnée qu'il éprouve et l'intensité de la pleurésie qui doit résulter de l'épanchement produit par la perforation. Il est également convenable d'appliquer ici le traitement par les opiacés à haute dose, préconisé

par des médecins anglais dans les perforations intestinales.
Non-seulement le narcotisme a pour effet de diminuer la douleur et la dyspnée, mais encore il diminue la toux et par là
prévient l'épanchement plus abondant des matières contenues
dans le trajet de la fistule et dans la caverne ; cet épanchement
n'ayant pas eu lieu et étant peu abondant dans la cavité de la
plèvre, celle-ci doit s'enflammer avec moins de force, et par là
les accidents sont diminués. Mais ce n'est pas tout, le repos,
quoique incomplet dans lequel le narcotisme contribue à main-
ténir le poumon malade, rend beaucoup plus facile l'adhésion
et la cicatrisation des parois de la fistule pleuro-bronchique ;
et si une fois cette adhésion est produite, le gaz épanché dans
la plèvre ne tarde pas à se résorber ; le poumon redevient
peu à peu apte à la respiration et la maladie tuberculeuse est
ainsi ramenée à l'état de simplicité. Constant a rapporté dans
la *Gazette médicale* de l'année 1835 (page 571), une observation
très intéressante de pneumothorax traité suivant les vues que
nous venons d'indiquer avec autant de succès qu'on pouvait
en attendre. « Une jeune fille de quatorze ans fut prise brusquement d'une douleur au côté gauche du thorax qui acquit
rapidement son summum d'intensité ; la sonorité tympanique
et l'ampliation de ce côté de la poitrine jointes au tintement
métallique et à l'absence complète du bruit respiratoire, ne
laissèrent aucun doute sur l'existence d'un pneumothorax.
Les renseignements qu'on recueillit ensuite sur les antécédents
de la malade, permirent de regarder·ces accidents comme le
résultat d'une perforation de la plèvre au niveau d'une excavation tuberculeuse. Le pronostic était des plus graves, et
l'impuissance de l'art contre un tel accident était d'autant plus
déplorable que la malade était pleine de force et de vie au
moment de l'invasion, qu'elle conservait un embonpoint considérable, que le poumon droit était entièrement perméable à
l'air, et que tout portait à croire que dans le poumon gauche
les lésions étaient très circonscrites. Une saignée du bras fut
pratiquée pour remédier à la dyspnée et combattre en même

temps la phlegmasie de la plèvre qui en était le point de départ. Des sinapismes furent promenés sur les membres inférieurs; on en appliqua même sur le côté du thorax affecté, dans l'intention de produire une dérivation salutaire. Tous ces moyens ne procurèrent qu'un soulagement passager; la maladie marchait et tout annonçait une fâcheuse et prochaine terminaison.

« Pour remédier à l'insomnie qui tourmentait la malade, et diminuer en même temps la douleur à laquelle elle était en proie, on lui prescrivit pour la nuit quinze grammes de sirop diacode qui procura du sommeil et un soulagement notable. Cette légère amélioration nous mit sur la voie d'une nouvelle indication : nous nous rappelâmes alors les merveilleux succès obtenus par les docteurs Graves et Stockes, de Dublin, à l'aide de l'opium à haute dose dans le traitement de la péritonite consécutive à une perforation intestinale; nous engageâmes M. Jadelot à insister sur les opiacés. On éleva la dose de sirop diacode à 60 grammes, équivalant à 20 centigrammes d'opium environ. Sous l'influence de cette médication, la douleur de côté se calma : le décubitus latéral devint possible. Nous engageâmes la malade à se tenir couchée sur le côté affecté, dans le but de faciliter l'adhésion des deux feuillets de la séreuse. Nous n'ignorions pas que le résultat était plus difficile à obtenir dans la poitrine que dans l'abdomen; qu'une plus ou moins grande quantité de gaz était sans cesse interposée entre le poumon et les parois thoraciques. On n'en continua pas moins la prescription des opiacés; et six semaines après l'accident, le tintement métallique avait disparu, le côté gauche du thorax s'était affaissé; une partie du poumon affecté était devenue perméable à l'air; l'état général était assez satisfaisant pour permettre à la malade d'entreprendre un long voyage. Quatre mois se sont écoulés depuis l'invasion du pneumothorax, et cette jeune fille respire encore. »

Nous avons eu deux fois l'occasion d'observer le pneumothorax produit par un abcès du poumon ouvert dans la plèvre, sans participation de l'affection tuberculeuse au développement de ce grave accident. Voici la plus intéressante de ces deux observations.

OBSERVATION XVI. — *Enfant de trois ans; rougeole compliquée de pneumonie, dans le cours de laquelle se présentent tous les signes d'un pneumo-hydrothorax. Mort.*

Mesureur, âgé de trois ans, est admis à l'hôpital le 5 septembre 1836.

D'après les renseignements fournis par les parents, il paraît que cet enfant a eu la rougeole il y a un mois, à la suite de laquelle il ne s'est pas rétabli. On a remarqué de la toux, de l'enrouement, sans oppression notable ; un dévoiement considérable existe depuis trois semaines, et le malade a beaucoup maigri.

Le 6 septembre, nous observons l'état suivant ; teint pâle et blafard, amaigrissement, faiblesse générale ; peau à peine chaude, pouls petit; mais fréquent; toux assez fréquente, humide ; voix enrouée et presque éteinte ; dyspnée médiocre, son un peu mat en arrière et en bas, du côté droit ; râle muqueux dans les deux poumons; si le souffle bronchique existe à droite, il est masqué par le râle ; langue sèche et pâle, soif vive, diarrhée considérable, ventre presque indolent et peu météorisé. — On diagnostique une pneumonie droite avec mucosités bronchiques abondantes ; diarrhée morbilleuse. On prescrit le sirop et la poudre d'ipécacuanha et six sangsues sur la poitrine.

Le 7, les vomissements ont été assez abondants, mais le malade est beaucoup plus mal que la veille. Il y a 60 respirations par minute ; les envies de tousser sont fréquentes, la toux et la voix sont presque éteintes. Tout le côté droit, excepté en bas, donne une sonorité plus grande qu'à l'état normal, et paraît plus dilaté que le gauche ; on n'y entend nullement la respiration vésiculaire : elle est remplacée par un bruit de va-et-vient qui paraît se passer dans la trachée ou dans les grosses bronches, et dû à des mucosités. On entend en même temps un souffle amphorique, et lorsque le malade tousse, il s'y joint un retentissement analogue à la vibration d'un tube d'airain dans les sons graves. Enfin, on entend de la manière la plus distincte un tintement métallique qui consiste en une espèce de glouglou ou de gargouillement clair, et accompagné, surtout à la fin de chaque mouvement inspiratoire ou expiratoire, d'un bruit encore plus clair, qui semble produit par la chute de quelques gouttes de liquide dans une cavité à moitié pleine. Le tintement métallique est encore plus prononcé pendant les efforts de toux. Il n'y a pas d'expectoration. Le décubitus latéral droit est le seul que le malade puisse supporter. Le pouls est encore fébrile. Le dévoiement est toujours considérable : en vingt-quatre heures il y a eu sept à huit selles liquides ; langue sèche. Sur l'amygdale droite, saillie blanchâtre grosse comme un haricot, qui paraît être un abcès. Point de fausses membranes dans l'arrière-bouche. — Vésicatoire à gauche du thorax.

Le 8, même état, point d'amélioration. Le malade succombe la nuit suivante, après deux ou trois heures d'agonie.

Ouverture du cadavre (trente heures après la mort.) — Épanchement d'air et de pus dans le côté droit ; perforation de la base du poumon droit, communiquant avec le foyer d'un abcès pneumonique ; pas de tubercules. — La mensuration du thorax donne 8 à 9 millimètres à l'avantage du côté droit, au niveau de la base du sternum ; plus haut, vers la partie moyenne de cet os, on trouve 2 centimètres de différence. Cette dilatation du côté droit est très sensible à l'œil. Le cadavre étant couché sur le dos, tout ce côté est très sonore en avant jusqu'au rebord des côtes ; le foie paraît refoulé vers l'abdomen.

En ouvrant l'abdomen, on voit en effet le foie entièrement à découvert. La moitié droite du diaphragme est plus tendue et plus abaissée que la moitié gauche. En faisant une incision au côté droit de la poitrine, il s'en échappe en sifflant un gaz inodore. La paroi antérieure du thorax étant ensuite complétement enlevée, on voit le côté droit presque entièrement vide.

Le poumon, appliqué contre la colonne vertébrale et réduit au tiers de son volume, est recouvert d'une couche de pus ; son bord postérieur baigne dans ce liquide, dont la quantité peut être d'une verrée environ. Ce pus est blanc, très liquide, sans fétidité. En soufflant par la trachée avec une sonde, on voit des bulles d'air sortir de la face inférieure du poumon droit, qui ne se gonfle pas du tout. Ces bulles, en traversant le pus, produisent un gros gargouillement. Il ne sort de l'air par aucun autre point. Le poumon étant enlevé, on reconnaît à sa face inférieure une ouverture capable d'admettre un tuyau de plume de corbeau, arrondie, à bords blancs ou saillants. Cette ouverture conduit la sonde cannelée dans une excavation capable de loger un œuf de pigeon, à moitié pleine de pus, dans laquelle s'ouvrent plusieurs petites bronches. Il n'y a point de brides dans cette cavité ni de matière tuberculeuse. Ses parois, très molles, sont d'un gris mêlé de rouge, semblable au tissu hépatisé que présente le reste du poumon. Rien n'annonce qu'il y ait eu gangrène ; il n'y a ni odeur fétide ni détritus d'eschare. La moitié environ du lobe inférieur est hépatisée en rouge et en gris ; c'est au centre de cette masse qu'existe l'excavation décrite. Dans d'autres points du voisinage existent plusieurs petites excavations pleines de pus, sans matière tuberculeuse, communiquant avec les bronches, et qui sont évidemment des abcès. Le haut du lobe inférieur ne contient que quelques lobules hépatisés. On trouve aussi quelques lobules malades dans le lobe supérieur. Le tissu pulmonaire non hépatisé est condensé, affaissé, par suite du retrait de l'organe, nullement aéré et non cré-

pitant; il se précipite dans l'eau presque aussi vite que celui qui est hépatisé, mais il n'est point ramolli. Il est traversé par des cordons d'aspect
fibreux, qui ne sont autre chose que des bronches et des vaisseaux pulmonaires dont le calibre est presque effacé. Nulle part, dans ce poumon,
que l'on coupe en fragments très petits , on ne trouve un seul tubercule.

Le poumon gauche est sain dans la plus grande partie de son étendue ;
on y trouve seulement de l'engouement en arrière, quelques lobules hépatisés dans le lobe inférieur et cinq ou six tubercules crus, gros comme
de fortes têtes d'épingle, disséminés dans le lobe supérieur et dans l'inférieur.

Dans aucun point de la poitrine il n'y a d'adhérence entre les deux feuillets de la plèvre ; mais la plèvre droite est épaissie et doublée par un réseau vasculaire considérable.

Quelques ganglions du médiastin contiennent un peu de matière tuberculeuse.

Le médiastin a été refoulé à gauche, surtout à sa partie inférieure, derrière le cœur, où la plèvre droite tapisse plus de la moitié droite de la face
antérieure du corps des vertèbres. Le cœur n'a pas été dévié et n'offre aucune altération.

Il n'y a aucune lésion dans l'encéphale, que nous examinons avec beaucoup de soin, non plus que dans l'estomac, l'intestin grêle, le foie, la rate,
les reins, les ganglions mésentériques, le péritoine. Mais la muqueuse du
gros intestin est enflammée, injectée et ramollie. On trouve un petit abcès
dans l'amygdale droite, de la rougeur dans le voisinage, qui existe aussi
dans le larynx, la trachée et les bronches. Il y a même une érosion superficielle sur la muqueuse des cordes vocales.

Les symptômes physiques du pneumothorax ne purent être
reconnus chez un second malade, âgé de huit ans, chez lequel
une bronchite probablement ancienne se changea en pneumonie lobulaire généralisée. Dans le cours de cette maladie, il
survint une dyspnée excessive avec toux fréquente, convulsive,
anxiété, agitation et délire. Ces symptômes persistèrent jusqu'à la mort, et quoique l'auscultation eût été pratiquée, le
pneumothorax ne fut pas diagnostiqué. A l'ouverture du cadavre, outre les désordres anatomiques produits par la pneumonie, on trouva, sur le bord postérieur de la base du poumon droit, une très petite ouverture à la plèvre, conduisant
dans une excavation purulente capable de loger une noisette.

Dans ce cas, comme dans le précédent, on ne put constater

des vestiges de matière tuberculeuse que dans le poumon du
côté opposé, et dans quelques ganglions lymphatiques du médiastin. Il est donc infiniment probable, pour ne pas dire certain, que les abcès pulmonaires et les perforations qu'ils avaient
déterminées, étaient complétement indépendants de la maladie
tuberculeuse, et n'aveient eu pour cause que la pneumonie très
intense et très aiguë qui les avait précédés. Ce qui confirme
cette opinion, c'est le siége des abcès dans le poumon droit et
dans la base de l'organe, au lieu de se trouver dans le poumon
gauche et dans le sommet, où se rencontrent le plus souvent
les cavernes tuberculeuses.

L'observation dont le petit Mesureur fait le sujet est intéressante, en ce que la maladie a été complétement diagnostiquée
pendant la vie, tandis que, dans la seconde observation, elle
n'a été reconnue qu'après la mort. On comprend facilement
la source de cette différence : dans le premier, la perforation
a compliqué une pneumonie grave, mais assez peu étendue,
et qui n'avait pas encore réduit le malade à un état tellement
fâcheux que l'exploration des signes physiques fût devenue
impossible ; dans le second, au contraire, le malade était en
proie à des symptômes trop alarmants pour qu'il fût permis de
pratiquer souvent la percussion et l'auscultation, et les symptômes rationnels étaient déjà si graves que la perforation, à
supposer qu'elle se soit faite plusieurs jours avant la mort, n'a
presque rien ajouté à leur intensité. Elle a donc dû passer inaperçue pendant la vie, et, si l'on n'eût pas fait l'autopsie, ou si on
l'eût faite avec peu de soin, elle serait restée méconnue.

Dans la première de ces deux observations il est à regretter
que nous ayons omis de rechercher si la succussion thoracique, conseillée par Hippocrate, aurait fourni la fluctuation
qu'on a observée souvent dans des cas de ce genre, et sur l'importance de laquelle Laennec a tant insisté. Mais, quant aux
autres signes : dilatation du côté affecté, résonnance anormale
en haut, matité en bas, respiration amphorique, tintement
métallique, ils se sont présentés avec des caractères si clairs et

si évidents que le diagnostic ne pouvait laisser aucun doute.

Considérée comme complication d'une pneumonie déjà assez grave par elle-même pour être nécessairement mortelle, la perforation du poumon offre bien peu d'importance, surtout lorsqu'elle ne survient que sur la fin de la vie, comme dans la plupart des cas que nous avons rapportés. Mais on conçoit qu'une pneumonie, qui ne serait pas toujours incurable par cela seul qu'elle aurait donné lieu à la formation d'un petit abcès, deviendrait infiniment plus grave, si cet abcès, au lieu de s'ouvrir seulement dans les bronches, se déchirait aussi dans la plèvre. Alors, en effet, outre la cessation de la respiration dans un poumon, par suite de la compression exercée par l'air épanché, il surviendrait presque nécessairement un épanchement purulent dans la plèvre : la possibilité de ce fait ne saurait être contestée. Enfin, il nous semble, d'après les résultats que nous a donnés notre observation toute incomplète qu'elle est, qu'on peut admettre comme plus fréquentes chez les enfants que chez les adultes les perforations pulmonaires, sous l'influence de la pneumonie, seule ou réunie à celle de la maladie tuberculeuse.

On sait que plusieurs médecins anglais ont avancé qu'une exhalation de gaz pouvait se faire à la surface de la plèvre dans le cours des pneumonies. M. Grisolle (1), qui discute cette opinion, finit par conclure que les faits sur lesquels elle est basée, surtout ceux cités par M. Hudson, ont été probablement mal observés; il met aussi en doute l'exactitude de ceux rapportés par MM. Graves et Stockes, ou du moins il fait observer que les malades ayant guéri, l'interprétation de ces faits, telle que l'ont donnée ces deux médecins, ne repose pas sur des preuves irréfragables. Nous pensons, comme M. Grisolle, que, dans le cas de M. Stockes, la longueur de la maladie, les symptômes de fièvre hectique qui ont eu lieu doivent faire admettre qu'indépendamment de la pneumonie, il y a eu quelque autre

(1) Page 371.

altération grave des poumons qui aura probablement produit
un pneumothorax. Enfin, le pneumothorax sans perforation
du parenchyme pulmonaire est un fait tellement rare, tellement exceptionnel qu'il n'en existe peut-être pas un seul fait
bien authentique. En définitive, si le diagnostic des observateurs anglais a été exact quant à la présence d'un gaz dans la
plèvre, il nous semble plus rationnel, au lieu d'attribuer le
pneumothorax à une exhalation gazeuse de la plèvre, d'admettre qu'il y a eu perforation pulmonaire par un petit abcès
déjà vidé dans les bronches, que la déchirure de la plèvre a
été très étroite , qu'elle s'est refermée avant qu'il se fût
épanché dans la plèvre une quantité de pus suffisante pour
déterminer l'inflammation sur-aiguë de cette membrane, et la
production des signes physiques du pneumo-hydrothorax
avec fistule pleuro-bronchique. Les faits que nous avons rapportés présentent plusieurs circonstances qui appuient, jusqu'à
un certain point, cette manière de voir.

SECTION IV.

MALADIES DU LARYNX.

Considérées d'une manière générale, les maladies du larynx
sont rares dans l'enfance. Ce fait est parfaitement en rapport
avec les conditions de développement et le degré d'activité
fonctionnelle que présente cet organe. Ce n'est en effet que
vers la puberté que le larynx, resté jusqu'alors dans un développement incomplet, augmente de dimension en tous sens;
cette augmentation se fait d'ordinaire avec plus de rapidité,
et avec une gradation moins ménagée que celle de beaucoup
d'autres organes. On conçoit ainsi très facilement, comme le

dit M. Gendrin (1), que l'action organique active qui se rattache à cette évolution est vraisemblablement la cause des
catarrhes laryngiens si fréquents à la puberté, si rares avant
cette époque, quand on ne confond pas avec ces laryngites simples les phlogoses couenneuses dont le point de
départ, comme il est bon de l'observer, est presque toujours dans une diphthérite gutturale ou pharyngienne antécédente.

Les affections chroniques du larynx paraissent encore plus
rares dans l'enfance que les maladies aiguës. Ces affections,
que l'on désigne généralement sous le nom de *phthisies laryngées*, sont excessivement rares avant la puberté, ainsi que l'ont
bien établi MM. Trousseau et Belloc. Celle qui dépend d'une
affection tuberculeuse est elle-même beaucoup plus rare qu'on
ne devrait le penser *à priori*, d'après l'extrême fréquence des
tubercules chez les enfants. Dans tous les cas où nous avons
vu le larynx atteint par cette maladie, nous avons remarqué
que la phthisie pulmonaire constituait le principal état morbide, devenait la véritable cause de la mort, et que dans l'ensemble des accidents, l'altération du larynx jouait un rôle médiocrement important.

En conséquence, nous ne croyons point devoir présenter
ici l'histoire des maladies chroniques du larynx; nous dirons
seulement plus loin quelques mots de la tuberculisation de cet
organe.

Parmi les maladies aiguës, il en est une qui doit certainement être étudiée d'une manière toute particulière dans l'enfance, c'est le croup, ou angine laryngée pseudo-membraneuse.
Cette maladie, en effet, bien que rare relativement à beaucoup
d'autres affections, est plus fréquente et plus grave dans l'enfance qu'aux autres âges. Nous consacrerons un second chapitre à l'angine laryngée striduleuse ou faux croup, et un troisième à l'angine laryngée œdémateuse. Quant aux laryngites

____

(1) Thèse citée, p. 38.

légères, simplement érythémateuses, leurs symptômes étant
les mêmes que chez les adultes, leur histoire, chez les enfants,
n'a pas besoin d'être tracée d'une manière spéciale.

CHAPITRE PREMIER.

ANGINE LARYNGÉE PSEUDO-MEMBRANEUSE, OU CROUP.

On doit réserver le nom de *croup* à une inflammation spécifique de la muqueuse laryngienne, caractérisée par la production d'une pseudo-membrane étalée sur cette muqueuse. Cette
définition nous fait voir qu'il y a deux choses à considérer dans
le croup, l'inflammation et la production pseudo-membraneuse.
Mais il faut remarquer que si la seconde est essentielle, indispensable pour caractériser la maladie, la première, bien qu'elle
soit très probablement une condition nécessaire de l'autre,
peut n'exister qu'à un faible degré et ne laisser sur le cadavre
que des traces peu appréciables. Enfin, si l'on remarque que
les muscles de la glotte, surtout ceux des cordes vocales, étant
sous-jacents à la muqueuse affectée, peuvent facilement par-
ticiper à son irritation, on concevra comment, dans beaucoup
de cas, le croup peut s'accompagner d'un état spasmodique
de ces divers muscles. C'est ce qu'ont admis déjà les auteurs qui ont reconnu que tous les symptômes ne pouvaient pas toujours s'expliquer uniquement par la phlegmasie, ni par la présence des fausses membranes, et qu'il fallait
admettre un état spasmodique, en un mot, un élément nerveux.

Cette manière de concevoir le croup comme un état morbide
complexe nous permet de tracer immédiatement les différences qui séparent le croup véritable du faux croup. Dans le
premier, l'élément pseudo-membraneux est constant ; dans le

second il manque toujours : voilà la différence. Dans le premier
et dans le second, il y a toujours un état inflammatoire; dans
le premier, il y a quelquefois un état nerveux qui ne manque
jamais dans le second : voilà les ressemblances. Si ensuite,
comme l'ont fait quelques auteurs, on ne voulait voir entre ces
deux maladies, autre chose qu'une différence dans l'intensité
de l'élément inflammatoire, nous croirions répondre victorieusement à cette opinion, en disant : que l'intensité de l'inflammation n'a point une influence évidente sur les deux autres
éléments; qu'elle peut être très faible là où l'élément pseudo-
membraneux et l'élément nerveux sont très prononcés; et ré-
ciproquement, qu'elle peut être très intense, sans pour cela
amener la production des fausses membranes ou un état spasmodique des muscles du larynx. C'est donc, suivant nous,
une différence dans la nature de l'inflammation, et non dans
son intensité; c'est, en un mot, une véritable spécificité qui
distingue le croup des faux croups et des autres espèces de
de laryngite.

La spécificité du croup semble encore prouvée par les rapports qu'il présente avec plusieurs maladies dont la nature
spécifique est universellement admise. M. J. Garin, de Lyon,
dans un mémoire très bien fait sur l'opportunité de la trachéotomie dans le croup (1), a cherché à prouver cette analogie
en rappelant que cette maladie, ainsi que les fièvres éruptives
et la coqueluche, est contagieuse, souvent épidémique, n'attaque en général qu'une fois le même individu dans le cours de
sa vie, et sévit de préférence dans le premier âge. L'auteur fait
encore remarquer que le croup se développe assez souvent dans
le cours ou pendant la convalescence des exanthèmes fébriles;
que ces deux espèces de maladies règnent quelquefois épidémiquement à la même époque ou à peu de distance l'une de
l'autre.

(1) Thèses de Paris, 1844, n° 20.

Caractères anatomiques.

Les fausses membranes présentent de nombreuses variétés dans leur siége, leur forme, leur épaisseur, leur consistance et leur mode d'union avec la muqueuse qui les a sécrétées.

Lorsqu'elles existent dans le larynx seul, tantôt elles occupent presque toute la cavité de cet organe, tapissant ses parois, et s'enfonçant dans ses ventricules ; tantôt on ne trouve que des lambeaux membraneux dans plusieurs points de son étendue. Dans ces divers cas, le plus important est celui dans lequel les fausses membranes recouvrent comme d'un feuillet supplémentaire les cordes vocales inférieures, parce qu'elles diminuent la capacité du larynx dans l'endroit où l'espace est primitivement plus étroit, c'est-à-dire au niveau de la glotte proprement dite ; et si, dans ce cas, la concrétion est épaisse, les accidents ont une marche promptement funeste. Rarement le larynx seul est le siége des concrétions couenneuses ; le plus souvent celles-ci existent en même temps, soit sur les parois du pharynx et de l'isthme du gosier, d'où elles tirent leur origine, soit dans la trachée-artère et les bronches où elles se sont propagées, envahissant ainsi, à la manière des érysipèles, ces diverses parties de proche en proche et de haut en bas.

Quant à leur forme, les fausses membranes dans le larynx se moulent sur les saillies et les anfractuosités, et forment un tout continu analogue à la doublure d'un vêtement, ou bien elles constituent des plaques disséminées. Dans la trachée et les bronches, elles ont tantôt la forme tubulée, tantôt la forme de bandes longitudinales ou de filaments arrondis dans les dernières divisions de ces conduits.

L'épaisseur et la consistance des fausses membranes ne sont pas moins variables. Quelquefois minces comme la membrane externe de l'œuf, elles sont ordinairement plus épaisses. Cette épaisseur va quelquefois jusqu'à 2 millimètres. Dans la plupart des cas, elles sont d'une consistance ferme, analogue et même supérieure à celle du blanc d'œuf coagulé par la coction ;

dans d'autres, au contraire, elles sont molles et diffluentes, ressemblent plutôt à une couche de mucus épais et visqueux qu'à une véritable concrétion couenneuse. Dans ces derniers cas on s'étonne, à l'autopsie, que le passage de la colonne d'air et les efforts de toux n'aient pas suffi pour déplacer cette couche à demi concrétée; et cependant on est obligé d'admettre qu'elle a constitué un véritable croup. La couleur des fausses membranes est blanchâtre ou jaunâtre; leur face contiguë à la muqueuse est quelquefois piquetée de petits points rouges, d'autres fois parcourue de lignes rougeâtres. Enfin, elles n'offrent pas toujours un aspect homogène. Souvent elles sont composées de petits flocons arrondis, agglomérés, opaques, disséminés dans une trame plus claire et plus transparente.

Leur adhérence est plus forte en général dans le larynx que dans la trachée, et surtout sur les bords de l'orifice supérieur, sur ceux de la glotte et dans les ventricules que sur les parties planes de la cavité laryngienne. C'est surtout dans la trachée qu'on les trouve souvent flottantes, fixées seulement par quelques points à la surface de la muqueuse, et baignées entre deux couches de matières muqueuses et puriformes ou floconnées. « Cependant, dit Guersant, j'ai trouvé plusieurs fois la concrétion intimement adhérente à la face intérieure de la trachée-artère; la membrane muqueuse, sèche, offre alors des stries longitudinales et des points rouges, qu'on ne retrouve pas aussi constamment lorsque la concrétion pelliculaire est flottante, et la surface de la membrane lubrifiée par des mucosités. Les points rouges pénètrent quelquefois dans le tissu même de la concrétion plastique, et ne sont pas le produit de simples taches sanguines, car elles persistent après la macération dans l'eau. Ces petits points sont sans doute le commencement de ces linéaments vasculaires, qui ont été indiqués par quelques observateurs (1). »

(1) Art. CROUP, *Dict. de méd.* en 30 vol. — Voyez aussi le mémoire de M. Blache, *Arch. gén. de méd.*, t. XVII.

Les caractères chimiques des pseudo-membranes sont assez constants. Elles sont insolubles dans l'eau, même chaude. Les acides minéraux affaiblis les crispent et les durcissent. Au contraire, l'acide acétique, l'ammoniaque et les alcalis liquides les dissolvent et les convertissent en un mucus diffluent et transparent. Le nitrate de potasse dissous a la même action. Enfin elles fournissent par l'incinération du sulfate de chaux et du carbonate de soude.

L'état de la muqueuse sous les fausses membranes ou dans le voisinage indique presque toujours qu'il y a inflammation de cette membrane. Ainsi on constate de la rougeur le plus souvent pointillée, de l'épaississement, un certain degré de ramollissement, un aspect moins lisse et moins poli, comme si l'on avait gratté légèrement la surface, et enfin quelquefois de véritables érosions. Mais dans beaucoup de cas, l'inflammation laisse des traces moins évidentes, et dans quelques-uns il est permis de mettre en doute son existence pendant la vie.

Outre les lésions qu'on trouve dans le larynx, on en rencontre souvent d'analogues, soit dans les cavités gutturales, soit dans les bronches. Les travaux de MM. Bretonneau, Guersant, Trousseau, Gendron, ont bien établi dans ces derniers temps que le croup était à peu près constamment précédé d'angine couenneuse. Aussi, à l'autopsie, trouve-t-on souvent les traces de cette maladie; quelquefois elles ont disparu, soit parce que la maladie a été combattue pendant la vie par des applications topiques qui ont détaché les fausses membranes, soit parce qu'à mesure que le croup s'est développé, l'angine a disparu spontanément. Outre les fausses membranes que nous avons dit exister quelquefois dans les bronches, ces conduits peuvent aussi présenter des traces d'inflammation. Enfin le poumon lui-même n'est presque jamais exempt d'altérations. Si le croup a eu une marche très rapide, on ne trouve ordinairement dans cet organe que de l'engouement et de l'emphysème vésiculaire récent, effets de l'asphyxie. Mais si le croup a duré plus longtemps, surtout si la vie du sujet a été prolongée par le secours de la trachéotomie, on trouve presque toujours des traces de pneumonie, et c'est cette maladie qui, dans ces circonstances, devient assez souvent la cause véritable de la mort. Il est inutile de nous étendre davantage sur ce sujet, parce qu'il s'agit de complications et non pas du croup lui-même; nous aurons d'ailleurs occasion d'y revenir.

Causes.

L'âge prédispose d'une manière très marquée au croup. Rare chez les nouveau-nés, cette maladie commence à devenir fréquente vers les approches de la première dentition; mais elle l'est surtout d'un à sept ans; elle diminue ensuite de huit à quinze ans. Passé cet âge, elle s'observe encore quelquefois, comme l'ont prouvé MM. Bretonneau, Louis, Cartaud; mais la fréquence des cas de ce genre est peu considérable en comparaison de celle qu'on observe dans l'enfance.

Voici un relevé emprunté au cours de M. Andral (janvier 1835) sur l'influence de l'âge.

ÂGE.		NOMBRE DES SUJETS.
Avant 1 an { 1 mois........ 1 ; 3 mois........ 1 ; 5 mois........ 1 ; de 5 à 12 mois.... 18 }		21
De 1 à 2 ans....................		61
De 2 à 3.......................		45
De 3 à 4.......................		54
De 4 à 5.......................		42
De 5 à 6.......................		29
De 6 à 7.......................		29
De 7 à 8.......................		3
De 8 à 11......................		6
De 11 à 15.....................		7
De 15 à 30.....................		13
De 30 à 50.....................		10
De 50 à 70.....................		12
Totaux..................		332

Quoique, sous le rapport physiologique, il n'y ait pas de

grandes différences entre les enfants de l'un et de l'autre sexe, l'expérience paraît avoir démontré que le sexe masculin prédispose davantage au croup que le sexe féminin. Ainsi les relevés empruntés par Guersant à MM. Bretonneau et Trousseau donnent la proportion de 57 garçons pour 28 filles.

M. Trousseau a fait une remarque très intéressante sur l'influence de l'âge combinée avec celle du sexe. Ainsi sur un total de 30 cas observés jusqu'en septembre 1834 et dans lesquels la trachéotomie fut appliquée, M. Trousseau n'a compté que trois enfants du sexe féminin sur vingt-quatre qui avaient moins de cinq ans, tandis que sur six sujets âgés de cinq à vingt-six ans, il n'y avait qu'un seul garçon et cinq filles. Il semblerait par là qu'avant cinq ans le croup est plus commun chez les garçons, et que plus tard c'est le contraire. Toutefois ce rapport n'est pas complétement confirmé par les recherches de MM. Bretonneau, Louis et Cartaud; les cas de croup chez les adultes réunis par ces trois observateurs donnent un total de 26 cas, dont 15 hommes et 11 femmes. Malgré cette différence, on remarquera qu'en définitive la prédominance du sexe masculin est moins marquée dans l'âge adulte que dans l'enfance.

En admettant, en résumé, que le sexe masculin est plus souvent affecté, nous pensons qu'on doit l'attribuer moins à l'influence directe du sexe qu'à celle des causes occasionnelles, du froid surtout, qui s'exerce plus facilement sur les garçons à cause de leurs habitudes moins sédentaires et des soins peut-être moins minutieux dont ils sont l'objet dans la famille.

Les conditions individuelles relatives à la constitution, au tempérament, aux habitudes hygiéniques, ne sont pas sans influence sur la production du croup. On a remarqué, en effet, que cette maladie survient plus communément dans la classe du peuple, chez les enfants mal vêtus et mal soignés. Une constitution affaiblie paraît aussi y prédisposer. Cependant c'est en dehors des individus que paraissent résider les causes les plus actives du croup.

En effet, c'est dans les pays froids, tempérés et humides,

qu'on l'observe le plus fréquemment, et presque jamais dans les pays chauds. Il est fréquent sur les bords de la mer et des lacs, ou dans l'intérieur des terres et des vallées humides, rare dans les plaines et les montagnes où l'air est sec. Il est peu de grandes villes, dans le nord et le centre de la France, où l'on n'observe plusieurs cas de croup dans l'espace d'une année. On doit donc le considérer comme endémique dans certaines localités, tandis que d'autres en sont complétement exemptes.

Dans ces localités le croup se présente le plus souvent à l'état sporadique, mais aussi quelquefois avec la forme épidémique. Ordinairement ces épidémies sont restreintes et n'attaquent pas un très grand nombre de sujets. D'ailleurs c'est surtout quand il est épidémique que les connexions du croup avec l'angine maligne sont évidentes, et c'est dans les mêmes circonstances que le caractère contagieux de ces deux maladies ne saurait être mis en doute. Des faits nombreux démontrent la contagion du croup ; pour s'en convaincre, on n'a qu'à lire l'ouvrage de M. Bretonneau sur la diphthérite, et le mémoire de M. Gendron, dans le *Journal des connaissances médico-chirurgicales.*(2ᵉ année).

M. Berchoux a vu à Lyon, pendant le mois de juin de 1841 le croup se manifester presque en même temps chez cinq petits enfants dont quatre habitaient la même maison, et le cinquième une maison voisine, ayant des rapports habituels répétés plusieurs fois par jour. Bien que ces faits ne soient pas assez nombreux pour former une masse imposante, ils indiquent assez évidemment l'intervention du principe contagieux pour que nous nous croyions autorisé à reproduire ici quelques détails qui nous ont été communiqués par notre confrère. Le premier malade auprès duquel il fut appelé avait éprouvé, deux mois auparavant, tous les phénomènes de l'angine striduleuse dont on avait fait justice à l'aide des évacuants. Le début du vrai croup fut marqué chez lui par une toux d'abord légère, avec gêne de la respiration et difficulté de la déglutition.

Le lendemain, la respiration devint extrêmement pénible, anxieuse ; la toux revenait par quintes et produisait de véritables accès d'étouffement. Cette toux n'était plus rauque, elle était voilée et semblait, pour ainsi dire, profonde, intérieure, comme si un obstacle l'avait empêchée de se traduire au dehors. La face était animée et laissait voir une légère teinte bleuâtre qui indiquait l'imminence de l'asphyxie. Pendant les accès, qui étaient assez rapprochés, l'inquiétude était extrême ; si alors on appliquait l'oreille sur la poitrine, on percevait à peine les bruits respiratoires, ils étaient masqués par le bruit laryngien. En faisant ouvrir largement la bouche du malade, on voyait une couche pseudo-membraneuse très épaisse qui recouvrait toute l'arrière-gorge. Après avoir fait appliquer quelques sangsues au niveau de la fourchette sternale, on administra 5 centigrammes de tartre stibié. L'intolérance amena plusieurs vomissements, mais sans expulsion de fausses membranes. Le soir, les accès se succédèrent avec une grande promptitude, la coloration bleuâtre de la face devint très prononcée. On proposa la trachéotomie, qui ne fut pas acceptée par les parents. La mort arriva dans la nuit, vingt-quatre heures après l'invasion des premiers accidents graves.

Chez le second malade, les mêmes symptômes se présentèrent, avec cette différence toutefois, qu'ils furent moins effrayants et surtout moins rapides. Pendant les premiers temps le malade n'accusa que de la toux et un mal de gorge assez intense. Ce ne fut que le sixième jour que la toux prit le caractère croupal avec suffocation. Quelques heures après, lorsque le médecin fut appelé, l'enfant était dans un état d'agitation indicible ; il faisait des efforts incroyables pour respirer. La face était livide, le regard fixe et hagard ; l'application des sangsues à la partie supérieure du sternum ne produisit aucun amendement, et l'administration de l'ipécacuanha ne détermina pas de vomissements. Le malade ne tarda pas à succomber.

Le troisième malade se plaignit de toux et de gêne dans la respiration à l'époque où le précédent fut obligé de s'aliter. Le

deuxième accès fut suivi de vomissements copieux qui favori-
sèrent l'expectoration d'une grande quantité de fausses membranes; l'amélioration suivit de près. — Quant aux deux
enfants qui furent atteints les derniers, les phénomènes diphthéritiques furent loin d'être aussi violents que chez les autres;
quelques évacuants suffirent pour prévenir cette gravité.

Une dernière condition qui favorise le développement du
croup, c'est de n'en avoir jamais été atteint. Le croup est une
de ces maladies qui n'atteignent presque jamais le même sujet
deux fois dans le cours de sa vie, et c'est un nouveau point de
ressemblance entre lui et beaucoup d'autres maladies contagieuses. On entend dire tous les jours dans le monde, et
même par des médecins, que le croup s'est montré plusieurs
fois chez le même sujet; mais ces assertions sont généralement fausses, et les meilleurs observateurs de notre époque
admettent que la première atteinte du croup, quand on en
guérit, préserve ordinairement d'une nouvelle atteinte pour
l'avenir. Nous verrons bientôt que les assertions contraires se
rapportent à la laryngite striduleuse.

Symptômes.

Le croup étant presque toujours précédé d'angine couenneuse, il convient de considérer cette angine comme sa première période; et comme il est d'une extrême importance de
ne pas méconnaître son existence dans la pratique, nous devons indiquer au moins quelques-uns de ses principaux caractères.

Quelquefois, avant l'invasion du mal de gorge, il y a des
symptômes généraux, des frissons, de la fièvre, du malaise,
de l'anorexie, des épistaxis, un état de prostration et une altération des traits de la face. Mais le plus ordinairement le mal
de gorge est le premier symptôme qui attire l'attention du malade et de ceux qui l'entourent. Il s'accompagne de douleur
au devant du cou et du gonflement des ganglions sous-maxillaires. Si l'on examine l'arrière-bouche, et l'on doit le faire

dans tous les cas où il existe un mal de gorge, on y voit ordinairement de la rougeur, du gonflement et de petites plaques blanches sur les tonsilles, le voile du palais, la luette, le pharynx lui-même, et quelquefois sur toutes ces parties à la fois. Si l'on néglige d'examiner l'arrière-bouche, il arrive quelquefois, comme l'a bien fait remarquer M. Gendron, qu'à mesure que les fausses membranes se déposent, la douleur disparaît. Cette indolence est prise pour une guérison complète, et l'attention n'est réveillée que lorsque le larynx est à son tour envahi par la concrétion couenneuse. Suivant le même auteur, il arrive même que plusieurs malades n'accusent aucune douleur et ne changent rien à leurs habitudes tant que l'inflammation et le travail d'exsudation sont bornés aux amygdales, au pharynx, au voile du palais, etc. (1).

Mais aussitôt que le larynx et envahi, la scène change et des symptômes graves ne tardent pas à se manifester. Cette seconde période s'annonce d'abord par une petite toux sèche, revenant par quintes très courtes, et accompagnée dès le début d'aphonie et de signes de suffocation. Les symptômes se prononcent de plus en plus, et lorsqu'enfin le croup est confirmé, ils présentent les caractères suivants, qu'il est important de bien connaître.

La toux est tantôt sonore, éclatante, plus ou moins analogue au cri du coq, à l'aboiement du chien; tantôt, et le plus souvent, elle est au contraire rauque, sourde, sèche, et comme rentrant dans le larynx. Il est bien probable que la toux n'offre ces caractères qu'avant la formation des fausses membranes; car lorsque celles-ci existent et s'étendent sur les cordes vocales, elles empêchent la toux de se produire comme le ferait un morceau de parchemin mouillé, c'est alors qu'elle est éteinte ou insonore; de fréquente qu'elle était au début, elle devient aussi plus rare.

La voix est simplement enrouée dans le principe, mais

____

(1) *Journal des connaissances méd.-chir.*, nov. 1835.

bientôt elle s'éteint. Le malade est presque complétement aphone, et le timbre de sa voix a quelque chose de métallique comme la toux.

La respiration se modifie aussi d'une manière particulière : elle ressemble au bruit que fait la scie à pierres. Cette espèce de sifflement est quelquefois plus prononcé dans l'inspiration, mais le plus souvent il l'est également dans l'expiration. On peut présumer que dans le premier cas, c'est l'orifice supérieur du larynx qui est en partie oblitéré par la concrétion couenneuse, tandis que dans le second, les cordes vocales sont altérées et la glotte proprement dite rétrécie. On doit considérer la gêne de l'expiration comme très caractéristique, quand elle existe, ce qui, au reste, arrive presque toujours. Par suite de l'obstacle qu'éprouve la respiration, elle s'accélère nécessairement, et par moments elle devient si difficile, qu'il y a de véritables accès de suffocation pendant lesquels l'anxiété est grande et porte le malade à s'élancer sur son séant, afin de donner un point d'appui plus avantageux aux puissances inspiratrices. On admet généralement que ces accès de dyspnée qui alternent avec des rémissions très prononcées, mais presque complètes, ne peuvent pas s'expliquer sans un état spasmodique des muscles du larynx. Sans doute, si par les efforts de toux une concrétion vient à se détacher, on conçoit qu'un nouvel accès ne se manifestera qu'après la reproduction de la fausse membrane. Mais, le plus souvent, ces alternatives ont lieu sans que la fausse membrane ait cessé d'agir d'une manière continue, et l'on ne peut les expliquer autrement qu'en admettant un état nerveux particulier. C'est pendant ces accès de toux et de dyspnée qu'on voit fréquemment les enfants porter la main au larynx comme pour en arracher l'obstacle dont ils ont conscience et qui leur cause une véritable douleur ; on observe une teinte violacée des lèvres, la bouffissure, la pâleur et une lividité de la face très remarquable.

L'expectoration est souvent nulle. Quand elle existe, elle

peut être simplement muqueuse, ou contenir des lambeaux; même quelquefois des fragments de tubes pseudo-membraneux que les efforts de toux ont détachés du larynx, de la trachée ou des bronches. Chez quelques sujets, de longs intervalles de calme succédent à l'expectoration des tubes membraneux et sont suivis de nouveaux accès de suffocation promptement funestes. Dans des cas plus heureux, cette expulsion est le commencement de la guérison.

Dans l'intervalle des accès il persiste ordinairement de la fréquence dans le pouls, de l'abattement, de la tristesse, de la somnolence. Les rémissions sont quelquefois assez complètes pour que l'enfant reprenne un peu de sa gaieté naturelle, mais il garde le silence et redoute de parler à cause de la gêne qu'il éprouve. D'ailleurs l'ensemble des autres fonctions peut n'être que fort légèrement troublé. Les vomissements, qui surviennent quelquefois, ne sont qu'un effet mécanique des quintes de toux, et comme ils amènent assez souvent l'expulsion de quelques lambeaux membraneux, on doit les considérer comme généralement favorables. Souvent même l'art, prenant la nature pour guide, a pour but de les produire.

Ce qui caractérise la troisième période, ce sont les troubles fonctionnels généraux. Dans l'immense majorité des cas, ces désordres se rattachent à l'asphyxie rapide ou lente, que le rétrécissement du larynx amène nécessairement à sa suite, et ne font, par conséquent, que s'ajouter aux accidents déjà fournis par la deuxième période. Ainsi, l'aphonie est complète, les quintes de toux sont de plus en plus rares ; le sifflement laryngo-trachéal, très sec et d'une résonnance métallique, s'entend à une très longue distance. Tous les muscles respirateurs sont dans une contraction convulsive. Le pouls, très fréquent et irrégulier, est en rapport avec la respiration ; la face est pâle, les lèvres violettes et la tête renversée en arrière.

L'assoupissement est presque continuel et seulement interrompu par les angoisses de la suffocation, presque toujours provoquées par la toux. Le pauvre petit malade porte la main

au devant du cou, comme pour en arracher ce qui l'étouffe ;
il s'agite, se lève sur son séant, le corps renversé en arrière
et couvert de sueur ; d'autres fois, il s'élance hors de son lit,
court quelques pas pour chercher l'air qui lui manque, et
retombe, pour périr dans une crise de suffocation. Lorsque le
malade a été affaibli par une cause quelconque, les angoisses
de l'agonie ne sont pas accompagnées de ces signes d'agitation
et de violente strangulation ; l'asphyxie est alors plus calme
et présente une forme adynamique.

M. le docteur Bouchut a signalé, dans ces derniers temps,
un symptôme assez important qui avait été jusqu'ici méconnu,
et qui appartient à la troisième période de la maladie, nous
voulons parler de l'anesthésie cutanée. M. Bouchut en a exagéré
la fréquence, mais on ne peut en nier l'existence dans un certain nombre de cas. Nous l'avons constatée dans les deux derniers cas de croup soumis à notre observation, et dans l'un
desquels la trachéotomie a pu être pratiquée sans causer à la
petite malade aucune douleur apparente. Sauf la remarque que
nous venons de faire sur la fréquence du phénomène, on doit
considérer comme exactes les conclusions suivantes du mémoire de M. Bouchut.

« La dernière période du croup est accompagnée d'une anesthésie générale des téguments qui n'a point encore été signalée
par les pathologistes.

» Cette anesthésie augmente par degrés, en même temps
que s'épaississent ou s'étendent les concrétions fibrineuses du
larynx.

» Elle n'est complète que lorsque l'obstacle à l'entrée de
l'air dans les poumons est considérable et date de quelques
heures.

» C'est la conséquence d'une hématose imparfaite et d'une
asphyxie prochaine.

» On l'observe dans les cas d'asphyxie latente, sans cyanose,
comme dans les cas d'asphyxie la plus apparente, avec cyanose
et suffocation.

» Elle n'existe pas dans la diphthérite assez grave pour occasionner la mort à elle toute seule, sans extension au larynx.

» Sa présence est d'un très fâcheux pronostic.

» C'est une indication formelle de recourir à la trachéotomie promptement.

» Cette anesthésie cesse lorsque, après l'ouverture de la trachée, les fonctions de l'hématose se sont rétablies (1). »

Lorsque le malade guérit, c'est ordinairement dans le cours de la seconde période. On peut prévoir ce mode de terminaison si la toux devient plus humide, si le sifflement laryngo-trachéal est moins sec, si, avec un râle muqueux dans les bronches, on perçoit bien l'expansion vésiculaire. Bientôt les accès de suffocation disparaissent, et le malade entre définitivement en convalescence, à moins qu'il ne survienne une pneumonie ou d'autres maladies consécutives. Souvent, pendant la convalescence, le pouls conserve une certaine fréquence, et quelques malades ont de l'aphonie pendant plusieurs semaines. En général, la guérison n'a lieu qu'autant que les fausses membranes s'étant détachées et ayant été expulsées, l'inflammation spécifique a cessé d'agir pour les reproduire. Cependant, Guersant n'hésite pas à regarder comme probable, sinon comme certaine, la résorption de fausses membranes dans quelques cas.

On a signalé dans ces derniers temps la présence de l'albumine dans les urines, chez les enfants atteints de croup, et attaché à ce signe une assez grande valeur pronostique.

M. Sée, médecin de l'hôpital des Enfants, a rencontré l'albuminurie chez tous les malades dont il a étudié les urines, et a vu dans ce fait une preuve de plus de la nature infectieuse de la diphthérite. L'enseignement le plus important de ces recherches est que la disparition de l'albumine coïncide avec l'amélioration de l'état des malades. MM. Bouchut et Empis, qui ont contrôlé ces expériences, disent avoir constaté ce phénomène seulement onze fois sur quinze. Ce chiffre même

____

(1) *Gazette des hôpit.*, 1858, p. 430.

prouve l'importance de la notion fournie par les recherches du docteur Sée (1).

La marche du croup n'est pas toujours régulière et telle que nous l'avons décrite. Quelquefois la concrétion pelliculeuse se développe en même temps dans le pharynx et dans le larynx; ainsi les deux premières périodes n'en font qu'une. D'autres fois la maladie débute d'emblée par le larynx et la trachée, laissant le pharynx intact; alors la première période manque complétement. Dans les cas encore plus rares où la maladie commence par les bronches et remonte ensuite vers le larynx, elle prend le nom de croup bronchique ascendant. M. Hirtz, professeur agrégé à la Faculté de médecine de Strasbourg, a publié sur ce sujet (2) un mémoire intéressant où il rapporte trois observations dont deux lui appartiennent et la troisième est empruntée à un travail de M. Nonat sur la grippe de 1837.

Le croup présente un assez grand nombre de variétés relatives; quelques-unes aux différentes formes de la maladie, la plupart aux diverses complications qui l'accompagnent. Ainsi, Jurine et quelques autres auteurs ont admis des croups intermittents. Cette variété ne saurait être admise comme l'ont entendu ces auteurs, car l'intermittence se rapporte à la première période, c'est-à-dire à une époque où le croup proprement dit n'existe point.

On comprend qu'à cette époque, le spasme du larynx, mis en jeu par la disposition morbide qui prépare la sécrétion couenneuse, puisse produire un ou plusieurs accès de suffocation suivis d'un calme parfait. Mais lorsque le croup existe, il ne saurait y avoir d'intermittence complète. Entre les accès de toux et de suffocation, le malade conserve toujours de l'aphonie et un peu de sifflement laryngo-trachéal. Si, cependant, la pseudo-membrane se détachait complétement et était expectorée, tous les symptômes de suffocation pourraient disparaître et ne se reproduire que lorsqu'une nouvelle fausse membrane

(1) *Bulletin gén. de thérap*, 1859, p. 60.
(2) *Gazette médicale de Strasbourg*, 1841, p. 201.

aurait remplacé la première. Guersant pense également que la distinction des croups chroniques ne saurait être maintenue, parce qu'on a donné ce nom à des trachéites et bronchites chroniques pseudo-membraneuses, ou à des maladies chroniques qui se sont terminées plus ou moins promptement par des espèces de croups adynamiques. Les croups latents ou adynamiques, dans lesquels il n'y a presque point de suffocation, ne se manifestent en général que chez les sujets affaiblis par des maladies antécédentes.

La complication la plus fréquente du croup est l'extension de l'inflammation couenneuse aux organes voisins du larynx, savoir : au pharynx, à l'isthme du gosier, à la trachée, aux bronches, aux fosses nasales, à la bouche, à l'œsophage et à l'estomac. Des phlegmasies non couenneuses peuvent aussi compliquer le croup : de toutes, la plus fréquente est la pneumonie lobaire ou lobulaire; on remarque aussi des catarrhes bronchiques ou intestinaux. Dans plusieurs cas rapportés par J. Frank et par M. Finaz (*Revue médicale*, 2ᵉ vol., page 55), la coqueluche a compliqué le croup; mais cette complication a paru heureuse dans quelques cas, parce que les secousses répétées de la coqueluche ont favorisé le décollement et l'expulsion des fausses membranes. Le croup est rarement compliqué par les fièvres éruptives, et les complique assez rarement lui-même; car il ne faut pas prendre pour de véritables croups les laryngites striduleuses qui surviennent au début de la rougeole, les laryngites avec aphonie, mais sans accès de suffocation, qui accompagnent quelquefois la scarlatine, ni la trachéo-laryngite varioleuse, dans laquelle la toux est sèche, aiguë, douloureuse et même déchirante, mais non accompagnée de ce sifflement particulier et de ces accès de suffocation que l'on remarque dans le croup.

Diagnostic.

Le diagnostic du croup n'est pas toujours facile. Quand on

voit dès fausses membranes dans l'arrière-bouche, quand il y en a de rejetées par l'expectoration, et qu'on observe la forme de suffocation que nous avons décrite, sans doute une méprise n'est guère possible; mais si l'un de ces signes manque, on comprend combien le diagnostic peut être obscur. L'expuition de lambeaux membraneux n'est pas aussi caractéristique qu'on pourrait le croire; car ces lambeaux peuvent provenir, soit du larynx, soit de la trachée, ou des bronches, sans que le larynx en contienne.

On peut confondre le croup avec plusieurs maladies. Nous traiterons plus loin des laryngites striduleuses et du diagnostic différentiel du faux croup et du croup. Dans la laryngite ordinaire, la toux n'est point sèche, rauque et sifflante; elle est sonore, aiguë, très douloureuse. La gêne de la respiration est constante, et ne se renouvelle point par accès. La voix est basse, mais n'a pas le timbre de celle du croup; enfin, ces deux maladies diffèrent par tous leurs antécédents. L'angine laryngée œdémateuse se rapproche quelquefois du croup par l'aphonie et une espèce de sifflement laryngien; mais la toux et la voix ne sont pas croupales, le boursouflement des replis aryténo-épiglottiques, qu'on peut quelquefois reconnaître au toucher, fournit un caractère pathognomonique. Guersant ajoute que la suffocation est permanente, et ne revient pas par accès précédés de toux comme dans le croup. Nous croyons cette assertion peu fondée; car souvent il y a dans l'angine œdémateuse des accès de suffocation séparés par des intervalles de rémission très marqués. Un autre caractère qui est d'une grande valeur, c'est que dans l'angine œdémateuse, presque constamment l'inspiration est très gênée et l'expiration libre. Dans le croup, cela ne se rencontre que dans quelques cas rares où la concrétion n'occupe que l'orifice supérieur du larynx; mais, dans la plupart des cas, la présence de la couenne sur les parois de la glotte amène une gêne aussi grande au passage de l'air dans l'expiration que dans l'inspiration.

L'inflammation couenneuse de la trachée et des bronches,

sans coïncidence de croup, est en général facile à distinguer de celui-ci. Il faut se garder de voir dans l'expectoration de quelques fausses membranes une preuve de l'existence du croup, puisqu'elles peuvent provenir de la trachée ou des bronches. Dans ce dernier cas, elles ont quelquefois une forme tubulée qui ne permet pas de se méprendre sur leur véritable origine.

Quand il y a trachéite et bronchite couenneuses, outre les signes rationnels des bronchites graves, parmi lesquels il faut remarquer une toux rauque, grave, sèche, comme métallique, suivie d'une inspiration longue; sèche et parfois sifflante; on constate par l'auscultation des râles ronflants, sibilants, et, ce qui est plus caractéristique, un bruit de soupape ou de clapotement produit par la mobilité des fausses membranes. D'après les faits cités dans son mémoire, M. Hirtz accorde une grande valeur à l'absence partielle du bruit respiratoire produite par l'obstruction momentanée d'un rameau bronchique, et à la persistance de la sonorité normale dans le lobe pulmonaire où l'expansion vésiculaire manque. Suivant ce médecin, on doit distinguer au croup ascendant trois périodes : 1° sa naissance dans les bronches; 2° son entrée au larynx; et 3° son apparition au pharynx. Chacune de ces périodes a des signes dont l'ensemble doit rendre le diagnostic possible le plus souvent. « Ainsi, qu'au début un malade offre les symptômes d'une bronchite; que le bruit de la respiration et de la toux révèlent le caractère croupal avec persistance de la voix; qu'en même temps l'auscultation fasse reconnaître qu'un des poumons ou qu'un lobe seulement a cessé de respirer, ou offre la respiration tubaire, et que, par contraste, la sonorité de la poitrine soit néanmoins normale; ces trois caractères, persistance de la voix, toux croupale et absence (ou caractère tubaire) du bruit respiratoire sans perte de sonorité, doivent faire admettre une bronchite pseudo-membraneuse. 2° Son invasion dans le larynx sera annoncée lorsqu'aux signes précédents viendront se joindre l'aphonie ou la voix croupale, avec augmentation subite de la dyspnée. 3° Quant à la troisième période, l'inspection du pharynx la fera immédiatement reconnaître (1). »

La durée du croup est très variable, surtout celle de sa première période. Quand la fausse membrane est formée dans le larynx, les accidents marchent, en général, d'autant plus vite que l'enfant est plus jeune, la concrétion plus épaisse, plus étendue, etc. : on a vu des enfants suffoqués en quelques heures, d'autres résister pendant plusieurs jours. Ce qui prouve d'ailleurs que la fausse membrane n'est pas la seule cause de la suffocation, c'est qu'on a vu, dans certains cas, la maladie suivre une marche foudroyante, se terminer par la mort en peu d'instants ; et cependant, à l'autopsie, on n'a trouvé qu'une fausse membrane excessivement mince et peu étendue. Incontestablement alors l'élément nerveux a dû jouer le principal rôle.

Pronostic.

Il est peu de maladies sur la gravité desquelles les auteurs aient émis autant d'assertions contradictoires que sur celle du croup. Cette divergence d'opinions ne peut s'expliquer, comme le dit Guersant, qu'en admettant que certains auteurs ont pris pour de véritables croups des maladies qui n'en étaient réellement pas, c'est-à-dire des pseudo-croups ou laryngites striduleuses, dont nous allons bientôt faire l'histoire, et qui, comme on le verra, sont des maladies infiniment moins dangereuses que le croup. D'ailleurs, on conçoit que ces méprises ont été commises de bonne foi à une époque où la distinction dont nous venons de parler n'était point encore établie positivement dans la science ; mais, de nos jours, on a peine à concevoir que certains médecins se vantent de guérir presque tous les cas de croup qu'ils rencontrent dans leur pratique. Il faut gémir de pareilles erreurs, et croire qu'une instruction incom-

(1) *Loc. cit.*, p. 208.

plète en est la seule source. La vérité est que le croup est une maladie extrêmement grave, puisque, comme le dit Guersant, sur dix enfants atteints réellement du croup, on en sauve à peine deux. Cette proportion se rencontre généralement dans les croups sporadiques; mais dans les croups épidémiques, elle peut varier beaucoup. Souvent alors elle est plus considérable, et la mortalité est effrayante.

Outre l'influence du génie épidémique dont nous venons de parler, plusieurs circonstances interviennent comme aggravantes ou comme atténuantes pour le pronostic : ainsi la faiblesse primitive et constitutionnelle du sujet, ou consécutive à des maladies antérieures, l'absence de bonnes conditions hygiéniques, l'intensité des symptômes, l'existence de complications graves par elles-mêmes, la période avancée de la maladie, l'intervention tardive de l'art, l'insuccès des premiers moyens employés, voilà autant de circonstances qui donnent de la gravité au pronostic. Si, au contraire, l'enfant est fort et bien constitué, environné de bonnes conditions matérielles; si les symptômes n'annoncent pas que la fausse membrane diminue considérablement le volume de la colonne d'air nécessaire à la respiration; si le médecin est appelé de bonne heure; si enfin, sous l'influence du traitement, on voit les fausses membranes se détacher, être expulsées, la toux devenir humide, et les symptômes fébriles tomber, on peut espérer la guérison, tout en se tenant en garde, soit contre des rechutes produites par la reproduction des concrétions couenneuses, soit contre des complications dont le malade n'est point complétement à l'abri par le seul fait de l'expulsion des fausses membranes.

Traitement.

Ce qui prouve le mieux l'impuissance, où au moins l'insuffisance ordinaire de l'art, dans le traitement du croup, c'est le nombre infini de moyens qui ont été proposés contre cette maladie. Il serait fastidieux d'indiquer ici une foule de formules qui sont, de nos jours, abandonnées. Nous devons seulement exposer les divers modes de traitement adoptés par la plupart des praticiens, et discuter les indications à remplir.

Traitement médical. — Quoiqu'on ne puisse pas mettre en doute l'existence d'un élément phlegmasique qui agit, sinon tout à fait comme cause, du moins comme condition pathogénique de la production couenneuse, il existe encore une assez grande incertitude sur l'importance qu'il faut accorder à cet élément phlegmasique, au point de vue pratique. On trouve, à cet égard, beaucoup de divergence dans les opinions des auteurs : ainsi, d'un côté, nous trouverions, en faveur des saignées générales et locales, Chizi, Home, Rosen, Jurine, Albers, MM. Bricheteau, Desruelles, etc.; d'un autre côté, nous citerons comme adversaires de cette médication, d'abord M. Bretonneau. Guersant, sans s'opposer formellement à l'emploi des émissions sanguines, avoue qu'elles sont généralement impuissantes, et ne les trouve positivement indiquées que dans des cas exceptionnels. M. Trousseau et M. Gendron affirment, de la manière la plus absolue, que le croup confirmé résiste toujours aux émissions sanguines, aussi bien d'ailleurs qu'à toutes les médications internes.

Il nous semble qu'il y a un milieu à prendre entre ces deux opinions opposées, parce qu'il n'est pas difficile, suivant nous, de les concilier, quelque contradictoires qu'elles soient en apparence, et quoique appuyées par des autorités très recommandables de part et d'autre. En effet, la plupart des auteurs cités en premier lieu, Chizi, Home, Rosen, par exemple, ont observé des épidémies de croup, et pour nous il est évident que le génie propre à certaines épidémies rend les émissions sanguines extrèmement efficaces, de même que dans d'autres épidémies elles peuvent être très funestes; ainsi nous croyons qu'il n'y a qu'exagération dans le dire de ces auteurs, et généralisation prématurée de certains faits, d'ailleurs exactement observés. D'autre part, M. Bretonneau, malgré l'autorité prééminente que nous ne pouvons refuser à son expérience dans tout ce qui a rapport à l'histoire de la diphthérite, n'a peut-être pas assez tenu compte des conditions locales dans lesquelles il a le plus souvent observé le croup. On sait, en effet, que cette maladie est endémique en Touraine, et s'y développe, nous ne dirons pas toujours, mais en général dans des conditions qui sont de nature à débiliter l'organisme, et, par conséquent, à contre-indiquer la médication antiphlogistique. Or, il ne faut pas, à notre avis, conclure du croup endémique ou épidémique au croup sporadique. Sans doute, M. Bretonneau a pu dire, en s'appuyant sur les faits qu'il a observés, que les émissions sanguines n'arrêtent et ne ralentissent point la marche de la diphthérite; que non-seulement les symptômes ne s'amendent point, mais encore qu'ils semblent se développer avec une rapidité insolite chez les individus cachectiques : mais ces remarques ne peuvent être appliquées à tous les cas, et nous croyons que les émissions sanguines ne doivent pas être rejetées d'une manière absolue. Voici, à notre avis, quels principes doivent diriger le praticien dans leur emploi : dans les croups sporadiques, à moins que le sujet ne soit très faible ou parvenu déjà à la dernière période, il faut saigner au bras ou mettre des sangsues, et faire quelquefois l'un et l'autre, suivant la nature des circonstances, qu'on prend toujours en considération dans l'emploi des saignées en général, c'est-à-dire suivant l'âge, la force du sujet, la forme plus ou moins inflammatoire, et l'intensité du mal. « En général, dit M. Desruelles, une saignée modérée et prolongée est plus salutaire qu'une évacuation subite; aussi est-il avantageux de laisser saigner les ouvertures qu'ont faites les sangsues (1). » On peut aussi, comme le font beaucoup de praticiens, n'appliquer les sangsues que l'une après l'autre, de manière à prolonger ainsi quelquefois pendant toute une journée un écoulement sanguin très peu abondant : cette pratique est généralement regardée comme bonne à suivre. Il est des cas où il convient de réitérer

____

(1) *Traité théorique et pratique du croup.* Paris, 1831.

les applications de sangsues; mais il faut prendre garde d'affaiblir trop la constitution, et de lui enlever les forces sur lesquelles on est obligé de compter pour l'administration des autres moyens, des vomitifs, par exemple. Quand on pratique la phlébotomie, c'est au bras qu'il faut la faire; et les sangsues sont toujours appliquées sur la région antérieure et latérale du cou, sur le trajet du larynx et de la trachée.

Les émissions sanguines ne sont point les seuls antiphlogistiques énergiques que l'on ait proposé et mis en usage; on a préconisé aussi les affusions froides et les contro-stimulants.

Les affusions froides ont été conseillées dans le croup par plusieurs auteurs allemands, qui ont cité quelques cas de succès, malheureusement trop peu nombreux encore pour qu'on puisse avoir une opinion arrêtée sur la valeur de cette médication qui a été administrée de la manière suivante : on plaçait l'enfant dans une baignoire, et on lui versait sur toute la partie postérieure du tronc deux seaux d'eau à 12 ou 13 degrés. Outre son action antiphlogistique, cette médication serait peut-être utile comme antispasmodique.

M. Hanner, médecin de l'hôpital des Enfants de Munich, a employé un traitement hydrothérapique chez deux enfants, l'un de quatre ans, l'autre de deux ans : affusions froides sur le dos, enveloppement avec un drap humide recouvert d'une couverture de laine, linges imbibés d'eau glacée sur le cou, etc. L'amélioration a été très sensible après douze heures chez tous les deux. Le premier a expulsé des pseudo-membranes par l'expectoration et par les selles. M. Hanner ne dit pas que le second en ait rendu, il dit seulement qu'au bout de douze heures il était hors de danger (1).

L'émétique a été proposé, mais non employé par Laennec. Le journal *l'Expérience* (tome IV) a fait connaître des résultats observés à Wilna, qui sembleraient prouver que l'émétique à haute dose a eu de grands avantages. M. Bazin a consigné

____

(1) *Gazette méd. de Paris*, 1851, p. 379.

un cas de guérison par la même méthode dans le n° 1 de l'*Institut médical*, juillet 1839. Enfin, voici comment s'exprime l'auteur de l'article Croup du *Dictionnaire des dictionnaires de médecine* (tome III, page 180) : « Dans les différents cas rapportés par les auteurs, l'émétique a été administré en potion (20 à 30 centigrammes pour 100 grammes environ de véhicule), à prendre par petites cuillerées d'heure en heure, ou à chaque renouvellement d'accès, lorsque ceux-ci étaient très rapprochés. L'importance des succès déjà obtenus, un cas dans lequel ce médicament a parfaitement réussi entre nos mains, nous engagent à le recommander à l'attention des praticiens, en le combinant avec les émissions sanguines, que l'on peut alors porter beaucoup moins loin. »

Dans ces dernières années, plusieurs observations favorables à cette méthode ont été publiées. Cependant elle rencontre encore beaucoup d'adversaires. Il résulte des discussions dont elle a été l'objet, que si elle est contre-indiquée dans une période avancée, chez les sujets faibles et dans la forme adynamique du croup, elle peut au contraire rendre de grands services dans des conditions différentes, c'est-à-dire dans celles où l'élément inflammatoire demande à être directement ou indirectement, mais vivement attaqué.

Comme moyens antiphlogistiques d'une utilité secondaire, mais qu'on ne doit pas omettre, nous indiquerons les boissons émollientes, adoucissantes, pectorales, les lavements émollients ou légèrement laxatifs, etc.

Les mercuriaux, comme altérants, ont joui et jouissent encore d'une grande renommée dans le traitement du croup. Les préparations généralement préférées sont le calomel à l'intérieur et l'onguent mercuriel en frictions à l'extérieur. Si l'on employait le mercure à petites doses, son effet altérant se ferait trop attendre, et dans une maladie comme le croup, on sait toute l'importance de la promptitude. Il faut donc prescrire, suivant l'âge des enfants, 2 à 5 centigrammes de calomel toutes les demi-heures ou toutes les heures, en lui associant une petite quantité d'opium, afin de prévenir l'effet purgatif, et l'on fait faire trois ou quatre fois par jour des frictions sur les parties latérales du cou, les aisselles, les bras, etc., avec 1 ou 2 grammes d'onguent napolitain chez les plus jeunes enfants; chez les enfants plus âgés, la dose peut être double. Guersant se loue de cette méthode, et dans un des trois cas de croup qu'il a vus guérir par son emploi, il a remarqué que les accidents cessèrent comme par enchantement au moment où commença la salivation. Cette méthode, d'ailleurs, comme l'a bien fait observer M. Bretonneau, n'est pas exempte d'inconvénients, tels que des ulcérations gangréneuses, une salivation abondante et des hémorrhagies. Comme le froid exerce une grande influence sur ces accidents, ce praticien recommande de suspendre les mercuriaux dès que la température s'abaisse. Suivant lui, on doit également s'en abstenir chez des sujets débilités par une cause antécédente quelconque; car on sait qu'il y a très souvent dans la diphthérite une altération spéciale du sang qui favorise les hémorrhagies, et comme le mercure diminue la plasticité de ce liquide, il peut contribuer à rendre plus facile sa transsudation hors des capillaires.

Beaucoup de médicaments ont été employés contre le croup et préconisés en qualité de spécifiques, mais aucun d'eux ne mérite cette dénomination; car leur efficacité s'est démentie trop souvent pour qu'on puisse les mettre en première ligne parmi les remèdes du croup. Cela ne veut point dire qu'il faille rejeter leur emploi; ils ont évidemment réussi dans quelques cas, et le praticien peut s'attendre à en obtenir de loin en loin quelques succès. Peut-être ceux-ci seraient-ils plus fréquents, s'il était possible de déterminer les cas dans lesquels ces médicaments conviennent spécialement; mais jusqu'à présent ce n'est pour ainsi dire que d'une manière empirique qu'on les a appliqués, et l'on peut tout au plus faire rentrer leurs effets dans ceux de la médication altérante. Ceux qui ont le plus attiré l'attention des praticiens sont le sulfure de potasse, le sulfate de cuivre ; ce sont les seuls dont nous allons dire quelques mots.

Le sulfure de potasse, ou foie de soufre, n'a pas une action constante. Souvent il amène des vomissements ou des selles, surtout dès les premières doses ; mais quand on en continue l'emploi, il peut être toléré ; il l'est aussi quelquefois d'emblée. Dans les cas où il réussit sans amener d'évacuations, il est probable qu'il agit à la manière des altérants. Comme, en définitive, c'est un irritant assez violent, il faut suivre attentivement ses effets et l'administrer à petites doses répétées, plutôt qu'à haute dose en une fois. On ne donnera guère plus de 30 à 40 centigrammes par jour à un enfant de moins de deux ans ; à un âge plus avancé, on peut élever la dose jusqu'à un gramme. Dans tous les cas, on fera prendre le médicament par fractions répétées toutes les deux heures. On le donnera soit dissous dans l'eau et mêlé avec du sirop, soit en pilules et incorporé à de l'extrait de réglisse. Le sirop de Chaussier contient 80 centigrammes de sulfure de potasse pour 30 grammes de sirop, et s'administre à la dose d'une cuillerée à thé toutes les deux heures.

Le sulfate de cuivre agit aussi tantôt comme émétique, et à ce titre nous en reparlerons dans un instant, et tantôt comme altérant ; lorsqu'il est toléré, son efficacité, dans ce dernier cas, est très contestable, et a besoin de nouveaux faits pour être admise. La plupart de ceux qui l'ont conseillé le donnaient d'abord à dose vomitive, puis à doses fractionnées pour éviter de nouvelles évacuations. Si l'on veut obtenir ce but, on en donne un centigramme tous les quarts d'heure aux enfants les plus jeunes ; pour ceux qui ont passé l'âge de cinq ans, on peut doubler la dose. Si des vomissements surviennent, on éloigne les prises qu'on ne donne plus que toutes les heures ou même toutes les deux heures.

Quoique souvent nulle et insuffisante, l'efficacité des vomitifs a été reconnue, par presque tous les auteurs, supérieure en général à celle de tous les autres moyens. Il est certain que, dans quelques cas, ils agissent héroïquement en favorisant le décollement et l'expectoration des fausses membranes ; et si la disposition de la muqueuse laryngienne à reproduire la concrétion couénneuse a disparu par le fait de l'action révulsive des vomitifs ou par celle d'autres moyens simultanément employés, il est évident que l'utilité des vomitifs n'admet aucune équivoque dans les cas de ce genre: Si, en effet, l'action des vomitifs est aussi puissante qu'on s'accorde à le dire, et généralement supérieure à celle des antiphlogistiques, on peut s'en rendre compte assez facilement en considérant que leur action est complexe, et de nature non-seulement à combattre les accidents qui résultent d'une fausse membrane dans le larynx, et qui cessent par le fait seul de son expulsion, mais encore à modifier et à détruire, par suite de l'irritation révulsive du tube digestif, l'élément phlegmasique de la maladie laryngée, qui, s'il persistait, reproduirait presque nécessairement la fausse membrane, Ainsi les vomitifs s'adressent tout à la fois au croup lui-même et à sa cause prochaine, tandis que les antiphlogistiques n'agissent que contre celle-ci et nullement contre la fausse membrane déjà formée.

Suivant quelles règles doit-on administrer les vomitifs et les combiner avec les antiphlogistiques proprement dits? Nous pensons que lorsqu'on est appelé auprès d'un croup encore vierge de tout traitement actif, il faut se demander lequel des deux éléments morbides du croup il convient d'attaquer le premier; la fausse membrane ou l'inflammation. Or, si la fausse membrane, par son épaisseur ou son étendue présumée, oppose déjà un obstacle considérable au passage de l'air, il faut ne pas hésiter à la combattre immédiatement par les vomitifs, qu'on fera suivre des antiphlogistiques. Dans le cas contraire, c'est-à-dire si la fausse membrane ne gêne pas beaucoup la respiration, on peut débuter par les antiphlogistiques, après lesquels on fera vomir: Ainsi, dans un cas, on combat l'effet avant la cause, parce qu'il faut courir au plus pressé; dans l'autre, on combat la cause d'abord, et ensuite ses effets persistants, parce que ce n'est plus ici l'occasion d'appliquer l'aphorisme : *Sublatâ causâ, tollitur effectus;* et ces deux méthodes qui ne semblent pas également rationnelles au point de vue de la logique, le sont certainement au point de vue de l'expérience. Bien souvent en médecine nous sommes obligés de nous attaquer aux effets d'une cause plutôt qu'à la cause elle-même.

Les vomitifs les plus employés sont le tartre stibié et l'ipécacuanha. Ce sont ceux que nous avons toujours vu mettre en usage à l'hôpital des Enfants, le plus souvent associés et en poudre. La dose doit être élevée, afin que le vomissement soit plus sûr et plus prompt; cela est sans danger, parce que l'estomac rejette nécessairement toute la partie du médicament qui n'a pas encore agi, et l'irritation n'est pas plus forte que si une moindre dose eût été ingérée. Chez les enfants âgés de moins de cinq ans, on doit prescrire un gramme d'ipécacuanha mêlé avec 5 centigrammes d'émétique. On divise le tout en trois paquets qu'on fait pendre de demi-heure en demi-heure, sauf à ne pas donner le troisième paquet si les deux premiers ont fait assez vomir. Pour les enfants plus âgés on double la dose de l'ipécacuanha et de l'émétique. Il faut faire boire assez abondamment les enfants et recommander aux personnes qui soignent les malades de conserver toutes les matières vomies et expectorées, afin que si des lambeaux membraneux sont expulsés, on puisse s'en assurer.

On sait que l'action vomitive du tartre stibié et de l'ipécacuanha, quoiqu'on puisse en général compter sur elle, n'est point infaillible. Dans certains cas, ces médicaments ne produisent que des vomissements légers ou même sont complétement tolérés. Il faut alors recourir à des émétiques plus sûrs, qui seront même employés d'emblée si l'on a affaire à un croup très avancé ou très rapide dans sa marche. C'est dans ces circonstances qu'on a vu le sulfure de potasse, dont nous avons déjà parlé à propos des altérants, réussir en provoquant des vomissements intenses. Notre honorable confrère de Strasbourg, M. le professeur Stœber nous a rapporté que Lobstein préconi sait beaucoup ce médicament, et qu'un de ses amis, M. Bœckel aîné, lui avait raconté un cas dans lequel les vomitifs ayant échoué, il avait administré le foie de soufre qui avait provoqué des vomissements et l'évacuation de la fausse membrane. Mais c'est surtout au sulfate de cuivre qu'il faut avoir recours lorsqu'il y a urgence de faire vomir.. « Je puis vous assurer, nous disait encore M. Stœber, qu'il n'y a pas de substance qui fasse vomir plus sûrement et plus vite que le sulfate de cuivre, ce qui est d'autant plus important, que précisément dans le croup on a quelquefois bien de la peine à obtenir des vomissements par le tartre stibié et l'ipécacuanha. » A l'appui de cette opinion, l'habile praticien que nous nous faisons un plaisir de nommer, nous a cité une observation remarquable, recueillie dans sa pratique sur un garçon de quatre ans qui était sur le point de périr asphyxié, lorsqu'enfin des doses répétées de sulfate de cuivre amenèrent le rejet des fausses membranes. Les parents avaient refusé l'opération. Dans un autre cas observé quelque temps auparavant, M. Stœber avait prié M. le professeur Stoltz de faire l'opération; mais pendant qu'il était allé chercher les instrumens, le sulfate de cuivre avait provoqué de nouveaux vomissements. L'enfant fut soulagé, et guérit. Le sulfate de cuivre doit s'administrer comme vomitif à la dose de 10 à 20 centigrammes donnée en une seule fois, soit en dissolution, soit à l'état de poudre, mélangée avec une petite quantité de sucre. On y revient une ou plusieurs fois, suivant que le cas l'exige.

Des faits assez nombreux ont prouvé que les vomitifs ont réellement une action efficace dans le traitement du croup, pourvu qu'ils soient employés de manière à produire des vomissements énergiques et répétés. Valleix a montré, par l'analyse de 53 cas de croup, que les vomitifs donnés avec parcimonie dans 22 cas n'ont procuré qu'une seule guérison; tandis que sur 31 cas dans lesquels ils ont été employés avec énergie, ils ont sauvé 15 malades.

Il y a des contre-indications à l'emploi des vomitifs. On doit s'en abstenir quand l'estomac est faible et trop irritable, dans les cas d'angoisse extrême, de tendance aux congestions cérébrales, ou du moins, dans ces derniers cas, on attendra l'effet des émissions sanguines. Chez un sujet qui lui parut trop faible pour supporter les vomitifs, Jurine sollicita des vomissements en titillant le pharynx avec une plume. Cette conduite réussit et devrait être imitée.

Outre les vomitifs, quelques autres moyens ont été conseillés dans le but de favoriser le décollément et l'expuition des fausses membranes, ce sont les expectorants et les sternutatoires. Parmi les premiers, il faut citer comme méritant la préférence, les antimoniaux, la décoction de polygala, l'oxymel scillitique, l'ipécacuanha et le soufre à petites doses. Les sternutatoires en poudre ou en vapeurs, les fumigations irritantes avec le vinaigre, ont quelque avantage par les secousses de toux qu'ils produisent, et qui, comme celles du vomissement, facilitent l'expectoration des fausses membranes. Toutefois Guersant pense que l'utilité de ces divers moyens est assez restreinte, parce que, suivant lui, les secousses de la toux et du vomissement ne peuvent avoir quelques chances de succès que lorsque des mucosités abondantes sont sécrétées dans les bronches, soulèvent les fausses membranes et en facilitent l'expulsion ; elles échouent quand la toux est constamment sèche, parce que la colonne d'air glisse, sans l'ébranler, sur la surface de la pellicule couenneuse, trop intimement unie à la muqueuse sous-jacente.

Les révulsifs cutanés sont aussi employés avec avantage dans quelques cas de croup. Albers et Royer-Collard ont préconisé les sinapismes appliqués avec persévérance sur les membres inférieurs. Mais le vésicatoire est, de tous les moyens de ce genre, celui qui a été le plus vanté par Jurine. Suivant cet auteur, il faut préférer les vésicatoires volants aux vésicatoires permanents, parce qu'on peut avec les premiers multiplier avantageusement les foyers d'irritation dans le voisinage de la partie malade. On peut les employer à toutes les périodes de la

maladie, mais de préférence après les émissions sanguines:
Nous ne pensons pas que l'application des vésicatoires à la
partie antérieure du cou ait les inconvénients que Jurine redoute en disant que leur action irritante peut s'étendre à la
trachée. M. Bretonneau a souvent employé le vésicatoire et a
vu qu'il échouait dans certaines épidémies; mais cet insuccès
ne doit pas le faire proscrire hors de ces conditions spéciales.

Les purgatifs, même les plus énergiques, les sudorifiques,
sont des moyens sur lesquels on doit très peu compter et qu'il
n'est bon d'employer que d'une manière accessoire.

Les antispasmodiques ne sont pas sans utilité, mais ne méritent point cependant tous les éloges qu'on leur a donnés,
parce que dans la plupart des cas où ils ont eu du succès, il
s'agissait de laryngites striduleuses et non pas de véritables
croups. C'est ainsi qu'on a vanté outre mesure le musc, l'éther,
le camphre, et surtout l'asa fœtida. Ces moyens trouvent toutefois leur emploi dans le véritable croup, lorsque les symptômes décèlent une prédominance de l'élément nerveux,
lorsque, par exemple, il y a des exacerbations très intenses, et
que dans l'intervalle le peu d'intensité des symptômes persistants annonce que la fausse membane ne forme pas un obstacle
bien considérable au passage de l'air. C'est alors que peuvent
être employés, mais seulement comme moyens d'une urgence
secondaire, les médicaments cités plus haut, et surtout les
bains tièdes prolongés et répétés tous les jours et même deux
fois par jour.

Nous pensons que les narcotiques ne doivent être employés
qu'avec une extrême réserve, même dans le cas où il y a,
comme nous venons de le dire, indication d'employer les antispasmodiques. Les narcotiques, en stupéfiant l'influence nerveuse générale, pourraient rendre l'asphyxie plus prompte et
plus facile. Tout au plus, pourrait-on employer localement
à l'extérieur une substance capable de diminuer la disposition
au spasme des muscles du larynx, et celle que nous préfé-

rerions serait l'extrait de belladone en frictions au-devant du cou.

- Les toniques sont avantageux dans la dernière période quand les forces sont épuisées et ont besoin d'être ranimées pour suf-, fire aux efforts qu'exige l'expulsion des fausses membranes ;; on préfère comme tels l'eau vineuse et le quinquina.

- Avant de parler du traitement topique dont l'application offre plus ou moins de difficultés, nous devons rappeler com-, bien il est important de le diriger de bonne heure contre l'angine couenneuse qui précède presque constamment le croup, afin d'empêcher sa propagation au larynx. Les moyens dont on se sert le plus ordinairement sont l'acide chlorhydrique pur ou mêlé à deux parties de miel, la solution concentrée de nitrate d'argent, le calomel, l'alun en poudre ou en garga-risme, etc. Nous traiterons plus en détail de l'emploi de ces moyens quand nous parlerons de l'angine couenneuse.

- *Traitement chirurgical.* — L'efficacité presque constante de la cautérisation contre l'angine couenneuse permet de penser que cette cautérisation aurait les mêmes succès contre le croup, si elle pouvait être appliquée aussi facilement à l'in-térieur du larynx que sur les parois de la cavité gutturale. Malheureusement, dans le croup, les topiques ne peuvent être portés d'une manière sûre et efficace sur le siége du mal, qu'a-près une opération préalable qui le rende accessible, c'est-à-dire après la trachéotomie. Cependant, comme cette opé-ration n'est pas sans gravité par elle-même et par ses suites, on ne doit pas passer sous silence les efforts qu'ont fait quel-ques chirurgiens pour porter les caustiques sur les parois de la glotte par son ouverture supérieure. C'est ainsi que dans un cas Dupuytren tenta de détacher les fausses membranes du larynx, et de les extraire en écouvillonnant avec rapidité l'in-térieur de ce conduit, à l'aide d'une éponge fixée sur une baleine. Cette tentative n'eut qu'un succès incomplet, parce que les fausses membranes s'étendaient dans les bronches. D'ailleurs, cet écouvillonnement, en supposant qu'il puisse, malgré la difficulté du procédé qui l'a déjà fait abandonner, amener l'expulsion de la fausse membrane et rendre libre le passage de l'air, n'est aucunement propre à prévenir la reproduction de l'enduit plastique, puisqu'il ne modifie en rien l'état pathologique de la muqueuse. A cette opération insignifiante, il faut préférer la cautérisation telle que l'a pratiquée avec succès M. Gendron, à qui nous empruntons les faits suivants :

« Le 12 octobre 1829, je fus appelé, dit ce médecin, auprès d'une jeune fille âgée de cinq ans, qui avait commencé à tousser et à se plaindre le 8. — Le 11, la voix fut enrouée, la respiration gênée. — Le 12, toux rauque, un peu grasse, voix complétement éteinte, agitation continuelle, efforts violents pour respirer, visage pâle, couvert de sueur, disposition à l'assoupissement. Les amygdales sont tapissées de bandelettes blanches qui s'étendent en bas hors de la portée de la vue. Cautérisation avec l'acide chlorhydrique pur et concentré, à l'aide d'une petite éponge dirigée sur le pharynx, les amygdales, la glotte. Une toux convulsive avertit que le caustique a pénétré dans le larynx : émétique. La nuit suivante plusieurs accès de suffocation, la malade veut se jeter hors du lit pour respirer au grand air. — Le 13, cautérisation, émétique. Vomissements de lambeaux membraneux. — Le 14, même traitement. La toux expulse un lambeau membraneux très consistant, long de 2 centim. et demi sur 2 et quart de largeur; la respiration devient plus libre. — Les 15 et 16, cautérisation, émétique, vomissements de lambeaux membraneux et de mucosités sanguinolentes. Le larynx est devenu douloureux à la pression; on cesse tout traitement. — La santé se rétablit, la voix reste couverte près de trois semaines. »

M. Gendron cite encore le fait suivant : « J. Fabre, âgé de onze ans, ressent un frisson le 3 mars 1835. — Le 4, mal de gorge; les jours suivants, toux, la voix se couvre de plus en plus; l'aphonie est complète le 10 mars, jour de son entrée à l'hospice de Château-du-Loir. Le pharynx, les tonsilles, les piliers postérieurs du voile du palais, sont complétement couverts d'un enduit blanchâtre qui ne s'étend pas jusqu'en haut, mais dépasse les limites inférieures du gosier; la partie postérieure du voile du palais et de la luette est débordée par une concrétion. Inspiration bruyante, ronflante pendant le sommeil, efforts pour parler, paroles voilées, déglutition facile, visage coloré, peau chaude, pouls à 80. Les ganglions sous-maxillaires ont acquis le volume d'une noix. Application de solution de nitrate d'argent (nitrate, 60 centigrammes; eau, deux cuillerées), à l'aide d'une éponge conique, fixée à l'extrémité d'une tige courbée à angle droit, et portée avec soin du pharynx sur la glotte. L'éponge ramène des mucosités denses et puriformes: émétique; vomissements de mucosités liquides abondantes, de glaires puriformes, et de parcelles de matière blanche concrète. — Le 11, voix *id.*, visage moins coloré, respiration plus facile, expectoration mucosopuriforme très abondante : le crachoir en est rempli. De temps en temps, efforts pénibles de sputation qui détachent de la matière pultacée. — Le 12, cautérisation. — Le 13, pharynx et amygdales nets, timbre de la voix toujours couvert, même nature et même abondance de la matière expectorée, respiration libre. — Le 16, le timbre de la voix commence à reprendre de la sonorité. — Le 20, complet rétablissement.

« Ces deux observations et une troisième analogue démontrent que des cautérisations dirigées vers la glotte, sont sans inconvénient et peuvent entraver les progrès du croup; elles ont réussi même après plusieurs accès de suffocation (1). »

Aux faits intéressants rapportés par M. Gendron, nous pourrions en joindre quelques-uns semblables tirés de notre pratique, qui montreraient aussi le succès de la cautérisation pratiquée sur l'orifice supérieur du larynx, au moment où la diphthérite qui existait dans la gorge commençait à envahir

---

(1) *Journal des conn. méd.-chir.*, nov. 1833.

l'organe de la voix. Nous nous contenterons de dire que pour cette opération, nous préférons à l'éponge montée sur une tige de baleine, une pince à anneaux recourbée à son extrémité, de manière que le petit bourdonnet de charpie imbibé d'une solution caustique dont elle est armée, se dirige naturellement en bas vers la cavité du larynx, lorsque le chirurgien ramène l'instrument d'arrière en avant, comme s'il voulait relever l'épiglotte.

Quoique l'utilité de la trachéotomie dans le croup ne soit plus aujourd'hui contestée, il est difficile d'en établir les indications, parce que les praticiens ne sont pas d'accord sur l'époque de la maladie à laquelle elle est absolument nécessaire. Les uns, prudents ou timides, ou peut-être plus confiants dans les autres moyens, veulent que la trachéotomie ne soit considérée que comme la dernière ressource de la médecine, et ne soit pratiquée qu'à la dernière extrémité. D'autres, au contraire, plus hardis ou mieux convaincus de l'insuffisance de toutes les médications, veulent qu'on opère de bonne heure, et, comme le dit M. Trousseau, le plus tôt possible. Guersent remarque avec raison que si l'on attend la troisième période, c'est-à-dire cette époque à laquelle la suffocation, d'intermittente ou rémittente qu'elle était d'abord, est devenue continue, et par conséquent l'asphyxie déjà avancée, la faiblesse très grande, on ne peut raisonnablement avoir que peu d'espoir de guérison. C'est une erreur de croire que dans le croup l'asphyxie ne commence que lorsque la suffocation n'est plus rémittente; elle commence dès les premiers accès, et dans leurs intervalles la respiration n'est point assez libre pour détruire tous les effets de ces accès. Peu à peu les poumons et les gros vaisseaux s'engorgent, et c'est moins le croup lui-même que cet arrêt de la circulation qui vers la fin de la vie donne à l'asphyxie la marche continue qu'elle n'avait pas au début. M. J. Garin a insisté, dans sa thèse inaugurale, sur toutes les circonstances qui démontrent que cette asphyxie est bien la cause réelle de la mort dans le cas de croup, et que ses signes pour être moins évidents n'en sont pas moins certains, ni le résultat moins fàcheux:

On a présenté, contre la trachéotomie dans le cas de croup ou d'œdème de la glotte, des objections vraiment étranges que nous allons rappeler. Il est constant, a-t-on dit, 1° que la plupart des individus qui succombent à ces maladies, n'ont pas l'ouverture de la glotte tellément rétrécie que l'air ne puisse plus pénétrer dans le larynx ; 2° que plusieurs de ces malades meurent dans l'intervalle des accès de suffocation, et lorsque la respiration quoique gênée n'est pourtant point interrompue ; 3° qu'ils succombent plutôt à une asphyxie lente qu'à une suffocation brusque et soudaine, à laquelle une opération puisse immmédiatement remédier, etc. Il nous paraît superflu de réfuter un pareil raisonnement; car pour être lente, l'asphyxie est-elle moins réelle et moins la cause de la mort? Qu'est-ce qui la produit; sinon la présence d'un obstacle qui rétrécit le calibre du larynx ? Et que faut-il combattre, sinon l'obstacle même ?

Oui, comme le dit M. Trousseau, plus on attend pour opérer, plus on risque : 1° de trouver des fausses membranes étendues au loin dans les bronches ; 2° de ne pouvoir remédier à la congestion, à l'engouément, à l'inflammation et à l'emphysème pulmonaire, accidents fréquents dans la dernière période; 3° l'opération devient plus difficile, à cause du gonflement des vaisseaux qui augmente avec les progrès de l'asphyxie. Si, au contraire, on opère de bonne heure, les inconvénients en général minimes de l'opération ne peuvent être mis en balance avec les inconvénients très-graves résultant de la persistance des fausses membranes dans le larynx, et de leur propagation dans les bronches ; on agit sur un sujet non encore débilité par les émissions sanguines et les autres médications, circonstance qui augmente incontestablement les chances de guérison. Enfin, en faisant appel aux résultats déjà fournis par l'expérience, la nécessité d'opérer de bonne heure ne peut être un instant contestée. En effet, M. Guérsent, qu'on n'accu-

sera pas d'exagérer l'utilité de la trachéotomie et de décrier
l'emploi des autres moyens, avance, comme nous l'avons vu,
qu'on sauve tout au plus un malade sur cinq sans opération.
Or, la comparaison est tout à fait favorable à la trachéotomie.
Au mois de février (1844), M. Trousseau comptait vingt-huit
succès sur cent trente malades opérés, la plupart à la dernière
extrémité, en sorte que si l'on faisait le choix parmi ces
opérations, de celles qui furent pratiquées dans la seconde
période et de celles qui le furent dans la troisième, on verrait
dans les premières une proportion de succès bien supérieure ;
on remarquerait, de plus, que l'absence de tout traitement
antérieur a singulièrement favorisé l'heureuse issue de l'opération.

On est presque tenté, en face de ces résultats, de faire table
rase des autres médications et de mettre en première ligne la
trachéotomie, comme le moyen le plus sûr de guérir le croup.
Cependant, quelque solides que soient les raisons sur lesquelles on peut établir le précepte de recourir à cette opéra-
ton, dès que l'existence d'une fausse membrane dans la glotte
paraît confirmée, et sans se préoccuper des chances que pourraient avoir d'autres médications, la majorité des praticiens
n'adoptera cette conduite que lorsque la supériorité en aura été
démontrée par un plus grand nombre de faits et qu'il y aura
sur ce point évidence pour tous. Jusque-là, l'opportunité de
la trachéotomie dans le croup et la détermination précise de
l'époque où elle doit être pratiquée, seront des questions en
grande partie abandonnées au discernement de chaque médecin en particulier, et ici, comme pour l'opération de la hernie,
les succès seront en général le privilége du tact, du coup
d'œil et de l'expérience. La plus grande analogie, en effet,
existe entre le débridement herniaire et l'ouverture du conduit
aérien ; le premier est urgent dès que la péritonite ou la gangrène de l'intestin est imminente ; la seconde est nécessaire
aussitôt que les progrès de l'asphyxie menacent la vie.

Notre intention n'est pas de décrire longuement les différents procédés par lesquels on a proposé à diverses époques d'ouvrir à l'air de la respiration une voie artificielle, ni surtout de discuter complétement leurs avantages et leurs inconvénients respectifs. La méthode presque universellement admise aujourd'hui consiste à ouvrir la trachée seule et à respecter le larynx, et, comme aucun chirurgien de nos jours n'a eu, aussi souvent que M. Trousseau, l'occasion de pratiquer la trachéotomie et, par conséquent, de perfectionner cette opération, c'est son procédé que nous décrirons. Nous indiquerons ensuite les modifications très dignes de remarque qu'un de nos confrères a proposées récemment, et celles que nos propres recherches nous ont conduit aussi à soumettre à l'appréciation des hommes de l'art.

Depuis la découverte de l'anesthésie chirurgicale, on a dû se demander s'il convenait d'y avoir recours dans la trachéotomie. La plupart des chirurgiens l'ont rejetée dans ce cas pour des raisons faciles à comprendre. Il est, en effet, fort à craindre que l'état d'asphyxie plus ou moins avancée dans lequel on opère les malades, ne rende plus dangereux les effets toxiques des anesthésiques. En second lieu, les secousses de toux et les grandes inspirations qui suivent de près l'ouverture de la trachée, sont fort utiles pour arrêter l'hémorrhagie, prévenir l'entrée du sang dans la trachée et la suffocation qui en résulte. Or, ces phénomènes auraient certainement moins de tendance à se produire chez un sujet anesthésié. Enfin, comme l'a signalé M. Bouchut, l'anesthésie des téguments qui existe souvent dans la période asphyxique rend l'opération peu douloureuse et l'emploi des anesthésiques deviendrait superflu.

Cependant l'anesthésie paraît avoir été employée avec succès dans quelques cas rares.

Ainsi, M. Snow a endormi un enfant atteint de croup, pendant que M. Smith a fait l'opération. Tout s'est très bien passé pendant les quarante premières heures qui ont suivi l'opération, qui, elle-même, n'a rien présenté de particulier au point de vue où nous envisageons ici la question.

L'enfant est mort sans agonie après ce laps de temps, et l'autopsie a prouvé qu'il avait succombé à l'asphyxie occasionnée par la présence de fausses membranes qui recouvraient tout l'arbre bronchique jusque dans ses dernières ramifications.

Le chloroforme n'a donc eu aucune influence fâcheuse sur l'issue de la maladie, et M. Snow s'appuie, pour ne pas exclure les anesthésiques de la pratique de la trachéotomie, sur ce que le chloroforme employé avec prudence et à dose modérée, ne diminue pas la force des mouvements respiratoires.

M. Snow dit avoir fait des expériences qui lui ont démontré qu'il ne faut pas aux personnes anesthésiées une plus grande quantité d'air qu'aux personnes en santé ; qu'au contraire, il leur en faut moins (1).

Procédé opératoire. — L'enfant est couché sur une table ; un oreiller roulé est placé sous la nuque, de manière à faire saillir la région antérieure du cou, mais pas trop fortement, parce que, dans cette situation, les muscles sous-hyoïdiens et l'aponévrose cervicale trop tendus, déprimeraient la trachée, et parce que les veines ouvertes restant plus facilement béantes, l'introduction de l'air y serait plus facile. Le malade étant donc maintenu par des aides, le chirurgien incise rapidement la peau, puis il pénètre lentement jusqu'à la trachée, dont il met à nu plusieurs anneaux et l'incise enfin assez largement. Il évite autant que possible les vaisseaux veineux ; s'il ne peut les éviter, il les coupe franchement et continue l'opération sans les lier, l'hémorrhagie s'arrêtant toujours dès que la canule est introduite dans la trachée.

La trachée étant incisée, on introduit aussitôt entre les lèvres de l'incision les deux branches d'un instrument dilatateur ; on relève rapidement l'enfant, et on attend que la respiration soit entièrement rétablie et que l'hémorrhagie soit arrêtée.

(1) *Bulletin gén. de thérap.*, 1852, p. 94.

Si, malgré l'ouverture du tube aérien, l'enfant reste dans une espèce d'asphyxie ou de syncope, il faut projeter sur le visage de l'eau froide ou introduire dans la trachée l'extrémité empennée d'une plume pour réveiller la contraction des muscles inspirateurs.

S'il y a de l'orthopnée, on injecte dans la trachée-artère quelques gouttes d'eau froide, et l'on parcourt rapidement ce conduit avec un écouvillon, qui consiste en une petite éponge fixée à l'extrémité d'une tige de baleine extrêmement flexible. Cette manœuvre, que l'on répète une ou plusieurs fois, a pour but d'aider à l'expulsion du sang et des fausses membranes qui peuvent exister dans la trachée-artère ou dans les bronches.

M. Trousseau érige en précepte d'éviter les vaisseaux veineux et de ne jamais les lier; voici comment il justifie cette conduite :

« Si l'on incise lentement et successivement les tissus qui séparent la peau de la trachée-artère, on voit, dans chaque mouvement inspirateur, les veines thyroïdiennes se gonfler dans la plaie. Quand elles sont placées sur les côtés de la voie que se fait le bistouri, on va en avant; mais si elles se placent sous le tranchant de l'instrument, on les écarte avec des érignes mousses, et cela se fait sans difficulté.

» Quelquefois, pourtant, les veines thyroïdiennes des deux côtés s'anastomosent ensemble et forment des espèces de ponts qui se placent en travers au-devant de la trachée; dans ce cas, il faut bien se décider à les couper. Il s'écoule alors beaucoup de sang, que l'on peut arrêter le plus souvent par la pression exercée avec la pulpe du doigt, d'un côté par l'opérateur, de l'autre par un aide. Cependant on continue d'inciser en le dirigeant sur l'ongle de l'indicateur enfoncé dans la plaie, et en ayant soin d'éponger souvent, on aperçoit la trachée. On l'incise alors rapidement et l'on introduit le dilatateur. L'hémorrhagie s'arrête à l'instant (1).

____

(1) Rilliet et Barthez, t. I, p. 371.

M. Trousseau n'a jamais été dans la nécessité de lier les veines. MM. Bretonneau, A. Bérard, Guersent fils, qui ont fait très souvent cette opération, évitent aussi de faire cette ligature qui, suivant eux, ne serait probablement pas sans inconvénient, d'une part, en faisant courir les risques d'une phlébite si grave dans cette région du corps, d'une autre part, en rendant très longue une opération qui souvent est pratiquée dans des circonstances où il est urgent de ne pas perdre de temps. Cependant cette opinion est loin d'être généralement admise. M. Velpeau veut qu'on lie les vaisseaux dès qu'ils sont ouverts et même avant de les inciser. M. Malgaigne veut qu'on fasse faire au malade de larges inspirations pour diminuer l'hémorrhagie veineuse (conseil inexécutable puisqu'il y a obstacle à l'inspiration par le fait de la maladie); et qu'on lie toutes les bouches vasculaires qui continuent à donner du sang. « Ce n'est, dit-il, que quand l'écoulement est arrêté qu'il faut ouvrir la trachée. » Enfin, on sait que la crainte de l'hémorrhagie a inspiré à M. Récamier l'idée de faire l'opération en deux temps et de n'ouvrir la trachée qu'après douze ou vingt-quatre heures; le conseil serait bon si le malade pouvait attendre.

La dissidence des auteurs sur les moyens à opposer à l'hémorrhagie prouve qu'elle constitue un accident souvent sérieux de la trachéotomie, alors même qu'elle provient uniquement de la division des rameaux du plexus veineux thyroïdien. Elle serait autrement fâcheuse si elle résultait, comme dans un cas signalé par Béclard, de la lésion du tronc brachio-céphalique, ou de celle de la carotide, dont Desault a cité un exemple. Si un pareil malheur arrivait, il faudrait aussitôt lier le vaisseau lésé avant de terminer l'opération.

L'hémorrhagie n'est pas seulement par elle-même l'accident principal et le plus ordinaire de la trachéotomie, mais elle peut en amener un second, si elle ne cesse pas avant ou aussitôt que la trachée est ouverte : cet accident, c'est l'entrée du sang dans le conduit aérien. Il en résulte un obstacle immédiat à la respiration, lequel commmé par une espèce de cercle vicieux, en même temps qu'il augmente l'imminence de l'asphyxie, tend à entretenir l'hémorrhagie qui ne s'arrête, en général, qu'autant que la respiration peut se faire largement et sans difficulté. Pour prévenir cet accident, il faut que le chirurgien introduise rapidement et sans tâtonner, le dilatateur ou la canule dans la trachée aussitôt que celle-ci est ouverte. Alors l'air pénètre aisément, l'expiration seule ou accompagnée de toux (dans ce cas la toux est aphone) rejette le peu de sang qui s'est introduit, et le retour de la respiration normale faisant cesser l'hémorrhagie, l'introduction du sang n'a plus lieu.

M. Trousseau a vu plusieurs fois l'asphyxie arriver, et la respiration cesser pendant l'opération ; le malade était dans un état de mort apparente. Il faut alors terminer le plus vite possible la trachéotomie et introduire la canule ; puis, faisant placer le malade sur le côté s'il s'écoule du sang dans la trachée, et sur le dos dans le cas contraire, on fait sur le ventre et sur la poitrine des pressions alternatives qui chassent l'air des poumons et l'y appellent de nouveau. Par ces moyens, M. Trousseau a vu tous ses malades revenir à la vie. Dans un cas rapporté par M. Garin, on eut recours à l'insufflation avec la bouche, soit immédiatement dans la canule, soit à l'aide d'une sonde de gomme élastique. Ce moyen paraît très efficace, et nous recommandons fortement son emploi.

La syncope arrive très fréquemment après la trachéotomie, au moment où, la respiration devenant libre, la congestion cérébrale cesse subitement. Elle peut durer plusieurs minutes, une heure même sans être mortelle. Pour la faire cesser il faut jeter de l'eau froide au visage ou en instiller quelques gouttes dans la trachée-artère en écouvillonnant un peu vivement ; en même temps on fait coucher horizontalement le malade.

Lorsque le dilatateur, placé depuis quelques instants dans l'ouverture de la trachée, a permis à la respiration de se rétablir complétement, il faut songer à le remplacer par une canule. Toutefois, quand il y a de fausses membranes dans la trachée, il convient de laisser le dilatateur dans la plaie jusqu'à ce qu'elles soient expulsées, et l'on favorise leur expulsion d'abord par quelques instillations d'eau froide dans les bronches, puis par des écouvillonnements répétés. Si les fausses membranes restent fixées par une de leurs extrémités, on peut, au moment où elles se présentent dans la plaie sous l'influence de la toux, les saisir avec une pince et les arracher.

Chez les enfants vigoureux, chez ceux à qui le rétablissement de la respiration a rendu immédiatement assez de forces pour qu'on puisse sans danger provoquer de nouveaux efforts expiratoires, M. Trousseau conseille, avant de placer la canule, d'instiller dans la trachée quelques gouttes d'une solution peu concentrée de nitrate d'argent, ou si l'on pense que le larynx était seul envahi par la diphthérite, de promener seulement dans le tube trachéal l'écouvillon imbibé d'une solution très concentrée (eau distillée, 5 gram., nitrate d'argent, 1 gram.). Au contraire, chez les enfants opérés dans la période extrême du croup, on appliquera immédiatement la canule, sauf à recourir un peu plus tard à l'instillation du nitrate d'argent.

La canule bivalve de M. Gendron et la canule pleine et courbe de M. Bretonneau ont été longtemps préférées. Mais aujourd'hui on emploie surtout la canule double de M. Trousseau. Lorsqu'elle est oblitérée par des mucosités ou des fausses membranes, on retire la canule intérieure, que l'on remplace immédiatement par une canule de rechange, sans toucher à la canule extérieure, qui reste toujours en place. De cette façon, on évite l'obstruction du tube, et l'on n'exerce pas sur la plaie des manœuvres directes, qui l'irritent et fatiguent le malade. La canule doit être assez longue pour pénétrer dans la trachée d'une longueur de 2 centimètres, parce que la tuméfaction des bords de la plaie rend la trachée plus profonde les jours suivants. Si la canule n'était pas assez longue, elle pourrait sortir dans les secousses de toux, et l'enfant périr subitement asphyxié, comme on n'en a que trop d'exemples. Quant au calibre de la canule, il faut qu'elle ait, pour les enfants de six mois à deux ans, 5 millimètres de diamètre à son ouverture trachéale; de deux à quatre ans, 6 millimètres; de quatre à six ans, 7 millimètres; de six à dix ans, 8 millimètres; pour les adolescents, 9 millimètres; enfin, pour les adultes, 12 à 13 millimètres.

Il faut veiller avec le plus grand soin à ce que la canule ne soit obstruée ni par les mucosités ni par les fausses membranes qui pourront se détacher de la muqueuse. Lors donc qu'on voit la respiration s'embarrasser, il faut écouvillonner la canule; il est même prudent de la changer deux fois en vingt-quatre heures, et comme, pendant les premiers jours, au moment où on la retire, la plaie de la trachée tend à se fermer, il faut, lorsqu'on ne se sert pas d'une canule double concentrique, introduire tout de suite ou une autre canule ou le dilatateur. Plus tard, la plaie reste assez facilement béante pendant quelques minutes, et l'ablation de la canule offre moins de danger; il faut même, lorsqu'on a lieu de croire à la disparition de l'obstacle qui existait dans le larynx, laisser l'enfant sans canule aussi longtemps que possible, pour qu'il reprenne l'habitude de respirer par le larynx. Au fur et à mesure qu'on voit augmenter la perméabilité de la glotte, on oblitère incomplétement l'ouverture de la trachée par un corps étranger; de jour en jour, on rend l'oblitération plus complète, jusqu'à ce qu'enfin le malade puisse respirer complétement, cette ouverture restant fermée. L'époque à laquelle on peut ôter définitivement la canule varie beaucoup. M. Trousseau a pu l'enlever une fois au bout de quatre jours; le plus ordinairement il le fait du dixième au treizième. Une fois il l'a laissée quarante-deux jours et cinquante-trois une autre fois.

Dès que la canule est enlevée, ou rapproche les bords de la plaie avec du taffetas d'Angleterre. La solution de continuité de la trachée-artère et celle des parties molles se ferment ordinairement en peu de jours. M. Trousseau n'a pas encore vu une seule fois persister une fistule aérienne après la trachéotomie.

Les canules, dont le séjour se prolonge pendant quelques

jours dans la trachée, y déterminent quelquefois des ulcérations. M. le docteur Roger, qui récemment a publié sur ce fait
d'intéressantes recherches, a pu en réunir vingt et un exemples. L'ulcération s'est présentée deux fois sous la forme d'une
simple érosion, et quinze fois sous celle d'une ulcération proprement dite. Enfin, dans quatre cas la perforation complète
de la trachée a été constatée. Pour prévenir cet inconvénient
des canules ordinaires, M. Roger a proposé de se servir d'une
canule de forme nouvelle, sur l'utilité de laquelle l'expérience
ne tardera pas sans doute à prononcer.

Nouveaux procédés opératoires. — Quoique la trachéotomie
ait été amenée par les progrès de l'art à un haut degré de
perfection, elle est encore environnée d'assez grandes difficultés et de dangers assez sérieux pour qu'on doive accueillir
favorablement les modifications proposées dans le but de la
rendre et plus simple et plus sûre. En effet, elle n'est pas seulement difficile pour celui qui ne trouve que rarement l'occasion, dans sa pratique médicale, de s'exercer au manuel des
opérations, elle l'est même pour les hommes les plus versés
dans la médecine opératoire, et une vaste expérience peut seule
faire éviter les dangers auxquels on est exposé. Mais cette expérience ne peut s'acquérir que sur le vivant; car la pratique
de l'opération sur le cadavre ne présente pas même l'ombre
des difficultés qu'on rencontre chez un malade en proie à une
suffocation imminente. Et cependant c'est une de ces opérations, comme celle de la hernie, que tous les praticiens sont
appelés à faire, puisqu'elle ne peut être différée dans les cas
qui la réclament.

M. Garin, dont nous allons rappeler les recherches sur ce
sujet, a fait au procédé ordinaire de nombreuses objections
dont plusieurs au moins nous paraissent fondées. « Quand on
réfléchit, dit-il, au lieu d'élection adopté pour l'incision des
tissus sous-cutanés et pour l'ouverture de la trachée-artère,
on demeure vraiment surpris. Pouvait-on, en effet, choisir,
dans la région sous-hyoïdienne, un point plus abondant en

vaisseaux de tout genre ? Partager le corps thyroïde et porter plus bas le bistouri, n'est-ce pas s'exposer à ouvrir, comme l'indique d'ailleurs le procédé cité plus haut, le plexus veineux thyroïdien tout entier et l'artère thyroïdienne de Neubaüer quand elle existe, sans compter encore les rameaux artériels nombreux qui s'anastomosent dans la glande et qui viennent des carotides externes ? N'est-ce pas courir la chance de blesser le tronc innominé, ou l'artère carotide primitive ? On peut d'autant mieux atteindre ces vaisseaux chez l'enfant que, le col étant plus court, on a plus de chances de les rencontrer, sans porter très bas l'incision des tissus qui recouvrent la trachée. » Lorsqu'on a ouvert ce conduit, tous les dangers ne sont pas écartés, car, outre celui de l'hémorrhagie qui peut continuer, l'asphyxie est encore à craindre si une partie du sang s'engage dans la cavité aérienne. L'écartement des bords de la plaie trachéale et l'introduction de la canule sont les seuls moyens d'arrêter l'hémorrhagie, mais ils sont très difficiles à pratiquer promptement. Si l'ouverture de la trachée n'est pas assez étendue, l'élasticité de ses anneaux en rapproche les bords, et ni le doigt ni le dilatateur ne peuvent s'y engager, et ce qui augmente encore les difficultés, c'est la mobilité incessante de la trachée dont on suit avec peine les déplacements au fond d'une plaie profonde. Enfin, un dernier inconvénient signalé par M. Garin, et d'ailleurs assez généralement reconnu, est celui de fixer la canule avec des lacs entourant le cou et se nouant en arrière ; si ces lacs sont trop serrés, ils compriment le cou et gênent la circulation dans les jugulaires ; si on les serre moins pour éviter cette compression, ils n'assujettissent pas la canule solidement. En définitive, la trachéotomie, telle qu'on la pratique ordinairement, a sans doute l'avantage de conduire dans un point de la trachée plus convenable, soit pour l'établissement de la canule, soit pour les manœuvres du traitement consécutif ; mais cette opération n'y fait pénétrer qu'à travers des dangers presque inévitables.

Pour éviter ces inconvénients dont nous avons pu par nous-mêmes apprécier la gravité, M. Garin a proposé : 1° de remplacer la trachéotomie par la crico-trachéotomie. On attaque ainsi le conduit aérien dans un point où il est plus superficiel et dépourvu de vaisseaux dangereux. Le cartilage cricoïde est très souple et les bords de son incision faciles à écarter chez les enfants. Chez l'adulte on pourrait encore préférer la trachéotomie. 2° On peut, à l'aide d'un instrument particulier, pénétrer par ponction à travers la membrane thyro-cricoïdienne, inciser de dedans en dehors la trachée et les parties qui la recouvrent seulement dans une étendue suffisante, et, sans désemparer, dilater l'ouverture de la trachée pour y placer la canule. 3° Enfin, la canule peut être remplacée par une espèce de collier à griffes qui maintient l'ouverture trachéale béante.

Le trachéotome dilatateur de M. Garin est une espèce de pince à ressort comme la pince à ligature commune, mais dans laquelle on a substitué aux tiges qui saisissent le vaisseau, deux petites lames légèrement recourbées vers la pointe, dont l'une, un peu plus large que l'autre, est tranchante sur son bord concave. Quand cette pince est fermée, elle fait office de bistouri pour ponctionner et inciser la trachée ; quand elle s'ouvre par l'échappement du ressort, elle écarte les lèvres de la trachée comme un dilatateur.

Le collier dilatateur est un arc de métal flexible qui embrasse le cou en arrière, et aux extrémités évasées duquel sont attachés en avant, par l'intermédiaire d'une courroie, deux crochets plats et larges qui, en tirant en sens opposé sur les bords de l'ouverture trachéale, conservent à l'air un libre passage. Le collier a sur les canules l'avantage de ne point diminuer le calibre déjà si étroit de la trachée chez les enfants, et de la laisser partout accessible aux moyens topiques du traitement ; de n'être sujet ni à se déplacer ni à s'oblitérer ; enfin, de permettre au cou de se gonfler sans inconvénient dans les accès de suffocation.

Le procédé opératoire s'accomplit en trois temps. Dans le

premier on fait pénétrer l'instrument dans la trachée à travers la peau et la membrane crico-thyroïdienne ; dans le second, on incise la peau et la trachée dans une étendue convenable en faisant glisser l'instrument de haut en bas sur le fond de l'organe que le bord convexe des lames est incapable de blesser ; enfin dans le troisième on presse le ressort dont l'échappement laisse les lames de l'instrument s'écarter et dilater les bords de l'incision trachéale.

On ne saurait nier ce qu'il y a d'ingénieux dans le procédé de M. Garin. Toutefois la simplification extrême de l'opération nuit peut-être à la perfection du résultat qu'elle doit atteindre.

Lorsque la ponction est faite et qu'on cherche à débrider la trachée avec les tissus qui la recouvrent, il est assez difficile de bien diriger l'instrument sur la ligne médiane de l'organe. La peau qui, dans cette région, est très élastique et très résistante ne s'incise qu'avec peine et éprouve après l'incision un retrait qui diminue son ouverture et masque celle de la trachée. Le sang vient alors à flots sans qu'on puisse, malgré le dilatateur ouvert, introduire ni canule ni crochets, et tout cet embarras vient de ce que la trachée n'est pas assez largement mise à nu par suite de l'incision insuffisante de la peau et des tissus sous-jacents. Alors l'hémorrhagie veineuse et l'asphyxie qui se produisent et s'entretiennent l'une par l'autre peuvent rapidement faire périr le malade.

Deux opérations infructueuses pratiquées suivant cette méthode et sous les yeux de son auteur, ont démontré ces inconvénients qu'il s'est empressé d'avouer. C'est dans le but de les éviter que nous avons fait ensemble de nouvelles expérimentations sur le cadavre, et nous en sommes venu à reconnaître qu'il est très facile et très simple de pénétrer dans le canal aérien au moyen d'une sonde cannelée légèrement recourbée, aiguë à son sommet, ayant une gorge étroite et juste suffisante pour loger la pointe d'un bistouri : le cul-de-sac qui la limite en bas est reporté à deux lignes de son extrémité. C'est

avec cet instrument que se pratique le premier temps de l'opération.

On le fait pénétrer dans la trachée à travers la peau immédiatement au-dessus du cartilage cricoïde. L'issue de quelques
bulles d'air apprend que la ponction est bien faite. Alors la
sonde conductrice établie dans l'organe qu'on doit ouvrir, on
fait glisser dans sa cannelure un petit bistouri très effilé avec
lequel on fait l'incision de la trachée et de la peau dans une
étendue suffisante. La peau, grâce à l'acuité du tranchant, est
partagée sans peine. Puis le bistouri retiré, il est facile de faire
glisser un dilatateur sur la sonde et de maintenir béante l'ouverture trachéale, soit avec la canule, soit avec le collier dilatateur décrit plus haut. Ce procédé est en quelque sorte une
imitation de la taille périnéale, et certes, il est moins difficile
de pénétrer dans la trachée que dans la vessie.

L'exécution de ce procédé nous a paru si simple, si facile,
si sûre, que nous avons fait de nouveaux efforts pour le rendre
aussi parfait que possible. L'inappréciable avantage qu'il présente, c'est qu'une fois la ponction faite, on a dans la trachée
un instrument qui sert de guide infaillible, soit pour inciser
ce canal, soit pour y introduire le dilatateur ou la canule, et
qui ne doit en être retiré que lorsque le maintien de l'ouverture trachéale est assuré ; de même que dans la lithotomie, on
ne retire le cathéter que lorsqu'on est bien certain de n'en
plus avoir besoin. Toutefois, ce procédé présente encore deux
inconvénients évidents. Le premier tient à la forme acérée de
l'extrémité de la sonde, qui est nécessaire pour traverser la
membrane crico-thyroïdienne, mais qui devient dangereuse
une fois que l'instrument est dans la trachée, puisque par la
moindre déviation il pourra heurter et blesser la paroi latérale ou postérieure du conduit aérien. On se garantira parfaitement de ce danger au moyen d'un instrument particulier
que j'ai imaginé. Ce n'est autre chose qu'une espèce de trois-
quarts aplati latéralement, qui, au lieu d'être logé dans une
canule, est reçu dans une sonde cannelée légèrement courbe,

dont les bords s'avancent assez sur la concavité de la tige du trois-quarts pour le maintenir solidement, tout en laissant entre eux une fente assez large pour recevoir la pointe du bistouri. La fixité du poinçon dans la *sonde-canule* est encore assurée par une vis de pression surmontée d'un bouton et placée sur le milieu de la longueur de l'instrument. Celui-ci, tenu de la main droite, comme une plume à écrire, est dirigé sur l'indicateur gauche placé sur la membrane circo-thyroïdienne, et pénètre à travers cette membrane dans la trachée; aussitôt qu'il y est arrivé, on détourne la vis de pression et l'on retire le mandrin; la sonde reste seule alors dans la trachée, et son extrémité qui est mousse ne peut en aucune manière blesser la membrane muqueuse.

Le second inconvénient vient de la difficulté qu'on éprouve à inciser la peau de dedans en dehors dans une étendue suffisante. Nous avons déjà indiqué à propos du premier procédé de M. Garin, que ce mode d'incision est suivi d'une rétraction des téguments qui gêne le reste de l'opération. Il nous paraît donc indispensable, et d'ailleurs sans aucun inconvénient, de faire préalablement l'incision de la peau avec le bistouri dans une étendue de 3 à 4 centimètres environ, à partir de l'intervalle crico-thyroïdien. Cette incision préliminaire étant faite, il sera encore plus facile de pratiquer la ponction.

Quant à la substitution du collier dilatateur aux canules jusqu'ici adoptées par les chirurgiens, elle a évidemment l'avantage de soustraire le cou à la compression produite ordinairement par les lacs qui assujettissent la canule. Si, d'ailleurs, on trouvait quelque inconvénient sérieux à écarter les bords de la plaie trachéale par le moyen des crochets du collier dilatateur, ou si l'on craignait que cet écartement ne fût pas assez solidement maintenu, on pourrait s'en tenir à la canule ordinaire. Alors, au lieu de la fixer par des lacs qui feraient le tour du cou, on se servirait de l'arc métallique du collier de M. Garin. Les lacs étant attachés aux extrémités de cet arc, il y aurait un vide entre eux et les parties latérales du cou, celles précisément dont la compression doit être évitée.

A défaut de cet arc métallique, on peut encore éviter la compression du cou en se servant d'un lien ordinaire. Seulement il ne faut pas en ramener les deux chefs directement en arrière. Il faut faire passer chacun d'eux autour de l'épaule correspondante, les ramener ensuite d'avant en arrière en croisant les clavicules et les nouer ensemble sur les apophyses épineuses du cou. Les deux épaules sont ainsi enlacées dans un 8 de chiffre à trois anneaux dont le moyen n'est en contact avec le cou qu'en avant et en arrière et laisse par conséquent tout à fait libre la région latérale où se trouvent les vaisseaux.

Dans un cas pressant où l'on n'aurait pas de canule à sa disposition, on devrait imiter la conduite de M. Maslieurat-Logemord qui a eu l'idée de courber deux épingles en crochet, et de les implanter de chaque côté de la trachée après avoir lié un fil autour de leur tête. On attacherait celui-ci derrière le cou, de manière à exercer une traction sur chaque lèvre de la plaie trachéale. Dans le cas qui suggéra cette ingénieuse idée à M. Maslieurat, on vit, au bout de deux jours, cette traction produire un écartement qui devint permanent après l'enlèvement des épingles (1).

M. Chassaignac a proposé un nouveau procédé de trachéotomie dont les motifs et le mode d'exécution ont plus d'un rapport avec les considérations que nous venons de développer. Ce chirurgien, insistant avec raison sur la difficulté d'opérer sur des parties mobiles, s'est proposé, avant tout, d'immobiliser la région, ou du moins l'organe sur lequel l'opération se pratique. Il divise l'exécution du procédé en quatre temps : 1° fixation du cartilage cricoïde; 2° incision de la trachée; 3° dilatation de la plaie; 4° introduction de la canule. Le premier temps consiste à implanter un ténaculum cricoïdien cannelé; guidé ensuite par la cannelure, il divise d'un seul

____

(1) Valleix, p. 205.

coup les trois ou quatre anneaux dont la section est indispensable pour l'introduction de la canule (1).

Malgré l'insuccès de toutes les opérations de trachéotomie, au nombre de huit, que nous avons pratiquées dans le croup, insuccès qui s'explique surtout par la résistance qu'à Lyon peut-être plus qu'ailleurs on rencontre dans les familles pour opérer en temps opportun, nous croyons, avec la majorité des chirurgiens, à l'importance des services rendus par cette opération. Mais une opinion différente a été soutenue par quelques chirurgiens, par M. Bouchut spécialement, qui a accumulé pour attaquer la trachéotomie des arguments nombreux dont plusieurs sont d'une valeur douteuse. Ce savant médecin est allé jusqu'à avancer que depuis trente ans environ la mortalité du croup à Paris a augmenté dans une proportion considérable et progressive, et que cet accroissement est en rapport avec le résultat de la trachéotomie. MM. Roger et Sée (2) ont répondu par des chiffres qui prouvent que la trachéotomie considérée en général, guérit dans la proportion de 27 pour 100, et que, pratiquée en temps opportun, c'est-à-dire au début de la période asphyxique, elle réussit 64 fois sur 100. On n'a qu'à comparer ces résultats avec ceux qu'on observe chez les enfants parvenus à la période indiquée et qu'on n'opère pas. Il est certain que tous ou presque tous succombent.

En attaquant la trachéotomie, M. Bouchut nous semble avoir cédé trop facilement au désir de rehausser l'importance d'un procédé opératoire qu'il a appelé *tubage du larynx*, et qu'il a présenté comme préférable à la trachéotomie, ou comme pouvant, au moins dans certains cas, en prévenir ou en retarder la nécessité. Cette méthode a fait tant de bruit jusque dans les académies qu'il convient d'en donner ici un aperçu. Elle consiste à dilater le larynx par des viroles placées dans la cavité de la glotte et laissées à demeure. On se sert : 1° de sondes

____

(1) *Gazette médicale de Paris,* 1853, p. 460.
(2) *Bulletin gén. de thérap.*, 1858, p. 494.

d'homme ouvertes aux deux bouts qui doivent être portées dans le larynx pour servir de guide à des viroles d'une forme particulière ; 2° de viroles d'argent cylindriques droites, longues d'un centimètre et demi à 2 centimètres, garnies à leur extrémité supérieure de deux bourrelets placés à 6 millimètres de distance, et percées d'un trou pour le passage d'une amarre en soie destinée à les retenir du dehors ; 3° d'un anneau protecteur du doigt.

Sur le cadavre, en portant le doigt sur l'épiglotte, on peut introduire une virole dans le larynx et s'assurer qu'elle y disparaît en entier, qu'elle en sort difficilement une fois introduite, que le bord supérieur est au-dessous de la corde vocale supérieure, dans les ventricules du larynx, et que le jeu de l'épiglotte et des cartilages n'est pas empêché, enfin, que la corde vocale inférieure prend place contre les deux bourrelets de la canule, par conséquent au-dessus du bourrelet inférieur correspondant à la face interne du cartilage cricoïde.

La sonde étant portée dans le larynx c'est sur elle qu'on fait glisser la virole, et le doigt qui manœuvre doit être protégé par une petite armure métallique contre l'action des dents ; cette opération n'est pas très difficile à exécuter, mais elle exige cependant des répétitions sur le cadavre et une certaine habileté qui ne s'acquiert que par l'expérience.

Avant M. Bouchut, M. Raybard avait eu l'idée de placer à demeure dans le larynx un tube dilatateur pour retarder les progrès de l'asphyxie croupale. Non-seulement cet ingénieux chirurgien avait démontré sur le cadavre la possibilité de cathétériser l'organe vocal, mais sur deux enfants atteints de croup, il en avait fait un essai qui resta incomplet et ne procura qu'un soulagement momentané. L'indocilité des malades et l'imperfection du procédé avaient rendu cette tentative infructueuse.

Dans la note communiquée à l'Académie, en 1855 (1), sur ce

_____
(1) *Gaz. des hôp.*, 1855, p. 52.

sujet, on voit que pour pratiquer ce cathétérisme, M. Raybard se sert d'une sonde de gomme élastique du volume de 6 à 7 millimètres, suivant l'âge des malades. Cette sonde ouverte par les deux bouts porte, en guise de mandrin, une sonde métallique à courbure ordinaire. Celle-ci, dépassant un peu le bout laryngien de la sonde de gomme, présente deux yeux d'assez grande dimension. L'un de ces yeux est placé du côté de sa concavité et l'autre sur sa convexité.

Pour introduire cette sonde dans le larynx on abaisse la langue avec le doigt indicateur qui sert de guide. Le long de ce doigt on porte la sonde dans la bouche et de là dans la glotte et lorsque l'instrument a pénétré dans le larynx, on l'y enfonce jusque dans la trachée-artère à une longueur d'environ 4 à 5 centimètres. Ensuite on la fixe en place en l'attachant avec des fils au bonnet de l'enfant. On peut placer et laisser cet instrument à demeure ou le retirer plus ou moins souvent.

Nous pourrions aussi parler des procédés analogues imaginés par M. Loiseau, mais l'application n'en est pas facile, et celui de M. Bouchut paraît supérieur : ce dernier a été judicieusement examiné et apprécié par M. le professeur Trousseau dans son rapport à l'Académie, en 1858. Le savant et très compétent rapporteur a considéré cette méthode comme innocente, en tant que le tube n'est pas laissé en place plus de deux ou trois jours, et comme utile puisqu'elle peut retarder et empêcher l'asphyxie croupale. Le rapport se termine par les conclusions suivantes : 1° le tubage du larynx dans certaines laryngites aiguës peut, en retardant l'asphyxie, devenir un moyen curatif; 2° dans certaines maladies du larynx, il peut permettre de retarder la trachéotomie et quelquefois de traiter et de guérir la maladie; 3° dans le traitement du croup, il retarde l'asphyxie et permet d'introduire plus facilement dans les voies aériennes des agents capables de modifier l'inflammation diphthéritique; 4° il ne peut que bien rarement suppléer à la trachéotomie, qui reste le moyen principal à opposer au croup dès que les ressources médicales sont épuisées.

Du traitement après l'opération. — Quelque procédé qu'on ait mis en usage, les soins consécutifs doivent être les mêmes. Mais les praticiens ne sont pas tous d'accord sur le genre de traitement qui convient alors. Les uns, voyant dans le croup une affection de nature à se propager de proche en proche si l'on ne modifie la vitalité du tissu muqueux, et voulant, par conséquent, prévenir le développement de la diphthérite trachéale ou bronchique, conseillent de faire une ou plusieurs fois par jour des instillations avec une solution plus ou moins concentrée de nitrate d'argent. Cette conduite devient à plus forte raison convenable, lorsque de fausses membranes existent déjà dans le tube trachéo-bronchique. Dans tous les cas, il est utile, au moment où l'on change la canule, de porter dans la cavité du larynx l'écouvillon imbibé d'une solution cathérétique.

D'autres chirurgiens rejettent dans presque tous les cas l'emploi des instillations irritantes, et se contentent de faire pénétrer dans la trachée quelques gouttes d'eau tiède ou d'un liquide émollient. Cette pratique est celle que suit ordinairement M. Gerdy qui, en 1840, comptait quatre succès sur six opérés. M. Trousseau a voulu quelquefois imiter cette manière de faire, mais jusqu'à présent la comparaison des résultats n'a pas permis une conclusion positive.

Souvent, après l'opération, la toux devient sèche et fatigante, et l'expectoration des mucosités cesse. Ce symptôme est d'un fâcheux augure. Dans le but d'y remédier, M. Barthez (1) a fait injecter dans les bronches de ses petits malades, dès que la toux présente ce caractère, quelques gouttes d'une solution de chlorate de soude. Il préfère le chlorate à base de soude au chlorate de potasse, parce qu'il a remarqué que les fausses membranes étaient plus solubles dans le premier. L'état des trois petits malades, sur lesquels on a fait ces premiers essais, s'est amendé, sous l'influence de ces instillations.

(1) *Bulletin gén. de thérap.*, 1858, p. 230.

La prééminence de l'une ou de l'autre de ces deux méthodes ne pourra donc être établie que sur de nouveaux faits. En attendant, elles présentent, à les juger d'après leurs effets probables, des avantages et des inconvénients qui semblent se compenser. L'une n'oppose aucun obstacle à la propagation de la diphthérite vers les bronches, l'autre tend à l'arrêter, mais favorise sans doute le développement d'une inflammation aiguë des bronches et du parenchyme pulmonaire. C'est en effet par la pneumonie que sont entraînés un grand nombre de ceux qui ont subi la trachéotomie.

La principale cause de cette complication, qui détruit si souvent le bénéfice de l'opération, nous paraît résider dans les qualités nuisibles de l'air qui alimente la respiration, tant que celle-ci se fait par la canule. En effet, cet air arrive directement dans la trachée moins chaud et moins humide que celui qui, à l'état normal, traverse les voies respiratoires supérieures. Aussi nous paraît-il extrêmement important de placer les malades dans une atmosphère chaude et chargée de vapeur aqueuse. On peut, dans ce but, appliquer par-dessus le cou du malade un cerceau recouvert d'un linge et d'une toile cirée, et sous lequel on fait arriver d'une manière continuelle la vapeur d'une décoction émolliente à l'aide d'une bouilloire. Ce procédé paraît avoir été mis en usage avec succès dans un cas communiqué par M. Pinel-Grandchamp à la Société médicale du XIIᵉ arrondissement de Paris.

Des contre-indications peuvent s'opposer à l'emploi de la trachéotomie. Il ne faut pas opérer quand on a lieu de croire que les bronches sont envahies, dans une grande étendue par des concrétions membraniformes, quand il y pneumonie, même simple; car cette pneumonie est toujours grave. Dans ces cas, on ne peut espérer que prolonger un peu la vie du malade, et c'est à peine si cet avantage est assez sûr pour balancer les inconvénients de la douleur qui accompagne l'opération.

Prophylaxie du croup. — Nous avons décrit, avec tout le soin que réclamait l'importance du sujet, ce qui est relatif au traitement médical et chirurgical du croup. Pour ne laisser aucune lacune dans ce qui concerne la thérapeutique de cette maladie, nous devons indiquer, en quelques mots, la conduite à tenir et les précautions à prendre pour prévenir son invasion, dans les cas où elle est à craindre, soit parce que certains phénomènes peuvent, aux yeux des gens du monde surtout, simuler ses prodromes, soit parce que quelques circonstances ont révélé l'existence d'une constitution épidémique.

Ainsi, il n'est pas rare de voir, en hiver surtout, chez les enfants, un simple rhume débuter tout à coup par une toux rauque avec gêne de la respiration. Il ne faut pas qu'en présence de ces accidents les parents s'alarment trop vivement ; car nous avons vu que le début du croup n'est presque jamais instantané, précédé qu'il est à peu près constamment d'un mal de gorge pendant quelques jours. Si, dans ce cas, qui survient ordinairement la nuit ou le matin, on ne peut voir un médecin à l'instant, il faut, en attendant son arrivée, tenir chaudement le petit malade, lui faire boire une infusion émolliente et antispasmodique, et lui faire prendre un pédiluve ou un manuluve sinapisé. Lorsque le médecin arrive auprès du malade, c'est à lui de décider l'emploi des évacuants et des saignées locales, dont l'emploi est quelquefois déjà rendu inutile par la marche décroissante des accidents.

On ne saurait trop recommander aux parents et aux médecins de ne jamais négliger l'examen de l'arrière-bouche, chez un enfant qui accuse un mal de gorge. Comme c'est par là que débute le croup, on conçoit de quelle importance il est d'arrêter et de guérir l'angine couenneuse, puisqu'en la faisant disparaître à temps, on peut souvent prévenir l'invasion du croup.

Dans les localités où le croup règne endémiquement, de même qu'en temps d'épidémie, ce n'est plus à la thérapeutique qu'il faut recourir, c'est à l'hygiène ; dans ces cas-là, il faut, autant que possible, éloigner les enfants des foyers d'infection. Si le changement de résidence n'est pas possible, il faut avoir le soin de vêtir chaudement les enfants, de les placer au milieu d'un air vif et sec, et de les faire coucher dans des chambres bien aérées et exposées au midi; enfin, il faut empêcher, autant que possible, les enfants d'avoir des rapports les uns avec les autres, parce que, dans le nombre, il peut s'en trouver un ou plusieurs déjà atteints d'angine couenneuse dont nous avons admis la propriété contagieuse ; à plus forte raison faut-il empêcher des communications entre un enfant sain et un autre qu'on sait être malade du croup.

CHAPITRE II.

DE L'ANGINE LARYNGÉE PSEUDO-CROUPALE ET DU SPASME DE LA GLOTTE.

La distinction des croups en vrais et en faux est d'une extrême importance, et doit être considérée comme un des plus grands progrès que les travaux de ces derniers temps ont fait faire à l'histoire des maladies du larynx. L'honneur en revient à M. Bretonneau et à Guersent.

Il nous semble que l'expression de laryngite striduleuse employée par ces deux auteurs, pour désigner une maladie qui peut simuler le croup, laisse quelque chose à désirer. En effet, elle tire son origine des caractères que la toux et la voix présentent dans cette maladie. Or, ces caractères ne sont pas constants et ne lui appartiennent pas exclusivement. Dans certains cas où il existe un véritable croup, la toux et la voix peuvent être striduleuses ; et, dans d'autres cas, la maladie peut parfaitement simuler le croup sous beaucoup de rapports, sans que la voix et la toux soient striduleuses. Nous préférerions donc le nom de faux croup, et par là nous entendons toute espèce de laryngite pouvant simuler le croup.

Si le pronostic et le traitement des vrais et des faux croups étaient identiques, il serait à peu près inutile dans la pratique de s'attacher à distinguer ces maladies, mais comme il y a sous ces rapports une différence immense, il est évident que la question du diagnostic différentiel est tout à fait capitale.

C'est à la discuter en détail et d'une manière approfondie que ce chapitre sera principalement consacré.

Caractères anatomiques.

L'anatomie pathologique des faux croups est encore fort peu connue. MM. Bretonneau et Guersent disent n'avoir jamais vu d'enfants succomber à ce qu'ils appellent la laryngite striduleuse simple. Le premier suppose qu'il s'agit d'une phlogose catarrhale, d'une simple tuméfaction œdëmateuse des lèvres de la glotte, et n'admet pas que le spasme de la glotte joue un grand rôle dans cette affection. Dans le cas de laryngite striduleuse compliquée, la mort arrive assez souvent pour qu'on ait l'occasion d'examiner le larynx sur le cadavre. Dans le cas de complication par une pneumonie, « si l'enfant succombe, dit Guersent, c'est avec tous les symptômes d'une pneumonie grave, mais jamais avec les angoisses de la suffocation croupale, même lorsqu'il conserve les caractères de la toux striduleuse. A l'ouverture du cadavre, on retrouve les altérations pathologiques propres à la pneumonie, et quelquefois un peu de rougeur dans les bronches correspondantes au côté malade; mais je n'ai jamais observé alors dans le larynx ou la trachée-artère rien qui puisse expliquer la toux striduleuse. » L'insuffisance de l'anatomie pathologique se révèle encore dans les cas appelés par certains auteurs croups nerveux, et dans lesquels on constate, à l'autopsie, non-seulement l'absence de lésions capables d'expliquer la mort, mais encore l'absence d'altérations dans le larynx propres à expliquer la toux croupale qui a existé pendant la vie.

Pourrait-on interpréter ces faits, en disant que la laryngite qui a amené la mort n'a point laissé de traces sur le cadavre, ou bien qu'elle n'a pas existé et qu'il n'y a eu que spasme du larynx? Ces deux modes d'interprétation nous paraissent également faux. Si nous supposons une laryngite simple capable de simuler le croup et d'amener la mort directement par elle-même, à coup sûr cette laryngite produira des désordres trop considérables dans l'organe vocal pour être méconnus à l'ouverture du cadavre. Si, au contraire, nous supposons une laryngite légère qui mette en jeu l'appareil musculaire de l'organe et détermine un spasme de la glotte, nous concevrons que cette maladie complexe, résultant d'une inflammation unie à un spasme, puisse très bien simuler le croup sous quelques rapports, dans quelques cas même se terminer par la mort, et cependant ne pas laisser dans le larynx des désordres bien appréciables à l'inspection cadavérique. Dans le premier cas, nous admettons une laryngite grave; dans le second; une laryngite légère, mais nécessairement accompagnée de spasme. Enfin, il reste à savoir si un spasme de la glotte existant seul peut simuler le croup. Nous n'hésitons point à répondre par la négative, car les altérations que le croup et le faux croup impriment à la voix et à la toux dépendent d'un changement survenu dans le poli de la surface muqueuse, dans l'épaisseur et la consistance de la membrane. Or, ce changement n'existant point dans le spasme idiopathique, ici la toux et la voix croupales ne sauraient exister. C'est ce que prouve une observation fort curieuse, insérée par Constant dans le *Bulletin de thérapeutique* (février 1835) :

« Un enfant de vingt et un mois est apporté à l'hôpital des Enfants malades ; la figure est calme, le teint vermeil, la peau fraîche, le pouls normal; mais, au moment où nous essayons de le mettre sur son séant, il est pris tout à coup d'un accès caractérisé par un sifflement laryngo-trachéal tout à fait analogue à l'inspiration sifflante qui se manifeste pendant le cours d'une coqueluche; la face rougit et se tuméfie; l'enfant jette ses bras à droite et à gauche ; le sifflement se renouvelle cinq à six fois dans l'espace d'une minute ; il devient de plus en plus fort à mesure que l'accès approche de sa terminaison. Du reste, pas de toux avant, pendant et après l'accès. Tout rentre brusquement dans l'ordre. L'auscultation, pratiquée une seule fois pendant l'attaque, nous permet de constater que l'air ne pénètre pas dans les dernières ramifications des bronches ni dans les vésicules pulmonaires à l'instant même du sifflement. Mais, dans l'intervalle des accès, l'appareil respiratoire ne donne aucun signe de souffrance ; l'auscultation et la percussion du thorax ne donnent que des renseignements négatifs. L'examen de l'arrière-bouche ne fait reconnaître aucune lésion de la gorge. Le doigt introduit autour de la glotte (1) ne rencontre aucune tumeur ; la pression du larynx ne fait reconnaître aucune douleur. Le pouls donne 100 pulsations ; la respiration se répète 36 fois par minute ; la déglutition n'offre aucune gêne dans l'intervalle des accès, mais quelquefois, elle les provoque, et alors on est obligé de renoncer à l'ingestion des aliments. Pendant les deux premiers jours, il se manifeste neuf à dix accès dans les vingt-quatre heures. M. Baudelocque prescrit l'extrait hydroalcoolique de belladone à la dose de 2 centigrammes et demi d'abord et ensuite à la dose de 5 centigrammes. On administre en même temps des bains tièdes. Quatre jours après l'emploi de cette médication, les accès s'éloignent et diminuent sous le rapport de leur durée et de leur intensité. On suspend alors les préparations de belladone, mais les accès reparaissent le lendemain. On reprend l'emploi du même moyen ; nouvelle diminution des accidents. Peu de jours après, la malade fut atteinte de la variole ; elle mourut dans les convulsions le premier jour de l'éruption. A l'ouverture du cadavre, le larynx et l'encéphale ont été trouvés exempts d'altération. »

(1) Il y a sans doute ici une faute de rédaction ; c'est autour de l'orifice supérieur du larynx qu'on aura voulu dire.

Il est inutile de faire ressortir toutes les différences qui existent entre le spasme dont nous venons de citer un exemple et les cas de croup et de faux croup. Il n'y avait ni toux ni voix croupales ou pseudo-croupales ; la respiration était seulement gênée et sifflante ; les accès étaient séparés par un calme complet, et il n'y avait pas seulement rémittence, mais bien intermittence, ce qui n'existe pas dans le croup et le faux croup, etc. Remarquons en passant l'heureux effet des antispasmodiques, dont une variole vint malheureusement annuler l'efficacité.

Pour nous résumer, et au risque de tomber dans quelques répétitions qui ne sont peut-être pas inutiles, puisqu'il s'agit d'être aussi clair que possible dans l'exposition d'un sujet encore très obscur, et de différencier nettement trois maladies qui ont entre elles plusieurs points de contact fort intimes, nous dirons que le spasme seul de la glotte ne constitue ni un croup ni un faux croup ; que ce même spasme uni à une inflammation laryngienne ordinaire constitue le faux croup ; et qu'enfin, ce spasme ne se rencontre plus comme élément fondamental et indispensable, mais seulement comme élément fréquent dans le vrai croup dû à une inflammation spécifique, c'est-à-dire à une diphthérite laryngienne.

Causes.

.Il ne sera pas inutile de comparer encore ces trois maladies au point de vue de leurs causes. Voyons d'abord ce que l'expérience nous apprend, et nous chercherons à interpréter, en les résumant, les résultats qu'elle nous aura fournis.

« Le spasme de la glotte idiopathique, dit M. Blache, celui que, jusqu'à présent, on ne saurait rattacher à aucune lésion constante appréciable à nos sens, est extrêmement rare chez l'adulte ; on l'observe presque uniquement dans l'enfance..... Il se montre surtout chez l'enfant aux premiers temps de la

vie, du quatrième au douzième mois (1). » Voilà à peu près
tout ce qu'on sait sur l'étiologie de cette maladie.

Celle du pseudo-croup est plus avancée ; cette maladie
reconnaît des causes prédisposantes et des causes occasionnelles. Elle affecte les très jeunes enfants, depuis un an jusqu'à six ou sept ; elle est très rare après cet âge, ce qui semblerait prouver que l'étroitesse relative du larynx dans l'enfance
est cause prédisposante de cette maladie. L'organisation primitive du larynx influe tellement sur la production de la laryngite striduleuse qu'on l'observe fréquemment chez tous les
enfants d'une même famille. Certains individus sont organisés
de manière à avoir plusieurs fois cette maladie ; et chez ces
enfants les attaques vont en diminuant d'intensité à mesure
qu'ils avancent en âge..... Il est des enfants chez lesquels
tous les rhumes débutent par un ou deux accès de pseudo-
croup. « Je suis convaincu, dit Guersent, que les exemples de
récidives de croup cités par les auteurs appartiennent au
pseudo-croup simple, et je ne crois pas qu'il y ait un seul cas
bien constaté de récidive de vrai croup (2). » Les causes occasionnelles sont analogues à celles du croup, ou plutôt à celles
des laryngites en général ; c'est presque toujours le froid et
l'humidité.

Nous avons vu que le croup est rare dans le commencement
de l'enfance et très fréquent d'un à six ans ; que plus tard il
diminue de fréquence, mais ne disparaît point à peu près
complétement, comme fait le faux croup, et qu'on en retrouve
des exemples jusques dans l'âge adulte et même dans la vieillesse. Si l'influence de l'âge n'est plus aussi prononcée, c'est
que le croup tient surtout à une cause spécifique placée en
dehors de l'individu, et dont l'action n'est que peu favorisée
par telle ou telle condition organique du larynx. Si quelquefois
il atteint plusieurs personnes de la même famille en même

(1) Dictionnaire de méd. en 30 vol., t. XVII, p. 587.
(2) Ibid., t. IX, p. 363.

temps, c'est quand il est contagieux ou au moins épidémique. Enfin, différence capitale, il n'atteint une personne qu'une fois dans le cours de sa vie, et sa fréquence plus grande dans l'enfance peut être attribuée en partie au grand nombre d'immunités non encore acquises à cette époque de la vie.

Nous pouvons donc résumer les caractères différentiels que ces trois maladies empruntent à leur étiologie de la manière suivante :

1° Le spasme de la glotte consiste dans un trouble idiopathique de l'innervation musculaire de la glotte, et, parmi ses causes, l'influence de l'âge est prépondérante.

2° Le pseudo-croup est une maladie plus complexe, dans laquelle il y a spasme d'une part et inflammation de l'autre. L'âge a aussi une grande influence sur son développement, qui est en outre occasionné par l'action du froid et des autres causes ordinaires de la laryngite.

3° Dans le croup il y a inflammation et lésion de sécrétion caractéristique, c'est-à-dire diphthérite; le spasme ne s'y joint que d'une manière accessoire et variable. Ici les causes occasionnelles sont plus actives, et l'influence de l'âge moins prépondérante.

Existe-t-il d'autres causes de pseudo-croup et du spasme de la glotte? M. Lederer (1) se basant sur un relevé de près de cent observations d'enfants atteints de spasme, reconnaît comme cause fréquente de cette maladie le ramollissement des os du crâne. Cet auteur remarque, il est vrai, qu'il faut à cette cause ajouter une grande excitabilité nerveuse, la longue durée d'un état morbide, la dentition. Suivant nous, c'est à ces dernières conditions qu'il faut attribuer une certaine influence et non au ramollissement des os du crâne qui se lie fréquemment ainsi que la surexcitabilité nerveuse à une mauvaise nutrition.

____

(1) *Gazette médicale de Paris*, 1853, p. 591.

Symptômes.

La description que les auteurs ont donnée jusqu'ici des symptômes du pseudo-croup ne nous semble pas complétement satisfaisante. On en jugera d'abord d'après le tableau suivant emprunté à Guersent : « L'enfant est réveillé tout à coup pendant la nuit par une toux sèche, rauque, sonore, sifflante, simulant quelquefois l'aboiement d'un petit chien. Cette toux est toujours éclatante, tandis que celle du croup est sourde et comme rentrante. Il y a de la suffocation, l'enfant veut crier, la toux étouffe sa voix et la terreur augmente son angoisse; la face et le cou sont congestionnés. Bientôt les accidents diminuent, la face pâlit, se couvre de sueur. Les accès de toux qui succèdent à cette quinte d'invasion sont en général moins graves, moins alarmants; enfin les accidents se dissipent. Les ganglions du cou restent sains; il n'y a ni douleur au larynx, ni angine couenneuse, pas de fièvre. L'enfant tousse bien un peu dans la journée, mais de loin en loin, et la toux conserve encore quelque chose de rauque. Le soir ou la nuit suivante, si l'accès se renouvelle, il est moins violent et moins long. Ainsi la marche du pseudo-croup est inverse de celle du croup; invasion brusque, accidents immédiatement alarmants, ensuite marche décroissante du mal; dans le croup, invasion moins brusque et graduelle, violence croissante des accès. »

M. Trousseau, qui nous paraît avoir tracé plus fidèlement le tableau différentiel des deux maladies, fait d'abord remarquer que l'inflammation pelliculaire des canaux aériens ou la diphthérite laryngo-trachéale, ne débute presque jamais par le larynx ou par la trachée; elle se montre d'abord sur les amygdales et sur la luette, pour s'étendre de là à la glotte et jusqu'aux dernières ramifications bronchiques. Mais comme le mal de gorge est peu grave, on n'est ordinairement appelé que lorsque la phlegmasie occupe le larynx, ce qui expose à méconnaître la véritable marche du mal.

M. Trousseau examine ensuite quelle est la valeur séméiologique de la toux dite *croupale*. Il établit que chez un enfant très jeune, le moindre gonflement inflammatoire de la muqueuse du larynx suffit pour rendre la toux raüque et la voix sifflante, comme on l'observe presque toujours dans la rougeole et souvent au début des rhumes un peu violents. *La toux croupale est donc, chez les très jeunes enfants, l'expression de toute inflammation aiguë de la membrane muqueuse laryngienne*, mais non l'indice de l'existence d'une fausse membrane. Si la toux croupale est *éclatante*, c'est parce que les cordes vocales permettent encore à l'air de vibrer en les traversant. Or, pour que la vibration de l'air ait lieu à travers les cordes vocales, il faut que celles-ci ne soient pas notablement altérées dans leur texture, et ensuite qu'elles ne soient recouvertes d'aucune substance non vibratile. Par conséquent, la toux *rauque, éclatante*, dite *croupale*, prouve que le croup n'existe point encore dans le sens où on l'entend communément : *la toux croupale n'est donc point l'indice du croup.* Mais si la toux croupale d'abord devient de plus en plus faible, *et finit par être insonore* en même temps que les accès de suffocation se rapprochent, il faut croire que les cordes vocales se sont recouvertes d'un enduit adhérent et non vibratile; en un mot, « *lorsque la toux, d'abord croupale, devient de plus en plus rare et finit par être presque insonore avec suffocation, il y a véritable croup, c'est-à-dire exsudation plastique dans le larynx.* Au contraire, dans l'angine striduleuse, à mesure que l'angine perd le caractère croupal, la suffocation devient de moins en moins considérable. Cependant il arrive quelquefois dans le croup que la toux vraiment croupale cesse bientôt de l'être, et qu'après un accès de suffocation et une quinte de toux, elle reprend de nouveau le caractère qu'elle avait au début : c'est que la fausse membrane qui tapissait le larynx a été expectorée, et que les cordes vocales mises à nu redeviennent propres à la phonation, jusqu'à ce qu'elles soient tapissées par une nouvelle exsudation plastique (1). »

Nous reprocherons à Guersent de dire que, dans le croup, la toux n'est jamais éclatante, mais toujours sourde. On conçoit, en effet, très bien que si la fausse membrane n'occupe que l'orifice supérieur du larynx, ou quelque autre point de la cavité laryngienne, mais laisse intactes les lèvres de la glotte, la toux puisse encore se produire avec un certain éclat, et ne soit point insonore. Ce que l'on conçoit *à priori* se réalise en effet, puisque, dans le véritable croup, avant d'être insonore, la toux est rauque, sifflante, éclatante, présente les mêmes caractères que dans le faux croup, et il est bien difficile de dire si, dans ce moment, il n'y a encore que laryngite sans enduit plastique, ou si celui-ci, déjà formé, est encore mince et peu consistant. Il ne faudrait donc point, d'après les caractères de la toux seule, prononcer qu'un enfant n'a qu'une laryngite striduleuse, ou qu'il entre dans la seconde période du croup, puisque, dans ces deux cas, les caractères sont les mêmes. Mais comme il est démontré que lorsqu'il y a croup confirmé et envahissement de la glotte elle-même par la concrétion, la toux a des caractères très différents de ceux que nous venons d'indiquer, il conviendrait d'ôter à cette toux le nom de *croupale*, de l'appeler *pseudo-croupale*, et de réserver la première dénomination à la toux insonore que détermine la diphthérite de la glotte. Enfin, cette toux *insonore* ou *croupale proprement dite* n'existe-t-elle que dans le croup confirmé? Nous ne croyons pas qu'on puisse répondre par l'affirmative d'une manière absolue, et, pour le prouver, nous allons citer une observation extrêmement intéressante, que nous empruntons à la *Gazette médicale* de 1834, où elle a été insérée par Constant.

(1) *Journ. des conn. méd.-chir.*, t. II, p. 2 et 3.

Observation XVII. — *Enfant de cinq ans; bronchite ancienne; aggravation marquée par la dyspnée, une voix rauque et autres signes de laryngite grave ; amendement par les sangsues; les vomitifs, les purgatifs, les révulsifs cutanés ; récrudescence; toux croupale; aphonie, orthopnée, asphyxie, mort.*

Cabourg, âgé de cinq ans; d'une constitution médiocrement forte, est apporté à l'hôpital le 9 mars 1834.

Il tousse depuis environ trois mois, mais depuis deux jours la toux s'est exaspérée et accompagnée de raucité de la voix et d'une dyspnée intense. — Médication nulle.

Examiné peu d'instants après son entrée, il offre les symptômes suivants : décubitus assis; teinte violacée de la face, orthopnée, gonflement considérable du cou, inspiration sifflante, très difficile; douleur de gorge, sensation d'un corps étranger qui s'oppose au passage de l'air dans le canal aérifère; toux petite, sèche, incessante, sans aucune expectoration; pouls serré à 150 pulsations; 60 inspirations par minute. L'examen de l'arrière-bouche ne fait découvrir qu'une légère tuméfaction des amygdales; aucune exsudation couenneuse n'existe sur ces glandes ni sur la paroi postérieure du pharynx; la poitrine percutée rend un son également clair à droite et à gauche ; l'auscultation ne fournit que des renseignements négatifs, à cause du sifflement trachéal, qui masque tout autre bruit; langue naturelle, inappétence, soif médiocre; ventre souple et indolent; intelligence intacte.

Dans la soirée on applique huit sangsues sur les côtés du larynx; lavement purgatif et sinapismes aux membres inférieurs ; un vomitif est administré après la chute des sangsues qui fournissent une assez grande quantité de sang. Trois vomissements abondants et six selles liquides suivent l'emploi de l'ipécacuanha. On remarque un léger amendement après l'usage de ce médicament. La nuit est assez calme; mais le lendemain les symptômes reprennent une nouvelle intensité.

Le 10, même coloration de la face que la veille ; même orthopnée ; inspiration sonore, s'entendant d'une extrémité de la salle à l'autre; anxiété extrême, pouls à 136, régulier et assez développé, 56 inspirations; la toux est suivie de l'expectoration de quelques crachats muqueux, opaques, au milieu desquels il n'existe aucun débris de fausses membranes ; la matière des vomissements n'en contient pas non plus; la déglutition des boissons est facile; les amygdales sont à l'état normal. — Mauve édulcorée, 75 centigrammes de calomel en trois paquets.

Dans la journée, une petite quantité de lait est immédiatement rejetée par le vomissement; quatre selles liquides. Le soir, agitation extrême, délire, orthopnée. — Frictions sur la partie antérieure du cou avec quatre gouttes de croton-tiglium; vésicatoire ammoniacal à la nuque.

Le 11, abattement profond, teinte violacée de la face, lèvres volumineuses, livides; inspiration sifflante; *toux faible, se rapprochant de la toux croupale; voix éteinte;* pouls petit, à 164 pulsations; 52 respirations par minute. Lorsqu'on interroge le malade sur le siége de son mal, il porte la main à son cou. — Six sangsues au cou, deux vésicatoires aux cuisses, sirop d'ipécacuanha, 30 grammes, par cuillerée tous les quarts d'heure.

Dans la journée, pas d'amélioration; l'orthopnée persiste; il survient du délire et une agitation extrème; le malade se jette à droite et à gauche dans son lit; il porte fréquemment la main au larynx pour en arracher l'obstacle qui lui semble s'opposer au passage de l'air.

Le 12 au matin, asphyxie imminente, altération profonde des traits, face livide, voix entièrement éteinte, pouls petit, filiforme. Mort une heure après la visite.

Ouverture du cadavre (vingt-trois heures après la mort). — Rougeur très vive et tuméfaction de l'épiglotte et de toute la cavité du larynx; point de fausses membranes. — Rigidité des membres très prononcée. — L'épiglotte et la glotte présentent une rougeur vive et une tuméfaction considérable; l'ouverture de la glotte est manifestement rétrécie; la muqueuse de ces parties ne présente ni fausses membranes, ni ulcérations, ni infiltration purulente. La même rougeur existe à l'intérieur du larynx; elle est très marquée à la partie supérieure, elle diminue à mesure qu'on se rapproche de la trachée et des bronches, qui ne présentent qu'une teinte rosée et contiennent un liquide puriforme. — Ganglions bronchiques hypertrophiés et tuberculeux; adhérences générales et anciennes du poumon gauche à la plèvre costale; adhérences partielles à droite; la cavité des plèvres n'est le siége d'aucun épanchement; au sommet gauche existent deux petites masses tuberculeuses. Parenchyme pulmonaire infiltré de sang et de sérosité, mais nullement enflammé. — Le cœur contient peu de sang; ses orifices sont entièrement libres. Péricarde et gros vaisseaux sains.— Tube digestif sain. — Crâne non ouvert.

Constant ajoute que l'année précédente à pareille époque, un malade du même âge lui avait présenté des symptômes tout à fait semblables; même toux, même dyspnée, même altération de la voix. La maladie avait pris naissance à l'hôpital; elle fut énergiquement combattue, douze à quinze heures après le début, par les émissions sanguines locales, qui furent, comme dans le cas précédent, suivies d'une rémission passagère. Les purgatifs et les vésicatoires furent également employés sans succès. La mort eut lieu le troisième jour, et à l'ouverture on

constata les mêmes altérations que chez le sujet de l'observation qui vient d'être rapportée.

Ainsi voilà deux cas dans lesquels, avec beaucoup d'autres
symptômes de croup, la toux étant *faible et se rapprochant de
la toux croupale*, au dire d'un médecin dont on ne contestera
point la sagacité et l'habitude d'observer, on ne trouve à l'autopsie aucune trace de diphthérite, de même que, pendant la
vie, il n'y a eu ni expectoration de fausses membranes ni signes
d'angine couenneuse. On voit dans quelles difficultés presque
insolubles de pareilles observations nous jettent; mais heureusement elles sont fort rares. Néanmoins, si on veut en tenir
compte et ne pas imiter beaucoup d'écrivains qui aiment mieux
nier les difficultés que chercher à les vaincre ou les avouer,
ce qu'on doit toujours faire dans les sciences, on est autorisé
à dire que de même que la toux pseudo-croupale n'exclut pas
l'existence d'une diphthérite laryngienne commençante, de
même la toux croupale peut exister en l'absence de cette maladie, c'est-à-dire du croup. Seulement faisons bien remarquer
que ce ne sont là que des exceptions, et que celles de la dernière espèce surtout sont fort rares.

Tout ce que nous venons de dire de la toux croupale s'applique aux modifications de la voix qui correspondent à ces deux
espèces de toux. Les caractères de la voix ont cependant moins
de valeur encore que ceux de la toux. Car si cette voix pseudo-
croupale qu'on a comparée au cri d'un jeune poulet, à l'aboiement d'un petit chien, se rencontre comme la toux pseudo-
croupale au début du véritable croup et dans le faux croup, on
constate bien souvent une voix croupale, c'est-à-dire insonore
et complétement éteinte dans les cas où il n'existe véritablement
point de fausse membrane dans le larynx. C'est ce qui se remarque dans l'observation citée tout à l'heure, dans beaucoup
de laryngites aiguës ou chroniques avec absence de suffocation et par conséquent sans fausse membrane.

Trouverons-nous moins de difficultés dans l'appréciation
de la suffocation? Ce symptôme a-t-il des caractères tranchés

et propres au croup? Existe-t-il en un mot une suffocation croupale bien distincte de la suffocation pseudo-croupale? Ceci mérite un examen approfondi. Dans la description du croup on a vu que la gêne apportée au passage de l'air était quelquefois plus considérable dans l'inspiration qui est alors sifflante que dans l'expiration qui est alors aphone, courte et passive comme à l'état normal; d'autres fois le passage de l'air est également gêné dans l'expiration et, celle-ci étant sifflante comme l'inspiration, il y a alors un bruit analogue à celui de la scie à pierre; l'expiration est plus longue, active, c'est-à-dire avec effort des muscles expirateurs. La première forme de suffocation est moins caractéristique et moins propre au croup que la seconde; elle ressemble en effet beaucoup à celle que détermine l'œdème des replis aryténo-épiglottiques. La seconde peut au contraire être regardée comme un des signes les plus certains de l'existence du croup, et cependant on rencontre quelques cas rares où tout porte à croire qu'on n'a affaire qu'à un faux croup et où cette seconde forme de suffocation existe. Nous allons en rapporter une observation dont nous avons recueilli les principaux détails avec un soin particulier et qui, par conséquent, à nos yeux, a une grande valeur.

Observation XVIII. — *Enfant de onze ans; au milieu d'une bonne santé, invasion brusque de plusieurs accidents simulant les symptômes du croup; emploi des vomitifs et des sangsues; marche décroissante des accidents; guérison.*

Rouget, âgé de onze ans, d'une constitution assez forte et d'une santé habituellement bonne, demeurant à Vaugirard, ouvrier en poterie, est admis à l'hôpital des Enfants le 10 août 1838, salle Saint-Jean, n° 33.

Cet enfant, bien portant quand il s'est couché hier soir, a été brusquement pris, au milieu de la nuit, d'un accès de suffocation, avec toux rauque; voix presque éteinte et sensation de gêne au larynx. Depuis ce moment, les mêmes symptômes ont persisté en perdant la forme d'abcès, mais la dyspnée est demeurée très intense.

Entré à sept heures du matin, nous voyons le malade à huit heures et constatons l'état suivant : fièvre légère, pouls de 100 à 110, chaleur de la peau augmentée, face congestionnée et bouffie, ainsi que le cou; cette congestion est toute veineuse. Lorsqu'on dit au malade de parler, on constate une aphonie presque complète; le larynx ne peut produire aucun son ou; s'il en produit, ce n'est qu'un bruit rauque; mal articulé, brusquement interrompu par une aphonie complète ou imitant le son du mot *couac*. La toux est également rauque, sourde et même éteinte par moments. Le malade accuse de la gêne et de la douleur vers le cartilage thyroïde. L'inspiration et l'expiration sont bruyantes et comme sifflantes; accompagnées d'un mouvement ascendant et descendant très considérable du larynx. L'expiration est évidemment active, n'a lieu qu'avec beaucoup d'effort, et elle est tellement prolongée, qu'aucun repos ne la sépare, comme à l'état normal, de l'inspiration suivante. La respiration n'est pas très accélérée, car elle ne se répète guère plus de trente fois par minute. Toute la poitrine est sonore à la percussion. Malgré le sifflement du larynx, une auscultation attentive fait percevoir le murmure vésiculaire normal de la respiration. La toux est peu fréquente et sans expectoration. L'inspection de la gorge n'y fait découvrir aucune trace de phlegmasie ni de pseudomembrane; la déglutition n'est nullement douloureuse, et il n'y a aucun trouble vers les fonctions digestives, si ce n'est la diminution de l'appétit. Céphalalgie très prononcée. Nous faisons prendre immédiatement au malade 2 grammes d'ipécacuanha et un décigramme de tartre stibié en poudre partagés en trois doses, pour être prises de demi-heure en demi-heure. Cette médication amène des vomissements très abondants, mais dans les matières évacuées on ne trouve pas le moindre lambeau pseudo-membraneux. A dix heures, la voix n'est plus aussi éteinte; elle est encore rauque; en prolongeant l'émission du son, le malade ne peut le maintenir au même ton, et sa voix est comme faussée et discordante. La toux est plus sonore que le matin, elle est plus éclatante, plus grasse et plus facile. La respiration est incomparablement moins gênée. M. Jadelot prescrit huit sangsues au cou, des sinapismes aux jambes et un lavement de miel de mercuriale. Tisane pectorale.

Le soir, la voix est presque normale, quoique un peu faible; si le malade veut la forcer ou, comme on le dit, l'enfler, elle redevient rauque et fausse. La toux est encore plus sonore et plus éclatante qu'à l'état normal, mais rare. La respiration est plus facile, quoique encore bruyante; elle se fait avec effort et l'expiration est toujours prolongée. Le malade est gai, la face est moins congestionnée, la céphalalgie a disparu. Les sangsues ont coulé assez abondamment, mais le lavement purgatif a été trop vite rendu et n'a point amené de selles.

Le 11, état satisfaisant. La voix et la respiration s'exécutent à peu près comme à l'état normal, la toux conserve ses caractères morbides; pas de fièvre; appétit. La nuit a été calme. — Tisane émolliente, cataplasme autour du cou, looch blanc, trois potages.

Le 12, état très satisfaisant. La toux seule conserve encore quelque chose d'anormal; elle ressemble à ce bruit difficile à décrire que l'on produit en se *raclant* le gosier pour cracher, lorsque le voile du palais exécute à faux le mouvement nécessaire pour cet acte d'expuition. Le malade demande à manger. — Le quart d'aliment.

Le 13, état très satisfaisant. Plus aucun symptôme morbide. Le malade sort guéri de l'hôpital le 16 août.

La cause de la maladie nous est restée complétement inconnue. Le malade ne s'était point aperçu d'un refroidissement soit pendant le jour, soit pendant la nuit, et c'était là première fois qu'il éprouvait des accidents de ce genre.

Dans ce cas, l'invasion brusque, l'absence de l'angine couenneuse, l'absence de fausses membranes dans les matières vomies et expectorées, et enfin la guérison prompte de la maladie, ne nous permettent pas d'hésiter à admettre l'existence d'un faux croup seulement et non pas celle d'un croup; cependant la toux était d'abord peu sonore, la voix à peu près éteinte, et l'expiration, aussi gênée que l'inspiration, était prolongée et active. Tant il est vrai que la forme de la suffocation ne peut à elle seule caractériser le croup, pas plus que la toux ou la voix considérée isolément.

Enfin, il est d'autres signes différentiels indiqués par les auteurs dont la valeur est moins fidèle encore et souvent infirmée par les faits. Ainsi, on dit que dans le faux croup, il n'y a ordinairement ni fièvre, ni douleur au larynx; cela n'existe peut-être pas dans la pluralité des faits, et les deux observations citées dans le cours de ce chapitre en font foi. Un symptôme d'une plus grande valeur serait la présence de quelques lambeaux membraneux dans les matières expectorées. Mais souvent ce symptôme manque dans le croup, et, quand il existe, on ne peut pas toujours décider si la fausse membrane vient du larynx ou d'ailleurs.

Nous est-il donc interdit d'établir sur quelques bases certaines le diagnostic différentiel des vrais et des faux croups, et les difficultés qu'il présente sont-elles insolubles? Nous ne le pensons pas. Nous avons voulu prouver par tout ce qui précède que plusieurs signes regardés comme caractéristiques ne sont cependant point pathognomoniques et qu'il faut leur accorder une valeur très grande sans doute, mais non absolue. Ce qui, suivant nous, doit conduire plus infailliblement le praticien à un diagnostic exact, c'est l'étude de la marche de la maladie combinée avec celle des symptômes. Quelle différence, en effet, dans le mode d'invasion ! Le faux croup survient brusquement au milieu d'une santé intacte jusqu'alors, il s'annonce par un premier accès ordinairement très intense, et ceux qui suivent le sont moins ; le croup, au contraire, n'étant que l'extension d'une diphthérite pharyngienne au larynx, survient après un mal de gorge qui remonte ordinairement à quelques jours et qui, quelquefois, s'accompagne de fièvre. Le premier accès est ordinairement moins fort que le suivant, et la marche du mal est croissante. Il est donc d'une extrême importance, toutes les fois qu'on redoute l'existence du croup, de s'assurer s'il existe actuellement des fausses membranes en quelque point de la gorge, ou si au moins il y a eu mal de gorge avant le premier accès de suffocation. Assez souvent, il est vrai, l'âge peu avancé des enfants rend les commémoratifs insuffisants pour conclure, mais l'état des ganglions cervicaux fournit un renseignement précieux. Si ces ganglions sont engorgés depuis quelques jours seulement, ils annoncent qu'il a existé une angine couenneuse ; car dans les faux croups les ganglions restent intacts.

M. Marchant (1) pense qu'il est aisé de distinguer le croup du pseudo-croup par l'analyse des matières expectorées, analyse d'ailleurs facile à faire.

« L'exsudation croupale a pu être constatée dans une première expérience dès les premiers vomissèments ; il a suffi d'étendre d'eau les matières des crachats et des vomissements, d'agiter avec une tige de verre. On a vu alors des écailles fur-

<hr>

(1) *Gazette des hôp.*, 1855, p. 575.

furacées, transparentes, mêlées à de petits débris d'exsudation se précipiter au fond du vase, débris qui sont insolubles, et décèlent à l'analyse chimique la présence de l'albumine ; tandis qu'il n'y a rien de semblable dans le faux croup. »

Nous le répétons donc, ne cherchons point à différencier le croup du faux croup par deux ou trois caractères seulement, mais rassemblons-les tous, et dans l'appréciation des faits particuliers, ce ne sera qu'après avoir comparé les deux tableaux séméiologiques que nous rapporterons à l'un plutôt qu'à l'autre le cas que nous aurons sous les yeux.

Il est cependant un ordre de faits qui, s'ils sont bien avérés, offrent des difficultés de diagnostic à peu près insolubles. Nous voulons parler des laryngites striduleuses compliquées d'angine couenneuse. Un enfant est atteint d'angine couenneuse, puis surviennent les symptômes du pseudo-croup ; est-ce alors à ce premier degré d'inflammation spécifique qui va produire une fausse membrane que vous avez affaire, ou bien est-ce une inflammation simple qui d'elle-même marchera vers la guérison, comme on l'observe presque constamment dans les faux croups ordinaires ? Il nous semble impossible de porter un jugement dans de pareilles circonstances ; car, le cas étant donné, on se hâte de cautériser le pharynx, et si le croup ne se développe pas, on n'est point en droit de dire qu'il ne se serait pas non plus développé, si l'on n'eût point cautérisé. Il faudrait, dans ce cas, abandonner le mal à lui-même, et si effectivement l'angine guérissait sans avoir amené le croup, on pourrait dire que les symptômes tenaient à un faux croup. Mais cette conduite serait blâmable et ne sera jamais conseillée, parce que, quoi qu'il en doive advenir, il faut immédiatement combattre la diphthérite pharyngienne et tout faire pour l'arrêter dans sa marche.

Cette discussion nous a fait perdre de vue le spasme idiopathique du larynx ; nous devons y revenir maintenant et rechercher en quoi ses symptômes ressemblent à ceux du croup et du pseudo-croup, et en quoi ils en diffèrent.

La science est encore fort peu avancée sur ce point, et les rares observations éparses de côté et d'autre ne permettent point de tracer complétement le tableau de cette maladie. Dans le cas raconté par Constant, on a dû remarquer que la suffocation s'accompagnait d'un sifflement inspiratoire analogue à celui de la coqueluche, mais qu'il n'y avait ni toux, ni altération de la voix; dans l'intervalle des accès tout rentrait dans l'état normal de la manière la plus complète; point de douleur au larynx, point de gêne de la déglutition, etc. En un mot, dans ce cas, rien ne ressemble au croup, et entre cette maladie et le faux croup, on ne voit d'autre rapport que l'invasion brusque de l'accès. Il semble que tout se réduit à un rétrécissement momentané de la glotte, tel que celui qui accompagne les quintes de coqueluche, avec cette différence qu'il se produit sans toux.

Mais il est impossible d'admettre que le spasme de la glotte ne puisse se traduire à l'extérieur que par des symptômes analogues à ceux que renferme l'observation de Constant, et comme il est bien reconnu que le spasme symptomatique varie dans ses formes, il est logique d'admettre également plusieurs variétés dans le spasme idiopathique. Ainsi l'aphonie indépendante d'une lésion organique du larynx peut, à la rigueur, être aussi bien attribuée dans certains cas à une contraction spasmodique des muscles dont l'action opère le relâchement des cordes vocales qu'à la paralysie des muscles tenseurs de ces mêmes cordes vocales. Enfin, suivant que le spasme occupe isolément tel ou tel muscle ou les muscles d'un seul côté et laisse intacts les muscles du côté opposé, suivant que ce spasme est persistant ou intermittent (et ce dernier cas est fréquent), suivant toutes ces circonstances, disons-nous, on prévoit facilement combien peuvent être variables les modifications de la voix et les degrés de gêne apportée au passage de l'air.

Tous ces faits ne peuvent encore figurer dans la science qu'à titre de conceptions justifiées par nos connaissances en physiologie, mais non encore vérifiées par l'expérience et l'observation.

Il est une variété d'asthme que M. Blache n'hésite pas à faire rentrer dans le spasme de la glotte ; c'est celui que des médecins anglais et allemands ont appelé asthme thymique.

« Cette maladie se montre surtout chez l'enfant aux premiers temps de la vie, c'est-à-dire du quatrième au douzième mois. Presque toujours elle débute pendant la nuit instantanément et sans prodromes. L'enfant se réveille en sursaut comme dans la laryngite striduleuse. Il est pris par un accès de suffocation, il se dresse effrayé sur son séant, rejette sa tête en arrière : on dirait que l'air va lui manquer ; l'inspiration est courte, incomplète, ou, au contraire, cinq ou six inspirations profondes se succèdent sans aucune expiration intermédiaire. Soit au premier moment de la suffocation, soit lorsque l'état normal de respiration se rétablit, le malade pousse un cri aigu, perçant, qui offre une sorte de ressemblance avec celui du croup ou de la coqueluche, et qui est tellement reconnaissable quand on l'a entendu une fois, que Kopp l'a regardé comme le signe pathognomonique de la maladie. Pendant que l'enfant est sous la menace de l'asphyxie, le pouls est petit, dur et fréquent ; quelquefois il survient des convulsions générales violentes, et des évacuations involontaires ont lieu. L'accès a une durée moyenne d'une à deux minutes ; s'il dure plus longtemps, la mort immédiate paraît inévitable, et elle a lieu par asphyxie, par apoplexie, ou par cessation de l'influx nerveux. Quand il est moins long, la respiration se rétablit peu à peu, les convulsions persistent encore, ou tous les phénomènes morbides tombent immédiatement, et l'enfant reprend paisiblement son sommeil. Au bout de quelques jours, nouvelles attaques plus rapprochées, qui surviennent non plus spontanément et pendant la nuit, mais aussi pendant le jour, provoquées par les cris, la colère, le rire, la déglutition, etc. ; elles peuvent se montrer quinze à vingt fois en vingt-quatre heures, jusqu'à ce qu'elles se terminent par la mort. La guérison arrive, dans d'autres cas, par une diminution progressive des accidents, mais elle n'est guère complète qu'après plusieurs mois et même plusieurs années (1). »

Ce serait une erreur de croire que les symptômes dont nous venons de retracer le tableau soient exclusivement liés à une hypertrophie du thymus, comme l'ont donné à entendre la plupart des auteurs qui ont écrit sur l'asthme thymique ; ils sont évidemment le résultat immédiat d'un spasme du larynx, seulement il reste à déterminer sous quelle influence ce spasme est mis en jeu. On ne peut pas plus se refuser à admettre dans le larynx que dans d'autres organes un spasme idiopathique, c'est-à-dire un spasme né reconnaissant d'autre cause qu'un mode vicieux de l'innervation dans l'appareil musculaire du larynx, sans aucune altération de tissu capable d'expliquer ce trouble de l'innervation. Quoique des observations assez détaillées et bien complètes nous manquent encore pour considérer ce fait comme expérimentalement prouvé, beaucoup d'auteurs, en France surtout, qui n'hésitent pas à en admettre la réalité, ont contesté l'influence attribuée par Kopp, Hirsch, Kyll et autres, à l'hypertrophie du thymus ; ils ont fait surtout remarquer combien il est difficile de concevoir des phénomènes spasmodiques intermittents avec une cause de compression constante. Cette objection ne nous paraît pas fondée ; car on voit souvent une lésion organique du cœur, des gros vaisseaux, ou du poumon, immuable par sa nature, s'accompagner d'asthme intermittent.

Il ne répugne point d'admettre que l'hypertrophie du thymus, portée au point de comprimer les conduits aériens, puisse causer une angine spasmodique : seulement il s'agit de déterminer si, dans les cas cités par les médecins allemands et anglais, on a réellement établi l'existence de l'hypertrophie thymique, et si d'autres causes analogues ne peuvent point produire le même effet. Quant à la première question, les faits

____

(1) *Dictionnaire de méd.* en 30 vol., p. 587.

nombreux que renferment les mémoires de Koop et Hirsch
ne permettent pas de mettre en doute l'existence d'un développement anormal du thymus; on y trouve noté que cet organe s'étendait depuis la glande thyroïde jusqu'au diaphragme,
avait jusqu'à 5 centimètres de largeur, et comprimait le cœur,
les gros vaisseaux et la trachée (1). D'après ces faits, il est difficile de ne pas partager, au moins jusqu'à un certain point,
l'opinion de ces auteurs; mais il paraît également certain que
l'hypertrophie du thymus n'est pas la seule lésion organique
capable d'amener la manifestation des symptômes que nous
avons décrits tout à l'heure. Voici, à cet égard, l'opinion d'un
médecin anglais, le docteur Kyll, qui classe les causes du
spasme de la glotte de la manière suivante :

1° En première ligne, l'inflammation du cerveau ou de ses
membranes.

2° L'inflammation de la portion cervicale de la moelle
épinière.

3° L'engorgement des ganglions lymphatiques du cou et de
la poitrine : Hufeland est le premier qui ait signalé le spasme
de la glotte chez les enfants scrofuleux, et il a donné à cette
maladie le nom de catalepsie pulmonaire.

4° L'hypertrophie du thymus qui peut agir comme les ganglions engorgés, en comprimant la neuvième paire de nerfs.

D'ailleurs, suivant le docteur Kyll, cette hypertrophie du
thymus n'est point facile à diagnostiquer. On a dit que le murmure respiratoire ne se fait pas entendre au niveau de la glande,
lorsqu'elle dépasse son volume normal : « mais j'ai constaté,
dit-il, ce signe négatif chez un grand nombre d'enfants qui se
portaient parfaitement bien. Je n'accorde pas une plus grande
valeur à celui qui se fonde sur la possibilité d'entendre distinc-
tement les battements du cœur du côté droit de la poitrine.
Les signes suivants me paraissent mieux établis : les enfants

<hr>

(1) Voyez le Mémoire de ces deux médecins, inséré dans la *Gazette médicale*, 1839, p. 17.

éprouvent une dyspnée habituelle ; les attaques surviennent principalement lorsqu'ils sont couchés sur le dos ; en percutant la région thymique, on obtient un son complétement mat ; la langue est souvent pendante hors de la bouche, même dans le sommeil ; et si ce dernier symptôme n'est pas constant, ainsi que l'ont assuré Kopp et Graf, il a du moins une assez grande valeur, puisqu'il n'a jamais été observé que dans les cas où le spasme de la glotte était déterminé par l'hypertrophie du thymus (1). »

M. Trousseau professe que la maladie désignée par les Anglais sous le nom de *laryngite striduleuse*, et par les Allemands sous celui d'*asthme thymique*, rentre dans l'histoire des convulsions internes et partielles.

Ce nom d'asthme thymique lui a été donné parce qu'on a supposé un égorgement du thymus pouvant amener la compression de la trachée ou du larynx. Puis on a supposé qu'un mouvement congestif s'opérant soudain dans le thymus, augmentait son volume et par suite la compression de la trachée et du larynx. Mais cette théorie ne paraît point admissible à l'éminent professeur de Paris, pour les raisons suivantes :

1° Il a fait plusieurs autopsies ; dans un seul cas, le thymus avait un volume plus considérable.

2° Quand le thymus est devenu très volumineux, il s'étrangle à la partie supérieure du sternum, et sa partie la plus volumineuse est dans la poitrine. Il a la forme d'un 8 dont la grande partie est en dedans.

3° Quand le thymus a acquis un grand volume, au lieu de comprimer la trachée, il se moule sur elle ou la repousse. La compression est impossible, excepté à la partie inférieure du cartilage cricoïde.

4° On ne pourrait supposer qu'une chose, c'est l'aplatissement subit de la trachée et du larynx ; mais c'est impossible.

_____

(1) Voy. *The continental and british medical Review*, décembre 1837, ou les *Archives gén. de méd.*, 2e série, t. XIV, p. 91.

Et si cela existait, comment expliquerait-on le bruit laryngé qui existe chez l'enfant ! De plus, on peut comprendre comment a lieu une congestion subite ; mais on ne comprend pas comment cette congestion peut disparaître en une minute.

Tout se simplifie en considérant cet état comme causé par des convulsions partielles. En effet, supposez une convulsion partielle des muscles du larynx, supposez une convulsion de la glotte, il arrivera ce qui arrive dans la coqueluche, où se passe un fait si singulier de spasme de la glotte, que les enfants ne peuvent plus l'ouvrir. Supposez que la convulsion se passe dans le diaphragme, et qu'il y ait un peu de trouble cérébral, ce qui existe en effet, le diaphragme s'abaisse ; un vide virtuel se fait dans la poitrine, et l'enfant, à cause du trouble de l'intelligence, ne va plus établir l'harmonie entre l'ouverture de la glotte et les muscles respiratoires, et s'il n'y a pas harmonie, il se passe ce bruit laryngé qu'on entend (1).

Il résulte de tout ce qui précède, que l'asthme thymique des médecins étrangers peut être considéré comme un spasme de la glotte symptomatique dépendant de l'hypertrophie du thymus ; mais si, contre leur opinion, cette hypertrophie a été étrangère à la production du spasme, tous les faits qu'ils ont rapportés doivent être replacés dans le domaine du spasme idiopathique, comme paraissent le penser, jusqu'à présent, tous les bons observateurs en France, puisque aucun d'eux n'a encore eu l'occasion de vérifier les assertions avancées par Kopp, Hirsch, etc., qui sont cependant connues chez nous depuis quelques années.

Pronostic.

Si le pronostic du croup est extrêmement grave, il n'en est pas de même pour le faux croup : celui-ci est, en général,

____
(1) Gazette des hôp., 1848, p. 312.

une affection légère qui, par un traitement simple et très souvent peu actif, marche facilement vers une issue heureuse. Cependant il y a des laryngites qui simulent le croup, et qui donnent la mort : Constant nous en a fourni un exemple. On a réellement lieu de s'étonner que Guersant ait dit n'avoir jamais vu de faux croups terminés par la mort, lui cependant dont l'expérience était si étendue. Toutefois, cet habile médecin cite lui-même un cas qu'il appelle compliqué, il est vrai, mais qui, suivant nous, n'offre aucune complication importante. Il s'agit d'un jeune enfant délicat qui avait été atteint l'année précédente d'une coqueluche grave, mais qui était complétement guéri de cette maladie et paraissait d'ailleurs jouir d'une assez bonne santé, lorsqu'il fut pris tout à coup d'un léger mal de gorge et d'une toux sèche, sonore, avec aphonie. On reconnut que les amygdales étaient gonflées, recouvertes de deux petites plaques couenneuses, et que les ganglions sous-maxillaires étaient légèrement développés; la fièvre et la dyspnée étaient considérables; la poitrine, explorée avec soin, à l'aide de la percussion et de l'auscultation, n'offrait aucun signe appréciable d'altération morbide, autre que la fréquence des inspirations. *On crut à un croup*, que l'on combattit par les saignées, les révulsifs, les mercuriaux, etc. La toux devint plus rare, mais la dyspnée et la fièvre augmentèrent, et l'enfant succomba le cinquième jour, conservant toutes ses facultés intellectuelles, mais dans un état de somnolence, couvert d'une sueur froide, et avec les signes d'une suffocation et d'une sorte d'asphyxie. La nécropsie montra le larynx et les bronches dans l'état normal, très peu de mucus bronchique, les deux poumons parfaitement crépitants, quelques granulations tuberculeuses dans les poumons, et de tubercules dans les ganglions bronchiques; les autres organes parfaitement sains. « Cette très légère altération tuberculeuse, dit Guersent, ne peut sans doute pas être considérée comme la cause de cette dyspnée si promptement mortelle. Qu'est-ce qui a pu déterminer la mort, comme dans les cas rapportés par Vieusseux,

Wichman, Royer? Ce n'est certainement pas la fausse membrane; il n'y en avait aucune trace (1). » Nous croyons, nous, que ce qui a déterminé la mort, c'est un faux croup, c'est-à-dire une maladie dans laquelle il y avait une inflammation légère du larynx, avec spasme considérable et persistant des muscles constricteurs de la glotte; nous croyons, en outre, que le traitement employé eut une certaine influence sur cette terminaison funeste.

Il est difficile d'établir sur des données positives le pronostic du spasme idiopathique du larynx; car nous manquons de faits pour cela. Dans le cas cité par Constant, la mort arriva sous l'influence d'une variole compliquée, à une époque où le spasme paraissait guéri depuis quelques jours. On a rapporté un autre exemple de cette même maladie observé dans le service de M. Louis, à l'Hôtel-Dieu, chez une femme adulte qui y succomba malgré l'emploi de la trachéotomie. Il est cependant probable que le danger que comporte cette maladie doit être d'autant plus grand que le sujet est moins avancé en âge.

Le pronostic de l'asthme thymique est toujours grave, puisque, à la rigueur, une seule attaque peut faire périr le malade. Cependant, suivant le docteur Hirsch, quand le sujet est d'une constitution robuste, et peu disposé aux affections catarrhales, quand le cas est récent, les paroxysmes faibles et éloignés, et qu'il ne s'y est pas encore joint des convulsions épileptiformes, on peut encore conserver de l'espoir. Dans le mémoire de Kopp, on ne voit figurer que très peu de cas de guérison; tandis que dans celui de Hirsch, qui renferme cinq observations, il en est deux dont les sujets ont parfaitement guéri dans l'espace de quelques semaines.

Traitement.

Quel doit être le traitement des faux croups? Nous avons déjà dit que souvent le faux croup tend à guérir spontanément; et l'expérience a prouvé que dans la plupart des cas, cette ten-

---

(1) *Dictionnaire de médecine*, 2ᵉ édit., t. IX, p. 350.

dance du mal n'a besoin que d'être favorisée par des tisanes adoucissantes, des pédiluves et des manuluves irritants, la chaleur du lit, et autres moyens simples qu'on emploie dans les rhumes. Dans les cas où le pseudo-croup est évidemment simple et d'une intensité non alarmante, Guersent réprouve l'usage des émissions sanguines et des vomitifs qui, suivant lui, sont plus propres à prolonger qu'à abréger la durée de la maladie. Il cite à l'appui un fait très intéressant qu'on trouvera dans l'article déjà cité.

Dans un faux croup même simple, s'il y a de la fièvre et si la suffocation est intense, il ne faut pas hésiter à recourir aux saignées et aux vomitifs. En général, nous pensons qu'il faut débuter par les vomitifs, puis on met des sangsues dans le voisinage du larynx. Si cependant le sujet est très sanguin, et l'arrêt de la circulation veineuse très considérable, il faut débuter par les saignées, c'est alors à la phlébotomie qu'il faut avoir recours ou aux sangsues appliquées loin du larynx. Car si l'on attaque d'emblée le faux croup par des sangsues au cou, on doit craindre que l'élément nerveux ou spasmodique de la maladie ne soit aggravé par la douleur que déterminent les sangsues. Avant d'en venir à ce moyen, il vaut mieux faire tomber en partie au moins l'état spasmodique, et les vomitifs paraissent jouir d'une véritable efficacité dans ce but, par la perturbation profonde qu'ils déterminent, soit dans l'innervation en général, soit en particulier dans le mode d'action des pneumo-gastriques, desquels émanent les nerfs laryngés.

Le traitement du pseudo-croup grave, de celui qu'on a appelé nerveux, exige la plus grande attention. Il ne faut pas lui opposer seulement une médecine expectante, mais des médications actives et sagement dirigées. « Les idées thérapeutiques de Millar sur l'asthme aigu, dit Guersent, retrouvent ici leur application; car le pseudo-croup nerveux est certainement une des maladies qu'il avait désignées sous le nom d'asthme. Il avait très bien observé en praticien que les saignées sont généralement nuisibles dans cette maladie. Il est rare qu'elles diminuent les accès de suffocation, où elles ne produisent cet

effet que momentanément : les accès suivants sont ordinairement plus forts. Souvent elles ne font qu'affaiblir le malade, et
accélérer la période adynamique. Si cependant la dyspnée, la
rougeur de la face, la force du pouls paraissent nécessiter la
saignée, il faudrait préférer une petite saignée générale aux
sangsues, ou bien appliquer celles-ci comme révulsives aux
extrémités, de crainte d'augmenter le spasme en les appliquant
au cou ou sur la poitrine : les mêmes vues doivent présider à
l'emploi des révulsifs cutanés. Les laxatifs peuvent avoir des
avantages; mais c'est surtout aux antispasmodiques qu'il faut
recourir. Outre le camphre, l'éther, le musc, Millar, a vanté
spécialement l'asa fœtida en lavement. Les bains tièdes ne
doivent point être négligés. Les affusions froides peuvent
aussi trouver ici une application beaucoup plus utile que dans
le croup. »

Si le faux croup est compliqué d'une affection inflammatoire,
telle qu'une bronchite, une pneumonie, ce qu'il faut toujours
craindre quand il s'accompagne de fièvre dès le début, on combat ces complications par des moyens appropriés. Cependant
il ne faut pas négliger d'attaquer le faux croup lui-même, si
son existence aggrave réellement les symptômes que le malade
présente.

Si, comme on peut l'admettre à la rigueur, le pseudo-croup
coïncide avec une diphthérite gutturale, comme il est impossible d'affirmer qu'il ne se convertira pas en véritable croup,
il faut au plus tôt, et avec tous les soins convenables, employer
les moyens qui conviennent à l'angine couenneuse, c'est-à-dire
la cautérisation et les autres moyens topiques qui sont reconnus capables de modifier énergiquement la vitalité de la muqueuse affectée.

Dans les cas de spasme de la glotte bien caractérisé, les
opiacés, mais surtout les préparations de belladone, que
nous avons vu réussir dans l'observation de Constant, sont
spécialement indiqués. Tous les antispasmodiques locaux et

généraux, et les autres moyens employés contre le pseudo-croup dont nous avons parlé, trouvent très bien ici leur emploi.

Dans les cas heureusement rares où le spasme de la glotte résiste à ces moyens, doit-on songer à la trachéotomie? Nous répondons par l'affirmative. C'est dans ce sens qu'a formulé son opinion la Société de chirurgie à l'occasion d'une observation de laryngite striduleuse rapportée par M. Chapel (de Saint-Malo). Ce médecin ayant vu tous les moyens échouer, a eu recours à la trachéotomie, comme dernière ressource, et a réussi. Le rapport fait à la Société de chirurgie se termine par les conclusions suivantes :

« 1° La laryngite spasmodique ou striduleuse n'est pas toujours une affection légère; 2° l'opération de la trachéotomie devient une dernière ressource qui offre d'autant plus de chance de succès, que l'on n'a pas ici, comme dans le croup, une sécrétion pseudo-membraneuse à modifier. »

Dans l'asthme thymique, voici de quelle manière le docteur Hirsch résume les indications : « 1° *Pendant l'accès*, la seule chose à faire, c'est de mettre l'enfant debout, ou même d'incliner un peu son corps en avant, de lui frapper légèrement sur le dos, et de lui jeter un peu d'eau froide à la figure; tout autre secours serait inutile.

» 2° *Modérer la violence des spasmes*. A cet effet, l'eau de laurier-cerise à doses petites et graduées, le musc, l'asa fœtida, le zinc, peuvent être employés avec succès.

» 3° *Éviter les congestions vers le cœur et les poûmons, et empêcher toute activité exaltée des organes*. Une diète sévère, des saignées locales et abondantes et souvent répétées, des exutoires sur la poitrine, des purgatifs fréquents et énergiques, et ici encore l'eau de laurier-cerise, rempliront le but que l'on veut atteindre.

» La méthode évacuante et antiphlogistique sera employée de préférence chez les enfants forts et robustes; chez ceux de constitution plus délicate, on devra plutôt avoir recours à la méthode antispasmodique ; mais on obtiendra encore de meil-leurs effets en les combinant toutes deux, suivant l'exigence des cas.

» 4° *Combattre directement la cause de la maladie.* Déjà par les moyens antiphlogistiques, évacuants et dérivatifs, on parvient parfois à arrêter le développement du thymus. On a dans ce même but, et dans la vue de faire diminuer le volume de cette glande, proposé différents remèdes, tels que les mer-curiaux, les antimoniaux, la ciguë, la digitale, le charbon animal et l'iode : ces moyens réussissent quelquefois, mais ils sont loin d'avoir une efficacité constante. Cependant, en les unissant à d'autres agents, et surtout en faisant observer aux petits malades un régime convenable, on parviendra quelque-fois à guérir une affection qui se présente toujours avec des caractères fort alarmants, et dont l'extrême gravité mérite d'attirer l'attention de tous les médecins praticiens (1). »

CHAPITRE III.

DE L'ANGINE LARYNGÉE ŒDÉMATEUSE.

Bayle a décrit le premier sous le nom d'œdème de la glotte une maladie à peu près complétement ignorée jusqu'à lui. Cette dénomination a paru blâmable en ce que la maladie en question ne siége point précisément dans la glotte, et parce que cet œdème étant souvent lié comme effet consécutif à une autre maladie du larynx, il est peu convenable d'en présenter l'his-toire, comme si c'était une maladie idiopathique et indépen-

(1) *Gazette méd. de Paris,* 1836, p. 22.

dante de toute autre affection laryngée. M. Bouillaud (1) est un de ceux qui se sont le plus attachés à démontrer que l'œdème de la glotte se lie toujours à l'existence d'une laryngite, et que si cette hydropisie constitue un accident particulier, ce n'est point en raison de sa nature, mais seulement en raison de son siége. Depuis M. Bouillaud, ceux qui se sont occupés de ce sujet ont peu songé à restreindre le rôle de l'inflammation.

Cependant cette question a été étudiée de nouveau par MM. Trousseau et Belloc (2), qui, en tirant les conclusions de leur intéressant travail, ont résumé leur opinion sur l'angine laryngée œdémateuse dans les propositions suivantes :

» Bayle a eu raison de distinguer cette angine en primitive et consécutive.

« Quand elle est primitive, elle est presque constamment le résultat d'une fluxion inflammatoire du larynx ou des parties voisines et ne diffère nullement, par sa nature, de celle décrite par Boërhaave, aph. 801 et 802 (3).

(1) *Dict. de méd. prat.* en 15 vol., et *Arch. gén. de méd.*, févr. 1823.

(2) *Journ. des conn. méd.-chir.*, juillet 1836.

(3) Voici la reproduction textuelle de ces deux aphorismes :

« 801. Si sola laborat pulmonalis fistula, illæsis aliis, in interna membrana súa musculosa, tum oritur ibi tumor, calor, dolor, febris acuta calida, cæterum externa signa nulla ; vox acuta, clangosa, sibilans ; inspiratio acute dolens ; respiratio parva, frequens, erecta, cum summo molimine ; hinc circulatio sanguinis per pulmones difficilis ; pulsus mirè et citò vacillans, angustiæ summæ ; cita mors. Estque hæc una ex iis, quæ funestissimæ, nec externa dant signa : quò verò propius glottidi et epiglottidi malum ; eò sanè magis lethale. »

« 802. Si larynx imprimis acute inflammatur, et sedem habuerit malum in musculo albo glottidis et simul in carnosis ei claudendæ inservientibus, oritur dirissima, subitò strangulans angina. Signa ut priora (801), dolor in elevatione laryngis ad deglutitionem ingens, auctus inter loquendum atque vociferandum ; vox acutissima, stridula ; citissima cum summis angustiis mors. Estque hæc, sine signis externis, omnium pessima. »

Nous accordons volontiers à MM. Trousseau et Belloc que l'angine de Bayle ne diffère point *par sa nature* de celle décrite par Boërhaave ; mais il n'en est pas moins vrai que Bayle a eu raison jusqu'à un certain point de différencier ces deux espèces d'angine, puisque dans l'une la fièvre est violente, *acuta, calida*, tandis que dans l'autre elle manque. Les paroles de Bayle ne demandent qu'à être bien interprétées, et alors on voit qu'il n'a point considéré son angine œdémateuse primitive

» Quand elle est consécutive, c'est-à-dire occasionnée par une lésion organique du larynx ou de ses annexes, elle peut être inflammatoire ou active, ou bien non inflammatoire ou passive.

» Dans le premier cas, l'inflammation s'est propagée du point lésé jusqu'aux ligaments aryténo-épiglottiques ou jusqu'à la membrane muqueuse laryngienne.

» Dans le second, la sérosité accumulée dans ces parties n'est due qu'à l'engorgement qu'éprouvent les liquides autour de la perte de substance.

» Dans l'un comme dans l'autre de ces deux cas, l'angine laryngée œdémateuse, ayant pour point de départ un point ulcéré ne peut être regardée comme indépendante de l'inflammation.

» Enfin, la phthisie laryngée doit être considérée, quelle que soit sa cause, comme la cause la plus fréquente de l'angine laryngée œdémateuse. Elle peut la produire : 1° dès son début, quand les parties qui devraient s'ulcérer par la suite ne font que commencer à s'enflammer, et alors l'engorgement étant la seule lésion appréciable, peut être regardé comme primitif; 2° quand, ayant causé dans tout le larynx des désordres plus ou moins considérables, elle produit l'accumulation des liquides dans ces parties, et alors l'angine œdémateuse est consécutive.

» Dans ce dernier cas, l'engorgement produit par l'ulcération peut être actif et alors les accidents marchent vite, ou il peut être passif quand l'ulcère a suivi une marche chronique.

» En un mot, l'angine laryngée œdémateuse est presque

comme indépendante de l'inflammation, puisqu'il dit formellement qu'*elle paraît tenir à une affection catarrhale ou inflammatoire du larynx.* Seulement Bayle a eu grandement raison de soutenir que la violence de l'inflammation n'était pour rien dans la production de l'œdème, comme semble le donner à entendre la description de Boërhaave. En effet, une laryngite légère nous paraît aussi propre à donner naissance à cet œdème qu'une laryngite très intense. Ne voit-on pas chez certains sujets la plus légère conjonctivite s'accompagner de l'œdème des paupières, tandis que chez d'autres une conjonctive très intense n'amène aucune infiltration séreuse dans le voisinage?

constamment la suite d'une inflammation, et l'aspect qu'elle présente et les phénomènes dont elle s'accompagne doivent être attribués à la disposition des parties et non à la nature spéciale de l'affection (1). »

Nous ferons remarquer que dans cette dernière conclusion M. Trousseau et son collaborateur n'ont pas osé dire *constamment*, mais ont ajouté le mot *presque*, et que par là ils accordent implicitement qu'il y a des hydropisies laryngées complétement indépendantes d'une inflammation siégeant, soit dans l'organe vocal lui-même, soit dans les parties voisines. C'est qu'en effet ces hydropisies existent, mais n'ont été encore qu'entrevues. M. Trousseau lui-même nous fournit un fait à l'appui de cette opinion dans une note placée au bas de la première page du mémoire que nous avons cité; cette note, tout incomplète qu'elle est, mérite d'être transcrite ici : « Nous disons que l'angine laryngée œdémateuse ne diffère presque jamais, quant à sa nature, de l'angine inflammatoire décrite par les auteurs, parce que dans les exemples assez nombreux de maladies du larynx que nous avons vus ou que nous avons lus dans les auteurs, nous n'en avons trouvé qu'un seul qui pût être incontestablement regardé comme appartenant à l'angine laryngée œdémateuse de Bayle; le voici : une petite fille de huit ans, que nous voyions en consultation avec le docteur Henry, avait eu la scarlatine; huit jours après la terminaison de l'exanthème, elle fut prise d'une anasarque géné rale; la face, les lèvres et la bouche s'infiltrèrent, et bientôt après apparurent tous les symptômes d'une angine œdémateuse. Les laxatifs et les diurétiques furent employés vigoureusement; la diaphorèse s'établit; les urines coulèrent en abondance; l'anasarque disparut et avec elle tous les symptômes de la suffocation. »

Nous ne doutons pas que dans ce cas, si la maladie, au lieu de guérir, se fût terminée par la mort, l'autopsie n'eût démon-

____

(1) *Loc. cit.*, p. 9.

tré l'absence complète de toute inflammation dans le larynx, et, par conséquent, l'essentialité de l'hydropisie dont il était le siége. On verra bientôt les raisons que nous avons pour soutenir cette opinion.

Il est encore des cas dans lesquels l'hydropisie du larynx peut se produire sans aucune inflammation antécédente; c'est dans les maladies du cœur et dans toutes celles en général qui s'accompagnent d'hydropisies cellulaires et séreuses. On a dit que dans ces cas-là l'œdème du larynx n'offre aucune importance, parce qu'il paraît comme un phénomène ultime, ou au moins à une époque trop avancée de la maladie pour qu'on puisse même pallier les accidents qui en résultent. Cela est vrai en général, mais ne l'est peut-être pas toujours. On sait en effet ce qui arrive souvent dans les maladies incurables du cœur. On prévoit la mort pour une époque non très prochaine, et le malade succombe tout à coup d'une manière prématurée. On dirige son attention vers les altérations du cœur quand on ouvre le cadavre; on néglige souvent d'examiner le larynx, et l'on ne trouve pas toujours des altérations propres à expliquer la promptitude de la mort. Nous sommes porté à croire que l'œdème du larynx peut y contribuer quelquefois. Ce point doit être signalé aux recherches de ceux qui se livrent avec assiduité aux ouvertures cadavériques dans les hôpitaux, parce que ce n'est pas une simple présomption de notre part. Déjà dans un cas de maladie du cœur, nous avons vu cet œdème laryngé amener la mort à une époque où l'on pensait que le malade avait probablement encore quelques mois ou au moins plusieurs semaines à vivre. Or, dans les cas de ce genre, il est évident que l'inflammation n'est pour rien dans la production de l'œdème laryngé.

Voilà donc deux ordres de faits: 1° ceux d'hydropisie scarlatineuse, 2° ceux d'hydropisie symptomatique des maladies du cœur ou de quelque autre viscère, qui prouvent que l'inflammation n'est nullement indispensable à la production de l'œdème laryngé, et qui justifient en partie Bayle du second, reproche adressé à la dénomination qu'il a imposée à la maladie. Quelque rares que soient ces faits, il nous semble qu'on aurait dû en tenir compte plus qu'on ne l'a fait, quand on a voulu changer cette dénomination et lui substituer celle de *laryngite œdémateuse* ou *sous-muqueuse* qui a été adoptée par M. Blache (*Dict. de méd.* en 30 vol.; tom. XVII, art. *Larynx*). Nous lui préférons, comme MM. Trousseau et Belloc, celle d'angine laryngée œdémateuse qui, au moins, ne préjuge rien sur la nature de l'hydropisie.

Ces considérations préliminaires étant posées, voyons maintenant si l'angine laryngée œdémateuse inflammatoire ou non inflammatoire se rencontre dans l'enfance, si elle y est fréquente; quelles sont les particularités de son histoire à cet âge de la vie, et quel traitement il faut lui opposer.

Nous commencerons par établir qu'elle est rare. On rencontre dans les auteurs fort peu d'observations de cette maladie chez les enfants; et cette rareté est facile à expliquer. On sait que la maladie, quand elle se rattache à une lésion inflammatoire, et c'est le cas le plus ordinaire, survient surtout dans le cours de la laryngite chronique et de la phthisie laryngée; or, comme ces maladies sont très rares dans l'enfance, la rareté de l'effet s'explique par celle de la cause. Il faut d'ailleurs que cette rareté soit bien grande, pour que M. Blache tienne le langage suivant : « Jamais, dit-il, Guersent ni moi n'avons eu occasion d'observer la laryngite sous-muqueuse chez les enfants. » Pour nous, quoique notre expérience n'approche pas de celle des auteurs que nous venons de citer, nous dirons aussi que nous n'avons jamais observé l'œdème du larynx consécutif à une phlegmasie de cet organe. Quant aux cas dans lesquels l'œdème est indépendant d'une laryngite aiguë ou chronique, nous en avons observé trois, dont deux n'offrent pas une grande importance. En effet, dans l'un il se développa dans le cours d'une maladie organique du cœur déjà avancée, et contribua seulement à devancer l'époque de la mort. Dans un autre cas, il survint chez un enfant atteint d'hydropisie scarlatineuse dans le tissu cellulaire et dans les séreuses, et de pleuropneumonie. La mort survint, mais l'œdème, qui probablement se développa sur la fin de la vie, et qui fut trouvé peu considérable à l'ouverture du corps, ne parut pas contribuer sensiblement à cette funeste terminaison. Enfin, le troisième cas diffère entièrement des deux premiers, et doit être raconté ici avec tous les détails que nous avons pu recueillir.

OBSERVATION XIX. — *Scarlatine légère chez un enfant de sept ans ; anasarque le septième jour, légère d'abord ; aggravation foudroyante des accidents ; mort par suffocation.*

Brichet (Victor-André), âgé de sept ans et demi, est admis à l'hôpital des Enfants malades, salle Saint-Louis, le 6 avril 1836, pour y être traité d'une conjonctivite et d'un impétigo situé sur le dos du nez. Le traitement de ces maladies n'offre rien de particulier.

Le 3 mai, le malade est pris de symptômes généraux qui font craindre une éruption. Celle-ci paraît en effet le lendemain : c'est une scarlatine fort légère quant à l'éruption elle-même et par les symptômes généraux qui l'accompagnent. L'éruption commence à pâlir dès le lendemain de son apparition ; le troisième jour, elle est à peine visible et la fièvre est complétement tombée. Bientôt se fait la desquamation, pendant le cours de laquelle le convalescent, mal surveillé, éprouve un refroidissement, produit très probablement par un abaissement brusque de la température survenu le 8 et le 9 mai.

Le 10 mai, on reconnaît un peu d'œdème à la face ; dans les autres points du corps, l'œdème n'est pas encore appréciable ; une toux légère existe sans dyspnée ; la peau est sèche, un peu chaude ; le pouls est peu accéléré. — On prescrit une tisane nitrée et un bain de vapeur.

Le 11, il y a eu un peu de fièvre ; l'œdème augmente à la face et s'est développé dans les quatre membres, surtout dans les inférieurs. Rien de nouveau vers les organes respiratoires. — Même prescription.

Le 12, à neuf heures du matin, l'anasarque, loin de diminuer, a fait des progrès considérables, le scrotum est envahi par la sérosité ; il existe même un peu d'ascite et d'hydrothorax. La dyspnée et la toux sont peu intenses, quoiqu'il y ait un son mat dans la partie inférieure des deux côtés du thorax. Un peu de râle sous-crépitant semble aussi annoncer un certain degré d'œdème pulmonaire. La peau est chaude et remarquablement sèche. Le pouls est à 120, médiocrement développé. La voix n'est nullement altérée, et la dyspnée légère qui existe paraît s'expliquer très naturellement par l'hydropisie dont les plèvres et les poumons eux-mêmes sont le siège.

— On prescrit, comme la veille, un bain de vapeur et une tisane nitrée, les accidents ne paraissant point assez urgents pour réclamer une médication plus active.

Le même jour, à deux heures, l'infirmière vient en toute hâte nous prier de nous rendre auprès du petit malade, qui depuis midi est en proie à une dyspnée de plus en plus intense, dont l'exaspération s'est manifestée sous l'influence du bain de vapeur. Nous étions dans ce moment réunis pour des conférences cliniques avec le docteur Pasquet, de Crémieu et deux de nos collègues des hôpitaux, MM Perrochaud aîné et Auguste Baron. Nous nous rendons tous les quatre ensemble auprès du malade, que nous trouvons en proie aux accidents les plus graves : la suffocation est imminente, les plus violents efforts d'inspiration font à grand'peine entrer dans la poitrine une très petite quantité d'air. L'inspiration est infiniment plus gênée que l'expiration, qui paraît presque entièrement libre et aussi passive qu'à l'état normal. Aucun bruit particulier n'accompagne l'inspiration, surtout quand celle-ci est très courte, ce qui arrive dans les plus grands efforts, comme si leur énergie avait pour effet de produire une occlusion complète du tube aérien. Lorsqu'au contraire l'effort d'inspiration est moins brusque et moins violent, l'air semble pénétrer un peu mieux dans la poitrine, et son entrée s'accompagne alors d'un certain sifflement très sourd. Les efforts d'inspiration se renouvellent avec une grande vitesse, au moins 70 à 80 fois par minute. La voix est faible, entrecoupée par les efforts de la respiration, mais elle n'est nullement altérée dans son timbre. L'asphyxie fait de rapides progrès. Le malade est dans un état d'anxiété et d'agitation impossible à décrire. Il ne peut rester couché, il se lève tout à coup sur son séant en s'écriant qu'il étouffe ; la face est violacée, toutes les veines du cou sont gonflées.

Ces symptômes, que nous appréciâmes en beaucoup moins de temps qu'il ne nous en faut maintenant pour les raconter, ne nous mirent point tout de suite sur la voie de la véritable cause des accidents, et nous nous demandions quelle était la cause d'une asphyxie si foudroyante, qui allait causer la mort dans quelques minutes. Nous appliquâmes rapidement notre oreille sur la poitrine, et, malgré le peu d'amplitude de la respiration, nous pûmes cependant discerner un râle sous-crépitant universel, mais médiocrement abondant, dans le milieu et le haut des poumons, avec absence de respiration et son mat dans la partie inférieure. C'est alors que l'infirmière nous présenta le crachoir du malade, dans lequel nous trouvâmes deux crachats sanguinolents que le malade avait expectorés peu de temps après la visite du matin. L'un était un caillot de sang pur, l'autre était un mélange de sang et de mucus très peu aéré. L'idée nous vint qu'il s'agissait peut-être d'un raptus sanguin très violent sur les deux poumons, et nous nous décidâmes à pratiquer simultanément une saignée au pli de chaque bras ; mais nous n'obtînmes que quelques gouttes de sang : déjà.

la circulation était considérablement enrayée par l'asphyxie de plus en plus imminente ; le pouls, de plus en plus faible, était d'une fréquence extrême. Le malade expira dans nos bras quelques minutes après. Il n'était pas encore deux heures et demie. Ce ne fut qu'au dernier moment que nous songeâmes à pratiquer la trachéotomie ; mais, avant que les apprêts en fussent faits, la mort nous avait déjà devancés.

Ouverture du cadavre (quarante-deux heures après la mort.) —Hydropisie dans presque tous les tissus du corps ; œdème sous-muqueux du larynx, sans aucune trace d'inflammation. — Une sérosité limpide infiltre le tissu cellulaire sous-cutané de tout le corps, en distend les mailles, surtout dans les régions où il est lâche et élastique. On en trouve aussi dans le tissu cellulaire profond sous-aponévrotique et intermusculaire, mais elle y est moins abondante que sous la peau.

Une sérosité également pure et transparente est épanchée dans plusieurs cavités séreuses, savoir : 1° dans la grande cavité de l'arachnoïde et dans les ventricules cérébraux : il y en a au moins 100 à 125 grammes ; 2° dans le péricarde, trois à quatre cuillerées ; 3° dans les deux plèvres, tout au plus un demi-litre dans chacune ; 4° dans le péritoine, environ un quart de litre.

Toutes ces cavités séreuses ne présentent dans leurs parois aucune trace de phlegmasie.

Le cerveau paraît sain, seulement la couche corticale est plus rose ; les vaisseaux de la pie-mère et les sinus contiennent une assez grande quantité de sang. Le cœur est aussi à l'état normal ; toutefois, sa déchirure présente un aspect très humide, et la séparation du cœur droit d'avec le cœur gauche se fait très facilement, sans doute sous l'influence de la sérosité qui est infiltrée dans les fibres musculaires elles-mêmes, ou plutôt dans le tissu cellulaire extrêmement délié qui les associe. — Les poumons, mobiles et flottants au milieu de la sérosité pleurétique, et dont le volume est un peu réduit, ne présentent qu'un peu d'œdème dans leur tissu propre. En outre, le sommet gauche contient quelques tubercules crus. On en rencontre aussi dans les ganglions lymphatiques voisins des bronches. qui appartiennent au sommet gauche. La trachée et les bronches contiennent une certaine quantité d'écume bronchique ; leur muqueuse est pâle.

Le cœur et les gros vaisseaux artériels et veineux contiennent beaucoup moins de sang qu'on ne s'y attendait et qu'on n'en trouve dans la plupart des cas d'asphyxie. Ce sang est noir, très fluide, et nulle part on ne trouve de caillot ; ce n'est pour ainsi dire que de la sérosité teinte en rouge très foncé.

La membrane muqueuse de tout le tube digestif, depuis la bouche jusqu'à l'anus, est boursouflée, épaissie, blanche et pâle. Cet épaississement est très manifeste dans les valvules conniventes de l'intestin grêle. Il semble résulter d'une véritable infiltration séreuse du tissu muqueux lui-même, car une pression convenablement exercée fait pleuvoir à sa surface un millier de petites gouttelettes séreuses. De plus, l'œdème qui existe dans le tissu cellulaire sous-muqueux donne aux parois de l'intestin une épaisseur bien plus considérable qu'à l'état normal. Enfin, les follicules isolés sont énormément tuméfiés ; leur volume approche d'une petite lentille, mais ils sont complétement pâles. Sauf les conditions qui précèdent, tout l'appareil digestif est sain.

Le foie est gorgé d'un sang noir qui ruisselle très facilement, à cause de sa grande liquidité, soit à la section, soit à la déchirure de cette glande. Les reins et la rate n'offrent rien à noter.

Enfin, arrivons à la lésion qui a joué le principal rôle dans l'ensemble des accidents observés pendant la vie, c'est-à-dire à celle de l'organe vocal.

Le larynx présente, dans son ensemble et vu à l'extérieur, des dimensions normales et en rapport avec l'âge du malade ; mais son calibre intérieur et surtout son orifice supérieur sont extraordinairement rétrécis. En effet, les deux replis aryténo-épiglottiques sont œdématiés à un degré si considérable, que leur rapprochement, sollicité en faisant le vide par la trachée, au moyen d'une sonde qui sert à aspirer l'air avec la bouche, obture presque complétement l'orifice supérieur du larynx ; par là, il paraît extrêmement probable qu'au moment de l'inspiration pendant la vie, l'air trouvait à peine un passage capable d'admettre une petite plume de corbeau. Il arrive même qu'en imitant artificiellement un effort très brusque d'inspiration, le rapprochement des bourrelets œdématiés est assez complet pour s'opposer presque entièrement à l'entrée de l'air ; on remarque qu'au contraire cette entrée est plus facile quand l'effort inspiratoire est lent et ménagé. Un autre phénomène remarquable, c'est que, dans cette imitation artificielle de l'inspiration, il se produit un son aigu et criard, assez analogue à ce bruit d'une anche de clarinette qu'on appelle vulgairement un *canard*. On sait que rien de semblable n'avait existé pendant la vie.

Mais ce n'est pas seulement l'entrée du larynx qui est rétrécie par l'œdème du tissu cellulaire sous-muqueux des replis aryténo-épiglottiques, cet œdème existe aussi sous la muqueuse de tout le larynx. Cependant, comme dans la cavité de l'organe ce tissu cellulaire est peu abondant, la muqueuse ne peut être que médiocrement soulevée, et ce n'est qu'au niveau des cordes vocales inférieures que le passage de l'air trouve un nouvel obstacle. Il faut dire aussi que, dans ce point, le rétrécissement nous paraît provenir plutôt du boursouflement œdémateux de la muqueuse, dont l'aspect est le même que dans le tube intestinal, que de l'infiltration du tissu cellulaire sous-muqueux, qui ne forme à l'état normal, comme on le sait, qu'une couche très mince. Le rétrécissement qui existe ainsi dans

la glotte proprement dite est assez considérable, car le plus grand intervalle des cordes vocales est tout au plus de 2 à 3 millimètres, tandis
qu'à l'âge de notre malade il est, à l'état normal, au moins de 5 millimètres.

Quant aux traces d'inflammation qui pourraient accompagner cet
œdème, on n'en trouve absolument aucune, pas plus dans la muqueuse
que dans le tissu cellulaire sous-jacent. La sérosité contenue dans les
bourrelets aryténo-épiglottiques est transparente et liquide. Elle s'écoule
assez facilement à la simple section des tissus et sous une faible pression.
Elle n'a ni la consistance gélatineuse ni l'aspect séro-purulent qu'on lui
trouve dans beaucoup de cas où la maladie a une inflammation pour origine
prochaine ou éloignée.

Une des circonstances les plus dignes d'attention dans le fait
que nous venons de rapporter, c'est la marche rapide, on peut
dire foudroyante, des accidents produits par l'œdème laryngé :
le plus souvent, en effet, cette maladie a une durée qui dépasse
vingt-quatre heures. Comme elle est ordinairement consécutive à une laryngite aiguë ou chronique, le praticien est tenu
en éveil par l'affection antécédente, et il est mis plus facilement
sur la voie du diagnostic, aussitôt que se déclarent les accidents formidables de suffocation. Chez notre malade, il n'y
avait aucune inflammation antécédente, soit du larynx, soit de
l'arrière-gorge, et voilà que tout à coup une attaque de suffocation se déclare; peu inquiétante d'abord, elle acquiert en
très peu de temps une intensité extrême, et fait périr le malade
deux heures et demie après les premiers symptômes. Nous
savons qu'on a cité des faits dans lesquels il y a eu véritablement mort subite. De tous ces faits, le plus remarquable et
probablement le plus authentique est celui que rapporte
M. Blache, dans l'article que nous avons déjà cité du *Dictionnaire
de médecine* : « Au mois de mars 1835, un infirmier de l'Hôtel-Dieu souffrait depuis deux jours d'un mal de gorge : cette
indisposition était si légère qu'il ne crut pas devoir interrompre
son service. Vers les quatre heures du soir il est pris de suffocation; on appelle aussitôt l'élève interne de garde, qui se
trouvait dans une salle voisine : il accourt, le malade était

mort. A l'autopsie cadavérique, on rencontra un gonflement notable de l'épiglotte et une infiltration séreuse des replis aryténo-épiglottiques. » Ce fait curieux a été communiqué à M. Blache par M. H. Roger, médecin du bureau central, alors interne à l'Hôtel-Dieu, qui, appelé pour porter secours à ce malheureux, arriva pour constater sa mort subite. « C'est peut-être, ajoute M. Blache, à propos d'un fait de ce genre que Tulpius dit : *Nihil non molitum, sed urgentior fuit necessitas, et vehementior ab incluso spiritu strangulatio, quam ut juverint illum vel sanguis mature ex utroque brachio detractus, vel incisa ranula, vel cucurbitulæ aliquæ satis celeriter adhibitæ.* Boerhaave parle aussi d'un homme qui, à table, sentit sa voix changer, devenir aiguë et sifflante : il mourut sans secours au milieu de ses amis étonnés, et qui prenaient pour un jeu ce phénomène inattendu. »

Quoique, dans le fait que nous avons rapporté, la maladie n'ait pas présenté une marche aussi promptement mortelle, ce fait n'en est pas moins exceptionnel sous le rapport de la durée du mal, comparée à sa durée moyenne dans la plupart des cas.

S'il est vrai que la marche rapide des accidents et l'absence d'antécédents propres à fixer l'attention sur le larynx, aient contribué à rendre le diagnostic erroné, il faut aussi en accuser, jusqu'à un certain point, l'insuffisance des symptômes. En effet, à part le contraste entre l'inspiration qui était difficile, et l'expiration qui semblait, au contraire, presque aussi libre qu'à l'état normal, il n'y eut rien de bien caractéristique dans le bruit de la respiration ni dans le timbre de la voix. L'inspiration était à peine sifflante par intervalles; la voix n'était ni sifflante, ni rauque, ni striduleuse : elle était seulement faible et presque éteinte; enfin, pendant tout le temps que le malade resta sous nos yeux, la toux se manifesta à peine deux ou trois fois. Si, enfin, nous ajoutons que nous et nos trois confrères nous nous trouvions pour la première fois en face d'accidents de cette espèce, on comprendra comment notre premier diagnostic a pu être complétement faux; comment ce n'est qu'après un quart d'heure environ d'examen et de réflexion que nous avons discerné la véritable cause de l'asphyxie, et comment il était déjà trop tard pour exécuter la trachéotomie, qui, pratiquée quelques minutes plus tôt, aurait eu peut-être un plein succès.

Si maintenant nous analysons les désordres anatomiques constatés à l'ouverture du cadavre, nous voyons d'abord, quant au larynx, que l'œdème n'était accompagné d'aucune trace d'inflammation; que, de plus, il occupait non-seulement le tissu cellulaire aryténo-épiglottique, mais encore celui qui est sous-jacent à la muqueuse laryngée dans toute son étendue ; que, joint à l'infiltration de cette muqueuse, il permet d'établir qu'il y avait dans ce cas véritablement œdème de la glotte proprement dite, ou, pour parler plus rigoureusement, œdème des parois de la glotte, en même temps qu'il y avait infiltration des bords de l'orifice supérieur du larynx : ainsi la dénomination que Bayle avait primitivement assignée à la maladie trouverait ici son application.

Personne sans doute, après avoir lu cette observation, n'hésitera à regarder cet œdème laryngé comme la cause immédiate de la mort. Cependant il faut remarquer que l'œdème pulmonaire, l'engouement bronchique, et l'épanchement pleurétique double, ont dû augmenter la gêne de la respiration, rendre nécessairement l'hématose plus incomplète encore, et, par conséquent, contribuer à rendre l'asphyxie plus rapide.

Un épanchement assez considérable existait dans les ventricules cérébraux et dans l'arachnoïde, et cependant l'intelligence s'est exercée avec intégrité jusqu'au dernier soupir. Cinq minutes avant d'expirer, le pauvre enfant, se voyant mourir, disait à l'infirmière qu'il lui laissait ses vêtements en reconnaissance des soins qu'elle avait eus pour lui.

Nous ne ferons pas ressortir ici les conséquences à tirer de l'état dans lequel ont été trouvées toutes les séreuses et la muqueuse digestive; nous y reviendrons ailleurs, en traitant des hydropisies scarlatinéuses.

-. Nous avons donné de longs développements à ce fait, parce qu'il est, à notre connaissance, le premier de ce genre qui ait été observé avec tous les détails désirables, soit avant, soit après la mort. Réuni aux autres faits incomplets que nous avons cités, il permet d'établir que l'œdème du tissu cellulaire sous-muqueux du larynx peut exister, et causer la mort sans coïncider avec aucune inflammation de cet organe. Cet œdème, en tant qu'il se rattache à une hydropisie scarlatineuse, sera probablement observé plus souvent dans l'enfance qu'aux autres âges de la vie, seulement à cause de la fréquence plus grande de la scarlatine.

Nous ne décrirons point longuement les symptômes de l'angine laryngée œdémateuse : cette description est bien connue, et comme en thèse définitive l'œdème laryngé, avec ou sans inflammation, est une maladie beaucoup plus rare chez les enfants que chez les adultes, nous croyons devoir renvoyer le lecteur aux traités de pathologie pour l'étude de ces symptômes. Ce n'est pas d'ailleurs avec un petit nombre de faits, et pour ainsi dire avec un seul fait bien recueilli, que nous croirions pouvoir annoncer de grandes différences dans la maladie observée chez l'enfant ou chez l'adulte; attendons que de nouveaux faits viennent montrer si ces différences existent. Toutefois, en réfléchissant aux dimensions moindres du larynx dans l'enfance, il est facile de voir que la tuméfaction œdémateuse des replis aryténo-épiglottiques, toutes choses égales d'ailleurs, doit diminuer d'une quantité proportionnellement plus grande le volume de la colonne d'air nécessaire à l'entretien de la respiration. Dès lors tous les symptômes devront avoir plus d'intensité, une marche plus rapide, et une terminaison plus souvent funeste; le fait que nous avons raconté en est déjà un exemple incontestable.

D'après le peu de détails contenus dans l'ouvrage de Billard, on voit que l'œdème laryngé se rencontre aussi quelquefois

chez le nouveau-né; de plus, il présente à cet âge des particularités qui le rapprochent du cas que nous avons longuement rapporté, en ce sens que l'inflammation paraît étrangère
à sa production. L'opinion de Billard, sans être nettement formulée, est tout en faveur de cette manière de voir; elle a
d'autant plus de valeur qu'à l'époque où il écrivait son livre,
la doctrine physiologique régnait trop exclusivement dans
l'école et avait produit une tendance générale à admettre
l'existence de l'inflammation dans beaucoup de cas où elle n'est
rien moins que démontrée.

Billard avance qu'en faisant l'autopsie d'enfants qui pendant
leur vie avaient offert des symptômes d'angine, il a plus d'une
fois trouvé, au lieu d'une inflammation bien caractérisée, une
tuméfaction œdémateuse plus ou moins considérable des parois
du larynx. Il cite en particulier un cas dans lequel on trouva,
à l'ouverture du cadavre, que la glotte offrait un gonflement
œdémateux considérable; les parois latérales du larynx étaient
blanches, épaissies, et tellement tuméfiées qu'elles se touchaient
presque. En les scarifiant avec la pointe d'un scalpel, il n'en
sortait point de liquide; la sérosité était, pour ainsi dire,
prise en gelée dans le tissu cellulaire sous-muqueux; la face
et les membres étaient œdémateux.

On voit que la coïncidence de cet état d'hydropisie générale,
dans ce cas et dans quelques autres, n'avait pas échappé à
Billard qui inclinait probablement à voir quelque chose d'essentiel dans l'œdème du larynx, ou du moins à ne le point
considérer comme toujours symptomatique d'une inflammation.

Billard ajoute que les signes extérieurs de cette maladie ne
sont pas facilement reconnaissables. Cependant il a cru remarquer chez plusieurs enfants qui en étaient affectés, outre la
coïncidence d'un œdème dans diverses parties du corps, que
le cri fort irrégulier, presque toujours voilé et incomplet, était
saccadé comme le bêlement d'une chèvre. Il dit avoir vu ce
phénomène particulier se reproduire chez trois enfants que

l'autopsie montra affectés d'un œdème des replis aryténo-épiglottiques.

Quant au traitement, il nous semble que chez les enfants, il devra, en général, être plus actif que chez les adultes, à cause des dangers plus imminents qu'entraîne la maladie. Outre les moyens ordinaires par lesquels on doit combattre la laryngite antécédente ou coïncidente, il faut diriger contre l'œdème lui-même des moyens particuliers. Si la maladie n'a pas une grande intensité, s'il n'y a que de loin en loin, c'est-à-dire cinq ou six accès de dyspnée par jour, ou si celle-ci, tout en restant continue, n'est pas assez forte pour faire craindre que la vie ne soit prochainement compromise, il faut agir par des révulsifs cutanés locaux, par des diurétiques et des drastiques. Dans le cas d'hydropisie scarlatineuse encore en voie de progrès, il faudra éviter soigneusement les bains de vapeur, que nous regardons comme très nuisibles et capables d'augmenter la diathèse hydrohémique. Peut-être même est-il dangereux d'administrer dans ce même cas des boissons abondantes, dans le but de favoriser la diaphorèse et la diurèse; car il semble souvent qu'à une certaine époque de leur durée, les hydropisies s'accompagnent d'une suppression telle des sécrétions et des exhalations aqueuses, que toutes les boissons qui entrent dans le sang n'en peuvent plus sortir par les voies ordinaires, tant est grande la tendance de ce liquide à se dépouiller de sa partie aqueuse, en traversant le tissu cellulaire ou les membranes séreuses. A cette période des hydropisies, il faut donc donner des boissons peu abondantes, et n'en augmenter la dose que lorsque la sécrétion rénale et l'exhalation cutanée ou intestinale commencent à recouvrer leur activité.

Mais il est des cas extrêmement pressants où il n'est plus permis d'attendre l'action des moyens que nous venons d'indiquer; la mort nous devancerait, et le seul moyen qui s'offre à nous dans ces cas extrêmes est la trachéotomie. En vain les adversaires de cette opinion l'ont combattue, en disant : que l'ouverture du larynx n'est jamais complétement oblitérée chez ceux qui succombent, que plusieurs malades meurent dans l'intervalle des accès de suffocation, qu'ils succombent à une asphyxie lente et non pas à une suffocation brusque, que dans le cas où il y a laryngite l'opération l'aggravera, etc. (*Voy.* l'article de M. Rayer, *Dict.* en 21 vol.). La pratique de M. Trousseau a mis en évidence tous les avantages que cette opération présente dans le croup, et, sous ce rapport, ce qui est applicable au croup l'est aussi à l'œdème laryngé. Au surplus, on peut lire dans le mémoire de MM. Trousseau et Belloc, une excellente réfutation des objections que nous venons de rapporter. Terminons en disant que, chez les enfants, l'œdème laryngé paraissant devoir s'observer le plus souvent en l'absence de toute laryngite aiguë ou chronique, la trachéotomie pourra plus facilement être suivie d'un succès complet; toutefois, il y aurait un inconvénient aussi grave à faire consister tout le traitement dans la trachéotomie qu'à refuser constamment d'y recourir. L'opération n'est qu'un premier secours; c'est un moyen d'urgence qui prévient l'asphyxie imminente; mais il ne faut point cesser de combattre, comme nous l'avons dit, l'hydropisie générale et locale. Aussitôt qu'on verra l'œdème du larynx se dissiper on retirera la canule de la trachée artère, et l'on rendra au malade son mode habituel de respiration.

SECTION V.

MALADIES DES ORGANES DE LA CIRCULATION.

Il ne nous semble pas nécessaire de faire l'histoire complète des maladies du cœur et du péricarde chez les enfants. Elles sont rares et n'offrent dans leurs causes, symptômes et traitement, rien qui puisse être considéré comme spécial au premier âge de la vie. Nous serions peut-être plus réservé dans cette manière de voir si nous n'avions que nos propres travaux pour la légitimer; mais, en tenant compte des vastes recherches de MM. Rilliet et Barthez, on acquiert facilement la conviction du peu d'importance qu'il faut accorder à ces maladies, considérées chez les enfants. Les chapitres que ces auteurs leur ont consacrés ne sont en dernière analyse que l'exposition succincte de faits complétement semblables à ceux que fournit la médecine des adultes. Nous nous bornerons donc à reproduire les simples remarques déjà faites sur ce sujet dans notre première édition.

La *péricardite* s'observe quelquefois. Comme chez l'adulte, elle est assez ordinairement liée à l'existence d'un rhumatisme articulaire aigu. Constant, qui en a rapporté quelques cas (1), a montré que le diagnostic, qui aux autres âges présente souvent de l'obscurité, en présente au moins autant dans l'enfance, et que l'existence de la maladie n'est quelquefois reconnue qu'à l'ouverture du cadavre. Il est probable qu'on la méconnaîtrait encore plus souvent si l'attention n'était éveillée par l'existence du rhumatisme articulaire qu'on sait bien, depuis quelques années, être la condition la plus favorable à son développement. Les faits que nous avons observés, quoique en petit nombre, nous portent à croire que la péricardite, chez les enfants, ne mérite pas une description spéciale. Chez tous les malades qui étaient en même temps affectés de rhumatisme articulaire, la maladie fut diagnostiquée, mais dans un cas où elle se présenta en l'absence de cette maladie, elle fut méconnue. Le sujet qui nous l'offrit était âgé de dix ans, et atteint de tubercules pulmonaires arrivés au dernier degré. Dans les quinze derniers jours de la vie, une fièvre plus intense que celle qui accompagne la phthisie avancée, aurait dû appeler notre attention, et il est probable que par un examen convenable

______

(1) *Gazette médicale*, 1834, p. 182.

nous aurions reconnu la complication. A l'autopsie, nous trouvâmes les traces d'une péricardite très aiguë avec épanchement.

Ce qui précède se rapporte aux enfants qui ont déjà atteint quelques années. Plus les sujets sont jeunes, plus le diagnostic devient difficile, et plus souvent la maladie reste méconnue. Chez les enfants nouveau-nés et à la mamelle, suivant Billard, la péricardite ne serait pas très rare. « Peut-être même, dit-il, est-elle plus fréquente dans le premier âge qu'à toute autre époque de la vie : sur près de 700 ouvertures de cadavres d'enfants morts à l'hospice des Enfants trouvés, j'ai rencontré sept péricardites bien caractérisées (1). » A cet âge, l'étiologie de la péricardite est excessivement obscure. Quant aux symptômes, ils sont faciles à méconnaître, parce qu'ils peuvent aisément se confondre avec ceux de la pleurésie, de la méningite ou du ramollissement gélatiniforme de l'estomac (Billard). En général, les enfants paraissent éprouver de violentes douleurs; ils ont le cri pénible, la respiration gênée et quelquefois suffocante; la figure est grippée; les muscles de la face semblent se contracter continuellement, et il y a parfois des mouvements spasmodiques, des soubresauts musculaires dans les membres. La péricardite est ordinairement très rapide dans sa marche, et comme il ne survient pas d'autres signes plus caractéristiques, le diagnostic est presque impossible; « cependant, dit Billard, nous pouvons faire une remarque, c'est que cet état général d'anxiété, de malaise et de souffrance chez les nouveau-nés, est presque toujours l'effet d'un ramollissement gélatiniforme de l'estomac, d'une péricardite, ou d'une pleurésie aiguë. Nous pouvons donc partager notre jugement entre ces trois maladies différentes, lorsque nous observons, chez un enfant naissant, l'ensemble des signes précités. Le pouls n'offre, dans ce cas, aucun caractère notable; il en est de même de la percussion et de l'auscultation ; de sorte que, dans

(1) Page 624.

tous les cas de péricardite que j'ai été à même d'observer, jamais il n'a été possible d'établir par des signes évidents le diagnostic de la maladie; l'ouverture des cadavres nous en a seule démontré l'existence. »

Les *maladies du cœur* sont très rares dans l'enfance; cependant de sept à quinze ans on commence à rencontrer quelques exemples d'hypertrophie, avec ou sans altération des orifices et des valvules. Sur un total de cent trente-six sujets qui ont succombé dans une période de six mois, et dont cent trente ont été autopsiés avec soin, la mort a été chez deux sujets seulement, âgés l'un de onze ans, l'autre de quatorze, la conséquence d'une hypertrophie ventriculaire avec transformation fibro-cartilagineuse des valvules d'un ou de plusieurs orifices.

Les *anévrysmes partiels du cœur* sont probablement plus rares encore que les hypertrophies. M. Ollivier (d'Angers) dit que jusqu'à présent on n'a point observé cette maladie dans l'enfance; les dix-sept observations analysées par cet auteur ont été toutes fournies par des sujets compris entre l'âge adulte et la vieillesse (1).

Les lésions des gros vaisseaux et en particulier l'anévrysme de la crosse de l'aorte, sont des maladies pour ainsi dire inconnues dans l'enfance.

L'*inflammation des veines* s'y observe peut-être aussi souvent que chez les adultes, en tant qu'elle résulte d'opérations pratiquées sur ces vaisseaux. C'est ainsi que nous avons vu, dans l'espace d'un été, chez deux malades, la phlébite suivre une saignée faite dans des circonstances ordinaires. Chez l'un de ces malades, la phlébite resta locale. Chez un autre, l'infection purulente eut lieu, des abcès se formèrent en divers points du corps, du pus s'épancha dans plusieurs articulations, et la marche générale des symptômes fut en tous points semblable à ce qu'on observe chez les adultes. Chez un enfant âgé de

(1) *Dictionnaire de méd.* en 30 volumes, t. VIII, p. 312.

onze ans, nous avons eu occasion d'observer une phlébite spontanée de la veine crurale dont le diagnostic put être assez positivement établi, et qui fut suivie de la guérison du malade.

L'*anémie* et la *chloro-anémie* ne sont pas des états rares chez les enfants; mais on ne peut pas dire qu'elles présentent chez eux des caractères spéciaux. Le plus souvent liées comme éléments ou comme effets à d'autres maladies, elles peuvent être idiopathiques, c'est-à-dire le résultat d'une infraction accidentelle ou prolongée des prescriptions de l'hygiène. Un allaitement défectueux, une alimentation insuffisante, l'habitation dans un air humide ou malsain, etc., peuvent amener directement l'étiolement des tissus par la diminution des globules du sang. Enfin beaucoup de maladies laissent après elles un appauvrissement du sang qu'une bonne hygiène ne suffit pas toujours pour faire disparaître. La thérapeutique de cette maladie, la même que chez l'adulte, comprend l'intervention d'une bonne hygiène et l'emploi d'une médication tonique dont les ferrugineux, les amers et l'huile de foie de morue sont les principaux agents.

M. Hervieux a publié, en 1854 (1), un travail assez intéressant, sinon très original, sur l'anémie des nouveau-nés. En voici un court résumé :

« 1° Dans l'anémie des nouveau-nés on trouve à l'autopsie la plupart des tissus décolorés, exsangues. Les principaux viscères, mais particulièrement l'encéphale et les intestins, présentent cette décoloration générale portée au plus haut degré.

2° Les phénomènes par lesquels se produit, pendant la vie, l'anémie des nouveau-nés sont les suivants : décoloration générale de la peau et des muqueuses, amaigrissement qui peut être porté jusqu'au marasme, flaccidité des parties molles, teinte terreuse de la peau, décrépitude précoce, atonie du

____

(1) *Gazette médicale de Paris*, 1854, p. 389.

système musculaire, faiblesse du cri, ralentissement du pouls, abaissement progressif de la température du corps.

3° L'anémie avec ces caractères apparaît surtout dans la première quinzaine de l'existence.

4° On peut distinguer une anémie idiopathique et une anémie symptomatique. — La première résulte de l'insuffisance de l'alimentation et d'une mauvaise hygiène ; la seconde est consécutive à certaines affections, telles que la tuberculisation, la syphilis, etc.

5° Le pronostic n'est pas toujours aussi sérieux qu'on peut le croire. L'anémie symptomatique est en général grave ; l'anémie idiopathique l'est moins lorsqu'on peut réaliser pour l'enfant les conditions d'une bonne hygiène.

6° Dans ce dernier cas, le traitement consiste à donner au nouveau-né une nourrice qui remplisse toutes les conditions voulues. Dans l'anémie symptomatique il faut combattre l'affection primitive par des moyens appropriés.

Le docteur Mauthner, directeur de la clinique des Enfants malades de Vienne, s'est aussi occupé des *anémies chroniques chez les enfants* (1), et a vanté surtout l'extrait de sang de bœuf préparé et administré de la manière suivante :

« Du sang frais de bœuf est passé par un tamis de crin et évaporé au bain-marie jusqu'à dessiccation complète. On obtient ainsi une poudre qu'on donne à la dose de 0,50 à 1 gramme, en substance ou dissoute dans l'eau. Les cas dans lesquels ce remède a trouvé une application sont les suivants : 1.° anémie après les diarrhées chroniques chez les enfants un peu âgés : il est inefficace contre le marasme des nouveau-nés et des enfants rapidement sevrés ; 2° anémie après le typhus des enfants : il est très bien supporté et hâte la convalescence ; 3° anémie après des pneumonies graves, non encore tout à fait résolues, où il existe encore de la toux et de la fièvre. Il n'arrête pas le

____

(1) *Gazette médicale de Paris*, 1851, p. 823.

développement de la tuberculisation; 4° anémie à la suite de suppuration d'abcès et d'ulcères scrofuleux; 5° anémie après les hydropisies survenues à la suite de la scarlatine, où il doit être préféré à tous les autres toniques. »

M. Nonat, médecin de la Charité, professe cette opinion : « que la chloro-anémie, loin d'être un fait rare et exceptionnel chez les enfants, est au contraire la règle, car on la rencontre au moins huit fois sur dix depuis l'âge d'un an jusqu'à la puberté.

» Cette extrême fréquence de la chloro-anémie chez les enfants peut expliquer pourquoi M. Roger a trouvé si souvent cette affection chez les jeunes sujets atteints de rachitisme et de coqueluche (1). »

Pour M. Nonat c'est une simple coïncidence, il n'y a pas de relation pathogénique entre ces maladies.

SECTION VI.

MALADIES TUBERCULEUSES DU THORAX.

Dans beaucoup d'ouvrages de pathologie, on rattache à l'étude de la phthisie pulmonaire celle des maladies tuberculeuses siégeant ailleurs que dans le poumon. On se croit autorisé à suivre cette marche en considérant que les tubercules sont plus fréquents dans l'organe de la respiration que dans tous les autres; que ceux-ci ne sont presque jamais tuberculeux sans que le poumon ne le soit en même temps, et qu'enfin la mort arrive plus souvent par les progrès de la maladie dans le poumon que par ceux qu'elle a faits dans les autres organes.

(1) *Gazette médicale de Paris*, 1859, p. 675.

Cette méthode nous parait vicieuse, parce qu'elle nous place à un point de vue trop restreint ; elle nous porte à localiser, pour ainsi dire, dans une seule partie du corps, une maladie qu'on doit regarder comme essentiellement liée à une disposition générale de l'économie, à un mauvais état soit des liquides, soit des solides, soit plutôt des uns et des autres. Si elle est plus fréquente dans le poumon qu'ailleurs, il faut l'attribuer surtout aux causes occasionnelles dont l'action s'exerce plus particulièrement sur l'appareil respiratoire : mais ce qui prouve qu'il n'y a aucune liaison nécessaire entre la cause inconnue des tubercules et leur développement dans le poumon, c'est que cette cause déploie souvent toute sa puissance et concentre son action fâcheuse sur d'autres organes, tandis que l'appareil respiratoire reste alors dans un état remarquable d'intégrité. Les viscères abdominaux et ceux de la cavité encéphalo-rachidienne peuvent être altérés, désorganisés et réduits à une impuissance fonctionnelle qui amène la mort sans que le poumon ait cessé de jouir de la plénitude de ses fonctions.

C'est surtout chez les enfants que ces remarques trouvent leur application ; c'est chez eux surtout qu'apparaît dans toute son évidence l'action d'une cause première générale dans son essence, variable seulement dans son siége principal et dans ses effets secondaires ; c'est chez eux qu'a été reconnue inapplicable la loi formulée par M. Louis sur l'existence constante des tubercules dans le poumon quand il en existe ailleurs, loi qui n'est pas même vraie dans toute sa rigueur chez les adultes ; c'est chez eux que se rencontrent souvent les affections tuberculeuses du système nerveux si rares à un âge plus avancé ; c'est enfin parmi eux que les affections tuberculeuses font le plus de victimes, sans troubler d'une manière grave l'intégrité de l'appareil respiratoire.

Gardons-nous, en conséquence, sur le terrain spécial où nous sommes placé, de subordonner l'étude des affections tuberculeuses à celle de la phthisie pulmonaire, de regarder comme une extension de celle-ci l'envahissement des autres organes par les tubercules; ne disons point qu'il s'agit ici d'une maladie généralisée dont le point de départ serait dans le poumon, comme est la viciation de tout le fluide sanguin par le pus dans le cas de phlébite locale, par exemple; mais disons qu'il s'agit d'une maladie primitivement générale, *totius substantiœ*, comme disait Bordeu, qui ne résulte pas de l'extension à d'autres organes d'un état morbide siégeant dans un seul, mais qui préexiste à toutes les lésions locales que nos sens nous permettent de constater; qu'en un mot c'est une cachexie qu'on appelle diathèse tant qu'elle est latente, c'est-à-dire avant qu'elle se manifeste par des désordres organiques appréciables.

L'importance que présente chez les enfants l'histoire des maladies tuberculeuses nous autorise suffisamment à ne point aborder la description des tubercules dans les organes thoraciques, sans avoir développé quelques considérations générales sur ces maladies. Cette étude préliminaire abrégera et rendra plus claire l'exposition des faits concernant ces lésions dans les diverses localités de l'économie, et nous aurons occasion d'y renvoyer le lecteur, quand, par la suite, nous étudierons les tubercules de l'abdomen, de la tête, etc.

Nous traiterons donc d'abord des causes, du siége et de la thérapeutique des maladies tuberculeuses et scrofuleuses considérées en général; nous aurons soin de faire ressortir les raisons pour lesquelles les tubercules et les scrofules nous paraissent pouvoir être avantageusement réunis dans cette étude, qui, malgré son caractère d'application générale, sera cependant aussi souvent que possible ramenée au point de vue spécial de la pathologie de l'enfance.

En second lieu nous étudierons les maladies tuberculeuses du thorax considérées en particulier, de même que plus tard nous ferons l'histoire de ces maladies considérées dans les cavités splanchniques de l'abdomen, de la tête et dans les organes externes.

Nous aurions préféré étudier ensemble toutes les maladies

que nous venons d'énumérer, afin de ne point rompre le lien qui les unit; mais il y a aussi des avantages incontestables à les rapprocher, suivant les organes qu'elles affectent, des autres maladies de ces organes, et, comme la distribution des matériaux de notre ouvrage s'accommodait mieux de cette division, nous l'avons préférée. D'ailleurs, il sera facile au lecteur de suppléer à cette scission et de rétablir entre des maladies d'une nature identique la liaison évidente qu'elles présentent.

Nous venons de dire qu'il est avantageux d'embrasser dans la même étude les scrofules et les tubercules au point de vue de leurs causes, de leur siége et de leur traitement. C'est qu'en effet il nous semble difficile, dans l'état actuel de la science, de décider si ces deux maladies sont identiques ou différentes par leur nature. Sans doute, l'une et l'autre consistent dans une cachexie, c'est-à-dire dans une mauvaise manière d'être de tout l'organisme; mais tant qu'on n'aura pas découvert ce qui caractérise cet état primitif, dont toutes les lésions locales ne sont que des effets secondaires, nous ne pourrons pas dire s'il y a deux états primitifs à admettre comme distincts l'un de l'autre, ou s'il n'y en a qu'un dont les effets secondaires seuls sont susceptibles de varier.

Il faut bien reconnaître qu'en pratique nous nous laissons extrêmement influencer par la considération du siége des lésions locales, pour admettre l'une ou l'autre des deux maladies. Qu'un sujet, par exemple, ait une phthisie médiastine ou mésentérique, nous le considérons comme tuberculeux; qu'un autre ait des abcès ou des engorgements tuberculeux des ganglions lymphatiques sous-cutanés, nous l'appelons scrofuleux. Nous procédons de même dans tous les cas où des tubercules siégent dans le tissu cellulaire, dans les parties molles des articulations et dans les os; nous appelons scrofuleux les sujets qui les présentent, tandis que nous appelons tuberculeux ceux qui ont des tubercules dans le poumon, dans l'intestin, le cerveau, etc. Il est donc évident que nous subordonnons le choix de ces deux dénominations au siége seul, et non point à la nature intime des lésions locales que nous constatons.

Mais si nous donnons le nom de scrofules à des lésions locales qui ne diffèrent des lésions tuberculeuses internes que par leur siége dans certains organes, ne donnons-nous pas aussi ce nom à des lésions locales dans lesquelles il nous est impossible de constater la présence de la matière tuberculeuse? Oui, sans doute. Ainsi beaucoup de tumeurs blanches, des caries, des nécroses, le rachitisme, beaucoup d'affections dartreuses de la peau et des orifices des cavités muqueuses, telles que la psorophthalmie, l'eczéma chronique des narines, l'otorrhée, quelques abcès froids, etc., existent sans que l'anatomie pathologique puisse nous démontrer qu'il y a affection tuberculeuse des organes qui en sont le siége. Le plus ordinairement, dans ces cas-là, ce qui nous guide pour imposer à ces maladies le nom de scrofuleuses, ce sont : 1° leur marche lente, sourde, obscure, leur ténacité et la résistance qu'elles apportent aux moyens thérapeutiques locaux; 2° leur coïncidence ordinaire chez le même sujet, et la coexistence de ce qu'on a appelé la constitution scrofuleuse. Ces deux raisons ont sans doute une plus grande valeur, et sont infiniment plus plausibles que celle dont il a été question tout à l'heure, et suivant laquelle on distingue les scrofules d'avec les tubercules, uniquement par le siége de la maladie dans les organes externes.

Nous ne pourrions, sans nous écarter de notre sujet, entrer plus avant dans la discussion des raisons qui militent pour ou contre l'identité des scrofules et des tubercules. Des recherches de ce genre appartenant à la pathologie générale, nous avons dû les retrancher après leur avoir donné place dans la première édition de cet ouvrage. Nous nous bornerons à reproduire les conclusions que nous en avions tirées et à formuler les propositions suivantes.

1° Il existe certaines altérations d'organes dites scrofuleuses complétement étrangères à la présence de la matière tuberculeuse, et beaucoup de maladies tuberculeuses se rencontrent chez des sujets qui ne présentent aucune lésion scrofuleuse proprement dite.

2° Dans la plupart des cas, cependant, ces deux espèces de lésions coïncident, en plus ou moins grand nombre, chez les mêmes sujets.

3° Les unes et les autres sont évidemment les effets secondaires d'un état cachectique inconnu encore dans sa nature.

4° Dans l'état actuel de la science, il n'est pas facile de déterminer si les cachexies scrofuleuse et tuberculeuse sont identiques ou différentes l'une de l'autre. Mais elles ont tant de rapports entre elles par leur nature présumée, par la plupart de leurs effets secondaires et par leurs causes, qu'il n'y a aucun avantage à les étudier séparément.

5° S'il y a identité entre ces deux maladies, il faut admettre que la cachexie unique, qui est le point de départ de toutes les lésions locales, n'aboutit pas nécessairement au dépôt de la matière tuberculeuse dans tous les organes dont elle trouble l'état normal, et que cette différence tient peut-être moins au degré auquel la cachexie existe qu'à la nature des tissus sur lesquels elle concentre son action, et au mode de vitalité propre à ces tissus suivant les époques diverses de la vie.

CHAPITRE PREMIER.

DES MALADIES TUBERCULEUSES ET SCROFULEUSES EN GÉNÉRAL.

Causes.

§ 1. *Causes inhérentes à l'organisation.*

Influence de l'âge ; fréquence des tubercules dans l'enfance. — Considérées dans l'enfance en général, les maladies tuberculeuses et scrofuleuses offrent une très grande fréquence. Ce fait n'a été mis en évidence que depuis quelques années, puisqu'à l'époque peu éloignée où Laennec écrivit son admirable traité de l'auscultation, on admettait encore l'opinion des anciens qui pensaient que la phthisie attaque surtout les hommes de dix-huit à trente-cinq ans. Laennec combattit cette opinion, et avança que cette maladie était très fréquente, soit avant, soit après la période indiquée. On a démontré plus tard l'erreur dans laquelle il est tombé au sujet de la vieillesse, qui certainement est peu disposée à la maladie tuberculeuse; mais il avait eu raison d'admettre la grande fréquence des tubercules dans l'enfance, et il n'est aucun médecin qui n'ait fréquenté pendant quelque temps un hôpital d'enfants sans être frappé des ravages qu'y exerce cette maladie. On n'est pas fixé sur la question de savoir si elle est plus ou moins fréquente dans l'enfance que dans la jeunesse, et cette incertitude provient de ce que des relevés numériques comparables entre eux n'ont pas encore été donnés sur ce sujet. Bien souvent, il est vrai, ceux qui observaient dans des hôpitaux d'adultes ont rassemblé tous les cas de tubercules qui s'offraient à eux, et démontré que le plus grand nombre étaient fournis par des sujets de 15 à 30 ans; mais il aurait fallu dire quel nombre de sujets de 15 à 30 ans avait fourni celui des sujets tuberculeux. Avec cette donnée, et en procédant ensuite de la même manière chez les enfants, on aurait vu si, à nombre égal, ceux-ci fournissent plus ou moins de cas de tubercules que les jeunes gens de 15 à 30 ans. Telle est la voie qu'il faudrait suivre pour résoudre rigoureusement la question dont il s'agit. Forcé que nous sommes de nous en rapporter, à cet égard, soit aux opinions généralement reçues, soit à notre observation générale et approximative chez les adultes, comparée à l'étude plus rigoureuse que nous avons faite des maladies de l'enfance, nous pensons qu'il y a peu de différence entre la jeunesse et l'enfance, sous le rapport de la fréquence des tubercules; en d'autres termes, nous pensons que 1000 sujets de 15 à 30 ans, pris au hasard dans une population quelconque, fourniraient à peu près autant d'affections tuberculeuses que 1000 sujets appartenant à l'enfance (c'est-à-dire de la naissance à 15 ans), pris aussi au hasard dans le sein de la même population.

Toutefois, pour se faire une idée juste de l'influence que le jeune âge exerce sur la fréquence des tubercules, il ne faut pas se contenter de considérer l'enfance en général, mais il faut rechercher si les années successives de cette période de la vie n'offrent pas quelques différences. On ne tarde pas à reconnaître que la maladie est rare, non-seulement pendant toute la durée de l'allaitement, mais encore dans le cours de la deuxième et de la troisième année, et ne présente une grande fréquence qu'à partir de la quatrième ou cinquième.

C'est surtout par l'ouverture des cadavres qu'on est arrivé à cette détermination, et les observateurs que nous allons citer ont emprunté leurs principales données à des travaux d'anatomie pathologique. C'est ainsi que M. Lombard a établi qu'à l'hôpital des Enfants malades de Paris, on trouve des tubercules chez un huitième des enfants qui succombent de 1 à 2 ans, chez deux septièmes de ceux qui meurent de 2 à 3 ans, chez quatre septièmes de ceux qui succombent de 3 à 4 ans, chez les trois quarts de ceux qui meurent de 4 à 5 ans. Dans les années suivantes, jusqu'à la puberté, les tubercules sont plus fréquents qu'à l'âge de quatre ans, mais beaucoup moins que de 4 à 5 ans. Les résultats que le docteur Papavoine a obtenus de ses recherches dans le même hôpital sont peu différents de ceux de M. Lombard. Ainsi M. Papavoine, ne considérant que les sujets sur lesquels la présence ou l'absence des tubercules était constatée par l'autopsie, a reconnu qu'à partir de la quatrième année jusqu'à la treizième, le nombre des enfants tuberculeux est plus grand que celui des enfants qui ne le sont pas. Les tubercules sont surtout fréquents de quatre à sept ans; leur fréquence augmente de nouveau vers les douzième et treizième années ; vers quatorze et quinze ans, elle est la même que de trois à quatre ans (1).

_____

(1) Laennec, édition annotée par Andral.

Nous avons soumis les faits qu'il nous a été donné d'observer à une analyse analogue à celle qu'ont employée MM. Lombard et Papavoine, et voici les principaux résultats que nous
avons obtenus.

Trois cent soixante-dix-neuf malades observés à l'hôpital
des Enfants, pendant l'espace de six mois, nous ont fourni
soixante et un sujets chez lesquels l'affection tuberculeuse
était, sinon l'unique, au moins la principale maladie qui eût
motivé l'admission et le séjour des malades à l'hôpital. Nous
ne discuterons point ici la question de savoir jusqu'à quel
point le diagnostic a pu être exact ou erroné, nous verrons plus
loin la contre-épreuve que nous fournira l'anatomie pathologique, et comment il faut combiner les données dont elle est
la source, avec celles que l'on tire de l'observation aux lits des
malades. Voyons seulement à présent comment nos soixante et
un malades sont répartis aux différentes époques de l'enfance,
et dans quelle proportion ils se trouvent relativement à la
masse des malades dans chacune de ces époques. Nous avons
trouvé sur :

119 malades âgés de	2 à 5 ans,	13 tuberculeux, ou	0,11 centièmes.
67 —	de 5 à 8	14 —	0,21 —
62 —	de 8 à 11	13 —	0,21 —
131 —	de 11 à 15	21 —	0,16 —
Totaux 379 —	de 2 à 15	61 —	0,16 —

Ainsi la fréquence des tubercules, exprimée pour l'enfance
en général par le rapport de seize centièmes, subit des variations notables pour les quatre périodes dans lesquelles nous
avons partagé le jeune âge; c'est dans la première qu'elle offre
son minimum; dans la quatrième elle se maintient au chiffre
moyen; mais ensuite s'élève jusqu'à vingt et un centièmes pour
les deux périodes intermédiaires de cinq à huit, et de huit à
onze ans.

Sur les soixante et un sujets tuberculeux, quarante-trois

ont succombé ; alors l'ouverture du cadavre nous a permis de donner à notre classification une rigoureuse exactitude. Quant aux huit cas restants, les malades sont sortis de l'hôpital avant d'arriver au terme de leur maladie, et dès lors nous n'avons pu nous guider que d'après l'étude des symptômes ; mais nous pouvons affirmer que, dans les trois quarts de ces cas-là au moins, le diagnostic n'offrait aucune incertitude, et que si, pour le quart restant, il y a eu de notre part quelques erreurs, elles ne sont point assez considérables pour modifier notablement les rapports qu'indique le tableau précédent.

Il y avait toutefois une autre manière de procéder, pour arriver à reconnaître jusqu'où peut aller la fréquence des tubercules dans l'enfance ; c'était de prendre en considération, non-seulement les cas dans lesquels l'affection tuberculeuse avait été très prononcée, et ceux dans lesquels elle avait joué un rôle important parmi les accidents éprouvés par les malades, mais encore ceux dans lesquels il n'existait, pour ainsi dire, que des traces de cette maladie. Ici l'anatomie pathologique pouvait seule nous éclairer, et voici quels résultats nous en avons obtenus.

Un mouvement de trois cent soixante-dix-neuf malades nous a fourni cent trente-six cas de mort. Sur ces cent trente-six cas, nous avons pratiqué cent trente autopsies ; le six sujets qui n'ont pas été ouverts n'avaient offert aucun signe de l'existence d'une maladie tuberculeuse, et quand bien même nous nous serions trompé dans cette appréciation, l'erreur porterait sur un chiffre trop minime pour être de quelque importance.

On trouvera dans le tableau suivant les principaux termes de comparaison que nous a donnés l'anatomie pathologique pour la solution du problème.

	AGE DES SUJETS.				
	De 2 à 5 ans.	De 5 à 8 ans.	De 8 à 11 ans.	De 11 à 15 ans.	Totaux.
Nombre des malades........	119	67	62	131	379
— des morts..........	71	25	15	25	136
— des ouvertures cadav.	66	25	15	24	130
— des cas dé tuberculisation très prononcée.	12	11	9	11	43
— des cas de tuberculisation peu prononcée.	13	7	6	6	32
— total des sujets plus ou moins tuberculeux..	25	18	15	17	75
— des cadavres complétement exempts de tuberculisation....	44	7	0	7	55

Ce tableau est rigoureusement confirmatif des données générales que nous avait déjà fournies la simple observation des malades pendant la vie, et qui se trouvent résumées dans le tableau donné ci-dessus. En effet, en comparant le nombre total des cadavres ouverts avec celui des sujets trouvés plus ou moins tuberculeux, on voit que celui-ci offre par rapport au premier les proportions suivantes : 38 sur cent à l'âge de 2 à 5 ans, 72 sur cent de 5 à 8, 100 sur cent de 8 à 11 ans, et enfin 70 sur cent de 11 à 16 ans. C'est, en résumé, de 5 à 11 ans qu'apparaît la plus grande fréquence des tubercules; elle semble un peu moindre de 11 à 15 ans; mais elle est infiniment moins considérable avant l'âge de cinq ans.

Clarck et d'autres auteurs ont eu tort de conclure, d'après les tableaux de Lombard et de Papavoine, que la fréquence des tubercules est plus grande dans les quatrième et cinquième années de l'enfance que dans les suivantes. En effet, cette conclusion ne ressort point de ce fait que, sur un nombre donné de tuberculeux, cent, par exemple, il y a plus d'enfants âgés de 4 ou 5 ans que de 6, 7 ou 8 ans, etc.; car, dans une population considérée en masse, les enfants sont plus nombreux à 4 et 5 ans que dans chacune des années suivantes, et dès lors il peut se faire qu'ils fournissent un plus grand nombre de cas de tubercules. Mais pour bien juger la question, il faut, comme nous l'avons fait, prendre un nombre égal de sujets dans chacune des années de l'enfance, et chercher lesquelles de ces années fournissent le plus de sujets tuberculeux; on arrive ainsi à la conclusion que nous avons tirée du tableau donné plus haut.

Guersent a certainement exagéré la fréquence des tubercules dans l'enfance de un à quinze ans, quand il a estimé qu'il existe des tubercules sur les deux tiers et même sur les cinq sixièmes de ceux dont les corps sont soumis à l'autopsie. En effet, le nombre total des sujets tuberculeux, dans notre tableau, étant de 75, et celui des cadavres ouverts étant de 130, on voit que les tubercules se rencontrent chez les trois cinquièmes des sujets qui succombent dans l'hôpital des Enfants, proportion tout à fait identique avec celle qu'a trouvée M. Papavoine. Enfin, si nous voulions ajouter à ce nombre de 75 tuberculeux autopsiés celui des sujets qui ne sont pas morts pendant leur séjour à l'hôpital, et qui étaient atteints de phthisie thoracique ou abdominale confirmée, nous aurions un total de 93 sujets tuberculeux sur 379 malades, c'est-à-dire environ un quart.

Malgré cette extrême fréquence de la maladie tuberculeuse, il ne faut point s'exagérer son influence sur le chiffre élevé de la mortalité observée chez les enfants de deux à quinze ans. En effet, la plupart des sujets qui succombent, et à l'ouverture desquels on constate l'existence des tubercules, périssent moins par l'effet de cette maladie que par suite des complications qui surviennent : ainsi, sur les trente-deux sujets qui, à l'autopsie, ne présentaient que des traces de tubercules, l'influence de ceux-ci est restée à peu près constamment indifférente et étrangère à la production de la mort. D'autre part, dans la catégorie des enfants qui avaient une maladie tuberculeuse très prononcée, et que nous avons trouvés au nombre de quarante-trois, nous pourrions montrer que, chez le tiers environ de ces malades, la tuberculisation n'a influé que d'une manière accessoire sur le mode de terminaison, soit en facilitant le développement des maladies intercurrentes, soit en rendant leur guérison plus difficile ; mais qu'elle n'a point amené la mort directement et par ses seuls progrès. Ces remarques s'appliquent surtout aux plus jeunes enfants : ainsi, sur douze enfants de 2 à 5 ans qui ont succombé, il en est sept chez lesquels la pneumonie a été la cause principale de la mort. Si cette maladie ne fût point survenue (et le plus souvent elle a été le résultat de causes occasionnelles), les enfants, non-seulement auraient vécu encore quelques années, mais peut-être même quelques-uns auraient-ils poursuivi leur carrière jusqu'à un terme avancé ; car on sait qu'un petit nombre de tubercules crus dans quelques organes n'est inconciliable ni avec une bonne santé apparente, ni même avec une longévité remarquable. D'ailleurs, l'influence de la pneumonie et de quelques autres maladies se fait encore un peu sentir chez les enfants qui ont passé l'âge de cinq ans ; mais elle diminue de plus en plus, et, dans la seconde moitié de l'enfance, la plupart des sujets, une fois atteints de tuberculisation à un certain degré, arrivent au terme de leur vie par les progrès seuls de cette maladie que rien alors ne vient compliquer.

Si nous jetons un coup d'œil sur le commencement de l'enfance, c'est-à-dire sur cette période de la vie qui s'étend depuis la naissance jusqu'à l'achèvement de la première dentition, nous verrons qu'à cette époque les tubercules sont extrêmement rares, ou du moins c'est ce qu'on doit inférer des résultats observés par Billard et Valleix. Le premier ne consacre que quelques pages à l'histoire des tubercules chez les nouveau-nés, et ne rapporte avec quelques détails qu'une seule observation très intéressante d'ailleurs, dans laquelle on voit des masses tuberculeuses comprimer la bronche gauche, et amener la mort par suffocation, sans avoir passé par les périodes de ramollissement et de suppuration. Billard dit, en commençant le paragraphe où il parle des tubercules, que dans le cours de l'année 1826, il a observé quatre cas de tubercules pulmonaires à l'hospice des Enfants trouvés, mais il n'indique ni le nombre des malades, ni celui des ouvertures de cadavres qui ont fourni ces quatre cas. Il dit ailleurs avoir trouvé des granulations tuberculeuses dans la rate et dans le foie de cinq enfants, dont deux avaient aussi des tubercules dans les poumons. Il est à croire, d'après le mouvement très actif des salles de cet hospice, et d'après le zèle que Billard apportait à ouvrir le plus grand nombre possible de cadavres, que les tubercules ne se sont en réalité présentés que fort rarement à l'attention de cet observateur. La même conclusion ressort des faits contenus dans la *Clinique des nouveau-nés* de Valleix. Cet ouvrage renferme un assez grand nombre d'observations racontées avec de très longs détails; mais à peine y trouve-t-on un exemple de tubercules, et encore, dans ce cas, la pneumonie était la maladie principale, et le sujet avait plus de onze mois.

Cullen a observé la maladie scrofuleuse sur un enfant âgé de trois mois; M. Baudelocque dit l'avoir aussi observée plusieurs fois chez des enfants aussi jeunes. Mais ces cas sont exceptionnels. On doit donc admettre comme vraie l'assertion de Bertrandi : *raro infantes ubera sugentes scrofulosi fiunt.*

Il résulte de tout ce qui précède, que la maladie tuberculeuse est extrêmement rare avant l'achèvement de la première dentition; qu'elle augmente de fréquence dans le cours des troisième, quatrième et cinquième années, pour atteindre un maximum très élevé dans les années suivantes jusqu'à la onzième et diminuer ensuite un peu jusqu'à la puberté.

Tant que nous ne connaîtrons pas la nature intime de l'affection tuberculeuse et sa cause prochaine, tant que nous saurons seulement que cette cause est probablement une cachexie, c'est-à-dire un mauvais état des liquides et des tissus primitifs de l'organisme, sans pouvoir indiquer en quoi consiste cette cachexie, et quelle altération spéciale les liquides et les solides ont éprouvée dans leurs conditions normales et physiologiques, il nous sera extrêmement difficile d'expliquer la fréquence des tubercules dans l'enfance et dans la jeunesse. Il y a entre les conditions de vitalité généralement connues comme appartenant spécialement à ces deux époques de la vie et la produc-

tion des tubercules, un lien inconnu qui nous a échappé jusqu'ici. On ne peut, en effet, s'expliquer d'une manière
satisfaisante la production des tubercules, ni par une augmentation simple, ni par une diminution également simple de la
vitalité. Ce ne peut être simplement une augmentation de
la vitalité, puisque la vie intra-utérine et les deux ou trois
premières années de la vie extra-utérine sont les époques où,
malgré la vitalité la plus active, il y a le moins de maladies
tuberculeuses. Ce ne peut être non plus la diminution de la
vitalité, puisque dans la vieillesse, où elle est très manifeste,
les maladies tuberculeuses sont très rares, et que celles qu'on
y observe remontent le plus souvent par leur début à un âge
moins avancé.

Si, au lieu de considérer l'action vitale ou organique en
général, nous la décomposons dans ses éléments, nous verrons
que l'influence spéciale de l'un ou de l'autre de ces éléments
ne saurait suffire à la production des tubercules. Ainsi, est-ce
à l'activité de la circulation et à la structure éminemment vasculaire des tissus, est-ce à une assimilation plus rapide, est-ce
à la prédominance du mouvement de composition et des exhalations interstitielles, est-ce à l'une ou à l'autre de ces conditions ou à toutes ensemble, qu'il faut attribuer la fréquence
des tubercules dans l'enfance ? Mais à cette hypothèse, nous
opposerions la même objection que nous avons faite plus haut,
puisque les différentes actions vitales ou fonctions, que nous
venons d'énumérer, sont d'autant plus prononcées que l'enfant
est moins avancé en âge. Il semble donc que les conditions
physiologiques propres à l'enfance ne sont pas le véritable
point de départ de la fréquence des tubercules ; tout au plus
peuvent-elles favoriser l'action des causes occasionnelles et
prédisposantes qui à tous les âges exercent leur influence sur
la production des tubercules. M. Gendrin qui, dans sa thèse
sur l'influence des âges, s'est attaché peut-être trop souvent à
n'établir que des faits et des coïncidences, sans les interpréter
et y démontrer des connexions de causalité, avance que les

conditions qui prédisposent aux phlegmasies, chez les enfants, sont les mêmes dans leurs rapports avec les tubercules, et, suivant lui, cette identé de rapports se trouve aussi dans le siége des lésions; car l'appareil ganglionnaire abdominal et bronchique, les ganglions sous-maxillaires ont une vitalité très grande à l'époque où ils deviennent tuberculeux; ainsi des testicules, du poumon, etc. (1). Il y a du vrai dans ces assertions; mais la manière dont les faits y sont présentés tend à modifier la nature et la portée des conclusions qu'on peut en tirer. En effet, on est obligé de convenir que cette vitalité plus active de certains organes dans l'enfance n'est point une condition fondamentale, essentielle, primordiale de la production des tubercules, puisque ce n'est pas à l'époque où elle est le plus développée, c'est-à-dire dans les premières années de l'enfance, que la fréquence des maladies tuberculeuses est plus grande. Les raisons données par M. Gendrin n'auraient donc qu'une vérité relative, en tant qu'on compare l'enfance à l'âge adulte et à la vieillesse. Sans doute cette manière de voir est, au fond, celle de ce médecin; il ne lui manquait que d'être explicitement formulée.

M. Baudelocque qui professe que l'affection scrofuleuse est toujours acquise (et nous aurons soin un peu plus loin de bien déterminer les limites dans lesquelles il renferme son opinion), et que sa cause primitive est une altération de l'hématose produite par la respiration d'un air vicié; M. Baudelocque, disonsnous, en se plaçant à son point de vue, se rend parfaitement compte de la rareté des tubercules au commencement de l'enfance, et de leur fréquence au milieu et vers la fin de cet âge. Ainsi il faut un certain temps pour que l'altération spéciale de la nutrition qui constitue la maladie scrofuleuse s'annonce par des résultats apparents; c'est pour cela que généralement la première année se passe avant que le mal fasse explosion au dehors. Notre auteur invoque à l'appui les expériences d'Ed-

______
(1) Thèse citée, p. 57.

wards qui prouvent que la quantité d'oxygène nécessaire à la respiration est relativement beaucoup moins grande chez les très jeunes sujets que chez ceux d'un âge un peu plus avancé. L'influence nuisible d'un air privé d'une partie de son principe vivifiant, doit par conséquent être beaucoup moins marquée chez eux.

Si l'enfance est l'époque de la vie où les scrofules se développent le plus rapidement, c'est que la nutrition est plus active. Le mouvement de composition l'emporte de beaucoup sur celui de décomposition ; non-seulement de nouvelles molécules viennent continuellement remplacer celles qui, après un séjour déterminé, doivent être expulsées, mais encore d'autres molécules viennent sans cesse s'ajouter à celles-là pour opérer l'accroissement. Si toutes ces molécules, celles de remplacement et celles d'accroissement, sont de mauvaise qualité, le corps tout entier se trouvera bientôt formé d'éléments vicieux.

A mesure que l'on avance en âge, le mouvement de composition se fait plus lentement, alors il n'y a plus que des molécules de remplacement apportées dans les tissus. Il faut par conséquent un temps beaucoup plus long pour opérer les changements qui produisent les scrofules.

Par cela même que les scrofules se développent facilement et rapidement dans l'enfance, difficilement et lentement dans l'âge adulte, elles guérissent aussi plus rapidement dans le premier âge que dans le second. La guérison n'est complète que quand les molécules qui composent tous les organes ont été remplacées par des molécules de meilleure qualité. Plus la nutrition sera active, plus le mouvement de composition et de décomposition sera rapide, plus vite la guérison s'opérera (1).

Influence du sexe. — Cette influence si facile à déterminer dans la plupart des maladies, ne nous est encore que très im-

----

(1) Baudelocque, *Études sur la maladie scrofuleuse,* p. 199 et suiv.

parfaitement connue en ce qui concerne les maladies tuberculeuses. Consultez d'un côté les relevés statistiques recueillis
en France ou plutôt à Paris, vous verrez la fréquence de ces
maladies beaucoup plus grande chez les femmes; consultez
des documents du même genre empruntés à d'autres pays, à
l'Angleterre, à l'Italie, aux États-Unis, vous verrez que la prédominance appartient aux hommes. Nous sommes encore bien
plus mal instruits en ce qui concerne les enfants. Toutefois,
l'opinion de Guersent est que la prédominance appartient aux
filles. Cette opinion, que nous avons lieu de croire fondée
seulement sur une observation approximative et générale fort
étendue, il est vrai, mais non sur des relevés numériques
exacts, se trouve en rapport avec une statistique recueillie à
Berlin, où, comme à Paris, les femmes sont plus souvent
affectées de tubercules que les hommes. Cette statistique repose
sur 930 cas d'enfants qui ont succombé à la phthisie; sur ce
nombre on compte 363 garçons et 567 filles. Nous croyons
donc que jusqu'à nouvelles preuves on peut admettre la prédominance des tubercules chez les enfants du sexe féminin.

Tempérament. — L'influence du tempérament sur les
tubercules a été exagérée par presque tous les auteurs. La
plupart ont considéré le tempérament lymphatique comme une
des plus grandes prédispositions à cette maladie, et quelques-
uns, poussant l'erreur beaucoup plus loin, ont décrit comme
tempérament des conditions générales de l'organisme qui constituent déjà un premier degré de la maladie tuberculeuse.
Aussi leur description laisse-t-elle en dehors du cercle qu'elle
embrasse au moins une moitié des cas qui devraient y rentrer.
L'influence spéciale et prépondérante du tempérament lymphatique a été niée, en ce qui concerne les scrofules, par Guersent
et par M. Baudelocque, et nous croyons que ces deux médecins ont eu raison. En effet, le tempérament lymphatique,
caractérisé par la finesse et la blancheur de la peau, la rondeur
des formes, le peu de fermeté des chairs, la faiblesse musculaire, l'apathie, la nonchalance, est compatible avec la santé;

développé à l'excès, il a pour principal caractère l'obésité,
avec les inconvénients qu'entraîne une surcharge graisseuse ;
mais il n'en résulte pas pour cela des engorgements glandu-
leux, des ulcères, des inflammations chroniques, la carie, la
nécrose, etc., accidents très communs, très multipliés chez
les scrofuleux. Si, au début des écrouelles, il existe fréquemment de l'embonpoint, on le voit diminuer à mesure que la
maladie fait des progrès. Le contraire a lieu chez les individus
doués d'un tempérament lymphatique : l'obésité augmente
d'autant plus chez eux que ce tempérament se prononce
davantage.

Ce qui vient d'être dit sur les scrofules nous paraît en tout
point applicable aux maladies tuberculeuses internes. Pour le
démontrer d'une manière plus rigoureuse, nous avons noté
exactement le tempérament de tous les enfants qui pendant
six mois ont été soumis à notre observation dans les salles de
médecine, et nous avons reconnu que la proportion des tempéraments lymphatiques n'était pas plus considérable chez les
enfants tuberculeux que chez ceux qui ne le sont point. Si
nous ne considérons d'abord que les cas dans lesquels l'autopsie n'a montré des traces de tubercules dans aucun organe,
nous trouvons que sur cinquante-cinq sujets de cette catégorie
trente-deux réunissaient la plupart des traits du tempérament
lymphatique très prononcé, c'est-à-dire peau blanche et fine,
teint pâle ou rosé, mollesse des chairs, cheveux roux, blonds
ou châtains clairs ; tandis que vingt-trois avaient pour la plupart un tempérament mixte, et se faisaient remarquer par la
couleur plus foncée du pigmentum cutané ou pileux, un teint
plus coloré ou d'une pâleur bilieuse, des chairs plus fermes, etc.
Sur quatre-vingt-treize sujets reconnus tuberculeux à un degré
plus ou moins évident, nous en comptons cinquante appartenant à la série des tempéraments lymphatiques très prononcés
et quarante-trois à celle des tempéraments mixtes. Enfin, sur
deux cent trente et un enfants atteints de maladies qui n'ont
pas été suivies de mort, et chez lesquels il n'y avait point de

signes de tuberculisation, nous trouvons cent trente-sept cas
de tempérament lymphatique très prononcé, et quatre-vingt-
quatorze de tempéraments mixtes.

Il est évident, d'après ces faits, qu'il n'y a pas lieu d'accorder au tempérament lymphatique une grande influence sur
la prédisposition à la phthisie. L'erreur des auteurs à ce sujet
provient sans doute de ce que leur observation avait été
superficielle et incomplète. Il ne suffisait pas, en effet, de remarquer que chez la plupart des phthisiques il y a tempérament lymphatique, pour affirmer que ce tempérament prédispose aux tubercules; il fallait préalablement s'assurer si ce
tempérament n'est pas également plus commun chez les enfants
parfaitement sains et exempts de toute maladie tuberculeuse.
Si l'on avait procédé de cette manière, on aurait sans doute
constaté des résultats analogues à ceux que nous avons obtenus
par les relevés statistiques qu'on vient de lire.

Nous avons vu, d'après l'étude des influences de l'âge, du
sexe, du tempérament, que les conditions physiologiques qui
leur appartiennent en propre ne suffisent point à elles seules
pour nous faire connaître le point de départ de l'affection
tuberculeuse. Ce n'est point, en effet, dans les conditions
inhérentes à l'enfance que se trouve ce point de départ, puisque
dans les premières années de l'enfance, où ces conditions ont
leur maximum de développement, la maladie est plus rare que
dans les années suivantes, où elles sont moins prononcées.
L'influence du sexe ne peut être que très accessoire, et ne
nous est d'ailleurs qu'imparfaitement connue. Quant à celle
du tempérament, nous oserions presque conclure qu'elle est
nulle. Mais en supposant qu'elle soit réelle, comme le pensent
encore beaucoup de médecins, elle est évidemment trop peu
constante pour admettre que l'état des diverses fonctions qui
caractérisent tel ou tel tempérament soit une condition essentielle au développement des maladies tuberculeuses.

Constitution. — Nous avons maintenant à examiner parmi
les causes physiologiques, quelle peut être l'influence de l'état

de la constitution. Celle-ci est forte ou faible. Par constitution forte on doit entendre la réunion des trois conditions suivantes : 1° développement convenable des principaux organes du corps ; 2° proportions heureuses entre ces organes, et équilibre dans leurs fonctions ; 3° énergie du système nerveux. La constitution faible est celle qui réunit des conditions opposées. Or, il s'agit de savoir si l'une ou l'autre de ces deux constitutions a une influence certaine sur la production des tubercules. Nous avons dirigé notre attention d'une manière assez spéciale sur cette question pour pouvoir donner les résultats de notre observation, sinon comme rigoureusement exacts, au moins comme aussi approximatifs de la vérité que peut le permettre la nature de ces recherches. Ainsi, nous avons interrogé les parents qui amenaient leurs enfants dans nos salles sur la santé habituelle de ceux-ci, sur toutes les circonstances qui dans l'état de santé pouvaient dénoter l'énergie et la régularité des fonctions, sur le degré de développement des organes, sur la taille, sur l'embonpoint, etc., antérieurement au début de la maladie pour laquelle les enfants étaient admis à l'hôpital. Nous sommes ainsi arrivé à déterminer la proportion relative des cas de constitution forte ou faible chez les sujets tuberculeux et chez ceux qui ne l'étaient point.

Le nombre des enfants qui ont été reconnus, à l'autopsie, atteints de tuberculisation à un degré variable, s'est élevé, comme nous l'avons vu plus haut, au chiffre de 75 ; en y joignant 18 enfants qui n'ont point succombé à l'hôpital, mais chez lesquels la tuberculisation était patente, nous avons un total de 93 sujets. Or, sur ce nombre, 21 seulement ont été notés comme ayant une constitution primitivement forte, 27 comme ayant une constitution moyenne, et 45 comme ayant une constitution primitivement faible.

Dans une autre catégorie se trouvent 55 enfants qui ont succombé à diverses maladies, et chez lesquels l'autopsie, faite d'une manière complète pour presque tous, a démontré qu'il n'existait pas la moindre trace de maladie tuberculeuse.

Or, sur ces 55 enfants, 23 avaient primitivement une constitution forte, 15 une constitution moyenne, et 17 une constitution faible.

Enfin, chez 231 enfants qui ont guéri des maladies pour lesquelles ils ont fait un séjour plus ou moins long dans nos salles, et chez lesquels il n'y avait pas de signes apparents et positifs de maladie tuberculeuse, nous avons trouvé 122 cas de constitution forte, 72 cas de constitution moyenne, et 37 cas de constitution faible.

La conséquence à tirer de ces différents relevés statistiques, c'est qu'une constitution faible favorise puissamment le développement des tubercules. On peut rendre la vérité de cette assertion encore plus palpable, en groupant les chiffres d'une manière différente. Ainsi nous trouvons que 166 cas de constitution forte n'ont fourni que 21 cas de tuberculisation, c'est-à-dire un huitième; 114 cas de constitution moyenne ont fourni 27 cas de tuberculisation, c'est-à-dire près d'un quart; enfin, 99 cas de constitution faible ont fourni 45 cas de tuberculisation, c'est-à-dire près de la moitié.

Si nous sommes conduit à accorder à l'état de la constitution une plus grande influence qu'à l'âge, au sexe et au tempérament sur la production des tubercules, il faut cependant admettre que cette influence est encore assez restreinte, puisque la moitié des tuberculeux seulement offre une constitution faible, et que l'autre moitié offre une constitution forte ou moyenne, avant l'invasion de la tuberculisation à un certain degré. On doit, par conséquent, se borner à dire que la faiblesse de la constitution est une condition favorable, mais non point nécessaire et indispensable au développement de la cachexie tuberculeuse.

Prédisposition. — Les hommes ne diffèrent point entre eux seulement par la constitution et le tempérament, mais encore par des conditions dont la nature nous est restée inconnue jusqu'à présent, et que nous ne connaissons que par leurs effets. Ces conditions constituent ce qu'on appelle les idiosyncrasies, lesquelles n'existent pas moins à l'état pathologique qu'à l'état physiologique. Ainsi, de même que deux hommes flairant la même odeur, dégustant la même saveur, éprouvent souvent une sensation fort différente, et quelquefois même agréable pour l'un, désagréable pour l'autre; de même, de deux personnes soumises aux mêmes influences pathogéniques; l'une sera prise d'une maladie toute différente de celle que l'autre aura contractée, et cela arrivera souvent sans qu'on puisse discerner, dans les conditions de tempérament et de constitution, rien qui explique la différence des effets. Or, la tuberculisation est une des maladies sur lesquelles cette disposition latente de l'organisme exerce la plus grande influence.

Cette disposition latente est très difficile à caractériser par des signes extérieurs. Tous les efforts tentés par les auteurs jusqu'à présent pour en tracer fidèlement le tableau, nous paraissent avoir été en grande partie infructueux. Suivant Arétée, cette disposition de l'économie se reconnaît à la blancheur éclatante de la peau, à la rougeur vive des pommettes; à l'étroitesse de la poitrine, d'où suit la saillie des omoplates en forme d'ailes, et à la gracilité du tronc et des membres; quoique ces sujets aient un certain degré d'embonpoint graisseux et lymphatique. Suivant Laennec, Arétée attribue cette constitution aux hémoptysiques plutôt qu'aux phthisiques, et la remarque est exacte; car il est certain que les phthisiques ainsi constitués sont ceux qui éprouvent, dans le cours de la maladie, les hémoptysies les plus graves et les plus fréquentes; mais il est également certain, poursuit Laennec, que les sujets, ainsi constitués ne forment que le plus petit nombre des phthisiques, et que cette terrible maladie emporte fréquemment les hommes les plus robustes et les mieux constitués. Nous ajouterons à la remarque de Laennec, que le tableau tracé par Arétée ne s'applique guère qu'à la tuberculisation pulmonaire, et que, même restreint dans le domaine de cette maladie, il laisse en dehors de son cadre un grand nombre de cas auxquels sa description n'est point applicable.

D'autres auteurs, regardant les tubércules et les scrofules comme deux maladies distinctes, ont décrit une disposition scrofuleuse dont voici les principaux traits : « Tête volumineuse, surtout par derrière, cou épais, court, tempes déprimées, mâchoires larges, boursouflure du visage, surtout gonflement du nez et de la lèvre supérieure; le corps tout entier est bien nourri, mais les chairs, au lieu d'être fermes, sont au contraire flasques et sans résistance; l'abdomen est plus gros et plus développé que d'ordinaire; épistaxis fréquentes; tendance continuelle à la formation de saburres et de vers dans le canal intestinal, à des blennorrhées des poumons, du nez, etc.; constipation alternant avec la diarrhée; vivacité et précocité de l'esprit; le développement physique, par exemple, la dentition, l'action de marcher, est entravé ou se fait d'une manière irrégulière (1). » Il est évident pour nous que, dans cette description, on a confondu ce qu'on voulait appeler prédisposition scrofuleuse avec la maladie elle-même; car la plupart des caractères qu'on indique sont de véritables lésions pathologiques, et non pas seulement des conditions physiologiques plus ou moins régulières. Il serait même facile de démontrer que quelques-uns de ces caractères, qui au premier abord ne paraissent point pathologiques, annoncent cependant le plus souvent que la maladie scrofuleuse existe déjà à un certain degré; tels seraient : 1° l'hypertrophie du tissu cellulaire, qui explique la boursouflure du visage et surtout de la lèvre supérieure (en l'absence toutefois d'un eczéma des narines qui en est la cause ordinaire), la mollesse des chairs, etc; 2° un certain degré de rachitisme ou de ramollissement du tissu osseux, qui explique l'élargissement de la mâchoire, l'épaississement des os plats, le gonflement des os longs, la faiblesse du tissu musculaire, la laxité du tissu fibreux, etc., etc. Nous n'hésitons point à voir dans ces conditions un véritable état pathologique.

(1) Hufeland, *Manuel de médecine pratique*, t. II, p. 116, édit. de Fossóne. Paris, 1838.

C'est parce qu'on ne s'est pas attaché à distinguer nettement la prédisposition d'avec le premier degré de la cachexie tuberculeuse, que les efforts des auteurs pour indiquer les caractères de la première n'ont eu, comme nous l'avons vu, aucun résultat. Il est vrai que cette distinction est fort difficile, et qu'il n'est pas toujours possible de tracer la limite qui sépare cet état peu vicié de la constitution qui est encore physiologique et s'appelle diathèse, de cet état pathologique où les fonctions sont notablement dérangées, et qui constitue la cachexie; Clark, dans son ouvrage remarquable sur la consomption pulmonaire, a confondu ces deux choses, et dans sa description des traits généraux de la cachexie tuberculeuse, on voit qu'il a eu en vue tantôt la disposition à cette maladie, tantôt cette maladie elle-même à son origine. Or, si l'on interprète et si l'on rectifie son premier chapitre, en suppléant à la confusion qu'il présente, on voit encore qu'il n'y a aucun des caractères qu'il indique qui appartienne d'une manière sûre et constante à la disposition ou diathèse tuberculeuse, même dans les cas où elle doit être très prononcée, c'est-à-dire lorsqu'elle est héréditaire. Ce ne sont, en effet, ni la couleur du teint, ni la largeur des pupilles, ni la longueur des cils, ni la délicatesse ou la rudesse de la peau, ni l'épaisseur et la grossièreté des formes, ni la disproportion des différentes parties du corps, ni l'accroissement irrégulier ou trop rapide, ni la faiblesse de la circulation et des forces musculaires, etc., qui peuvent être considérés comme des indices certains et constants de l'existence d'une diathèse tuberculeuse. Quant à tous les autres caractères décrits par le médecin anglais, ce sont des phénomènes pathologiques qui appartiennent à la cachexie tuberculeuse confirmée.

Tous les auteurs sont tombés plus ou moins dans l'erreur que nous venons de démontrer, et nous restons convaincu que, dans l'état actuel de la science, il est impossible de dire en quoi consiste la prédisposition aux maladies tuberculeuses et scrofuleuses, et d'en indiquer les signes caractéristiques autrement que par des altérations organiques ou fonctionnelles qui annoncent que ces maladies existent déjà à un certain degré. Cette manière de voir est non-seulement logique, mais elle a évidemment l'avantage de nous conduire à des principes dont l'application, dans la pratique, est de la plus haute importance. Quelle différence, en effet, entre deux médecins dont l'un, méconnaissant la nature de certaines modifications de l'organisme, n'y voit que les indices d'une prédisposition primordiale qu'il n'est point en son pouvoir de changer ; tandis que l'autre, avec cette sagacité et cet esprit philosophique sans lesquels il n'y a point d'art hippocratique, voit dans ces modifications les premiers effets d'un véritable état pathologique qu'il se hâte d'arrêter dans sa marche et de faire rétrograder, alors que le mal, encore peu avancé, lui permet les plus grandes espérances !

La prédisposition tuberculeuse est donc, pour nous, une condition de l'organisme qui n'a point de signes extérieurs constants et absolus ; c'est-à-dire qu'elle est latente : mais son existence n'en est pas moins réelle, et ce que l'observation directe ne fait point connaître, l'induction et le raisonnement ne permettent point de le mettre en doute. Ce n'est, en effet, que par cette prédisposition que s'opère le plus souvent la transmission héréditaire des maladies tuberculeuses.

Hérédité. — Les faits prouvent que des parents affectés de cachéxie tuberculeuse transmettent à leurs descendants une disposition à la même affection, proportionnée en général au degré de force de la maladie à laquelle ils sont en proie. Dans beaucoup de familles, en effet, on remarque que la constitution tuberculeuse est plus fortement empreinte chez les enfants les plus jeunes que chez les aînés. Parfois même ceux-ci sont sains, tandis que les plus jeunes sont sujets aux affections tuberculeuses, par suite de la détérioration que la santé des parents a éprouvée pendant l'augmentation de la famille.

Il est très difficile de décider si le transmission vient plus généralement du côté paternel que du côté maternel ; mais on a remarqcé que l'enfant peut hériter de la constitution de l'un ou de l'autre de ses parents; que dans quelques circonstances c'est la constitution du père, dans d'autres celle de la mère qui prédomine dans différents enfants d'une même famille, enfin que plus un enfant ressemble à l'un de ses parents par les traits extérieurs, plus il est disposé aux maladies de celui auquel il ressemble le plus.

Outre un état de cachexie tuberculeuse chez les parents, la prédisposition aux tubercules chez les enfants reconnaît pour causes plusieurs autres maladies parmi lesquelles les plus importantes sont : les affections des organes digestifs, la goutte, les maladies cutanées, l'influence pernicieuse du mercure, la débilité par suite de maladies, l'âge; de sorte qu'un état de détérioration de la santé des parents, par quelque cause que ce soit, peut faire naître chez les enfants la constitution tuberculeuse.

Clark pense que de toutes ces maladies, la dyspepsie est la source la plus fertile des différentes cachexies, car le bon état des viscères digestifs et l'accomplissement plein et entier de leurs fonctions sont indispensables à l'assimilation des aliments et par conséquent à la nutrition des organes. L'exercice régulier des forces du système peut remédier à certains désordres des différentes fonctions qui concourent à l'assimilation et à la nutrition; mais la santé ne peut être longtemps conservée quand une de ces importantes fonctions est matériellement dérangée. La cachexie peut aussi provenir du dérangement des diverses fonctions sécrétoires et excrétoires, et comme ce dérangement accompagne le plus ordinairement la dyspepsie, il augmente encore son influence désastreuse.

Il faut aussi admettre qu'un développement imparfait ou un état de faiblesse des organes de la génération peuvent être cause de scrofules chez les descendants, et que tout ce qui a rapport à l'acte de la conception ou à la nutrition du fœtus dans l'utérus, tel que le mauvais état de la santé de la mère, des passions déprimantes, une vie sédentaire, des habitudes contraires à l'hygiène, tout ce qui peut nuire à la nutrition de la mère pendant la grossesse, entraîne parfois les mêmes résultats. On peut ainsi expliquer comment il se fait qu'un enfant soit disposé à la maladie, tandis que ses frères en sont exempts.

D'ailleurs, s'il n'est pas possible, dans l'état actuel de nos connaissances, de déterminer toutes les circonstances de la santé des parents qui peuvent engendrer la disposition aux tubercules chez les enfants, il l'est encore moins d'expliquer de quelle manière ces causes agissent, de sorte qu'il peut exister des opinions différentes sur ce point. En effet, il n'est point prouvé par l'expérience que des parents affectés de diverses maladies autres que les tubercules transmettent à leurs enfants cette disposition spéciale qui constitue la diathèse tuberculeuse. On peut très bien admettre qu'ils ne transmettent le plus souvent qu'une constitution faible, que de nouvelles causes changent ensuite peu à peu en diathèse tuberculeuse.

Nous avons à rechercher à quels degrés divers d'intensité s'exerce l'influence héréditaire sur les enfants des parents placés dans les circonstances que nous venons de déterminer. Clark a admis ces degrés au nombre de quatre.

Le premier est celui dans lequel la disposition transmise au germe fécondé a été assez forte pour trouver dans les fonctions de la vie intra-utérine la source de causes excitantes qui l'ont changée en cachexie avant que le fœtus ait abandonné le sein de la mère. C'est dans ces cas très rares, il est vrai, mais réels, que les enfants, à leur naissance, apportent des tubercules dans un ou plusieurs de leurs organes. Nous citerons plus loin quelques-uns des cas rapportés par les auteurs de maladies tuberculeuses existant au moment de la naissance; mais ce qui prouve combien ces cas sont rares, c'est que Billard, dont les recherches ont été si étendues, ne paraît en avoir vu que deux ou trois à l'hôpital des Enfants trouvés. MM. Velpeau et Breschet n'en ont jamais observé dans le cours de leurs recherches;

et M. Guisot n'en a pas rencontré un seul cas sur 400 enfants morts-nés qu'il a examinés.

Le degré suivant est celui dans lequel l'enfant naît avec cet état cachectique, qui n'exige que l'action de causes excitantes très légères pour déterminer le dépôt de la matière tuberculeuse dans un organe quelconque. Les enfants de parents affectés de consomption naissent fréquemment dans cet état et meurent souvent de maladies tuberculeuses avant la puberté.

Dans le troisième degré, l'enfant naissant n'a encore que la prédisposition marquée par des indices plus ou moins fidèles, comme nous l'avons dit; mais, si l'on n'y prend garde, il tombe graduellement dans l'état de cachexie tuberculeuse. Celle-ci parcourt toutes ses phases et entraîne les malades par consomption ou phthisie. Le plus grand nombre des maladies tuberculeuses qu'on observe dans l'enfance et dans la jeunesse proviennent de ce degré de prédisposition héréditaire.

Dans d'autres cas, l'enfant n'apporte pas même la diathèse en naissant, mais simplement une prédisposition à quelque dérangement fonctionnel capable d'engendrer la diathèse tuberculeuse, spécialement celle qui se présente sous la forme de ce que Clark appelle la dyspepsie strumeuse, affection qui plus tard donne lieu à la cachexie et par suite à des lésions tuberculeuses diverses. Les cas de prédisposition aux tubercules qui se présentent sous cette forme ont lieu chez les enfants issus de parents affectés de dyspepsie, de la goutte, de maladies cutanées et d'autres maladies de nature non tuberculeuse; ils constituent la classe la plus nombreuse et la plus susceptible de guérison de l'affection héréditaire, et toutefois leur nature est en général la moins connue.

Les considérations que nous venons d'emprunter pour la plupart à l'ouvrage de Clark sont loin d'être nouvelles, mais on doit savoir gré à cet auteur d'avoir fixé sur elles son attention, car elles ont en pratique une importance immense qu'il nous sera facile de démontrer plus tard. Cependant elles ne sont point complètes, et nous avons encore quelques remarques à ajouter sur l'influence de l'hérédité.

On a avancé que la transmission avait lieu, en général, du père aux filles et de la mère aux garçons, qu'ainsi l'influence avait lieu par entre-croisement des sexes. Ce fait peut être vrai; mais il restera douteux pour nous, jusqu'à ce que de nouvelles et nombreuses observations viennent le confirmer et surtout jusqu'à ce qu'il ait été soumis aux investigations rigoureuses de la méthode numérique, à l'application de laquelle il est très accessible.

On croit assez généralement qu'une génération peut échapper à l'affection tuberculeuse héréditaire, tandis que celle qui l'a précédée et celle qui la suit y sont sujettes. Ce fait nous a paru beaucoup plus rare qu'on ne l'a dit, et d'ailleurs rien n'est plus facile que de se l'expliquer. La première génération issue de parents tuberculeux peut ne recevoir d'eux que la diathèse ou le premier degré de la cachexie tuberculeuse, et, si elle est soustraite à l'action de toutes les causes occasionnelles, elle peut arriver au terme de la vie sans que l'état pathologique ait fait aucun progrès; mais la seconde génération issue de la première en reçoit aussi la diathèse : alors, si les causes occasionnelles viennent à agir avec assez de puissance, la cachexie se développe et entraîne les enfants vers une fin prématurée. C'est dans ce sens seulement qu'on peut dire que la maladie sommeille dans une génération pour s'éveiller dans la suivante.

M. Richard, de Nancy, pense que l'hérédité est plus certaine quand la maladie appartient au père. « J'ai vu rarement, dit-il, les enfants, nés de pères phthisiques, échapper à la destruction des poumons; et je compte, sur les notes que j'ai recueillies à cet égard, bien des sujets nés de mères phthisiques et qui déjà ont passé l'âge ordinaire du développement de la maladie (1). »

____

(1) *Traité pratique des maladies des enfants*, Introduction, p. xj.

La prédisposition tuberculeuse héréditaire s'accroît de gé-, nération en génération, et s'il n'y a pas croisement entre les sujets qui en sont atteints et d'autres qui en sont exempts, les races s'éteignent en très peu de temps. On conçoit, en effet, que si ce vice organique n'est combattu ni par de bonnes conditions environnantes ni par le croisement des races, il se comporte dans la série des générations comme dans la série des années d'un seul individu. Dans chaque génération, les nouveaux progrès du mal se surajoutent à la somme de ceux qui sont acquis héréditairement : la première génération a acquis la cachexie tuberculeuse sans y être prédisposée; la seconde hérite au moins de la diathèse et succombe à la cachexie plus tôt que la première ; la troisième reçoit la cachexie au premier ou second degré, et succombe ordinairement avant d'avoir donné naissance à une quatrième génération. Il est rare de voir des phthisiques se reproduire au delà de la troisième ou quatrième génération, quand il n'y a aucun croisement avec des races saines, à moins que la médecine ne réussisse à arrêter la cachexie tuberculeuse dans son premier degré.

Nous avons dit plus haut que le degré le plus prononcé de la transmission héréditaire est celui dans lequel les enfants, en naissant, apportent des tubercules dans un ou plusieurs de leurs organes. Il ne faut pas croire cependant que, dans ces cas-là, il y ait toujours une maladie tuberculeuse fort avancée des parents. Ainsi, Œhler a trouvé les glandes mésentériques tuméfiées, dures, adipiformes, en un mot scrofuleuses, non-seulement chez des fœtus nés de mères scrofuleuses, mais encore chez quelques-uns dont les mères n'offraient aucune trace de cette maladie. M. Husson a communiqué à l'Académie royale de médecine l'observation de deux enfants qu'il a disséqués : l'un était mort en naissant, au septième mois de la grossesse; l'autre n'avait vécu que huit jours. Tous les deux présentaient des tubercules ramollis et déjà en suppuration, le premier dans le poumon, quoiqu'il provînt d'une mère bien portante et non phthisique, et le second dans le foie. Ces faits, quoique très rares et exceptionnels, nous prouvent que, dès la vie intra-utérine, la nutrition peut être assez gravement altérée pour que la cachexie tuberculeuse parcoure toutes ses périodes.

L'influence très grande de l'hérédité sur la prédisposition aux maladies tuberculeuses doit justifier les développements dans lesquels nous sommes entré sur son mode d'action. Pour faire mieux ressortir l'importance de cette cause, nous aurions voulu apporter ici les résultats de nos propres recherches, et montrer dans quelle proportion l'hérédité s'est montrée dans les cas nombreux de tuberculisation que nous avons observés chez les enfants; mais il est difficile, dans un hôpital d'enfants, de se procurer des renseignements exacts sur la santé des parents ascendants et collatéraux, et nos efforts pour surmonter cette difficulté ont été trop souvent infructueux pour qu'il soit nécessaire d'en indiquer les résultats incomplets. Ces résultats ne feraient que nous confirmer dans cette opinion généralement admise que, chez le plus grand nombre des sujets tuberculeux, l'hérédité joue un rôle important, soit qu'elle ne transmette aux enfants qu'une prédisposition qui demande l'action des causes occasionnelles ou excitantes pour passer à l'état de cachexie, soit que la cachexie elle-même soit transmise au moment de la naissance. Le nombre des cas dans lesquels l'influence de l'hérédité paraît complétement absente est très petit en comparaison des autres, et l'on doit admettre peu de cas de tuberculisation complétement acquise.

Avant d'étudier les causes accidentelles qui produisent ou favorisent les maladies tuberculeuses, nous devons exposer en abrégé de quelle manière M. Baudelocque comprend et explique l'influence de l'hérédité.

Il admet, avec tous les auteurs modernes, que généralement les enfants n'héritent pas de la maladie, mais seulement d'une prédisposition à la contracter. Il pense que cette prédisposition héréditaire n'amène pas nécessairement, inévitablement, le développement de la maladie; que, pour que celui-ci ait lieu, il faut qu'à la prédisposition vienne se joindre l'action d'une cause particulière. Toutefois, M. Baudelocque, ne pouvant nier les cas dans lesquels des tubercules et des scrofules ont été constatés chez des fœtus et chez des enfants nouveau-nés, pense que ces faits ne s'observent que dans certaines conditions qui les rendent faciles à comprendre. « Pour qu'ils aient lieu, dit-il, il faut que la mère, affectée de scrofules au moment où elle devient enceinte, demeure pendant toute sa grossesse au milieu des circonstances qui ont amené le développement de sa maladie. Elle ne peut transmettre à son enfant d'autres éléments de nutrition que ceux dont elle se nourrit elle-même : ces éléments étant de mauvaise nature, doivent exercer sur le fœtus les mêmes influences fàcheuses qu'ils ont sur la mère, et la durée de la grossesse est bien suffisante pour que non-seulement la constitution scrofuleuse, mais la maladie elle-même, soit apparente au moment de la naissance (1). »

Enfin, suivant le même auteur, si quelquefois la maladie scrofuleuse épargne une première génération pour reparaître dans la seconde ou la troisième, c'est moins à l'influence héréditaire qu'il faut l'attribuer qu'à celle des causes accidentelles qui, par l'effet du hasard, par des soins bien dirigés ou de toute autre manière, n'auront pas agi sur les enfants de la première génération, mais seulement sur ceux de la seconde ou de la troisième, chez lesquels la prédisposition héréditaire, n'étant pas encore éteinte, aura favorisé l'action de ces causes occasionnelles.

Si l'on adopte les explications de M. Baudelocque, il faut, avec lui, rejeter l'authenticité des cas que certains auteurs disent avoir observés de maladie scrofuleuse ou tuberculeuse, existant chez des fœtus ou des nouveau-nés issus de mères qui ne présentaient aucune trace de ces maladies. Cette question,

____

(1) *Ouvrage cité*, p. 20.

d'une solution difficile, demande de nouvelles observations, qu'on a rarement l'occasion de recueillir avec toutes les circonstances qui doivent les rendre concluantes.

§ 2. *Causes résultant d'une mauvaise hygiène ou de maladies antérieures.*

Les causes que nous avons examinées jusqu'à présent sont dites prédisposantes, parce qu'en effet le plus souvent leur action se borne à préparer l'économie et à la disposer de telle sorte que les causes secondaires exercent sur elle une influence plus facile et plus forte. Cependant les causes prédisposantes ont quelquefois assez d'énergie pour engendrer seules la maladie; c'est ce que nous avons prouvé pour l'hérédité, puisqu'on a vu des tubercules chez des fœtus et chez des enfants morts-nés. Or, il y a aussi, par contre, des cas dans lesquels les causes prédisposantes paraissent complétement absentes, et où la maladie se développe très probablement sous l'influence exclusive des causes occasionnelles. Complétement héréditaire dans le premier cas, la cachexie tuberculeuse est, au contraire, complétement acquise dans le second. Mais les cas les plus nombreux sont ceux dans lesquels l'influence de ces deux ordres de causes est réunie, et, suivant que les unes ou les autres prédominent, la cachexie est dite plutôt héréditaire qu'acquise, et *vice versa*. Ces deux prédominances se montrent en sens inverse et d'une manière très évidente chez deux classes de sujets tuberculeux : les uns, appartenant à la classe aisée, sont en général environnés de bonnes conditions hygiéniques : or, c'est chez eux qu'en général l'influence des causes prédisposantes prédomine ; les autres, au contraire, issus des rangs les plus humbles et les plus pauvres, endurent habituellement des privations, vivent au milieu de mauvaises conditions : or, c'est chez eux qu'on voit le plus de cas de cachexie tuberculeuse acquise ; c'est chez eux aussi que, dans le cas de prédisposition bien prononcée, les causes occasionnelles ont pour effet de déterminer la maladie de très bonne heure, et nous sommes convaincu que les sujets issus de parents tuberculeux le deviennent à leur tour à un âge d'autant moins avancé qu'on les examine dans les classes les plus souffrantes de la population.

Quelques auteurs ont prétendu que les maladies tuberculeuses ne se développent jamais sans une prédisposition héréditaire ; mais, à coup sûr, c'est une exagération, et quelque étendue que soit l'influence de l'hérédité, il est bien avéré que la maladie peut se développer sans son intervention. Les expériences directes sur les animaux qui, dans leurs maladies, présentent le plus d'analogie avec l'homme, ne laissent aucun doute à cet égard : on peut à volonté faire naître chez eux des maladies tuberculeuses en les plaçant dans des conditions hygiéniques déterminées.

Après avoir ainsi indiqué le rôle respectif que jouent en général les causes prédisposantes et les causes accidentelles dans la production des maladies tuberculeuses, voyons, en particulier, quel est le mode d'action et jusqu'où s'étend l'influence des causes de second ordre, dites accidentelles, occasionnelles et déterminantes, qu'on peut toutes rapporter à deux séries, suivant qu'elles consistent dans une mauvaise hygiène ou qu'elles constituent certains états pathologiques qui présentent des points de contact avec les maladies tuberculeuses.

A. *Causes qui résultent d'une mauvaise hygiène.* — Les mauvaises conditions hygiéniques capables de déterminer ou de favoriser le développement des maladies tuberculeuses existent le plus souvent réunies. C'est ce qu'on observe surtout dans les classes indigentes : là, tout est insuffisant et impropre à l'entretien de la santé. Non-seulement l'alimentation pèche par quantité et par qualité, mais encore l'air respiré est vicié, les exercices du corps sont exagérés ou insuffisants, et des émotions morales tristes viennent ajouter leur influence à celle des autres causes.

Parmi les causes que nous allons passer en revue, il en est

qui doivent être regardées comme plus puissantes que d'autres ; il en est même qui ont pu être considérées comme spécifiques par certains auteurs. Toutefois nous devons être extrêmement réservé dans l'appréciation de leur influence individuelle. Clark pense que si cette action est de nature à diminuer l'énergie vitale, à nuire à la puissance de l'assimilation, elle peut alors donner lieu à la cachexie tuberculeuse ; si, au contraire, les fonctions nutritives s'exécutent avec vigueur, cette disposition n'a aucune tendance à se manifester, quelle que puisse être l'action de chacune de ces causes en particulier.

Influences atmosphériques. — On rencontre les maladies tuberculeuses dans tous les pays, mais il est certain qu'elles sont moins fréquentes dans les pays chauds. Sans nous étendre sur les recherches statistiques dont l'influence des climats a été l'objet, nous nous contenterons d'en énoncer les résultats aujourd'hui généralement adoptés : les tubercules augmentent ou décroissent avec l'abaissement ou l'élévation de la température, mais ces variations n'ont point lieu dans un rapport rigoureux ; on peut même dire que la maladie est rare sous une température habituellement très basse, aussi bien que sous une température très élevée, régulière et non variable ; sa plus grande fréquence s'observe dans les pays où la température offre de grandes variations.

Notre savant confrère, M. Dujat, après de nombreux voyages, a consacré à l'influence des climats sur la cachexie tuberculeuse un mémoire riche en faits intéressants et en remarques judicieuses (1).

L'humidité, quand elle agit concurremment avec le froid, paraît favoriser puissamment la production des tubercules.

Laennec, croyant à l'efficacité de la navigation dans cette maladie et s'appuyant sur quelques autres faits, avait pensé qu'elle était rare sur les bords de la mer ; mais la plupart des

______

(1) *Gazette médicale,* 1838, p. 65.

auteurs n'ont point admis cette opinion et ont prouvé que la maladie est très commune sur les côtes où existent de perpétuelles variations de température.

M. Baudelocque ne conteste pas l'influence du froid et de l'humidité, mais il pense qu'elle n'est qu'indirecte. Si l'hiver a généralement pour effet d'aggraver les maladies scrofuleuses et de retarder leur guérison, c'est, suivant ce médecin, parce que pour se garantir du froid on est plus sédentaire, on habite des appartements mieux clos, on ouvre moins souvent les fenêtres pour renouveler l'air, etc. Les précautions qu'on prend aussi contre l'humidité ont souvent pour effet de rendre moins complet le renouvellement de l'air qu'on respire. Ainsi ces deux causes, froid et humidité, n'agiraient qu'indirectement sur les maladies tuberculeuses et uniquement en déterminant une viciation de l'air. Cependant M. Baudelocque ne nie point que le froid par son action sédative, et l'humidité par son action relâchante sur nos organes, ne contribuent, en affaiblissant la constitution, à faire naître ou à augmenter la prédisposition de certains sujets à être affectés de maladies scrofuleuses.

L'influence de l'électricité est peu connue. M. de Humboldt croit avoir remarqué qu'une diminution dans la quantité du fluide électrique concourt pour quelque chose au développement et au progrès de la disposition scrofuleuse.

La lumière exerce sans doute une influence plus réelle. Car de même que dans l'obscurité les végétaux s'étiolent et dépérissent, ainsi, on remarque chez les personnes soustraites pendant longtemps à la lumière un étiolement animal qui se reconnaît à la pâleur, à la bouffissure générale, à la mollesse et à la flaccidité des chairs, au ralentissement et à l'affaiblissement de la circulation, à la diminution des forces musculaires, en un mot, à l'affaiblissement général de la vitalité dans tous les tissus. Cet étiolement ne constitue certainement pas toujours un premier degré de cachexie, mais il s'en rapproche beaucoup et doit au moins être considéré comme une des conditions les plus favorables à son développement.

Influence de l'alimentation. — Il paraît bien démontré qu'une alimentation insuffisante, ou de mauvaise nature, a au moins pour effet de prédisposer à la maladie. La nourriture exclusivement végétale a surtout été notée comme exerçant une influence spéciale. On est d'autant plus porté à admettre cette influence que les tubercules sont beaucoup plus fréquents chez les animaux herbivores que chez les carnivores. La physiologie nous apprend aussi que les matériaux alibiles fournis par les végétaux sont d'une assimilation moins facile que ceux fournis par les substances animales; et l'on ne peut guère se refuser à croire que le dépôt de la matière tuberculeuse dans les organes a lieu par suite de la présence dans le sang de certains principes qui, à cause d'un excès de quantité ou de leur nature spéciale, ne peuvent être ni assimilés, ni rejetés et éliminés par les sécrétions excrémentitielles. Toutefois, il ne faut point exagérer l'influence d'une alimentation vicieuse. On voit trop souvent la maladie tuberculeuse exister dans des circonstances où les sujets ont suivi le meilleur régime. Suivant M. Baudelocque, la fréquence des maladies scrofuleuses dans les rangs élevés de la société, où l'on fait toujours usage d'une bonne nourriture, et leur rareté chez les gens de la campagne qui se nourrissent de la manière la plus grossière, donnent le droit de conclure que la nature et la qualité des aliments entrent pour peu de chose dans la production de cette maladie. On doit aussi reconnaître qu'on a rarement l'occasion d'observer cette cause agissant seule, parce que la plupart des personnes qui ne peuvent se procurer une nourriture convenable, sont en même temps exposées à d'autres causes de maladies, telles que l'habitation d'une demeure sombre et mal aérée, l'exposition au froid, etc.

Nous pensons, avec Clark, qu'une nourriture convenable, lorsqu'elle est prise avec excès, ou quand ses qualités sont trop excitantes, peut aussi favoriser la cachexie tuberculeuse, surtout chez les jeunes sujets. Des digestions imparfaites, l'irritation des organes digestifs d'un côté, et une nourriture insuffisante de l'autre, peuvent donner lieu à un état maladif semblable. Il faut donc choisir une nourriture abondante et saine, dont la quantité et la qualité soient proportionnées à l'âge de l'individu et à la puissance de ses organes digestifs. Ce choix n'est pas toujours pris en considération, et les conséquences fatales de cette négligence se montrent surtout chez les enfants des classes opulentes.

Il est une autre circonstance, certainement nuisible à la perfection des digestions, qui se rencontre souvent chez les enfants : c'est la multiplicité et l'irrégularité des repas. En effet, le travail de l'estomac et des intestins ne peut être régulier et complet qu'à la condition de ne point être interrompu avant d'être achevé ; comme à tous les organes, il faut un certain repos aux organes digestifs.

Quelques médecins ont accusé l'usage habituel du lait, de favoriser les maladies tuberculeuses et scrofuleuses. Nous ne connaissons point les faits sur lesquels cette opinion est appuyée, mais nous la croyons peu fondée, et l'on partagera peut-être notre manière de voir, en considérant que pendant tout le temps de la lactation les tubercules sont excessivement rares, qu'ils le sont encore beaucoup dans le cours des deuxième et troisième années, pendant lesquelles le lait entre pour une grande part dans l'alimentation ordinaire des enfants. Comment serait-il possible que l'aliment spécialement et exclusivement destiné aux jeunes enfants par les lois les plus évidentes de la nature, devînt lui-même un poison capable d'abréger la vie de ces jeunes êtres ? D'ailleurs, a-t-on remarqué une plus grande fréquence des tubercules chez les habitants des campagnes de certaines contrées où la nourriture se compose presque entièrement de lait, de fromage, de beurre et de quelques substances féculentes ?

Viciation de l'air. — Jusqu'à ces derniers temps, on avait reconnu que le manque d'air pur, une vie sédentaire, une position forcée du corps, l'habitation des rues étroites, d'un appartement mal aéré, etc., avaient une certaine influence sur la production des maladies tuberculeuses; mais nul n'avait songé à généraliser l'action de cette cause, comme l'a fait M. Baudelocque. C'est là, suivant ce médecin, la véritable et peut-être la seule cause de la maladie scrofuleuse; partout où il y a des scrofuleux elle existe, et partout où elle existe il y a des scrofuleux; là où elle manque, la maladie scrofuleuse manque.

« En voyant, dit M. Baudelocque, la maladie scrofuleuse épargner des enfants nés de parents atteints de scrofules, de syphilis, des enfants d'un tempérament lymphatique, mal-proprement vêtus, mal nourris, élevés dans un pays froid et humide; en voyant cette maladie attaquer des enfants dont les parents ont toujours joui de la meilleure santé, des enfants d'un tempérament sanguin, bilieux ou autre, placés, sous le rapport de la propreté des vêtements, de la nourriture, dans les conditions les plus avantageuses, élevés dans un climat chaud et sec, on ne peut s'empêcher de reconnaître que l'hé-rédité, la syphilis, le tempérament lymphatique, la malpro-preté, l'insuffisance des vêtements, la mauvaise nourriture, l'air froid et humide, ne soient des circonstances insuffisantes par elles-mêmes pour faire naître les scrofules.

» Lorsqu'on voit, au contraire, cette maladie ne jamais atta-quer les personnes qui passent leur vie à l'air libre, se mani-fester toutes les fois qu'on séjourne dans un air qui n'est pas convenablement renouvelé, quelles que soient d'ailleurs, dans les deux cas, les circonstances relatives à l'hérédité, au virus syphilitique, au tempérament, à la propreté, aux vêtements, à la nourriture, au climat, n'est-on pas forcé de convenir que le non-renouvellement de l'air est une condition nécessaire, indispensable à la production des scrofules? Si cette cause n'a pas toujours été reconnue, signalée, cela tient à l'importance beaucoup trop grande que l'on accorde aux causes secon-daires. Dès que l'on a constaté l'existence de ces dernières, on se croit suffisamment éclairé sur la source du mal : au grand détriment du malade, dont la guérison rencontre des difficultés et des lenteurs inexplicables, on ne pousse pas ses recherches plus loin. Toutes les fois qu'il y a maladie vraiment scrofuleuse, si l'on examine avec attention, on découvrira comme cause l'altération de l'air. Il n'est pas nécessaire, je dois le répéter, que le séjour dans un air vicié ait été continu. Il arrive souvent qu'il a lieu subitement pendant quelques heures chaque jour..... »

M. Baudelocque a recherché et analysé avec une sagacité remarquable les principales circonstances qui président à la viciation de l'air. Il fait voir combien cette condition est généralement répandue dans certains quartiers des grandes villes où les scrofules abondent; il démontre qu'elle existe pour la plupart des habitants peu aisés, pour les marchands en boutique par exemple ; que pendant la nuit, la chambre où l'on dort étant ordinairement bien close, surtout en hiver, l'air se vicie très facilement pour peu que la chambre soit étroite ou qu'il y ait encombrement d'individus; que même dans les classes riches, on fait souvent coucher les enfants dans des cabinets peu spacieux, ou bien ceux-ci ont l'habitude de dormir la tête sous les draps, et que, de ces diverses circonstances, résulte toujours le même effet, la viciation de l'air. Enfin, poussant plus loin ses recherches, il tâche de démontrer que des conditions hygiéniques analogues à celles des grandes villes se rencontrent souvent aussi dans les petites villes et dans les villages, par la disposition vicieuse des habitations, par l'entassement des ouvriers dans les ateliers de manufactures, par celui des écoliers dans certains pensionnats, des détenus dans certaines prisons, des malades dans certains hôpitaux, etc., et il cite sur chacun de ces points des faits qui démontrent la coïncidence de ces conditions avec la fréquence des scrofules, la connexion intime de la cause avec l'effet.

L'exactitude des observations de M. Baudelocque, la logique de ses raisonnements, donnent une certaine autorité à son opinion. Il y a là une idée nouvelle sur la valeur de laquelle il est difficile de se prononcer, parce qu'elle n'a pas encore été, de la part d'autres auteurs, l'objet d'une vérification complète. Clarck dit qu'il ne peut admettre les idées de M. Baudelocque dans toute leur étendue, car il est convaincu que les autres causes indiquées peuvent produire les scrofules, quoique le malade jouisse d'un air pur. M. Andral professe aussi, dans ses cours, que, quelle que soit l'importance de la viciation de l'air dans la production des scrofules, on ne peut point lui attribuer exclusivement cette maladie.

Il y a effectivement beaucoup de faits que cette théorie n'a pas encore embrassés, et par conséquent des problèmes qu'elle n'a point résolus. Est-ce donc la viciation de l'air qui engendre si souvent les maladies tuberculeuses chez les hommes qui quittent les pays chauds pour habiter les pays froids, et chez ces animaux qu'on transporte des régions tropicales dans nos climats, où ils meurent souvent de phthisie? La navigation sur mer a ordinairement de bons effets chez les sujets tuberculeux, et cependant la viciation de l'air ne se rencontre-t-elle pas plus souvent à bord d'un vaisseau que partout ailleurs? S'il est vrai, comme nous en avons cité des exemples, qu'une mère parfaitement saine peut porter un fœtus et donner le jour à un enfant qui présente des tubercules, comment concevoir l'influence de la viciation de l'air dans ce cas-là? Enfin, il est des cas de maladie scrofuleuse et tuberculeuse où les recherches les plus minutieuses et les interrogations les mieux dirigées, n'aboutissent point à faire constater l'existence de cette cause. Il est certain que beaucoup d'individus meurent de phthisie ou languissent de scrofules, chez lesquels rien n'indique, parmi les conditions hygiéniques, la source du mal profond qui sévit sur tous leurs organes.

Gymnastique mal dirigée. — Le défaut d'exercice, aussi bien que les excès de travail, favorisent évidemment les maladies tuberculeuses. L'exercice est indispensable à l'accroissement et au développement du corps; pour produire cet effet et maintenir la santé générale du corps, il doit varier selon l'âge et la constitution des personnes ; sans exercice, il est prouvé que la santé ne peut être bonne, particulièrement dans l'enfance. C'est aussi à cet âge de la vie que les excès de travail présentent le plus de danger : leur premier effet est de nuire à l'accroissement et au développement du corps; en même temps, ils épuisent et débilitent la constitution. Si les travaux s'exécutent dans des ateliers étroits et mal aérés, si l'alimentation est insuffisante ou de mauvaise qualité, ces effets funestes sont encore plus rapides et plus certains. On ne saurait trop vivement réclamer une protection plus efficace, une surveillance plus rigoureuse que celles qu'a établies la loi sur le travail des enfants dans les manufactures; cette loi, telle qu'elle est, ne peut atteindre son but que d'une manière très imparfaite.

Contagion. — La propriété contagieuse des maladies tuberculeuses et scrofuleuses, admise par beaucoup d'auteurs anciens, ne l'est plus généralement de nos jours.

Vêtements insuffisants ou vicieusement appliqués. — Les vêtements des pauvres ouvriers sont souvent insuffisants pour les préserver de l'action du froid; ils le sont aussi, dans les classes aisées, pour les femmes, que la mode engage à laisser à nu le cou, une portion de la poitrine, et souvent même les bras. Mais les plus graves inconvénients proviennent de l'usage des corsets, qui gênent l'expansion du thorax par la compression qu'ils exercent sur cette cavité, et facilitent ainsi les congestions sanguines du poumon. Il en résulte non-seulement une difficulté et une insuffisance de l'hématose capables de retentir sur toute l'économie, mais aussi une cause spéciale de dérangement dans la nutrition des organes respiratoires ; aussi, dans ces cas-là est-ce surtout dans la poitrine que l'affection se localise.

Causes diverses. — Il est beaucoup d'autres causes qui favorisent la cachexie tuberculeuse sur lesquelles nous n'insisterons pas, soit parce qu'elles sont moins importantes, soit parce que leur action s'exerce plus rarement dans l'enfance.

Ainsi nous ne ferons qu'indiquer la malpropreté, les causes morales, certaines professions qui favorisent l'action du froid ou portent atteinte à l'intégrité des fonctions respiratoires, ou bien encore tendent à affaiblir la constitution. L'action de certaines eaux séléniteuses est niée par les uns, admise par les autres ; elle coïncide très souvent avec d'autres causes qui paraissent plus puissantes. Le mercure a été considéré comme pouvant donner naissance aux maladies tuberculeuses. Sans doute la cachexie mercurielle est très différente de la cachexie tuberculeuse, quant à ses effets locaux ; mais l'abus du mercure, en affaiblissant et en détériorant l'organisation, la prédispose au développement des tubercules, ou augmente la prédisposition lorsqu'elle existait déjà. Enfin, les excès vénériens, plus encore que les excès de travail, sont capables de déterminer une dépression générale des forces vitales qui favorise puissamment le développement des maladies tuberculeuses.

B. *Causes pathologiques.* — Les maladies auxquelles on doit attribuer une certaine influence sur la production des tubercules sont en assez grand nombre ; on pourrait même, à la rigueur, soutenir que toute espèce de maladie qui offre une certaine gravité, ayant pour effet d'affaiblir, au moins momentanément, la vitalité de nos tissus et d'appauvrir le liquide nourricier, peut devenir cause occasionnelle plus ou moins puissante de tuberculisation. Outre cet effet général sur l'organisme, certaines maladies peuvent exercer une action spéciale sur quelques organes, augmenter leur disposition à ressentir les effets d'une diathèse préalablement existante, et par conséquent favoriser la localisation des tubercules dans tel organe plutôt que dans tel autre. Dans le premier cas, les maladies développent ou augmentent la diathèse tuberculeuse ; dans le second, elles influent seulement sur le siége et sur la production plus ou moins rapide des lésions locales ; enfin, dans un troisième cas, on peut concevoir que les causes pathologiques exercent tout à la fois une action générale et une action locale : c'est même ce qui se rencontre le plus souvent. Nous allons parcourir successivement la série des principales maladies qu'on a considérées comme capables d'influer sur la tuberculisation.

Syphilis. — On a pendant longtemps pensé, et quelques médecins de nos jours pensent encore, que la syphilis a une grande influence sur la production des maladies tuberculeuses; plusieurs ont considéré les scrofules comme une dégénérescence du virus syphilitique. Dans cette hypothèse, la cachexie scrofuleuse ne serait autre chose qu'une forme spéciale de la cachexie syphilitique. Nous n'insisterons pas sur les raisons, bien connues maintenant, qui ont conduit les modernes à une opinion opposée, et nous engageons le lecteur qui ne les connaîtrait pas à consulter le chapitre que M. Baudelocque a consacré dans son livre à la discussion de ce sujet. On restera convaincu que la cachexie syphilitique est radicalement différente de la cachexie scrofuleuse, et que la première n'a aucune influence directe sur la seconde. Cependant on doit admettre que la cachexie syphilitique, altérant profondément la constitution, peut la disposer à être plus facilement atteinte de maladie tuberculeuse. On doit également reconnaître que les parents dont tout l'organisme a été profondément affecté par la syphilis comme par une véritable intoxication, donnent plus facilement naissance à des enfants faibles et mal constitués, et par cela seul plus prédisposés à la cachexie tuberculeuse.

Cachexies. — Les autres cachexies présentent peu de rapports étiologiques avec la cachexie tuberculeuse : assez rarement elles coïncident avec elle, et l'on n'a aucune raison de croire qu'elles puissent directement lui donner naissance. Sans doute, elles consistent comme elle dans une altération de la nutrition; mais cette altération est trop spéciale pour chacune d'elles, pour ne pas s'exclure mutuellement, pour ainsi dire. Autant elles diffèrent par leurs effets secondaires, c'est-à-dire par les lésions locales qui les caractérisent à nos sens, autant elles diffèrent probablement dans leur point de départ, dans leur cause prochaine, et par conséquent dans leur nature intime. Celle même d'entre elles qui présente le plus de rapports avec la cachexie tuberculeuse, nous voulons parler de la chlorose, en diffère notablement sous d'autres points de vue, et ne doit pas, en général, être considérée comme capable d'engendrer la cachexie tuberculeuse. En effet, souvent on voit la cachexie chlorotique persister pendant des mois et des années, amener même la mort sans coïncidence des lésions tuberculeuses; et, si celles-ci se rencontrent quelquefois, elles constituent de véritables complications exceptionnelles. Cependant il y a pour la plupart des causes accidentelles de ces deux cachexies, et pour quelques-unes de leurs causes prédisposantes, une très grande analogie; des agents thérapeutiques et un régime analogues leur conviennent. Mais la connaissance approfondie des lésions pathologiques montre entre elles encore plus de différences que d'analogies. L'état chlorotique bien confirmé est très distinct de cette espèce d'étiolement qui annonce souvent l'existence de la diathèse tuberculeuse, et de celui qui n'est, dans d'autres cas, que l'effet de la cachexie déjà parvenue à un degré assez considérable pour nuire à des fonctions importantes.

Fièvres. — Parmi les fièvres, il n'y a guère que les fièvres éruptives qui aient été notées comme causes de tuberculisation. Les fièvres intermittentes, en se prolongeant, amènent ordinairement des hydropisies et le gonflement de la rate avec tous les accidents qui en dépendent; et l'état général de détérioration dans lequel tombe alors tout l'organisme, semble, au premier abord, devoir favoriser la cachexie tuberculeuse. Cependant des recherches récentes tendent à démontrer l'antagonisme de cette affection et des fièvres intermittentes dans les pays où celles-ci sont endémiques. Il n'entre pas dans notre plan d'aborder cette question sur laquelle les opinions sont partagées.

Il est peu de médecins qui n'aient remarqué l'influence exercée dans quelques cas rares, il est vrai, par la fièvre typhoïde sur la tuberculisation. Il reste encore de l'obscurité sur la nature de ces cas, puisque les uns ont été rapportés

comme des exemples de phthisie succédant à la fièvre typhoïde; et les autres comme des erreurs de diagnostic qui ont
fait prendre pour une fièvre typhoïde une phthisie à marche
très aiguë. Avant que de nouvelles recherches aient avancé la
science sur ce point, on peut cependant admettre que la fièvre
typhoïde qui présente tant de rapports avec les fièvres éruptives,
en particulier avec la variole, peut avoir comme elles une
influence indirecte sur les tubercules, surtout chez les sujets
déjà prédisposés.

Celle des fièvres éruptives a été signalée et admise depuis
longtemps. En se plaçant au point de vue des doctrines anciennes, on explique cette influence en admettant qu'un des
attributs essentiels de ces maladies est une élimination de matière morbide, et que, si elle n'a pas lieu, l'infection des humeurs
persiste et donne naissance à la cachexie tuberculeuse. Il faut
avouer que cette explication n'est en partie qu'une hypothèse;
mais on doit convenir aussi qu'elle n'est pas dénuée de vrai-
semblance, et qu'en pratique elle est une source féconde
d'indications rationnelles. A tout prendre, elle nous paraît plus
philosophique que celle qui consiste à rapprocher le rôle que
jouent les fièvres éruptives de celui de l'inflammation en général : celui-ci, en effet, se borne à une action locale sur les
organes qui en sont le théâtre. Ainsi à la rougeole succède
souvent un catarrhe pulmonaire ou intestinal, et c'est, dit-on,
cette inflammation qui, en persistant, amène les tubercules
du poumon et de l'intestin : alors la rougeole n'agit plus
comme cause prochaine. Cependant, par une observation plus
exacte, on aurait reconnu, d'une part, que les fièvres éruptives, et en particulier la rougeole et la variole, ont fréquemment pour effet, sans laisser à leur suite aucune inflammation
locale, de déterminer l'explosion de la cachexie tuberculeuse;
d'autre part, on aurait pu également se convaincre que les
inflammations locales spécifiques, morbilleuses, par exemple,
ont une action plus puissante que les inflammations locales
idiopathiques.

L'appréciation exacte de l'influence des exanthèmes sur la cachexie tuberculeuse offre de grandes difficultés. Peut-on savoir, en effet, si un enfant chez lequel une phthisie ou les scrofules se déclarent après la rougeole n'était pas déjà, avant cette maladie, en proie à un état latent de cachexie tuberculeuse ? Peut-on affirmer, dans d'autres cas, que le sujet n'avait pas même la prédisposition tuberculeuse, et que celle-ci a été engendrée par la maladie exanthématique ? Non, il faut reconnaître que le problème est souvent insoluble. Ce que l'expérience nous apprend, c'est que chez les sujets atteints de cachexie tuberculeuse, et chez ceux qui n'y sont même que prédisposés, les fièvres éruptives ont pour effet de rendre manifeste cette cachexie, beaucoup plus souvent que chez ceux chez lesquels elle n'était point soupçonnée. Il est certain que rien n'est plus rare que de voir la cachexie tuberculeuse succéder aux fièvres éruptives, chez des enfants complétement soustraits à l'action de toutes les autres causes héréditaires ou acquises de cette maladie. En raison de ces faits, la plupart des médecins de notre époque pensent que les fièvres éruptives se bornent : 1° à augmenter la prédisposition tuberculeuse lorsqu'elle existe, soit en affaiblissant l'organisme, soit en altérant les humeurs ; 2° à favoriser et à hâter l'explosion de la cachexie chez les sujets qui en sont atteints encore à un faible degré. Ce n'est que dans des cas véritablement rares et exceptionnels que les fièvres éruptives paraissent capables de faire naître la cachexie tuberculeuse chez des sujets exempts de prédisposition.

De toutes les fièvres éruptives, celles qui paraissent exercer la plus grande influence sont la rougeole et la variole. La scarlatine a moins souvent cet effet. On pourrait ajouter que la rougeole influe surtout sur les maladies tuberculeuses internes ou viscérales ; et ce fait est en rapport avec les complications les plus ordinaires de cette maladie, qui sont le catarrhe bronchique et la diarrhée. La variole, au contraire, a peut-être une influence plus marquée sur les scrofules externes ; ce fait est pareillement dans un rapport assez évident avec le siége principal de la maladie dans l'enveloppe cutanée, avec les altérations profondes qu'elle y détermine, et avec la fréquence des abcès dont elle se complique, soit dans le tissu cellulaire, soit dans les ganglions lymphatiques. Ce que fait la variole, il n'est pas permis de nier absolument que la vaccine ne puisse le produire. C'est une opinion très répandue dans le monde qu'un vaccin provenant d'un sujet scrofuleux peut transporter la maladie sur le sujet qu'on inocule, et les médecins ont peut-être tort de la rejeter complétement. Elle repose sur des faits qui sont loin d'être rares, dans lesquels on voit des scrofules se développer peu de temps après la vaccination. Comme cela s'observe, quelle que soit l'origine du vaccin employé, les médecins ont raison de nier l'influence du vaccin pris sur un sujet malsain; mais peut-être ont-ils tort de croire que la vaccine ne puisse pas agir à la manière des autres fièvres éruptives. Pour nous, cette opinion ne nous paraît point dénuée de probabilité.

Certains auteurs, Hufeland en particulier, ont décrit comme intimement liée au développement des scrofules une espèce de fièvre qu'ils ont nommée fièvre scrofuleuse. La description de cet état fébrile est très obscure, et rien n'est plus difficile que de la faire cadrer avec les doctrines pathologiques françaises. Le langage de Clark n'est pas moins vague sur ce sujet que celui du médecin allemand. « Cette affection fébrile, dit-il, est particulière à l'enfance, au moins dans sa forme la plus aiguë, et qui, accompagnée du plus grand danger, devient fréquemment cause de la consomption tuberculeuse, est celle qu'on appelle communément fièvre rémittente des enfants. Si elle est négligée ou traitée d'une manière peu convenable, elle donne souvent lieu à des affections cérébrales mortelles; mais plus communément elle dégénère en une maladie chronique, ayant son siége spécial dans les organes de la digestion; elle entraîne rapidement le dérangément des fonctions digestives, des diverses sécrétions qui y concourent, et rend ainsi l'enfant ex-

trêmement disposé à des attaques de gastrite aiguë ou d'irritation bronchique, au moindre écart de régime et sous l'influence du froid, etc. » M. Dubois, d'Amiens, s'est efforcé de
démontrer que la fièvre scrofuleuse de Hufeland n'est autre
chose que la fièvre muqueuse de Pinel, ou plutôt encore la
cachexie tuberculeuse elle-même, existant à un certain degré
et sous une certaine forme: C'est aussi l'opinion de M. Lugol,
qui dit que cette maladie n'est autre que la scrofule elle-même.
« Dans la fièvre muqueuse, dit ce médecin, la muqueuse digestive est affectée de la même manière que la conjonctive
dans l'ophthalmie, que la pituitaire dans le coryza, que la
muqueuse des bronches et celle de l'oreille dans la bronchite
et l'otite, maladies qu'on observe si fréquemment chez les enfants scrofuleux, qu'elles font pour ainsi dire partie de leur
complexion (1).

Inflammations. — C'est encore une question très contro-
versée que celle de savoir jusqu'où s'étend l'influence de l'inflammation sur la tuberculisation. Broussais et ses partisans
les plus outrés l'ont considérée comme la cause prochaine ou
au moins comme une condition *sine qua non* des tubercules;
mais cette opinion, personne ne songe plus aujourd'hui à l'attaquer ni à la défendre. Trop de faits évidents la détruisent de
fond en comble, et il est inutile de nous y arrêter. D'autres
auteurs, Bayle, Laennec, et après eux MM. Chomel et Louis,
ont presque réduit à rien l'influence qu'ils accordent à l'inflammation. Suivant Laennec en particulier, il peut arriver
que l'inflammation, celle du poumon par exemple, y hâte le
développement des tubercules, auxquels le malade était exposé
par une cause encore inconnue par nous, mais bien certainement autre que l'inflammation; « et cela non pas que les mouvements organiques qui constituent l'inflammation puissent
par eux-mêmes produire des tubercules, mais parce que le

____

(1) *Recherches et observations sur les causes des maladies scrofuleuses,* Paris,
1844, in-8°, p. 241.

surcroît de mouvement et le surcroît de nutrition qui constituent l'orgasme inflammatoire, ont hâté l'apparition d'une
modification tout à fait différente de l'économie; ainsi la terre
fortement labourée après un long repos, ou abandonnée à elle-
même après plusieurs années de labourage, fait germer une
multitude de graines qu'elle renfermait dans son sein depuis
plusieurs années (1). »

A l'appui de cette manière de voir on a rapporté des faits
d'une valeur incontestable. Ainsi, on a prouvé qu'il existe
quelquefois des tubercules dans des organes qui, pendant la
vie, n'ont fourni aucun symptôme de souffrance, d'inflammation par conséquent; que tous les jours on observe des milliers
d'inflammations, telles que des bronchites et des entérites, qui
ne sont pas suivies de phthisie thoracique ou abdominale;
que si l'on a vu des tubercules apparaître consécutivement à
la pneumonie, les cas en sont excessivement rares; que si,
dans un grand nombre de cas, la phthisie pulmonaire, ou
mésentérique, ou méningo-encéphalique, etc., débuta à la manière de la bronchite, ou de l'entérite, ou de la méningo-encéphalite, etc., on peut admettre rationnellement que des
tubercules préexistaient, et que ces inflammations ont été la
conséquence de l'irritation causée par la présence de ces
corps étrangers.

D'autres auteurs, au nombre desquels il faut placer
MM. Bouillaud, Cruveilhier, Andral, admettent qu'il faut nécessairement une prédisposition antécédente pour que l'inflammation soit suivie de tuberculisation, mais ils accordent à
cette cause une plus large part que les auteurs précédents. Ils
citent un grand nombre de faits pour démontrer que, là où
existe la prédisposition, les congestions sanguines actives survenues dans les organes exercent la plus fâcheuse influence
sur l'apparition des tubercules dans ces mêmes organes, et sur
la rapidité de leur marche. Pour M. Andral en particulier,

____

(1) *Traité de l'auscultation*, 4ᶜ édit.; t. II, p. 72.

« la sécrétion du tubercule, à l'instar de toute sécrétion normale, est précédée, dans les poumons comme ailleurs, d'un travail de congestion active, variable par son siége et par les désordres fonctionnels auxquels elle donne lieu; mais cette congestion ne suffit point pour produire les tubercules. Seule, elle ne peut pas plus rendre compte de leur formation que de celle des nombreuses altérations qui peuvent frapper un organe enflammé. Pour que, sous l'influence d'une congestion sanguine, des tubercules se développent dans le poumon, il faut qu'il y ait une prédisposition spéciale. Souvent même on peut dire que ce n'est pas parce que la congestion survient que des tubercules se forment, mais que c'est parce qu'il y a tendance à la production de ceux-ci, que, sous l'influence d'une cause qui nous échappe, la congestion s'établit : de là les fréquents retours de celle-ci; de là, la fréquente inutilité des émissions sanguines, qui sont bien aptes à la diminuer momentanément, mais qui ne combattent pas la cause sous l'influence de laquelle elle revient sans cesse, jusqu'à ce que des tubercules soient produits (1). »

Nous nous rattachons volontiers à cette troisième opinion. Nous ne pouvons nous refuser, d'après l'interprétation la plus impartiale des faits nombreux que nous avons nous-même observés, à admettre comme choses démontrées, savoir : 1° que chez les sujets exempts de toute prédisposition, l'inflammation, quels que soient son intensité, sa durée et son siége, est impuissante pour donner naissance à la cachexie tuberculeuse; 2° que là, au contraire, où se rencontre la prédisposition, les hypérémies et les phlegmasies favorisent la tuberculisation des organes qui en sont atteints; 3° qu'enfin, chez les sujets dont la prédisposition est forte, les tubercules peuvent naître en l'absence d'un travail hypérémique ou inflammatoire.

Quand nous décrirons en particulier les diverses maladies tuberculeuses, nous reviendrons sur l'influence que peuvent

____

(1) *Dict. de méd.* en 21 vol., art. PHTHISIE.

exercer sur elles les inflammations et d'autres maladies des organes tuberculisés.

Dyspepsie. — Les dérangements prolongés des fonctions digestives sont sans doute de nature à déterminer ou à favoriser la cachexie tuberculeuse, mais il s'en faut de beaucoup qu'ils aient des connexions aussi intimes avec cette maladie que l'ont avancé quelques écrivains anglais, à moins qu'il n'y ait, sous ce rapport, des différences entre les faits observés en Angleterre et ceux qui journellement se passent sous nos yeux. Ainsi Todd et Clark attribuent la plus grande influence à une variété de dyspepsie que pour cela ils appellent strumeuse; suivant le premier, toute personne affectée de ce qu'on appelle scrofules, présente toujours cette forme de dyspepsie, et Clark, un peu moins exclusif, considère au moins cette affection comme la source d'un grand nombre de maladies tuberculeuses (1).

Cette dyspepsie se caractériserait par la rougeur pointillée de la pointe et des bords de la langue, avec mucosités ou enduit d'un blanc sale au centre, la soif que le malade éprouve le matin surtout, un appétit rarement naturel, mais plus souvent insatiable que nul, la fétidité de l'haleine, la constipation plus ordinaire que la diarrhée; des selles d'un gris pâle, semblables à une argile humide, mêlées de mucosités et de portions d'aliments mal digérés; des urines souvent troubles, quelquefois très colorées, d'autres fois abondantes et pâles; la sécheresse de la peau ou des transpirations froides aux mains et aux pieds; des transpirations partielles pendant la nuit; un sommeil agité avec rêves et grincements de dents. Quand cet état a existé quelque temps, la peau se décolore, la face est pâle et empâtée; l'enfant languit, devient paresseux, chagrin, refuse de jouer et de prendre de l'exercice. Puis se déclarent une série de maladies secondaires dont la plus importante est la cachexie tuberculeuse.

---

(1) Clark, chap. 1.

Les auteurs que nous venons de citer ont peut-être exagéré la fréquence et l'importance de la dyspepsie; car il ne faut pas confondre les cas dans lesquels elle accompagne la cachexie, dont alors elle peut n'être qu'un effet, avec ceux dans lesquels elle la précède, et paraît alors la produire. En dehors de ces deux ordres de cas, il est bien certain qu'elle manque très souvent. Parmi les scrofuleux, le plus grand nombre n'en présente pas les symptômes; les sujets qui ont, au contraire, des lésions tuberculeuses viscérales en sont peut-être plus souvent affectés; mais qui ne voit qu'alors la dyspepsie est un effet de la maladie? Restent les cas dans lesquels la dyspepsie existe avant la cachexie tuberculeuse; or, il faut avouer que très souvent la cachexie fait explosion sans être précédée de dérangements digestifs évidents.

Si nous cherchons à résumer brièvement l'histoire et le mode d'action de toutes les causes de la cachexie tuberculeuse, nous dirons qu'elles sont générales ou locales, et que, dans la plupart des cas, leur concours est nécessaire au développement de la cachexie.

Les premières ont pour effet de modifier profondément la nutrition générale, et de déterminer une altération *totius substantiæ*. Mais avant d'arriver à cette modification générale de l'organisme, il est probable que ces causes, ou au moins plusieurs d'entre elles, ont une action primitive plus restreinte, soit sur les liquides dont elles vicient la composition, soit sur les liquides dont elles altèrent la vitalité.

Les secondes n'ont qu'une action bornée, locale et tout à fait subordonnée, dans sa manifestation, à l'action des causes générales.

Bien que le plus souvent la tuberculisation ne puisse éclater et se localiser en l'absence des causes locales, cependant « on conçoit, dit M. Roche, un état dans lequel l'altération tuberculeuse du sang et la nutrition viciée qui en résulte soient si profondes, ce liquide tellement saturé d'éléments propres à former la matière tuberculeuse, qu'il suffise de la plus légère cause d'irritation dans le poumon, par exemple, et même du simple travail physiologique dont les organes et la cavité du thorax elle-même deviennent le siége par leur accroissement, à l'époque de la jeunesse surtout, pour y faire éclater le travail de la tuberculisation; et c'est ainsi que naissent et s'expliquent ces phthisies qui semblent se développer sans cause connue d'irritation. Les causes générales sont asthéniques et altérantes, les autres sont irritantes; les premières élaborent et constituent la nature de la maladie, les secondes en déterminent le siége (1).

Siége.

Le siége de l'affection tuberculeuse diffère, à quelques égards, suivant les époques de la vie. On sait, en effet, qu'à partir de la puberté, la phthisie pulmonaire est beaucoup plus fréquente que toutes les autres maladies tuberculeuses viscérales, et qu'elle est, sinon la cause unique, au moins la cause principale des décès dus à la cachexie tuberculeuse. Les lésions tuberculeuses abdominales jouent un rôle beaucoup moins important, et sont rarement la cause principale de la mort. Les tubercules des organes encéphaliques deviennent aussi de plus en plus rares avec l'âge; c'est à la puberté que les méningoencéphalites tuberculeuses, si fréquentes auparavant, le deviennent beaucoup moins, quoique cependant on en rencontre encore des exemples, et que, suivant nous, la plupart des méningites observées de quinze à trente ans soient encore de nature tuberculeuse, fait que nous voyons tous les jours méconnu par des médecins qui négligent de se mettre au courant des progrès que des travaux récents ont fait faire à la science. Si, enfin, nous comparons les lésions tuberculeuses externes, vulgairement dites scrofuleuses, avec celles des organes internes, nous verrons qu'au delà de l'enfance les premières

____

(1) *Dict. de méd. et chir. prat.*, art. PHTHISIE.

sont plus rares que les secondes. Le résumé de tous ces faits peut être, énoncé en disant que, dans l'enfance, la prédominance des lésions tuberculeuses du thorax sur toutes celles qui siégent ailleurs est moins marquée qu'aux autres âges de la vie.

Un autre fait général utile à signaler, c'est que, chez les enfants, la maladie est rarement localisée dans un petit nombre d'organes. Beaucoup d'adultes succombent sans qu'on trouve des tubercules ailleurs que dans le poumon et ses annexes; chez les enfants, au contraire, rien n'est plus rare que de voir une lésion tuberculeuse considérable et avancée, dans un appareil quelconque, sans trouver en même temps des tubercules dans d'autres organes. Les conséquences faciles à déduire de cette dissémination multipliée des tubercules sont assez importantes pour que nous croyions devoir donner le résultat des observations que nous avons faites sur ce sujet, afin de démontrer le fait dans toute son évidence.

Toutefois, il est bon d'avertir que les maladies tuberculeuses des organes externes ne sont point comprises dans ces recherches; et que celles-ci n'ont eu pour objet que les tubercules des organes du thorax, de l'abdomen et de la tête. Elles reposent sur un ensemble de cinquante-six ouvertures cadavériques, faites de la manière la plus complète. Nous répétons que nous n'avons dans aucun de ces cas dirigé nos investigations vers les organes externes (tissu cellulaire, ganglions lymphatiques, muscles, os), les sujets n'ayant pendant la vie présenté aucune maladie de ces organes.

Or, sur ces 56 cas, nous avons trouvé huit fois des tubercules dans les organes du thorax, de l'abdomen et de la tête; vingt-sept fois dans ceux du thorax et de l'abdomen; sept fois dans ceux du thorax et de la tête; treize fois dans ceux du thorax seul; une fois dans ceux de l'abdomen seul, jamais dans ceux de la tête seule.

Faisons remarquer que dans le seul cas où des tubercules ont siégé exclusivement dans l'abdomen, la nature de la lésion n'était point évidente; elle consistait dans une espèce d'infiltration de matière plastique analogue à la matière tuberculeuse, dans le parenchyme de la rate. Nous aurions pu à bon droit éliminer ce fait de notre cadre, à cause de cette incertitude ; mais, quelle que soit sa nature réelle, on voit qu'il ne peut constituer, à la rigueur, qu'une exception très rare au fait général de la présence des tubercules dans la poitrine, quand il en existe ailleurs.

On voit ensuite que les tubercules de l'abdomen se sont présentés dans presque les trois quarts, et ceux de la tête dans plus du quart de la totalité des cas ; et que ce n'est pas même dans un quart des cas que les organes du thorax ont été exclusivement le siége des tubercules. La multiplicité et la dissémination des tubercules auraient été plus manifestes, si nous n'avions fait entrer dans notre cadre que les cas de maladies tuberculeuses arrivées à un degré avancé; mais nous y avons aussi introduit ceux dans lesquels, la mort ayant eu lieu par une autre cause, la maladie tuberculeuse, pour ainsi dire commençante, n'avait pas encore eu le temps de se localiser dans un grand nombre d'organes. Malgré cette circonstance, il est facile de voir dans ce tableau que la coïncidence des tubercules dans beaucoup d'organes est plus prononcée que chez les adultes.

Si nous voulons aller plus loin dans la connaissance comparative du siége des affections tuberculeuses, nous passerons en revue les principaux organes des trois cavités splanchniques.

La poitrine a été, comme on l'a vu, cinquante-cinq fois le siége d'une maladie tuberculeuse. Or, sur ce nombre, nous avons trouvé des tubercules : cinquante-quatre fois dans les ganglions des bronches et du médiastin; cinquante-deux fois dans le parenchyme pulmonaire, soit seul, soit en même temps dans la portion de la plèvre qui l'enveloppe; quatorze fois dans la plèvre pariétale; deux fois dans le larynx.

Dans un certain nombre de cas que nous n'avons malheureusement pas notés avec assez d'exactitude, nous avons remarqué que beaucoup de tubercules avaient spécialement leur siége au-dessous de la muqueuse bronchique; dans un entre autres, cette muqueuse, depuis le haut de la trachée jusque dans les petites bronches, aussi loin qu'on pouvait la suivre, était parsemée d'un nombre infini de petits tubercules crus et d'ulcérations tuberculeuses. La maladie, qui dans ce cas-là avait été très aiguë, méritait véritablement le nom de phthisie tuberculeuse bronchique plutôt que pulmonaire. Dans aucun de ces 55 cas, nous n'avons trouvé de tubercules dans le cœur, le péricarde, les gros vaisseaux et l'œsophage.

On remarquera, dans ce tableau, que le poumon a été presque aussi constamment affecté que les ganglions bronchiques, résultat un peu différent de ce qui a été noté par d'autres observateurs. Ainsi M. Papavoine, sur 50 autopsies de sujets tuberculeux, a trouvé les glandes bronchiques affectées quarante-neuf fois, et les poumons trente-huit fois seulement. Peut-être cette différence vient-elle de ce que nous avons toujours examiné les poumons avec un soin extrêmement minutieux, surtout lorsque, n'y trouvant point de tubercules au premier abord, nous en constations la présence dans les ganglions des bronches et du médiastin. Alors nous recommencions notre examen, et, coupant le poumon par fragments très petits, nous arrivions le plus souvent à découvrir quelques tubercules, soit isolés, soit même agglomérés, peu volumineux toutefois, et qui nous avaient d'abord échappé. Ce n'est que dans deux ou trois cas que nous sommes resté à peu près convaincu de l'absence de tout dépôt tuberculeux dans les poumons, tandis que les ganglions lymphatiques voisins en étaient le siége.

Si la présence presque constante de la matière tuberculeuse dans le parenchyme pulmonaire prouve que, par son organisation, ce parenchyme est de tous les organes le plus prédisposé à en être le siége, il n'est pas permis d'aller au delà de cette conclusion. Quand nous traiterons en particulier des tubercules pulmonaires, nous ferons voir que très souvent ces tubercules sont en petit nombre, à un degré fort avancé, dans

des conditions qui annihilent leur influence sur la fonction
du poumon, pendant que d'autres organes sont profondément
altérés par des tubercules nombreux et en suppuration ; que,
par conséquent, il y a beaucoup moins souvent chez les enfants
que chez les adultes une véritable phthisie pulmonaire.
Il ne faudrait donc pas conclure de la grande fréquence des
tubercules pulmonaires dans l'enfance, qu'ils jouent un rôle
aussi important à cette époque de la vie qu'à un âge plus avancé.

En éliminant le cas douteux de tubercules siégeant uniquement dans la rate, dont nous avons parlé plus haut, nous avons
vu que, sur 55 ouvertures cadavériques, nous avions constaté
trente-cinq fois la présence d'une lésion tuberculeuse dans les
organes de l'abdomen. Dans ces 35 cas, nous avons trouvé
les tubercules répartis dans les divers organes abdominaux
de la manière suivante :

Tube gastro-intestinal (y compris la couche péritonéale qui entre dans
la composition de ses parois). . . . . 24 fois.
Ganglions lymphatiques du mésentère et de toutes les autres parties de
l'abdomen. 31
Foie. 13
Rate. 13
Organes urinaires. 7
Pancréas. 1
Péritoine considéré dans ses portions pariétales et dans ses replis (mé-
sentère, mésocôlon, épiploons, etc.). 17
Organes génitaux, testicules. 1

Nous ferons sur ce tableau, comme sur le précédent, quelques courtes remarques qui ne sont pas sans importance.

Sur 24 cas de tubercules siégeant dans le tube gastro-intestinal, nous n'en avons noté qu'un seul dans lequel l'estomac
ait été affecté. Cette rareté des affections tuberculeuses de l'estomac, déjà reconnue d'ailleurs par tous les observateurs, est
encore plus inexplicable chez les enfants que chez les adultes.
Dans les 24 cas, l'intestin grêle était plus ou moins affecté, et
dans 9 cas seulement le gros intestin l'était en même temps.

On remarquera ensuite que la fréquence des tubercules dans les ganglions lymphatiques de l'abdomen surpasse de beaucoup celle des tubercules de chaque organe en particulier: On peut, en effet, considérer comme presque constante la coïncidence de la tuberculisation de ces ganglions, quels que soient les autres organes tuberculisés. Cependant cette coïncidence est moins fréquente que pour les lésions tuberculeuses des organes thoraciques, comparées à celles des ganglions lymphatiques des bronches et du médiastin.

Sur les 7 cas de tubercules existant dans les organes urinaires, il en est 6 dans lesquels la lésion siégeait exclusivement dans les reins; mais dans un autre extrêmement remarquable, et dont nous reparlerons ailleurs, il y avait dégénérescence très avancée des reins, des uretères, du bas-fond de la vessie, et du commencement de l'urèthre.

Nous ferons encore remarquer, relativement aux organes génitaux, que toutes nos observations ayant été recueillies sur des cadavres du sexe masculin, sont insuffisantes pour établir la fréquence des lésions tuberculeuses des organes génitaux du sexe féminin dans l'enfance.

Enfin, si nous comparons les différentes parties de ce tableau avec les recherches analogues de M. Papavoine, nous ne verrons ressortir de cette comparaison que des différences assez peu considérables, qui peut-être même tiennent moins aux faits eux-mêmes qu'à la méthode d'observation et de classement des lésions qui a été suivie.

Voici, en peu de mots, en quoi consistent les principales de ces différences: sur un total de cinquante autopsies de sujets tuberculeux, M. Papavoine n'a constaté des tubercules dans le péritoine que 9 fois, dans les reins, 2 fois; ces rapports sont inférieurs à ceux que nous avons obtenus. Pour la rate, au contraire, le chiffre de cet observateur s'élève à 20, tandis que le nôtre n'est que de 13. Pour l'intestin, les ganglions lymphatiques, le foie, etc., les rapports sont à peu près les mêmes.

Le nombre des cas dans lesquels nous avons rencontré des tubercules dans les organes encéphaliques s'est élevé à 15 sur 56 ouvertures cadavériques. Dans 9 cas, les tubercules siégeaient exclusivement dans les méninges, et dans 3 cas ils siégeaient en même temps dans les méninges et dans la substance nerveuse encéphalique; enfin, dans 3 autres cas, la substance propre de l'encéphale était seule tuberculisée. Nous donnerons ailleurs d'autres détails sur le siége précis des tubercules dans les organes de la tête.

Dans le tableau dressé par le docteur Papavoine, on ne voit les méninges être le siége des tubercules que dans 3 cas. Cette différence tient probablement à ce que ce médecin n'a pas rattaché à la tuberculisation des méninges tous les cas de méningite tuberculeuse qu'il avait sans doute observés, mais dont la nature était moins connue à cette époque que de nos jours.

Nous allons maintenant mettre en regard le tableau général des faits que nous avons observés, et celui qu'a dressé M. Louis sur des sujets âgés de plus de quinze ans; nous jugerons ainsi comparativement de la fréquence relative des tubercules, dans les différents organes, chez les adultes et chez les enfants.

Chez tous les sujets observés par M. Louis, il y avait phthisie pulmonaire, et, ces sujets ayant presque tous succombé dans une période très avancée de cette maladie, les tubercules, en raison de leur longue durée, devaient être multipliés autant que possible. Dans les faits qui nous sont propres, il est au contraire arrivé fort souvent que les sujets ont succombé à d'autres affections, à une époque où la maladie tuberculeuse étant commençante devait, par conséquent, être aussi étroitement localisée que possible. Cependant, nous allons voir que, malgré cette circonstance, la généralisation des tubercules a été beaucoup plus prononcée chez les enfants.

Sur 123 sujets phthisiques, M. Louis a trouvé des tubercules :

Dans les intestins grêles, chez environ........ 1/3 des sujets.
— gros intestins................... 1/9
— glandes mésentériques............ 1/4
— rate............................ 1/14
— reins........................... 1/40

M. Louis n'a trouvé qu'une seule fois des tubercules dans le cerveau, le cervelet, la moelle, l'utérus, et ne fait pas mention de tubercules dans le foie, dans les testicules, etc. Il ne parle pas non plus de tubercules développés dans le tissu cellulaire sous-séreux, et dit seulement avoir rencontré une fois dans la plèvre, et trois fois dans le péritoine, des fausses membranes en partie tuberculeuses.

Sur 36 enfants affectés de lésions tuberculeuses internes, nous avons trouvé ces lésions :

Dans les poumons et dans les ganglions des bronches et
    du médiastin.................. chez presque tous les sujets.
Dans la plèvre....................... chez environ 1/4
Intestins grêles..................... près de 1/2
Gros intestin........................ 1/6
Glandes lymphatiques de l'abdomen.......... plus de 1/2
Foie................................. 1/4
Rate................................. 1/4
Reins................................ 1/8
Péritoine............................ près de 1/3
Méninges encéphaliques............... plus de 1/5
Encéphale............................ 1/10

Il suffit d'embrasser d'un coup d'œil ces deux tableaux pour apercevoir les différences considérables qui s'y rencontrent, et pour être convaincu que chez les enfants les lésions tuberculeuses sont beaucoup plus multipliées dans les divers organes que chez les adultes.

Il est un fait non moins important qui ressort de ces relevés statistiques, c'est la grande prédominance des lésions tuberculeuses qui siégent dans le système absorbant ; ainsi, dans la poitrine comme dans l'abdómen, les ganglions lymphatiques sont plus souvent tuberculeux que tous les autres organes de ces cavités. En considérant ensuite la grande fréquence des tubercules dans les tissus séreux et dans le tissu cellulaire, qui est le siége du plus grand nombre des lésions dites scrofuleuses, on est porté à croire que la matière tuberculeuse a plus de tendance à se séparer des liquides blancs dont sónt abreuvés les systèmes lymphatique, séreux et cellulaire, que du fluide sanguin. Cependant c'est probablement de celui-ci qu'émanent directement les dépôts tuberculeux qui se forment dans le poumon, le foie, les reins, la rate, organes remarquables par l'activité de leur circulation capillaire sanguine.

Il est difficile d'établir la fréquence relative des tubercules dans les organes externes, tels que le tissu cellulaire, les ganglions lymphatiques du cou, de l'aisselle, de l'aine, etc., les muscles, les tendons et les ligaments, les os. Aucun de ces organes n'en est à l'abri ; mais nous manquons de relevés statistiques propres à nous faire connaître dans quelle proportion ils en sont le siége, soit qu'on les compare aux viscères splanchniques, soit qu'on les compare éntre eux. D'après une observation générale de plusieurs mois dans un service de scrofuleux à l'hôpital des Enfants de Paris, nous sommes porté à croire que les abcès et les ulcères dits scrofuleux, dont l'origine est due à des dépôts tuberculeux dans le tissu cellulaire ou dans les ganglions lymphatiques, sont les plus fréquentes de toutes les lésions tuberculeuses externes. Viendraient ensuite, par ordre de fréquence, les tubercules des os, des muscles et des tissus fibreux. Toutefois, ce dernier siége est réellement très rare, et beaucoup d'altérations profondes des articulations qui n'ont point leur origine dans les os, ont pour point de départ des tubercules déposés dans le tissu cellulaire qui entoure ou sépare les ligaments, plutôt que dans les fibres propres de ces ligaments. Cependant il nous est arrivé d'en trouver dans l'épaisseur même de quelques ligaments très serrés, ainsi que de quelques tendons, notamment du tendon d'Achille dans le point où il est le plus dense, et où à l'état normal le tissu cellulaire qui réunit ses diverses couches est tout à fait inappréciable.

Dans les maladies tuberculeuses externes, il est une circonstance qui peut souvent faire méconnaître l'origine réellement tuberculeuse de ces maladies; c'est que ne siégeant point dans des organes essentiels à la vie, elles sont ordinairement très avancées lorsqu'on a l'occasion de les étudier sur le cadavre. Souvent alors la matière tuberculeuse a été complétement éliminée, et l'observation directe ne suffit point toujours pour constater que cette matière a été cependant la cause prochaine des désordres qu'on a sous les yeux. Bien que cette considération, que nous croyons très fondée, soit de nature à diminuer le domaine des maladies scrofuleuses sans tubercules, nous persistons à penser, comme nous l'avons dit page 483, que leur existence est réelle. Nous aurons d'ailleurs occasion de revenir sur cette question, quand nous traiterons en particulier des maladies tuberculeuses externes.

Traitement.

Il est peu de maladies dont le traitement soit hérissé d'autant de difficultés que celui de l'affection tuberculeuse. Non-seulement l'incertitude du diagnostic entoure souvent le jugement d'obscurité et fait hésiter dans le choix de la méthode à suivre, mais encore les causes de la maladie, étant presque toujours persistantes, on peut rarement les combattre et les neutraliser. En outre, la marche latente du mal fait que les secours du médecin ne sont souvent réclamés qu'à une époque très avancée et lorsqu'il a déjà produit des désordres irréparables. Enfin, lorsque des soins habiles triomphent des obstacles, les succès ont d'ordinaire peu d'évidence et peu d'éclat. Cependant le médecin consciencieux ne doit point se laisser rebuter par les écueils et les déboires qui l'attendent dans l'exercice de son art ; c'est par des études solides qu'il peut se préparer à cette lutte, assuré d'avance de rendre d'éminents services, même aux malades qui sont dans les cas les plus désespérés, si, plaçant son devoir avant son intérêt, il se résigne à accepter les cas pathologiques les moins propres à rendre sa pratique brillante et prospère. Combien de médecins méritent d'être blâmés, soit que dans les hôpitaux ils éliminent, autant que possible, les malheureux atteints de maladies chroniques, soit que, dans la pratique privée, leurs vues ambitieuses s'accommodent mal des succès modestes d'une thérapeutique lente et ménagée ou des résultats d'une médecine palliative. Ces réflexions sont applicables surtout à la cure des maladies tuberculeuses, pour lesquelles on ne craint ni d'accuser l'impuissance de l'art ni de se récuser, aussitôt qu'on a diagnostiqué l'existence des tubercules et, en quelque sorte, condamné le malade. On devrait, au contraire, savoir quels services peut rendre une thérapeutique qui sait descendre jusque dans les plus minutieux détails de l'hygiène et de la pharmaceutique.

De toutes les maladies réputées incurables, la plus digne d'attention est la cachexie tuberculeuse, parce qu'elle choisit surtout ses victimes dans l'enfance et dans la jeunesse, bien différente en cela des cachexies cancéreuse, arthritique, qui n'exercent leurs ravages que vers le retour ou le déclin de la vie. En outre, le perfectionnement des races et l'amélioration de la santé publique dépendent, en grande partie, de l'application des connaissances puisées par les médecins dans l'étude de cette affection. Enfin, nous devons reconnaître que si, dans le cas où le mal est très avancé, nous sommes obligés d'avouer l'insuffisance de l'art, il en est un plus grand nombre encore dans lesquels nous avons d'immenses ressources pour arrêter la marche du mal ou prévenir son développement.

Nous venons de dire que la plus grande cause des insuccès est l'époque trop avancée à laquelle l'art intervient. Non-seulement il est trop tard dans la phthisie, par exemple, quand il y a des cavernes dans le poumon, mais il est aussi trop tard quand ces tubercules existent à l'état cru et en grand nombre. Loin de considérer les tubercules crus comme la première phase de la maladie, il faudrait les regarder comme un degré très avancé, et sur lequel nous n'avons presque plus de prise. « On pourrait, dit Clark, s'attendre aussi raisonnablement à rétablir la vue, lorsque le globe oculaire est détruit, qu'à guérir un malade dont le poumon est désorganisé. » Si, au contraire, on est bien pénétré de cette vérité que le dépôt de la matière tuberculeuse n'a lieu dans nos organes que par suite d'une affection générale, on s'empressera de la combattre, parce qu'on y verra en réalité le commencement de la maladie, et les efforts qu'on fera dans ces conditions pourront, par leur opportunité, être couronnés de succès. Il faut même aller plus loin, prévoir la production de la cachexie toutes les fois que l'on constate les circonstances susceptibles de la faire naître, et s'attacher à la prévenir.

Le traitement des affections tuberculeuses doit être considéré sous trois points de vue, suivant qu'il est : 1° préservatif, 2° curatif, 3° palliatif. Il peut être dit général, quand il a pour but de produire une modification de l'organisme, et local, quand il est dirigé particulièrement contre l'état d'un organe menacé ou déjà atteint de tuberculisation. Enfin, suivant la nature des agents mis en usage, il est hygiénique, pharmaceutique ou chirurgical. Chacune de ces divisions se prêterait également à l'étude des moyens thérapeutiques ; cependant nous adopterons la première, comme étant la plus propre à rappeler sans cesse au praticien le but qu'il se propose.

§ 1. *Traitement préservatif.*

A. *Moyens de prévenir la transmission des affections tuberculeuses des parents aux enfants.* — Pour prévenir la propagation des maladies tuberculeuses, le premier soin consiste à améliorer la santé des parents. Si ceux-ci connaissaient l'influence qu'elle exerce sur celle de leurs enfants, si l'hygiène était rigoureusement observée, et si les alliances matrimoniales étaient subordonnées au bon état de la constitution, et non aux passions ou aux intérêts, les enfants seraient à l'abri de certaines maladies, et l'on finirait par voir la prédisposition s'éteindre dans les familles après quelques générations. Les membres des familles prédisposées aux affections tuberculeuses devraient au moins éviter de se marier avec des personnes entachées de la même prédisposition. Ils devraient surtout éviter les alliances dans leurs propres familles; car rien plus que cet usage malheureusement trop commun ne favorise le développement précoce des tubercules, et n'amène plus vite l'extinction des races. Les individus qu'un médecin aurait jugés atteints de cachexie tuberculeuse confirmée devraient certainement avoir assez d'abnégation personnelle pour renoncer à toute union matrimoniale; ceux, au contraire, qui ne paraîtraient atteints encore que d'une prédisposition devraient ne s'unir qu'à des personnes qui en seraient tout à fait exemptes, et qui jouiraient d'une forte constitution et d'une bonne santé. La plupart des enfants qui naissent de ces alliances, et qu'on entoure ensuite de bonnes conditions, sont aptes à parcourir leur carrière, et si chez eux la prédisposition n'est pas complétement éteinte, elle diminue au moins et peut disparaître dans les premières générations suivantes.

Les mêmes précautions seraient applicables aux personnes qui, sans être atteintes de tubercules, portent quelqu'une de ces maladies chroniques, constitutionnelles ou locales, assez graves pour débiliter l'organisme et nuire à l'énergie de la force procréatrice dans l'acte de la génération. Nous avons admis, en effet, avec Clark qu'un état de détérioration de la santé des parents, par quelque cause que ce soit, peut faire naître chez les enfants la constitution scrofuleuse. Toutes les personnes qui se trouvent dans ces mauvaises conditions devraient réfléchir avant de contracter un lien qui ne peut que propager les maladies, et répandre l'infortune sur leurs descendants. « Malheureusement, dit Clark, l'étendue des maux qui résultent de ces sortes de mariages ne peut·être appréciée que des médecins; ils doivent, en conséquence, comprendre la justesse de ces remarques, tout en reconnaissant la difficulté de faire adopter au public la nécessité de se soumettre à ces indispensables restrictions. Les hommes, en général, ne sont guère disposés à se conformer à ces mesures de précaution, en supposant même qu'ils soient convaincus de leur nécessité, et, dans les rangs de la société auxquels ces remarques s'appliquent avec la plus grande force, il se rencontrera un bien petit nombre de personnes qui seront disposées à ne point mépriser ces précautions (1). »

L'influence que la santé du père exerce sur celle des enfants s'accomplit au moment de la fécondation, et c'est dans cette action instantanée qu'a lieu la transmission de la disposition tuberculeuse. L'influence du côté de la mère s'opère et s'exerce aussi dans le même instant, sans doute; mais, de plus, elle continue pendant tout le temps de la grossesse, comme l'avait déjà exprimé Hippocrate par ces paroles : « *Puer vivit de matre in utero et quali mater sanitate prædita est, talem etiam puer habet.* » En effet, c'est dans le sang de la mère que le fœtus puise les matériaux de sa nutrition, et il est impossible de ne pas croire que si le sang est vicié, la nutrition du fœtus doive s'en ressentir, à moins que l'élaboration du placenta ne suffise à lui rendre sa composition normale, supposition peu vraisemblable. Les femmes atteintes de cachexie ou seulement de prédisposition tuberculeuse, ou même de toute maladie organique grave, ne sauraient donc prendre trop de précautions, relativement à leur santé, pendant leur grossesse. Les jeunes mères surtout doivent être persuadées que la santé de leurs enfants dépend, en grande partie, des précautions qu'elles ont à prendre dès qu'elles sont dans cet état, et, si

____

(1) *Ouvrage cité*, chap. 12.

elles appartiennent à une famille délicate, elles doivent se soigner avec une sollicitude plus qu'ordinaire. Ce serait nous étendre hors de notre sujet que d'exposer ici les principes de l'hygiène de la grossesse ; qu'il nous suffise d'avoir insisté sur la nécessité de s'y soumettre et d'avoir recommandé spécialement un bon régime alimentaire; la respiration d'un air pur, un exercice modéré, l'habitation de la campagne et l'éloignement de toutes les causes morales capables d'apporter le trouble dans l'exercice des fonctions.

L'influence de la santé de la mère s'exerce encore au delà de la gestation, lorsqu'elle allaite son enfant. Nous ignorons complétement si le lait d'une femme tuberculeuse contient en substance le principe de la maladie, et peut, par conséquent, la transmettre directement au nourrisson; mais nous ne sommes point non plus certain du fait contraire. Dans tous les cas, que cela existe ou non, il est sûr qu'une femme mal portante, quelle que soit sa maladie, peut difficilement donner un bon lait à son nourrisson : il serait donc convenable dans ce cas-là de conseiller à une mère de mettre son enfant en nourrice. Cependant il ne faut pas oublier qu'il y a ici deux intérêts en présence, celui de la mère et celui de l'enfant. S'il est des cas, en effet, où l'un et l'autre réclament impérieusement l'allaitement par une nourrice étrangère, il en est d'autres où le non-allaitement par la mère peut lui être contraire, en aggravant certains états morbides contre lesquels la sécrétion lactée opère une dérivation salutaire. C'est donc à concilier ces intérêts opposés que le médecin devra s'attacher, et ses conseils demanderont à être judicieusement mûris, avant qu'il se détermine à les donner dans un sens plutôt que dans un autre.

B. *Moyens de prévenir la cachexie tuberculeuse, chez les enfants, après la naissance.* — Lorsque les enfants naissent sans une prédisposition tuberculeuse, les moyens propres à les préserver de la cachexie consistent à les placer dans les circonstances les plus favorables relativement aux agents qui exercent une influence constante sur la santé, tels que la nourriture, l'air, l'exercice, etc., à remédier à tous les dérangements fonctionnels qui surviennent, et spécialement à maintenir les organes [digestifs et respiratoires dans un état parfait d'intégrité : tout se borne à une bonne hygiène. Mais si la prédisposition existe, les règles à observer, pour conserver la santé des enfants et améliorer leur constitution, exigent plus d'attention et de sévérité dans leur application. Si des enfants issus de parents malsains ne sont pas entourés de toutes les circonstances qui peuvent contribuer à fortifier leur santé, ils ont peu de chances d'arriver à l'âge mûr sans être atteints d'affections tuberculeuses.

Allaitement. — Lorsqu'un enfant tient la prédisposition tuberculeuse de son père seul, et que sa mère est bien portante, le premier devoir de celle-ci est, sans doute, de nourrir elle-même son enfant. Mais il arrive souvent dans le monde que les devoirs sociaux de la femme ou la nécessité de pourvoir par son travail à sa subsistance l'empêchent de se soumettre aux règles qu'exige l'allaitement ; alors il est plus convenable de confier l'enfant à une nourrice étrangère dont le choix mérite une attention spéciale. Elle doit être jeûne, saine, exempte de toute apparence scrofuleuse ; son lait doit être, autant que possible, du même âge que son nourrisson ; et enfin, plus que dans toute autre circonstance, elle doit observer les règles de l'hygiène la mieux adaptée à son tempérament et à ses habitudes antérieures.

Nous devons blâmer énergiquement et repousser toujours l'allaitement artificiel pour les enfants prédisposés aux tubercules. Nous pensons encore avec Clark que l'allaitement doit être aussi prolongé que possible, de douze à dix-huit mois par exemple, afin que l'enfant puisse traverser l'époque de la dentition avec moins de danger, et que pendant les six premiers mois on ne doit guère permettre d'autre nourriture que le lait de la nourrice. L'infraction à cette règle n'est permise que lorsque l'allaitement est défectueux par manque d'une bonne nourrice.. « Mais le lait d'une nourrice saine constitue l'aliment le plus nutritif que l'enfant puisse prendre pendant les six premiers mois de son existence ; il est le mieux adapté à l'état des organes digestifs, et fournit les éléments nutritifs les plus convenables, sous le rapport de la forme et de la quantité, à l'organisation de l'enfant (Clark). »

Alimentation. — Dans des cas heureusement assez rares, la misère des parents est telle que la nourriture des enfants n'est point assez abondante ; mais plus fréquemment, le médecin doit veiller à ce que les aliments ne soient point donnés en trop grande quantité. Dans beaucoup de familles, on ne craint pas de faire faire aux enfants des repas très copieux ou trop multipliés et trop rapprochés les uns des autres. Il en résulte une surcharge de l'estomac, une imperfection dans la chymification et dans la chylification ; ou bien en supposant que la puissance digestive élabore convenablement les aliments, comme il en résulte le passage dans le sang d'une grande quantité de chyle, il peut arriver, si la respiration n'a pas une activité proportionnée à celle de la digestion, que l'hématose soit incomplète, et en définitive, les matériaux de la nutrition sont mal élaborés et viciés.

Rien ne prouve à nos yeux que l'usage habituel du lait soit contraire aux jeunes enfants : loin de là, nous pensons que jusqu'à l'âge de deux ou trois ans, il doit former la base essentielle de l'alimentation, en y ajoutant le pain et les diverses préparations féculentes qui servent à faire les potages. Cependant lorsque, outre la prédisposition tuberculeuse présumée d'après la connaissance de l'état de la santé des parents, les enfants sont faiblement constitués et d'un tempérament lymphatique très prononcé, il est souvent utile de les soumettre à une diète animale qu'on augmente graduellement ; mais ce n'est guère que vers l'âge de quatre ou cinq ans que cette diète doit devenir principale ou même exclusive. En général, il faut rendre le régime aussi varié que possible après cet âge, et tout en accordant une prééminence à la diète animale, il ne faut pas oublier que cette variété est propre à entretenir dans l'estomac la plus grande énergie fonctionnelle par les divers modes de stimulation qu'elle lui imprime ; cet organe étant, comme tous les autres, plus propre à se lasser d'une excitation toujours la même. L'usage du vin doit être permis de meilleure heure et en plus grande quantité. Autant un vin vieux, dépouillé de sa matière colorante, et cependant peu alcoolique, tiré préférablement de certains crus, peut être avantageux donné à petites doses ; autant un vin nouveau, chargé de matière colorante, de tartrates, de sucre, etc., donné en plus grande quantité, nous paraît peu convenable. Enfin, quoique nous n'ayons pas encore des connaissances bien positives sur l'action des eaux séléniteuses, des eaux peu aérées, etc., l'usage de l'eau la plus pure (hygiéniquement parlant) et la mieux aérée doit être toujours recommandée avec soin.

Si l'on peut donner quelques règles générales sur l'alimentation, il faut, dans l'application, les modifier avec soin, suivant la puissance des organes digestifs et la force de la constitution. La meilleure manière de connaître si le régime est bien adapté à ces conditions, c'est d'en étudier les effets. Si l'enfant se développe, s'il croît, si son aspect annonce la santé, si les fonctions de ses intestins sont régulières (indication la plus certaine que la nourriture est en rapport avec la force de ses organes digestifs), nous avons la preuve que le régime convient. Si, au contraire, l'enfant paraît échauffé et rouge vers le soir, s'il est souvent altéré entre ses repas, si les fonctions intestinales sont irrégulières, et qu'il n'y ait point d'autre cause connue de ces effets, il faut les attribuer au régime et le modifier. Enfin, tout changement dans le régime habituel doit être graduel, et il faut en surveiller attentivement les effets.

Aération. — Les actions les plus habituelles de la vie sont souvent celles qui fixent le moins notre attention, et, parmi nos besoins, nous avons souvent le tort de mettre au premier rang, ceux dont la satisfaction nous procure une vive jouissance. Ainsi, nous surveillons mieux, en général, le choix de nos aliments et leur préparation culinaire que nous n'observons les précautions propres à nous entourer constamment d'une atmosphère pure, afin de respirer l'air le plus sain et le mieux adapté à l'état de nos poumons. Et, cependant, l'air n'est-il pas le premier de nos aliments? Combien de choses nous aurions à considérer dans l'air ! sa température, son état hygrométrique, et enfin, ses qualités chimiques. C'est aux traités d'hygiène que nous devons renvoyer le lecteur pour tous ces détails. Contentons-nous de résumer ici ce qui nous paraît le plus important dans les applications à faire au sujet que nous traitons.

Les enfants prédisposés aux tubercules doivent être soigneusement préservés de l'action du froid, soit en entretenant une température convenable à l'intérieur des appartements, soit par des vêtements assez chauds, soit en ne permettant point aux enfants de sortir dans les saisons froides, ou, au moins, dans les jours de l'hiver où la température est basse. Il faut, particulièrement, les préserver de l'action des courants d'air, du froid aux pieds brusque ou prolongé, en un mot, de toutes les causes de refroidissement qui, en déterminant, le plus souvent, des maladies catarrhales, ont au moins une action indirecte sur la tuberculisation.

L'humidité doit être l'objet des mêmes soins, soit qu'elle s'exerce à la surface de la peau, soit qu'elle s'introduise avec l'air dans les cavités respiratoires.

Mais c'est surtout la respiration d'un air pur qui est nécessaire à tous les enfants et, en particulier, à ceux que menace la cachexie tuberculeuse; car nous avons vu qu'une atmosphère impure est peut-être la cause la plus puissante de cette cachéxie. Que les chambres à coucher soient vastes; qu'on proscrive les alcôves, les cabinets étroits et les rideaux de lit, que l'air puisse se renouveler facilement, soit en ouvrant les fenêtres, soit par les courants d'air insensibles que détermine l'action d'un feu de cheminée; qu'au moins une fois par jour, on donne accès à l'air pur du dehors et à la lumière du soleil. Enfin, il faut veiller avec le plus grand soin à ce qu'un enfant ne prenne pas l'habitude de coucher la tête sous les couvertures. Il est également nuisible pour un enfant, de coucher avec une grande personne dans le même lit; la différence de niveau des épaules fait que le premier, pour ne pas avoir froid, s'enfonce sous les couvertures, et ne respire que l'air impur renfermé entre les draps. Lorsque la température est favorable, il faut, au moins une fois par jour, promener les enfants au grand air; c'est alors que l'exercice est le plus avantageux, parce que les efforts musculaires activant la respiration, font introduire dans la poitrine une plus grande quantité d'air.

Comme moyen capable d'augmenter la puissance hématosique du poumon, nous pensons que les bains d'air comprimé pourraient souvent contribuer à prévenir la cachexie tuberculeuse. Nous aurons occasion, un peu plus loin, de revenir sur l'emploi de ce moyen, et d'indiquer les heureux résultats qu'en a souvent obtenus M. Pravaz (de Lyon).

Un moyen analogue est celui qu'on a désigné sous le nom d'hygiène de la respiration, et qui consiste dans l'exercice du poumon et de tous les muscles respirateurs. Son but principal est de développer le thorax, et d'amener le jeu libre et complet des poumons; mais son effet immédiat est l'introduction d'une plus grande quantité d'air dans un temps donné, et son usage suivi peut être comparé à une alimentation copieuse, par rapport à une alimentation insuffisante. Pour suivre le procédé que Crichton, Autenrieth et Clark recommandent, les enfants se placent debout, puis ils portent les bras et les épaules en arrière, et tandis qu'il sont dans cette position, ils inspirent lentement autant d'air qu'ils le peuvent, et cela plusieurs fois de suite. Cette manœuvre doit être répétée, au moins, deux fois par jour, pendant un quart d'heure, une demi-heure et même plus, surtout quand la poitrine est étroite et difforme. Ce moyen nous paraît trop négligé dans la pratique. Il est vrai qu'il ne peut être employé par les enfants

encore jeunes; pour eux , le bain d'air comprimé est d'un
usage plus commode.

Éducation gymnastique. — « L'éducation des enfants stru-
meux, dit Clark, exige la plus grande attention; aucun enfant
ne doit être condamné à passer la plus grande partie du jour
dans un appartement clos, ou dans une école populeuse, jusqu'à ce qu'il ait atteint sa neuvième année au moins.

» Le temps, pendant lequel on confine les enfants dans les
écoles, est ordinairement trop long pour la conservation de
leur santé, et pourrait être abrégé, non-seulement sans désa-
vantage, mais même avec utilité pour leur instruction; l'intelligence, à cet âge, se fatigue aisément, et l'on n'a pas assez
senti que le développement des facultés intellectuelles doit
être, pendant un certain temps, subordonné, chez les enfants
d'une constitution délicate, à l'amélioration physique du système général. »

.Nous ne pouvons exposer ici ni les précautions qu'il faudrait prendre pour la salubrité des écoles, des classes, des
dortoirs; ni les inconvénients de pousser le travail de l'intelligence au delà de certaines limites, inconvénients qui retombent
ordinairement d'une manière plus spéciale sur les enfants disposés aux tubercules, parce que, chez eux, l'intelligence se
montrant vive et précoce, ce sont eux que les maîtres choisis-
sent pour accréditer leur établissement, en développant leur
esprit sans aucun ménagement. Il en résulte que leur santé
s'altère, et que la vie est souvent sacrifiée dans cette période
de brillantes promesses, pendant laquelle les parents se ber-
cent d'espérances fallacieuses qu'un système d'éducation plus
rationnel réaliserait.

Ces diverses circonstances agissent d'une manière encore
plus nuisible chez les jeunes filles que chez les garçons. Dans
les pensionnats consacrés aux premières, on n'attache pas
assez d'importance à l'exercice qui leur est cependant aussi
nécessaire, leur genre de vie est trop sédentaire; on les surcharge aussi, généralement, de travaux intellectuels pour

l'étude des sciences où des arts, et surtout de la musique et du dessin, qui, les empêchant pendant les récréations de se livrer aux jeux physiques de leur âge, nuisent gravement à l'intégrité de leur santé.

L'utilité de la gymnastique a été beaucoup mieux comprise depuis quelques années qu'elle ne l'était autrefois, et il est peu de pensionnats où elle ne soit maintenant assez convenablement cultivée. Dans l'éducation privée, au contraire, elle est rarement mise en usage, et le médecin qui obtient la confiance d'une famille, doit signaler cette lacune contraire à l'hygiène. Les exercices doivent avoir pour but d'exercer le système musculaire en général, et spécialement le système des muscles respirateurs. Les plus convenables sont celui de la massue, les jeux de volant, de billard, de balle, de cerceau, de quilles, de l'escarpolette, l'équitation, etc., et doivent également être prescrits aux enfants des deux sexes. On doit rejeter ceux qui exigent une action immodérée du corps, tels que les sauts au-dessus de larges fossés, les courses prolongées, etc.; ces efforts violents exercent sans doute les poumons, mais ils excitent, en même temps, trop fortement l'action du cœur. Ils exposent aussi les enfants à s'échauffer, au point d'avoir le corps couvert de sueur, et, par conséquent, à éprouver plus facilement des refroidissements dangereux, si leurs parents ou leurs maîtres ne veillent pas sur eux avec assez de sollicitude. Enfin, lorsque la prédisposition tuberculeuse menace surtout la poitrine, il est avantageux de recourir aux lectures à haute voix et à la déclamation, pourvu qu'on le fasse avec une certaine prudence.

Vêtements, soins de propreté. — Les vêtements qui ne devraient avoir pour but que de nous préserver des injures de l'air, non-seulement ne le remplissent pas toujours, soit à cause de leur insuffisance (dans les classes pauvres de la société), soit parce que la mode oblige les femmes à tenir découvertes certaines parties du corps, comme le cou et le haut de la poitrine, mais encore ils offrent souvent des inconvénients plus graves. Ainsi, l'usage des corsets, chez les jeunes filles, est considéré avec raison par tous les médecins comme très nuisible, parce qu'il gêne l'ampliation et le développement des organes respiratoires et circulatoires; il peut même nuire aux digestions et, par conséquent, étendre son influence aux principales fonctions de la vie organique.

Les soins de propreté sont d'autant plus avantageux chez les enfants, que les fonctions de la peau ont chez eux une plus grande activité. On doit considérer les sécrétions cutanées comme l'émonctoire naturel le plus propre à favoriser l'acte de rénovation moléculaire des organes, sur lequel doit être basé l'emploi de tous les moyens propres à prévenir aussi bien qu'à corriger la cachexie tuberculeuse. L'usage des bains doit donc être fréquent dans l'enfance, sauf les contre-indications. En été, les bains froids de rivière, et surtout les bains de mer, méritent la vogue dont ils jouissent depuis quelques années.

Enfin, nous conseillons de diriger les enfants vers des professions salubres et incapables d'augmenter la prédisposition aux maladies tuberculeuses.

§ 2. *Traitement curatif.*

Le traitement des maladies tuberculeuses peut être curatif à toutes leurs périodes; mais cette possibilité est variable suivant les organes qui sont envahis. Lorsque la diathèse existe encore seule et ne s'est point localisée; lorsqu'un ou plusieurs organes sont seulement sous l'imminence de la tuberculisation; lorsque, en un mot, il n'y a que cet état général qu'on devrait considérer comme un premier degré du mal, le traitement offre de grandes chances de succès. Ces chances diminuent aussitôt que la maladie passe au second degré, c'est-à-dire lorsqu'elle a amené des dépôts tuberculeux dans les organes. Enfin, dans le troisième degré, lorsque ces corps étrangers sont en voie d'élimination, le travail morbide n'entraîne point de désordres trop graves dans les organes essentiels de la vie.

Si les tubercules siégent dans les viscères, leur guérison est excessivement rare, soit qu'ils existent à l'état de crudité, soit que la suppuration s'en soit emparée. Ceux qui, au contraire, occupent le tissu cellulaire, les glandes externes, les os, les muscles, etc., en un mot les lésions dites scrofuleuses, sont plus susceptibles de guérir, mais ne permettent pas toujours le rétablissement des fonctions des organes affectés. Il y a donc, sous le rapport de la curabilité, de très grandes différences suivant le degré auquel existe la cachexie, suivant aussi la nature des organes dans lesquels elle se localise.

Nous n'avons point en vue de parler ici du traitement qui doit être dirigé contre les lésions d'organes en particulier. Nous ne devons songer qu'aux indications puisées dans l'état général du système qui constitue la cachexie. Ces indications dominent tout le traitement; mais il est d'autant plus difficile de les remplir avec succès, que les lésions locales sont plus avancées et occupent des organes plus importants. C'est ainsi que les affections tuberculeuses viscérales, non-seulement sont graves par elles-mêmes, mais elles sont encore très funestes, parce qu'en compromettant l'action des organes dont les fonctions régulières sont essentielles à la nutrition de tout le corps, elles tendent à augmenter la cachexie et deviennent ainsi à leur tour cause de l'état dont elles sont l'effet, et enfin parce que ces lésions viscérales contre-indiquent souvent l'emploi de certains médicaments actifs, qui ont une grande efficacité dans le traitement des lésions non viscérales.

Les mêmes vues qui nous ont fait tracer les principes du traitement préservatif, doivent diriger ceux du traitement curatif dont les moyens ne diffèrent, pour ainsi dire, que par l'énergie qui doit être en rapport avec le degré du mal. Ainsi, le premier ayant pour but de détruire une prédisposition, il suffit pour l'atteindre de faire disparaître les causes capables de l'augmenter, et de soumettre l'économie à l'action des moyens propres à développer la force de la constitution, en facilitant le jeu régulier de tous les organes. En un mot, il faut

par la nutrition renouveler les molécules organiques encore
peu viciées par suite de la prédisposition, et les remplacer
par des molécules parfaitement assimilables. Dans le second
cas, c'est encore la rénovation moléculaire organique qui doit
être le but de nos efforts; mais ici les molécules sont plus
profondément altérées; souvent elles ont cessé d'être assimilables en perdant la plasticité qu'elles devraient avoir, et ont
formé des dépôts tuberculeux; on conçoit qu'alors la rénovation et le remplacement de ces molécules soient plus longs et
plus difficiles à obtenir. Il faut même aller plus loin et admettre
que les mouvements de la nutrition sont insuffisants pour déterminer la rentrée dans le sang de la matière tuberculeuse,
parce qu'il ne se passe dans le sein de celle-ci aucun mouvement nutritif. Elle n'est point organisable, et ne peut, comme
les fausses membranes, acquérir une vitalité analogue à celle
des tissus au milieu desquels elle est déposée. C'est donc par
l'absorption seule qu'elle peut rentrer dans les vaisseaux pour
être éliminée ensuite par des émonctoires naturels ou artificiels; c'est à cette puissance absorbante qu'il faut s'adresser,
c'est cette fonction et non plus seulement la nutrition, qu'il
faut rendre plus active dans les tissus infectés par la matière
tuberculeuse. Malheureusement nous n'avons pas de moyens
bien efficaces pour remplir cette indication; ceux que nous
mettons en usage se bornent, le plus souvent, à aider un peu
la nature, et quand les dépôts tuberculeux sont nombreux,
nos efforts sont rarement assez heureux pour faire rétrograder
la maladie locale; ils ne peuvent, en général, que l'arrêter
dans sa marche.

Le mode de guérison des lésions locales dont nous venons
de parler, n'est pas le seul dont se sert la nature; ses ressources et les moyens qu'elle emploie se réduisent rarement à
un seul procédé, et, même dans les maladies les plus désespé-
rantes pour l'art, nous retrouvons souvent la manifestation de
ce que nous appelons la force médicatrice, c'est-à-dire de ces
lois providentielles, en vertu desquelles les diverses forces de

l'organisme se partagent, se balancent et engagent entre elles une espèce de lutte, dans laquelle les unes diminuent, modèrent, arrêtent les écarts des autres. Ainsi, lorsqu'un dépôt tuberculeux existe dans nos organes et n'est point résorbé, il peut rester dans les tissus presque sans danger, à la condition qu'une inflammation d'une intensité convenable organisera autour de lui une barrière capable de protéger l'organe contre son action irritante, et de le placer dans des conditions telles que le ramollissement et la suppuration n'y soient plus possibles. C'est ainsi qu'on trouve les ganglions bronchiques ou autres convertis en matière tuberculeuse qu'enveloppe, un kyste très épais, fibreux, doué d'assez de vitalité pour faire supporter son voisinage aux tissus qui le touchent, mais non pour s'enflammer au contact de la matière tuberculeuse contenue dans sa cavité, et qui, par conséquent, met la lésion à l'abri d'une suppuration éliminatoire si souvent funeste. En un mot, c'est une épine que l'organisme endure dans son sein, lorsque, ne pouvant, sans danger, l'éliminer et la chasser, il réussit au moins à l'emprisonner et la met par là hors d'état de nuire.

Enfin, il est un troisième mode de guérison des maladies tuberculeuses, c'est l'élimination. Cette voie est celle qui s'observe surtout pour les lésions locales externes, parce que les organes qui en sont le siége sont moins importants, et peuvent ordinairement faire les frais du travail éliminatoire sans danger pour la vie. Mais il n'en est pas ainsi pour les lésions viscérales; car ici le support fait défaut, et la condition pathologique sans laquelle l'élimination est impossible, c'est-à-dire la suppuration, use et ruine l'organe qui en est l'instrument; la ruine de l'organe entraîne celle de l'organisme. Les cas exceptionnels à ce fait général sont très rares, et d'une réalité encore douteuse pour quelques pathologistes. De telle sorte que, si l'effort médicateur de la nature est le même dans les viscères et dans les organes externes, ses résultats définitifs sont cependant très différents.

C'est dans l'ensemble des considérations que nous venons
de présenter que nous puisons les trois indications générales
du traitement des affections tuberculeuses; nous allons passer
en revue les moyens les plus propres à les remplir.

A. *Première indication curative.* — La première et la plus
générale indication est tirée de l'état cachectique dont nous
avons placé le point de départ dans le sang. Il y a nécessité de
modifier la composition de ce liquide et de reconstituer la
trame organique des solides, en activant la rénovation moléculaire de tous les tissus, c'est-à-dire la nutrition, et notamment la résorption interstitielle. Pour remplir cette indication,
il est évident qu'il faut d'abord soustraire l'organisme à toutes
les causes de la maladie, et, par conséquent, recourir à tous
les moyens hygiéniques dont il a été question en parlant du
traitement préservatif. Il faut ensuite employer des moyens
thérapeutiques, et c'est ici le lieu d'indiquer ceux des agents
de la matière médicale sur l'action desquels on peut le plus
compter. .

Médicaments altérants. — L'iode et l'or sont les seuls médicaments altérants qui aient des propriétés efficaces. Lorsque
la cachexie n'est pas fortement localisée dans les viscères, et
que, sous d'autres rapports, ceux-ci sont sains, il n'y a pas de
contre-indication à leur emploi; mais, dans le cas contraire,
leur action stimulante sur la circulation et la digestion doit le
plus souvent les faire proscrire, et leur application est restreinte aux cas de lésions tuberculeuses externes. Parmi celles-
ci, les scrofules ganglionnaires sont surtout celles que guérit
l'usage de l'iode à l'intérieur et à l'extérieur. M. Baudelocque,
qui a expérimenté ce médicament sur une vaste échelle et spécialement sur les enfants, l'administre de là manière suivante :
on fait dissoudre environ 20 centigrammes d'iode et 40 d'iodure de potassium dans un litre d'eau (1). Plus concentrée, la
liqueur irriterait l'estomac. M. Baudelocque commence par

(1) Ce solutum est le même que l'eau minérale iodée n° 2 de M. Lugol.

30 ou 60 grammes par jour, suivant l'âge, pour arriver graduellement jusqu'à 300 ou 400 grammes, dose qu'il ne dépasse jamais. La dose prescrite chaque jour est prise en deux fois, le matin et le soir. Après avoir prolongé l'usage de l'iode de trois à six semaines, il le suspend pour quinze à vingt jours, pendant lesquels il soumet le malade au régime des délayants, et lui fait prendre un ou deux purgatifs salins. L'iode agit encore comme altérant général lorsqu'on l'administre en bains, comme le pratique M. Baudelocque. Avant de prescrire l'iode, il faut s'assurer qu'il n'existe point d'irritation des organes digestifs, et l'on doit surveiller attentivement ses effets, afin de le suspendre aussitôt qu'il en résulte des accidents. Nous renvoyons, pour plus de détails, aux traités généraux de matière médicale.

L'or a été préconisé par quelques praticiens; mais ce n'est pas encore un moyen généralement adopté, et il nous paraît probable qu'on en a exagéré l'efficacité. Les préparations mercurielles, antimoniales, le chlorure du baryum, quoique souvent utiles, ne méritent pas d'être mis en première ligne.

Nous n'essayerons point d'expliquer l'action des altérants, et en particulier de l'iode, en adoptant l'opinion de tel ou tel auteur, ou en proposant de nouvelles hypothèses. Probablement cette action est très complexe et ne consiste pas seulement dans une augmentation d'activité imprimée au mouvement nutritif des organes, et en particulier au mouvement de résorption interstitielle : mais il nous suffit ici de dire que l'efficacité de l'iode est trop souvent démontrée par l'expérience de tous les jours pour être contestée. Il s'en faut de beaucoup cependant qu'elle soit assez constante pour que le médicament puisse être considéré comme un spécifique comparable au mercure, par exemple, dans la syphilis.

Toniques. — Il n'est point étonnant, dit Clark, que dans une maladie dont un des traits distinctifs est la débilité, on ait songé à employer les médicaments toniques. On sait, en effet, combien est général l'usage du quinquina, de la gentiane, du houblon, etc., à l'intérieur; des bains froids, des bains sulfureux et surtout des bains d'eau de mer, à l'extérieur. Cette dernière espèce de bains n'est malheureusement pas à la portée du plus grand nombre des malades; mais on peut les remplacer par des bains artificiels, dans lesquels on ajoute le chlorure de sodium et les autres sels que contient l'eau de mer dans une proportion analogue. Des bains du même genre sont ceux d'eaux minérales sulfuro-alcalines ou sulfuro-salines qu'on trouve en diverses contrées.

Un des toniques les plus puissants que nous ayons à notre disposition est le fer et plusieurs de ses composés. Ce médicament convient surtout chez les personnes dont l'aspect général ressemble à celui de la chlorose, c'est-à-dire chez celles dont la circulation languit, dont les muscles sont relâchés et dont la figure est pâle et bouffie. Tant que la cachexie existe au premier degré, c'est-à-dire avant que les dépôts tuberculeux ne soient formés dans les organes, et même lorsque ces dépôts existent peu nombreux et peu considérables, le fer nous paraît un des médicaments les plus avantageux. Des diverses préparations ferrugineuses, une des meilleures, sans contredit, est l'iodure de fer, dont l'introduction dans la thérapeutique a eu pour principal auteur A. Dupasquier, médecin de l'Hôtel-Dieu de Lyon. Dans un travail de M. Coster (1), on voit qu'en plaçant des animaux dans les conditions propres à faire naître la cachexie tuberculeuse, ces conditions, qu'il n'est pas besoin d'indiquer, deviennent impuissantes si en même temps l'on donne à ces animaux des aliments chalybés, et qu'aucun d'eux ne devient tuberculeux. Ces résultats, extrêmement intéressants, ne permettent pas de douter de l'efficacité du fer pour prévenir ou pour arrêter la marche de la cachexie tuberculeuse. Nous ne pouvons cependant partager l'opinion de M. Coster, quand il avance que l'état inflammatoire n'est pas même une contre-indication à l'emploi du fer; nous croyons, au contraire, que

______

(1) *Gazette des hôp*, 1841, n.120.

cette contre-indication existe chez beaucoup de malades, spécialement dans les lésions tuberculeuses viscérales, lorsque le ramollissement et la suppuration se font rapidement sous l'influence d'une inflammation plus ou moins évidente. .

Évacuants. — Les purgatifs conviennent dans un grand nombre de cas, soit pour faciliter l'action des altérants, soit pour remplir directement l'indication d'éliminer du sang les matériaux impropres à une bonne nutrition; toutefois, ils sont loin de convenir également dans les diverses maladies tuberculeuses. Ils sont généralement contre-indiqués dans celles qui ont leur siége dans les viscères digestifs, parce que l'ébranlement qu'ils impriment à ces organes, la perturbation toujours assez violente qu'ils déterminent dans leurs fonctions, sont de nature à aggraver l'affection. Ils conviennent beaucoup mieux dans les lésions tuberculeuses de l'encéphale et des organes externes, et c'est chez les sujets communément appelés scrofuleux qu'on en retire le plus d'avantages. Ceux qu'on préfère chez les enfants sont le calomel, les sels neutres, le tartre stibié en lavage, le séné, etc. Ces médicaments ne sont point donnés d'une manière continue, et il est bon de suivre la méthode de M. Baudelocque, qui les fait alterner avec l'usage de l'iode. Nous n'insisterons pas sur le conseil de ne point abuser des purgatifs, car cet abus est peu à craindre en France, où nous sommes à peine revenus du mépris dont les avait couverts la doctrine physiologique, et nous pouvons plus souvent être accusés, à juste titre, de timidité que de témérité dans leur emploi. Nous n'imiterons donc point Clark, qui, écrivant spécialement pour l'Angleterre, où les purgatifs, et en particulier le calomel, sont une espèce de panacée universelle, mérite des éloges pour avoir bien compris et blâmé l'abus qu'on en fait dans le traitement des maladies tuberculeuses.

Les émétiques conviennent rarement, si ce n'est contre des complications saburrales. Leur action perturbatrice est trop violente pour qu'on puisse la provoquer souvent et d'une manière soutenue comme il le faudrait dans une maladie aussi longue. Ils n'ont guère été expérimentés avec avantage que dans la phthisie pulmonaire.

Nous rapprocherons des évacuants les médicaments dits dépuratifs, dont la plupart augmentent l'énergie des sécrétions intestinales et cutanées d'une manière qui, quoique lente et insensible, n'en est pas moins réelle. Leur usage soutenu et prolongé, quand il n'y a pas de contre-indications, aide beaucoup à l'efficacité des autres moyens. Nous pensons que l'huile de foie de morue peut se classer parmi les médicaments dépuratifs; nous reviendrons ailleurs sur l'usage de ce moyen important, dont l'action est plus complexe que celle de l'iode.

Émissions sanguines. — Il semble que les émissions sanguines, ayant pour effet d'accélérer le renouvellement du sang et de rendre l'absorption plus active, leurs effets devraient être très avantageux; cependant il n'en est pas ainsi. Tandis que les purgatifs sont utiles pour diminuer les liquides séreux qui abondent chez beaucoup de scrofuleux, parce qu'ils agissent sur la partie séreuse du sang et augmentent la proportion relative de sa partie rouge, les saignées, au contraire, diminuent tout à la fois et la partie séreuse et la partie rouge, qu'il est prudent de ménager. C'est pour cela qu'elles sont moins avantageuses que les purgatifs; et quoiqué, comme eux, elles aient pour effet d'augmenter l'absorption, de hâter le renouvellement des liquides, il faut en être très sobre, dans le traitement des scrofules et surtout dans celui des affections tuberculeuses viscérales, à moins que des complications hypérémiques, hémorrhagiques ou inflammatoires n'en fournissent l'indication pressante.

Exutoires. — M. Baudelocque nous paraît avoir parfaitement résumé ce qu'il y a à dire des exutoires. « Il ne faut, dit-il, les employer ni les proscrire sans discernement; l'observation démontre qu'ils peuvent être très utiles ou très nuisibles, suivant l'état dans lequel se trouvent les malades. Ainsi, par exemple, établir un fonticule chez un scrofuleux atteint d'ulcères qui fournissent une suppuration abondante, c'est ajouter à un mal déjà trop grand. Tourmenter par le même moyen un malheureux enfant, maigre, décharné, déjà dans le marasme, c'est aggraver sa position, sans parvenir, le plus souvent, à obténir que la suppuration s'établisse : on ne fait naître que la douleur. Mais appliquer un exutoire à un scrofuleux qui présente cette redondance cellulaire, cette pléthore lymphatique, ces formes arrondies, cette blancheur des téguments, ce teint frais et rosé si bien décrits par le professeur Alibert, à un scrofuleux qui n'a aucun écoulement purulent ou chez lequel on vient de tarir une suppuration abondante, soit par la cicatrisation de plusieurs ulcères, soit par l'amputation de quelque partie, c'est se conformer aux préceptes dictés par l'expérience, c'est ajouter aux moyens de guérison. »

Quant au mode d'action, M. Baudelocque, après avoir rejeté les opinions de divers auteurs, l'explique ainsi : « Les exutoires occasionnent chaque jour une déperdition de matière ; chaque jour cette matière doit être remplacée : cela ne peut se faire sans une rapidité plus grande dans le mouvement de composition et de décomposition qui agite continuellement nos tissus. La nutrition est ainsi rendue plus active, etc. »

Moyens complexes. — En première ligne se place l'huile de foie de morue.

C'est d'abord en Allemagne qu'on a vanté ce médicament qui était employé depuis un temps immémorial par les gens du peuple sur les côtes du nord de l'Europe. En France, c'est M. Bretonneau qui, d'après MM. Trousseau et Pidoux, paraît l'avoir mis le premier en usage. M. le professeur Stœber fit ses premiers essais sur ce médicament dès 1831, et le prescrivit souvent pendant le semestre de 1834 à 1835 à la clinique interne de la faculté de Strasbourg où il remplaçait Lobstein. Cet honorable médecin préconisa ce moyen surtout dans les affections scrofuleuses du système osseux et fibreux. Dans ces dernières années l'huile de foie de morue est entrée plus largement dans la pratique générale et l'on a vanté son efficacité contre la plupart des manifestations de la diathèse scrofulotuberculeuse. Parmi les nombreux travaux publiés sur ce sujet, on consultera avec intérêt le mémoire déjà ancien de M. Taufflieb, qui a judicieusement reconnu et déterminé les limites dans lesquelles ce médicament est doué d'une efficacité incontestable. Ses recherches, dit-il, l'ont conduit à des résultats qui lui donnent la conviction que l'huile de foie de morue est réellement un remède précieux qui restera à la science comme une de ses plus belles acquisitions. Cependant il se hâte d'ajouter que son efficacité est loin d'être absolue, et qu'elle ne s'étend pas sur toutes les catégories des maladies scrofuleuses. Parmi celles que l'huile de foie de morue peut guérir, il en est qui ne cèdent à son usage que sous l'influence de certaines conditions dont l'accomplissement est indépendant de l'action de ce remède et qui sont relatives aux lésions locales. Ce médicament agit, en effet, sur la disposition cachectique elle-même en modifiant directement la nutrition. S'il paraît dans quelques cas exciter les sécrétions urinaire, cutanée et intestinale, cette action n'est point assez constante pour le ranger dans la classe des diurétiques, des sudorifiques et des purgatifs. M. Taufflieb le considère comme un médicament *analeptique* ou réparateur, c'est-à-dire rétablissant d'une manière quelconque les fonctions de nutrition perverties. Cette manière de voir est à peu près la même que celle de MM. Trousseau et Pidoux qui placent l'huile de foie de morue au nombre des toniques.

Les observations de M. Taufflieb semblent prouver que de toutes les maladies scrofuleuses ce sont les caries, le rachitisme, le carreau, et les tumeurs blanches qui guérissent le plus souvent par l'usage de cette médication; il faut toutefois remarquer que les caries avec plaie et engorgement des parties molles exigent que le traitement général par l'huile de foie de morue soit secondé par un traitement local. Les engorgements des ganglions lymphatiques autres que ceux de l'abdomen résistent à ce médicament dont l'action paraît douteuse et même nulle dans la phthisie tuberculeuse un peu avancée. D'ailleurs il ne faut pas oublier qu'il doit être administré avec persévérance et pendant plusieurs mois pour produire des résultats avantageux (1).

Ce médicament se prescrit à la dose de deux, trois ou quatre cuillerées à bouche par jour pour les adultes; aux enfants, on donne le même nombre de cuillerées à café. Son odeur et sa saveur désagréables rendent son administration difficile chez les enfants. Pour diminuer leur répugnance on leur pince le nez pendant qu'ils avalent le remède, et pour en masquer le mauvais goût on les fait gargariser avant et après l'ingestion avec un peu d'eau-de-vie ou d'une liqueur telle que celle d'anisette, etc. Ces liqueurs ont aussi pour but de prévenir les éructations désagréables que l'huile de foie de morue occasionne souvent. On peut se servir pour la même fin d'une infusion de café ou de toute autre substance aromatique. Le docteur Fehr donne l'huile de morue sous la forme suivante, surtout chez les enfants : Huile de morue 30 grammes; sous-carbonate de potasse tombé en déliquium, 8 grammes; huile de calamus aromaticus, 3 gouttes; sirop d'écorces d'oranges, 30 grammes. On donne au moins deux cuillerées à café de ce mélange le matin et autant le soir. Enfin on peut donner l'huile dans un looch blanc. D'ailleurs il faut parmi les diverses espèces d'huile de morue qu'on trouve dans le commerce, préférer celle qui est brune et a dû être préparée par la coction des foies de morue préalablement abandonnés à la putréfaction.

Les eaux minérales à l'intérieur et à l'extérieur opèrent souvent des cures inespérées dans les maladies tuberculeuses, il est vrai qu'elles constituent une médication fort active. On ne peut guère les prescrire, sans danger, dans le cas de lésions viscérales, que lorsque celles-ci sont peu avancées; car il faut que l'organisme soit encore assez fort pour suffire au travail par lequel la plupart de ces eaux modifient et accroissent l'activité de la nutrition en provoquant des sécrétions abondantes,

(1) Voir le Mémoire de M. Taufflieb, *Gaz. méd.*, 1839, p. 705.

soit par la peau, soit par les muqueuses. Si, au contraire, les lésions viscérales sont avancées, les eaux minérales sont rarement utiles et ne doivent être prescrites qu'avec prudence. Le cas dans lequel elles conviennent le plus souvent est celui des lésions tuberculeuses externes. A plus forte raison sont-elles efficaces lorsqu'il n'y a encore que diathèse, sans ou presque sans localisation dans tel ou tel organe. Celles qui contiennent tout à la fois de l'iode, du soufre, et du chlorure de sodium, réunissent le plus d'avantages. Il est évident que la composition des eaux minérales, réunissant plusieurs principes actifs, doit les faire considérer, ainsi que nous l'avons dit, comme des médicaments très complexes; mais de plus le changement de climat, de régime, les voyages, les distractions sont de puissants auxiliaires. Le choix de telle ou telle eau minérale n'est point indifférent. Les eaux les plus actives, les plus excitantes doivent être réservées pour les sujets chez lesquels il y a peu d'irritabilité et une espèce d'engourdissement de la vitalité dans tous les tissus. Dans des conditions contraires, les eaux minérales les plus douces sont préférables, et ne sont pas même toujours supportées.

On a mis en doute l'influence des climats sur la guérison des maladies tuberculeuses, par cette raison que beaucoup de pays plus rapprochés de l'équateur que le nôtre sont aussi infectés de maladies tuberculeuses. Cependant ce fait qu'il ne faut accepter qu'avec restriction ne légitime pas une pareille conclusion; car il n'empêche pas de comprendre que les sujets qui d'un climat froid ou tempéré passent dans un climat plus chaud, puissent retirer de grand avantages de ce changement. L'expérience prouve tous les jours qu'il en est ainsi, et si les succès ne sont pas plus fréquents, c'est qu'en général on ne prend le parti de voyager qu'à la dernière extrémité : souvent alors on obtient tout au plus une prolongation de la vie. La navigation de long cours, dans des latitudes plus rapprochées de l'équateur, paraît quelquefois d'une efficacité incontestable. On trouve des faits qui prouvent cette heureuse influence dans divers auteurs et dans le mémoire de M. Dujat, que nous avons déjà cité, et dans lequel l'auteur a étudié avec soin les nombreuses questions d'étiologie et de thérapeutique relatives à l'influence des climats sur la cachexie tuberculeuse.

B. *2e Indication curative.* — Nous avons dit que dans le cas où la cachexie s'est déjà localisée, où par conséquent divers organes sont tuberculisés, il n'est guère permis de compter sur la résorption de la matière strumeuse, et que, si l'organe qui en est le siége est trop important pour qu'il ne soit pas dangereux d'y provoquer une suppuration éliminatoire, il faut au contraire la prévenir, afin que les tissus au milieu desquels existe le dépôt tuberculeux aient le temps de s'habituer à son contact, de s'organiser d'une manière spéciale pour lui opposer une barrière, et en quelque sorte l'emprisonner. Nous ne pouvons atteindre ce but que par des moyens indirects propres à entretenir l'organisme dans des conditions convenables de résistance et de réaction. Il faut, en effet, un certain degré de réaction pour produire l'inflammation plastique qui épaissit les tissus autour des dépôts tuberculeux; mais, de plus, il faut que cette réaction soit maintenue dans certaines limites, de peur que l'inflammation, au lieu d'être simplement plastique, ne devienne purulente. Chez beaucoup de malades, il y a certainement indication d'augmenter la résistance vitale, sous le rapport que nous venons d'envisager; mais d'ordinaire cette indication est déjà remplie par quelques-uns des moyens que nous avons étudiés comme propres à activer la nutrition et à fortifier la constitution. Chez d'autres, au contraire, il faut affaiblir la force de réaction, combattre des inflammations trop intenses, les modérer et les empêcher d'amener, par la suppuration, la désorganisation des tissus affectés de tubercules. Cette indication nous fait voir de quelle utilité peuvent être les émissions sanguines et les révulsifs. Les premières exigent néanmoins beaucoup de ménagements dans leur emploi, à cause des inconvénients que nous leur connaissons. Le grand art du praticien consiste à n'en point laisser passer l'occasion et à les employer dans une juste mesure; car, trop tardives ou trop copieuses, elles peuvent être funestes.

On voit donc que, dans le cours du traitement des maladies tuberculeuses, la médication antiphlogistique et la médication excitante trouvent quelquefois leur application. Au point de vue général où nous sommes placé, nous devons nous en tenir à l'énoncé de cette proposition; quand nous traiterons des maladies tuberculeuses en particulier, nécessairement les questions de détails se représenteront, et nous les aborderons plus complétement.

C. 3° *Indication curative.* — Lorsque, en raison du siége des lésions tuberculeuses dans des organes peu importants, l'élimination suppurative n'offre aucun danger, le traitement doit souvent provoquer ou favoriser cette élimination. Ici se présente le plus souvent l'indication d'employer des excitants locaux qui augmentent la vitalité des tissus environnants et activent l'inflammation éliminatoire : c'est dans ce but que s'emploient la série des topiques dits fondants, les irritants, les vésicants, les escharotiques et souvent même le cautère actuel. C'est dans ces cas qu'intervient la chirurgie qui souvent encore a des excisions, des ablations de séquestre, des amputations et des résections à pratiquer.

Mais ce n'est pas dans tous les cas que se présente l'indication d'augmenter l'inflammation éliminatoire. Quelquefois cette inflammation dépasse certaines limites d'intensité, au delà desquelles elle devient fâcheuse : c'est alors à la modérer et à la contenir que le praticien doit appliquer son attention. C'est surtout lorsque la lésion locale est fort étendue ou occupe un organe important que l'inflammation trop intense doit être combattue comme une véritable complication, et ramenée aux conditions d'intensité les plus conformes au but que se propose la nature, et vers lequel tous nos efforts ne tendent qu'à la diriger.

C'est ainsi entre deux conditions opposées et extrêmes que nous devons maintenir le travail éliminatoire. Nous avons vu

que dans la plupart des nombreuses médications appropriées
à la maladie tuberculeuse, il y a presque toujours cette mesure
à observer, ce juste milieu à tenir. C'est dans l'application
incessante de cette règle que se distingue le véritable médecin,
et l'on doit reconnaître que le traitement des maladies tuberculeuses comprend de si nombreuses et si diverses indications, les unes générales, les autres de détail, exige des connaissances si vastes et si approfondies en pathologie, que le
praticien qui dirige habilement la cure de ces maladies, donne
de son savoir, de son jugemeut et de son talent des preuves
infiniment plus certaines que celui qui brille seulement dans
la cure des maladies aiguës.

§ 3. *Traitement palliatif.*

Nous ne nous étendrons point longuement sur le traitement
palliatif des maladies tuberculeuses, parce que, considéré à
un point de vue général, il est analogue à celui de la plupart
des dégénérescences organiques; et considéré à un point de
vue local, il varie nécessairement suivant l'organe affecté :
cette seconde partie doit donc être renvoyée à l'histoire des
affections tuberculeuses locales que nous ferons plus tard,
chacune en son lieu.

Ce traitement palliatif doit comprendre la plupart des moyens
hygiéniques dont il a été question dans l'indication du traitement préservatif, et quelques-uns de ceux dont l'usage a généralement un but curatif, en particulier les toniques. Le but
du traitement palliatif étant de ralentir la marche de la maladie, il faut s'efforcer de détruire toutes les complications qui
se présentent si souvent dans le cours de sa durée, et attaquer
les symptômes dont l'intensité est de nature à augmenter les
souffrances du malade. Chez les enfants, le traitement palliatif,
malgré les soins avec lesquels il est dirigé, ne réussit que rarement à ralentir sensiblement les progrès du mal, parce que,
lorsque celui-ci s'annonce dans un organe avec les caractères

qui indiquent un degré trop avancé pour être curable, beaucoup d'autres organes sont déjà envahis à un certain, degré et font presque tous défaut : c'est un édifice qui s'écroule de toutes parts, et dont nos efforts sont impuissants à prolonger l'existence.

CHAPITRE II.

MALADIES TUBERCULEUSES DU THORAX.

La principale différence que présentent les maladies tuberculeuses du thorax de l'enfance, comparées à celles de l'âge adulte, consiste en ce qu'elles siégent plus fréquemment dans les ganglions bronchiques et peuvent y acquérir un degré plus avancé avant d'avoir affecté gravement le poumon lui-même. De cette différence fondamentale dans le siége, résultent nécessairement des différences assez notables dans les symptômes, la marche et le diagnostic de ces maladies. Une autre différence très remarquable, c'est que ces affections deviennent plus souvent mortelles chez les enfants, sans avoir passé par toutes leurs périodes, c'est-à-dire que souvent la matière tuberculeuse est encore à l'état de crudité, lorsque la mort arrive, et c'est parce qu'elle se trouve répandue sur une grande partie de l'appareil respiratoire, qu'elle a causé la mort avant d'avoir désorganisé le poumon par une suppuration éliminatoire. De là naissent encore de plus grandes difficultés dans le diagnostic chez les enfants que chez les adultes.

Dans l'exposition que nous allons faire des maladies tuberculeuses de la poitrine, nous ne répéterons point sans nécessité ce qui se trouve déjà décrit dans nos considérations générales ; nous prions donc le lecteur de s'y reporter chaque fois qu'il en sentira l'utilité.

Nous aurions pu tracer à part l'histoire de la phthisie pulmonaire et celle de la tuberculisation des ganglions, des bronches et du médiastin, qu'on a, dans ces derniers temps, dénommée improprement phthisie bronchique, car ce nom ferait croire que les bronches sont le siége de la maladie. Mais l'affection tuberculeuse du poumon ne va guère sans celle des ganglions bronchiques, et *vice versa* ; ce n'est que dans quelques cas que celle des ganglions présente une prédominance très marquée. Au point de vue de l'étiologie et du traitement, il n'y a aucune différence à établir entre ces affections, et ce n'est guère que sous le rapport du diagnostic, et surtout de l'anatomie pathologique, qu'elles présentent des particularités dont il ne faut point, d'ailleurs, s'exagérer l'importance. En sorte qu'il nous semble rationnel d'étudier simultanément toutes les maladies tuberculeuses du thorax, sans omettre cependant l'indication des circonstances spéciales à l'une ou à l'autre d'entre elles. Les considérations qui précèdent nous serviront de guide dans la division de notre sujet.

On ne doit pas s'attendre à ce que nous donnions beaucoup de détails sur les points qui présentent de l'identité ou une analogie avec la phthisie pulmonaire des adultes, car ce ne serait point nous renfermer dans l'objet d'un ouvrage comme celui-ci. Nous supposerons, par conséquent, que les caractères de cette maladie, chez l'adulte, sont parfaitement connus du lecteur, et nous n'appellerons spécialement son attention que sur les points qui offrent des différences notables dans l'enfance. On verra que ces différences ne sont pas très nombreuses, et sont loin de l'emporter sur les analogies et les ressemblances.

Caractères anatomiques.

Dans un des chapitres précédents, nous avons indiqué quelques données générales sur la fréquence comparative des lésions tuberculeuses dans les divers organes du corps, et en particulier sur ceux du thorax. Les cas qui nous ont servi de base pour cette indication sont ceux dans lesquels l'examen de tous les organes splanchniques a été aussi complet que possible. Maintenant qu'il s'agit des tubercules thoraciques en particulier, nous pouvons, à ces cas, en rattacher un certain nombre d'autres dans lesquels l'examen a pu être moins complet; soit pour l'abdomen, soit pour la tête, mais l'a été tout à fait pour le thorax.

On remarque chez les enfants que les dépôts tuberculeux ont lieu plus fréquemment dans les ganglions bronchiques que dans le poumon lui-même; ainsi, sur un total de 74 sujets présentant des tubercules dans un ou plusieurs points de l'appareil respiratoire, 69 en ont offert dans les ganglions bronchiques, en même temps que dans le parenchyme pulmonaire; 4 en ont offert dans les ganglions bronchiques seuls, et 1 seul dans le parenchyme pulmonaire exclusivement. Lorsque la lésion est ainsi bornée aux ganglions, ou, ce qui est plus rare, au poumon, elle est d'ordinaire fort peu avancée. Lorsqu'elle a fait quelques progrès, elle occupe simultanément le parenchyme aérien et l'appareil lymphatique qui lui est annexé. Mais on remarque qu'elle prédomine dans les ganglions bronchiques, qui peuvent être convertis en masses tuberculeuses énormes, avant que les tubercules ne soient nombreux et ramollis dans l'intérieur du poumon. Ce fait, qui est plus rare chez l'adulte, prouve que chez l'enfant l'appareil lymphatique présente des conditions plus favorables à la formation des dépôts tuberculeux et qu'il en est souvent le siége primitif.

La tuberculisation des ganglions qui entourent et avoisinent, soit la bronche et ses premières divisions dans l'épaisseur même du poumon, soit cette même bronche depuis le hile du poumon jusqu'à la trachée, soit la partie thoracique de la trachée, en un mot, de tous les ganglions logés dans le médiastin, a, dans ces derniers temps, fixé l'attention de Laennec, du professeur Andral, de MM. Leblond, Berton, Rilliet et Barthez, et, en dernier, lieu, de M. Becquerel. Nous ferons à ces différents auteurs les emprunts qui nous paraîtront nécessaires pour compléter les résultats de notre propre observation.

Dans ces ganglions comme ailleurs, la matière tuberculeuse se présente sous deux états, celui de crudité et celui de ramollissement, qu'il est bon d'étudier d'une manière distincte.

A l'état cru, cette matière offre, comme on sait, une coloration grise et demi-transparente, ou une coloration blanchâtre ou jaune, et un aspect caséeux qui succède ordinairement au premier état. Elle se forme souvent en si grande quantité, que les ganglions, devenus de plus en plus volumineux, au lieu de rester isolés, se réunissent et se soudent ensemble pour former des masses agglomérées et irrégulières, dans lesquelles on retrouve, par la dissection, des intersections fibreuses qui ne sont autre chose que la membrane externe des ganglions, mais qui peuvent finir par disparaître, de manière qu'on trouve quelquefois des tumeurs du volume d'un œuf de pigeon et même plus, dans lesquelles il n'est plus possible de reconnaître les débris du tissu ganglionnaire. Ces tumeurs, ordinairement entourées par un kyste fibreux, constituent une masse solide qui entoure les grosses bronches et les gros vaisseaux situés dans le médiastin.

On pourrait croire, *à priori*, que ces tumeurs doivent fréquemment exercer une influence fâcheuse sur les parties voisines; mais il arrive, au contraire, le plus souvent que, leur formation étant assez lente, les parties voisines s'habituent à leur contact, et la circulation de l'air et du sang n'y est que rarement gênée d'une manière notable. Cependant quelquefois ils exercent une influence dont il faut décrire les principaux effets, parce que cette étude nous conduira à la connaissance des symptômes qui peuvent faire reconnaître ou présumer pendant la vie l'existence des tumeurs tuberculeuses médiastines et péri-bronchiques.

L'action la plus simple de ces tumeurs sur les bronches peut se borner à une compression qui diminue leur calibre et change leur forme, en aplatissant leurs parois; d'autres fois ces parois se détruisent comme par une espèce d'usure ou d'érosion, et c'est alors la membrane externe du ganglion qui forme dans ce point la paroi du conduit aérien. La bronche étant ulcérée, le ganglion tuberculeux peut s'échapper à travers l'ouverture, être ainsi énucléé et rejeté au dehors. Suivant M. Becquerel, Guersent aurait constaté plusieurs de ces cas; mais nous ne pensons pas que cette élimination ait pu s'accomplir sans ramollissement et suppuration préalable.

De tous les gros vaisseaux situés dans le médiastin ou à la racine des poumons, l'artère et les veines pulmonaires sont ceux dont on a le plus souvent observé la compression. Ces vaisseaux sont aplatis; leurs adhérences avec les ganglions malades empêchent nécessairement le jeu de leur élasticité. De ces deux circonstances résulte presque inévitablement une certaine gêne au cours du sang; mais on trouve rarement les parois de ces vaisseaux altérées.

L'aorte peut être comprimée et son calibre diminué. On conçoit qu'alors l'hypertrophie du ventricule gauche puisse résulter de cette lésion. M. Becquerel cite un cas observé par M. Durand, dans lequel une jeune fille présenta, à l'autopsie, des ganglions bronchiques tuberculeux comprimant la trachée, les grosses bronches et l'aorte, et ayant déterminé une hypertrophie du ventricule gauche.

Les veines caves supérieure et inférieure peuvent aussi être comprimées, soit isolément, soit simultanément, et l'on doit rattacher à cette compression quelques-unes des hydropisies générales ou partielles qui compliquent quelquefois la maladie.

La compression de l'œsophage par les ganglions tuberculeux paraît très rare. Cet organe, par sa position un peu déviée de la ligne médiane, par le voisinage d'un organe extensible et facile à refouler comme l'est le poumon, et parce qu'il n'est point entouré par les ganglions, mais seulement avoisiné par eux à sa face antérieure, élude facilement leur influence fâcheuse.

Comme dans toutes les autres parties du corps, les tubercules, dans les ganglions thoraciques, peuvent éprouver la transformation calcaire, que l'on peut considérer comme un mode de guérison, parce que, dans cet état, ils n'ont plus de tendance au ramollissement et à la suppuration. Mais ce changement se rencontre assez rarement chez les enfants.

M. Becquerel a observé quelquefois un état stéatomateux de ces ganglions, qu'il attribue à une transformation de l'état tuberculeux.

Le ramollissement et la suppuration s'observent moins fréquemment dans les ganglions tuberculeux que dans le poumon, et la plupart des sujets qui succombent aux progrès d'une maladie tuberculeuse localisée dans un plus ou moins grand nombre d'organes ne présentent, à l'autopsie, des tubercules ganglionnaires qu'à l'état cru. Quand le ramollissement a lieu, il commence généralement par le centre de la tumeur, dont les couches externes se fondent peu à peu, jusqu'à ce que la tumeur solide soit transformée en une tumeur enkystée, dont l'intérieur est formé par du pus mêlé de grumeaux et de fragments tuberculeux presque toujours reconnaissables. Ces kystes ainsi devenus purulents ont de plus en plus de la tendance à s'évacuer, en perforant les conduits qui les avoisinent. Le plus souvent, l'élimination a lieu par les bronches; pour cela, il faut que ces conduits contractent des adhérences avec les kystes; sous l'influence de l'inflammation qui persiste, les parois bronchiques s'ulcèrent, se perforent, et alors il existe une communication fistuleuse entre la cavité du kyste et celle de la bronche. Le pus et la matière tuberculeuse devenue liquide peuvent ainsi s'évacuer par l'expectoration. La cavité du kyste pourrait être confondue avec une caverne pulmonaire, lorsque la maladie a pour siége les ganglions interbronchiques placés dans l'épaisseur même du poumon; mais il est, en général, facile d'éviter cette erreur, soit parce qu'on reconnaît que le kyste est formé par une couche épaisse de tissu fibreux et non point par le tissu pulmonaire, soit parce que l'ouverture de

communication avec la bronche siége presque toujours, suivant MM. Rilliet et Barthez, latéralement à ce conduit. Lorsque
plusieurs ganglions voisins les uns des autres se sont ouverts
dans les bronches, il en résulte une cavité multiloculaire placée à la racine du poumon, qui de là envoie des embranche-
ments en différents sens, et creuse cet organe jusqu'à une
certaine profondeur.

Ce n'est pas seulement par les bronches que peuvent s'évacuer les tubercules ganglionnaires ramollis : on a observé dans
des cas fort rares, il est vrai, l'ulcération de l'œsophage et celle
de l'artère pulmonaire. M. Berton a rapporté deux cas de cette
dernière espèce dans lesquels le kyste communiquait antérieurement avec une bronche, en sorte que la perforation de
l'artère permit au sang de couler dans la bronche : cette hémorrhagie détermina la mort sur-le-champ. Cet auteur rapporte aussi deux observations de perforation de l'œsophage
dans lesquelles il y avait, comme précédemment, perforation
des bronches. La lésion ne fut point soupçonnée pendant
la vie.

On trouve dans quelques circonstances les ganglions du
médiastin, qui n'ont aucune contiguïté avec les tuyaux bronchiques, adhérents à la face interne du poumon ; si ces ganglions se ramollissent et suppurent, la matière tuberculeuse
se fraye un passage dans les bronches à travers la plèvre médiastine et le parenchyme pulmonaire lui-même, ainsi que
nous l'avons quelquefois observé.

On s'est demandé si après l'évacuation de la matière tuberculeuse les kystes qui la contenaient peuvent se cicatriser par
l'adhérence de leurs parois. Il ne paraît pas que l'existence de
ces cicatrices ait été jusqu'à présent constatée ; mais Guersent
admet ce mode de terminaison de la phthisie ganglionnaire
comme incontestable.

Tels sont les faits relatifs aux tubercules ganglionnaires du
thorax que les travaux publiés depuis Laennec nous ont permis
de connaître. On doit les considérer comme appartenant

presque exclusivement à l'enfance; car à un âge plus avancé les lésions des ganglions thoraciques ne sont que fort accessoires des lésions tuberculeuses du poumon et offrent très peu d'importance.

Nous allons voir, au contraire, que l'histoire anatomique des tubercules pulmonaires dans l'enfance est à peu près la même que dans un âge plus avancé. En effet, soit que les tubercules existent à l'état cru, soit qu'ils aient été remplacés par des excavations, leur aspect et tous leurs caractères anatomiques sont semblables; les désordres qu'ils produisent dans leur voisinage sont identiques; en un mot, l'on peut dire que les lésions tuberculeuses du poumon sont les mêmes dans l'enfance et dans un âge plus avancé.

Il nous a paru intéressant de résoudre par des recherches exactes les questions relatives au siége de ces lésions et au degré plus ou moins avancé qu'elles présentent quand la mort survient.

Nous avons recherché d'abord lequel des deux poumons est le siége principal des tubercules. Nous avons réuni 70 cas dans lesquels ces tubercules existaient à des degrés et en nombre très variables, et nous avons reconnu que dans 6 cas seulement les tubercules occupaient un seul poumon. Sur ces 6 cas, les tubercules siégeaient cinq fois dans le poumon droit. Remarquons cependant que sur ces 6 cas il n'y en a que deux dans lesquels la lésion tuberculeuse était assez avancée; dans les quatre autres, elle était restée complétement étrangère à la cause de la mort, n'étant encore que commençante. On conçoit ainsi qu'à leur début les tubercules puissent n'exister que dans un seul poumon; mait cela est rare, puisque dans les 64 cas restants, ils occupaient les deux poumons, bien que, dans le tiers de ces cas-là environ, la lésion ne fût encore que très peu avancée. Nous allons voir sur ces 64 cas que la préférence des tubercules pour le côté gauche n'est pas moins marquée que dans l'âge adulte. En effet, nous trouvons qu'ils existaient principalement (nous voulons dire par ce mot en plus grand nombre et à un degré plus avancé) dans le poumon gauche chez 22 sujets, et dans le poumon droit chez 9 seulement. Dans 33 cas, la prédominance n'a paru marquée ni d'un côté ni de l'autre.

On sait que chez l'adulte les tubercules siègent principalement dans le sommet, qu'ils sont moins nombreux et moins avancés à mesure qu'on examine des zones horizontales de tissu pulmonaire plus inférieures. Ce fait général se confirme également dans l'enfance, car, sur 70 cas, la lésion était évidemment plus considérable dans le lobe supérieur que dans l'inférieur chez 30 sujets ; chez 33, la lésion paraissait égale dans les deux lobes, et chez 7 autres seulement elle prédominait dans le lobe inférieur. Il est bon de remarquer que la plupart des cas où la lésion prédominait dans le sommet étaient ceux dans lesquels la maladie était arrivée au degré le plus avancé.

On sait aussi que chez l'adulte les tubercules pulmonaires, chez les sujets exempts d'autres maladies graves, n'amènent que fort rarement la mort avant d'avoir creusé des cavernes dans le poumon, et c'est justement parce qu'à la tuberculisation vient se joindre la désorganisation suppurative de l'organe avec tous les accidents qu'elle entraîne, que la maladie a reçu le nom de phthisie et de consomption. On peut attribuer cette marche ordinaire de la maladie à ce que le poumon est, à cet âge, plus disposé à s'enflammer et à suppurer, ou bien à ce que la formation successive des dépôts tuberculeux étant plus lente, les tubercules les plus anciens ont le temps de parcourir toutes leurs phases avant que le poumon ne soit réduit à l'impuissance de fonctionner. Chez les enfants, il n'en est pas ainsi dans un aussi grand nombre de cas. Il en est beaucoup qui succombent à la tuberculisation des organes thoraciques, sans qu'il existe des cavernes pulmonaires, ou au moins avant que ces cavernes ne soient vastes et nombreuses. Plusieurs raisons nous paraissent propres à expliquer ce fait, dont nous démontrerons tout à l'heure l'existence incontestable. On peut supposer d'abord que le poumon chez les enfants est moins susceptible de s'enflammer au contact des tubercules, et par conséquent de suppurer et de se creuser des cavernes. Mais ce qui paraît moins contestable, c'est que chez eux les dépôts tuberculeux se font plus rapidement et ont souvent envahi une assez grande étendue de l'appareil respiratoire pour causer la mort avant que les plus anciens d'entre eux aient eu le temps de suppurer et de s'éliminer. C'est aussi parce que les ganglions lymphatiques du thorax étant souvent le siége de lésions tuberculeuses considérables, en même temps que les poumons, cette coïncidence est nécessairement un état plus grave que l'existence isolée des tubercules pulmonaires qui s'observe plus souvent chez les adultes. C'est encore parce que d'autres organes dans l'abdomen sont tuberculeux et que les fonctions digestives sont plus souvent dérangées chez les enfants que chez les adultes; c'est enfin, très probablement, parce qu'en raison de l'activité plus grande de la nutrition chez les enfants, l'hématose est plus nécessaire chez eux, et par conséquent l'atteinte portée à cette fonction est plus rapidement et plus profondément ressentie par tout l'organisme.

Pour en revenir au fait lui-même, nous dirons qu'en ne considérant que les cas dans lesquels la mort a dû être attribuée essentiellement aux lésions tuberculeuses du thorax, les cas d'une nature différente devant évidemment être écartés, nous avons constaté que sur 32 cas il n'y en a eu que 21, dans lesquels les cavernes étaient aussi nombreuses et aussi étendues qu'on les rencontre généralement chez l'adulte. Dans 11 autres cas, ou il n'existait pas une seule caverne, ou bien, s'il en existait quelques-unes, elles étaient peu nombreuses, petites, et paraissaient peu importantes au point de vue de leur influence sur la mort; c'était dans ces cas la tuberculisation proprement dite, quoique encore à l'état cru, qui avait par elle seule amené l'extinction de la vie, sans l'intervention de la suppuration et des accidents généraux de consomption ou de fièvre hectique qui se rattachent à la phthisie chez la plupart des adultes.

Chez l'enfant, comme chez l'adulte, si la tuberculisation pulmonaire est arrivée à un certain degré, la plèvre est rarement saine. Nous y avons trouvé des tubercules dans le tiers environ des cas qui en ont présenté dans d'autres points de la poitrine. Les adhérences y sont extrêmement communes et n'offrent rien d'ailleurs qui ne se rencontre également dans les autres âges.

Enfin, dans quelques cas on trouve des tubercules dans le larynx, mais presque jamais cette lésion n'est avancée à l'époque de la mort, et nous ne l'avons vue dans aucune circonstance devancer la marche de celle qui siégeait dans le poumon. En un mot, la phthisie laryngée tuberculeuse paraît très rare chez les enfants. Ce n'est que dans trois cas que nous avons vu les tubercules de l'organe vocal passés à l'état de ramollissement et de suppuration.

Outre les lésions tuberculeuses que nous venons de décrire, l'appareil respiratoire présente assez souvent les traces de certaines maladies qui ont compliqué la phthisie; la plus fréquente de toutes ces complications est la pneumonie, et elle est d'autant plus fréquente que les enfants sont moins âgés. Ainsi, sur 25 sujets de deux à cinq ans atteints de tuberculisation thoracique à un degré variable, nous avons trouvé, à l'autopsie, 11 fois une pneumonie, tandis que sur 18 sujets de cinq à huit ans nous n'avons trouvé que 5 cas de pneumonie, et sur 32 sujets de huit à quinze ans 4 cas seulement. Ces faits démontrent qu'avant l'âge de cinq ans, la tuberculisation influe peu sur la mortalité; car, dans la plupart des cas où elle existe, la pneumonie vient se joindre à elle et devient la cause principale de la mort. Dans quelques cas où la pneumonie n'existe pas, ce sont d'autres maladies qui compliquent la tuberculisation, en sorte que, sur nos 25 sujets de deux à cinq ans, cette affection n'avait été la cause unique de la mort que dans 4 cas. Après la pneumonie, les complications les plus fréquentes sont la bronchite, la coqueluche, la pleurésie aiguë.

Hors de l'appareil respiratoire, on rencontre fréquemment

des tubercules dans d'autres organes, comme on a pu s'en convaincre par les faits que nous avons rapportés dans l'étude du siége des maladies tuberculeuses en général. On trouve aussi assez souvent les traces de diverses complications d'une autre nature qui ont pu hâter l'époque de la mort.

Avant de passer à l'exposition des causes de la phthisie pulmonaire, nous devons nous demander à quoi peuvent tenir les particularités de cette maladie relativement à son siége, que nous avons reconnu être plus fréquent à gauche et dans le sommet des poumons qu'à droite et à la base. A l'époque, encore peu éloignée de nous, où l'on admettait une influence très grande de la part de la bronchite sur la production des tubercules pulmonaires, on disait que la bronchite siégeant ordinairement dans les lobes supérieurs du poumon, les tubercules devaient se former de préférence dans le voisinage des bronches le plus souvent malades. Quant à la préférence des tubercules pour le côté gauche, le fait n'était peut-être pas établi, ou du moins on ne pouvait l'expliquer par l'influence de la bronchite. Mais ces explications ont dû tomber aussitôt qu'il a été démontré que le fait même sur lequel elles étaient appuyées était inexact ; ainsi, on sait maintenant que le catarrhe bronchique a son siége principal dans les bronches de la partie postérieure et inférieure des poumons, puisque c'est là que les signes stéthoscopiques révèlent sa présence dans la plupart des cas. De plus, on a, par d'autres arguments, démontré que l'influence de la bronchite sur la tuberculisation pulmonaire n'était qu'accessoire et accidentelle.

Clark a donné une explication plus rationnelle, qui ne nous paraît pas avoir assez fixé l'attention des pathologistes français. Suivant le médecin anglais, l'immobilité comparative des portions supérieures des poumons est probablement la cause qui les rend plus fréquemment le siége des maladies tuberculeuses que les portions inférieures plus expansibles. « Si nous comparons, dit le docteur Carswell, l'activité fonctionnelle ou plutôt l'étendue de la mobilité des lobes inférieurs à celle des supérieurs du poumon, nous remarquerons facilement une grande différence en faveur des premiers : le lobe inférieur s'élève et descend dans un espace égal à l'étendue de la contraction du diaphragme, et remplit, dans toutes les directions, l'étendue la plus grande que puisse procurer la dilatation des parois inférieures du thorax; le lobe supérieur exécute à peine un mouvement d'élévation et d'abaissement, de sorte que son expansion est très limitée (1). » On conçoit, par là, comment toutes les conditions qui s'opposent à l'ampliation de la poitrine, comme le font les corsets, les professions sédentaires, etc., portent surtout leur action sur les lobes supérieurs, qui offrent déjà si peu de mobilité, par suite de leur position dans la partie la moins dilatable de la cage thoracique. Par contre, on s'explique facilement pourquoi tout emploi ou manière de vivre qui facilite un ample déploiement d'activité des organes respiratoires, est généralement reconnu comme un moyen puissant d'empêcher le développement de la phthisie tuberculeuse. En rapprochant ces faits d'autres analogues, et en particulier des effets avantageux qu'on retire de l'exercice, dans certains cas de maladies scrofuleuses de jointures, pour lesquelles le repos absolu est, au contraire, très nuisible, on arrive à cette conclusion générale que, si l'exercice forcé d'un organe est pour celui-ci la source de beaucoup de maladies, le repos absolu n'est pas une cause moins puissante, en ce qui concerne la tuberculisation pulmonaire, et le meilleur moyen de la prévenir consiste, sans doute, dans un exercice modéré et mesuré suivant les forces de l'appareil respiratoire.

Causes.

Nous n'entrerons pas dans de longs détails sur les causes des tubercules thoraciques, l'étude approfondie que nous avons

____

(1) *Ouvrage cité*, chap. 12.

faite des causes de la cachexie tuberculeuse nous en dispense, et nous n'avons plus ici qu'à faire quelques remarques relatives à l'action des causes générales sur l'appareil respiratoire, et à certaines causes plus spéciales dont il n'a pas été encore question, parce que leur influence s'exerce exclusivement sur les organes de l'hématose.

Nous ne reviendrons pas sur ce que nous avons dit de l'âge, du sexe, du tempérament, de la constitution, de l'hérédité, des influences atmosphériques, de l'alimentation, de la viciation de l'air et des causes pathologiques en général. Nous remarquerons seulement que l'appareil respiratoire est plus qu'aucun autre soumis à l'action directe de quelques-unes de ces causes, et que toutes les autres exerçant sur lui une action au moins indirecte, il n'est pas étonnant que les affections tuberculeuses s'y rencontrent plus souvent que dans tout autre appareil. Ainsi, le froid et l'humidité n'exercent pas seulement une influence indirecte sur tous les organes par leur action sur la peau, mais encore une influence directe sur les cavités respiratoires dans lesquelles l'air est introduit. L'action accidentelle du froid ayant pour effet ordinaire la production d'une bronchite, et celle-ci favorisant incontestablement la tuberculisation, soit du poumon, soit des ganglions lymphatiques thoraciques chez les sujets prédisposés, on voit le rapport médiat, mais bien réel, qui lie la production des tubercules à l'influence du froid.

On sait que M. Baudelocque, dans ses recherches sur l'influence de la viciation de l'air, a eu surtout en vue les sujets scrofuleux; il serait utile de faire des recherches analogues pour les sujets atteints de tubercules pulmonaires, et de déterminer si l'impureté de l'air n'a aucune action spéciale sur le poumon, outre l'influence qu'elle exerce sur la composition du sang. Si l'on arrivait à des résultats analogues à ceux qu'a obtenus M. Baudelocque, si l'on pouvait établir que chez les sujets atteints de tubercules pulmonaires, comme chez les scrofuleux, on trouve pour cause constante et certaine la viciation de l'air respiré, on aurait presque complétement résolu la question de l'identité des maladies tuberculeuses et des maladies scrofuleuses, identité que nous n'avons pu admettre sans d'importantes restrictions.

Nous avons discuté d'une manière générale la question de savoir jusqu'où s'étend l'influence de certaines maladies sur la tuberculisation, et nous avons établi que cette influence était généralement accessoire, et supposait presque constamment l'existence d'une prédisposition. Les faits qui nous ont amené à cette conclusion sont pour la plupart relatifs à la tuberculisation des organes thoraciques; par conséquent, notre conclusion générale s'applique spécialement aussi au sujet qui nous occupe en ce moment. Cependant l'importance de cette question nous engage à y revenir, et, comme les faits que nous avons recueillis chez les enfants, dans le but de la résoudre, nous ont paru présenter un intérêt particulier, nous allons les faire connaître plus en détail, avec les considérations qui s'y rattachent et en font ressortir les conséquences.

Laënnec qui a presque complétement nié l'influence de la pneumonie sur la production des tubercules pulmonaires, a très bien résumé les principales raisons qui militent en faveur de son opinion. Entre autres arguments, il dit qu'on ne peut jamais ou presque jamais saisir le passage de l'état inflammatoire du poumon à l'état tuberculeux; qu'on ne peut point, entre l'hépatisation et les tubercules, établir des degrés comme entre l'engouement et la suppuration du poumon; par conséquent, il n'y a pas lieu d'expliquer le second état par le premier. Nous pensons que cet argument est difficile à réfuter; et nous nous sommes appliqué, dans nos observations sur les maladies des enfants, à examiner consciencieusement les faits qui pouvaient servir à en contrôler la valeur.

Si l'état tuberculeux n'était qu'une transformation de l'état d'inflammation, la transition devrait être saisie plus aisément chez les enfants que chez les adultes. En effet, chez les premiers, la pneumonie présente en général une marche subaiguë, une durée plus longüe, et l'on trouve une altération du tissu pulmonaire beaucoup plus rare chez l'adulte, la carnification, qui n'est probablement autre chose qu'une induration par inflammation chronique. D'un autre côté, les tubercules se forment souvent, chez les enfants, avec une rapidité remarquable, et la phthisie aiguë n'est point rare. Or, comme la pneumonie et la phthisie sont très fréquentes chez les enfants, on devrait rencontrer assez facilement des cas dans lesquels il y aurait à la fois pneumonie sub-aiguë ou chronique et phthisie aiguë, et c'est dans ces circonstances-là que la transition devrait être aisée à saisir. Car il est reconnu qu'un tissu chroniquement enflammé présente, en général, plusieurs nuances de phlogose qui annoncent une ancienneté différente dans la lésion des diverses parties de l'organe malade, et leur tendance à éprouver de nouvelles transformations; on sait aussi que les lésions organiques proprement dites, soit par dégénérescence, soit par production accidentelle d'un tissu sans analogue dans l'économie, présentent un aspect d'autant plus rapproché de celui des inflammations que leur marche a été plus aiguë. Dès lors, dans les cas de coïncidence, sur le même organe, sur le même tissu, d'une inflammation à marche chronique et d'un produit accidentel à marche aiguë, on devrait plus facilement reconnaître la transition de l'une à l'autre, en un mot, saisir le passage de l'état inflammatoire à l'état tuberculeux. Les cas de coïncidence de ce genre sont fréquents chez les enfants, et cependant rien n'est plus difficile, chez eux comme chez les adultes, que de pouvoir apprécier la transition de l'hépatisation à la tuberculisation du poumon.

Sur 49 autopsies de sujets morts avec une pneumonie lobaire ou lobulaire, nous avons rencontré vingt fois la coïncidence des tubercules pulmonaires à divers degrés, et voici ce qu'un examen attentif des parties malades nous a permis de constater.

Dans tous les cas, nous avons trouvé des tubercules dans quelques portions du poumon qui ne présentaient aucune trace de pneumonie ; de telle sorte que si ces tubercules étaient le produit d'une inflammation ayant siégé sur le même point, celle-ci avait complétement disparu sous ses formes connues. Quand, au contraire, une portion de l'organe était simultanément hépatisée et tuberculisée, nous avons toujours remarqué que les tubercules, soit à l'état de crudité et de matière caséiforme, soit à l'état de granulations grises, demi-transparentes, se distinguaient nettement du tissu pulmonaire enflammé ; que l'aspect de ces tubercules ne pouvait être confondu avec celui des vésicules pulmonaires isolément hépatisées (*pneumonie vésiculaire d'Andral, bronchite vésiculaire de Rilliet et Barthez*) ; que ces deux modes d'altération ne prenaient pas graduellement l'apparence l'une de l'autre ; qu'en un mot, pour la forme et la consistance surtout, il y avait une dissemblance complète.

Alors nous nous sommes demandé si, dans les cas de coïncidence entre la pneumonie et la phthisie chez les mêmes sujets, ce n'est pas plutôt celle-ci qui joue le rôle de cause pathogénique par rapport à la première, et nous avons vu avec satisfaction qu'une interprétation fidèle des faits pouvait nous conduire rigoureusement à une conclusion affirmative.

Nos vingt cas de coïncidence se rapportent tous, à l'exception d'un seul, à la pneumonie lobulaire. Or, nous savons que cette forme de pneumonie, presque constamment double, n'affecte pas une prédominance de siége dans un poumon plus souvent que dans l'autre quand on la considère en général. Si, au contraire, on considère en particulier les cas dans lesquels la pneumonie est compliquée de tubercules, on voit que dans ceux-ci il y a prédominance en faveur du côté gauche, tandis que dans les cas où la pneumonie n'est point compliquée de tubercules, il y a prédominance en faveur du côté droit. En effet, sur les vingt cas de coïncidence déjà cités, nous en avons trouvé, 1° trois dans lesquels la pneumonie siégeait également des deux côtés et coïncidait avec des tubercules également nombreux à droite et à gauche ; 2° six dans lesquels la pneumonie siégeait principalement à droite et coïncidait, soit avec des tubercules également développés dans les deux poumons (cinq fois), soit avec des tubercules plus nombreux à droite (une fois); 3° onze cas dans lesquels la pneumonie siégeait uniquement ou principalement à gauche et coïncidait avec une tuberculisation prédominante dans le même côté (sept fois), ou avec une tuberculisation égale des deux poumons (quatre fois). Or, si dans ces cas il y a eu plus qu'un rapport de coïncidence, s'il y eu un rapport de causalité entre les deux maladies, laquelle des deux a exercé sur l'autre cette influence génératrice ?

Nous savons que dans les cas simples la pneumonie prédomine à droite, et les tubercules à gauche ; si donc, dans les cas de coïncidence de ces deux maladies, l'une dépend de l'autre, celle qui sera cause intervertira la prédominance du siége de l'autre en sa faveur ; c'est-à-dire que si la pneumonie est cause de tubercules, on verra ceux-ci devenir plus fréquents à droite qu'à gauche, comme l'est la pneumonie elle-même ; si, au contraire, elle est l'effet des tubercules préalablement existants, elle sera modifiée dans son siége et deviendra plus fréquente à gauche comme l'est la tuberculisation. Or, c'est cette dernière supposition qui s'est réalisée. Il est donc prouvé que la tuberculisation exerce plus d'influence sur la pneumonie que celle-ci sur la tuberculisation.

On sait encore qu'il y a entre les deux maladies une autre différence relative à leur siége, en ce que la pneumonie est plus fréquente dans la base, et la tuberculisation, au contraire, dans le sommet. Or, nous allons voir que la coïncidence de ces deux états morbides entraîne une interversion analogue à celle que nous avons tout à l'heure constatée. Ainsi sur nos vingt cas, nous en avons trouvé : 1° quatorze dans lesquels les tubercules siégeaient également dans les lobes supérieurs et inférieurs, et coïncidaient, soit avec une pneumonie prédominante dans la base (douze fois), soit avec une pneumonie prédominante dans le sommet (deux fois); 2° six dans lesquels les tubercules siégeaient principalement au sommet et coïncidaient soit avec une pneumonie prédominante dans la même région (cinq fois), soit avec une pneumonie occupant à la fois le sommet et la base (une fois). On voit de ces faits ressortir une nouvelle preuve que les tubercules exercent plus d'influence sur la pneumonie que celle-ci sur les tubercules.

En résumé, il est resté démontré pour nous que, dans les cas où nous avons rencontré la coïncidence d'une pneumonie avec des tubercules pulmonaires, si ceux-ci ont pu, dans plusieurs de ces cas, rester étrangers à la production de la pneumonie, ils y ont certainement contribué avec une certaine puissance chez plusieurs sujets, mais que jamais, ou presque jamais ils n'ont paru éprouver de la part de la pneumonie une influence pareille à celle qu'ils ont exercée sur le développement de cette affection.

Nous pourrions encore, de l'étude rigoureuse des faits qu'il nous a été donné d'observer chez les enfants, tirer d'autres preuves qui nous conduiraient toutes à la même conclusion ; mais nous croyons en avoir assez dit pour faire voir que notre opinion n'est pas seulement appuyée sur celle de plusieurs auteurs modernes, et qu'elle est aussi le résultat de notre observation personnelle et des investigations exactes auxquelles nous nous sommes livré sur ce sujet. Nous n'ajouterons qu'une seule remarque sur la fréquence relative des tubercules et de la pneumonie aux diverses époques de l'enfance. Nous avons vu ailleurs que la pneumonie est plus commune avant l'âge de cinq à six ans qu'après cette époque ; les tubercules, au contraire, ont leur maximum de fréquence de cinq à onze ans. Il y a donc un rapport tout à fait inverse dans la fréquence de ces deux maladies, et ce rapport inverse est une preuve de plus en faveur de l'opinion qui met en doute l'influence de la pneumonie sur les tubercules pulmonaires. Aussi ne partageons-nous point celle de M. Trousseau, lorsqu'il prétend que « le développement des tubercules pulmonaires succède le plus souvent à une pneumonie lobulaire, et envahit par conséquent de préférence la base et la partie postérieure des poumons, contrairement à ce que l'on voit chez l'adulte (1). »

Ce que nous venons de dire de la pneumonie s'applique très bien à la bronchite qui, comme nous l'avons dit ailleurs, nous a paru plus fréquente de deux à cinq ans, que chez les enfants plus âgés. L'opposition si manifeste, sous ce rapport, entre la bronchite et les tubercules n'est pas moins grande sous le rapport du siége, comme nous l'avons déjà fait remarquer. Enfin, toutes les raisons données dans ces derniers temps par les auteurs pour diminuer l'importance du rôle qu'on faisait autrefois jouer à la bronchite dans le développement des tubercules pulmonaires nous ont paru parfaitement conformes aux faits dont nous avons été témoin chez les enfants, et qui nous ont conduit à admettre aussi que la bronchite n'exerce une influence incontestable que chez les sujets déjà prédisposés. Nous en dirons autant de la coqueluche.

Quant aux congestions et aux hémorrhagies pulmonaires, une étude tant soit peu attentive des maladies des enfants permet de conclure hardiment qu'elles n'ont aucune influence sur la tuberculisation. L'hémoptysie, en particulier, est non-seulement très rare dans l'enfance comme phénomène précurseur, et par conséquent comme cause possible de la tuberculisation des poumons, mais encore, lorsque celle-ci existe, l'hémorrhagie bronchique est infiniment moins fréquente que chez les jeunes gens et les adultes phthisiques. On peut donc conclure de ces faits que le poumon n'ayant dans l'enfance que très peu de disposition à se congestionner et à laisser le sang s'échapper hors de ses vaisseaux capillaires, tandis qu'il est extrêmement disposé à se tuberculiser, on ne saurait établir aucun rapport de causalité entre le premier et le second de ces états morbides.

Nous ne répéterons pas ici ce que nous avons dit ailleurs

______

(1) *Gazette des hôp.*, 1843, p. 586.

de l'influence de la rougeole sur la production des tubercules en général et des tubercules pulmonaires en particulier.

Il nous paraît difficile de déterminer jusqu'à quel point la tuberculisation des ganglions des bronches et du médiastin peut être influencée, soit par un état pathologique antérieur de ces ganglions eux-mêmes, soit par les diverses maladies du poumon et des bronches que nous venons de passer en revue. Nous remarquerons cependant que, si la turgescence sanguine, qui est très prononcée dans ces ganglions pendant l'enfance, et l'état de phlogose qui s'y rencontre aussi très souvent paraissent favoriser le dépôt de la matière tuberculeuse dans leur épaisseur, rien ne prouve que ces états morbides puissent aboutir à cet effet sans l'existence d'une prédisposition générale. Enfin, si les maladies du poumon que nous avons étudiées nous ont paru impuissantes pour en amener la tuberculisation, à plus forte raison doivent-elles aussi être regardées comme insuffisantes en ce qui concerne la tuberculisation des ganglions bronchiques. M. Andral nous paraît avoir accordé trop d'influence à la bronchite; car, bien que la rougeur et l'injection de la muqueuse bronchique coïncident assez souvent avec les tubercules ganglionnaires, il est possible que, dans quelques cas, cette injection soit un effet tout mécanique de la compression que les ganglions tuberculeux doivent exercer sur les veines bronchiques ou azygos. D'ailleurs, M. Andral a reconnu aussi que dans beaucoup de cas la tuberculisation des ganglions ne coïncide avec aucune rougeur ni aucune autre trace d'inflammation dans les bronches.

Symptômes, diagnostic.

Quoiqu'il y ait le plus souvent tuberculisation simultanée du parenchyme pulmonaire et des ganglions lymphatiques du thorax, il est utile de considérer à part ces lésions, afin de rattacher à chacune d'elles les phénomènes qui leur appartiennent, et d'en étudier de plus près la valeur séméiologique.

Si nous considérons d'abord la phthisie pulmonaire proprement dite, nous verrons que ses symptômes rationnels ou sensibles sont à peu près les mêmes chez les enfants que chez les adultes.

1° La toux peut être regardée comme constante, à moins que la lésion ne soit encore très peu avancée; variable dans son intensité suivant une foule de circonstances, revenant quelquefois par paroxysmes comme dans la coqueluche, on peut cependant dire qu'en général chez les enfants elle est moins prononcée, surtout tant que les tubercules sont à l'état cru. Nous avons vu succomber à une tuberculisation générale des poumons, non suivie de suppuration, un grand nombre de sujets qui avaient à peine toussé pendant la vie. Cela se rencontre surtout dans les cas où l'affection tuberculeuse offre le plus de simplicité et se trouve le plus dégagée de la présence d'une bronchite intercurrente.

2° L'expectoration s'observe très rarement chez les plus jeunes enfants; de cinq à quinze ans, elle a lieu plus souvent et présente alors les mêmes caractères variables que chez l'adulte.

3° L'hémoptysie est excessivement rare chez les enfants; à peine y a-t-il de temps en temps quelques crachats sanguinolents.

4° La dyspnée offre chez les enfants une valeur d'autant plus grande que celle des symptômes précédents l'est moins. En effet, qu'il y ait des cavernes ou que les tubercules soient encore à l'état cru, l'intensité de la dyspnée est en général proportionnée à l'étendue de la lésion tuberculeuse, et si elle ne peut être attribuée à aucune complication, telle qu'une pneumonie ou une pleurésie, elle est très utile, unie à quelques signes physiques plus ou moins caractéristiques, pour asseoir le diagnostic.

5° Les symptômes généraux dont l'ensemble constitue la fièvre hectique ont moins d'intensité chez les enfants, ou plutôt cela n'est vrai que des symptômes de réaction tels que

la fréquence et la dureté du pouls, la chaleur de la peau,
l'abondance des transpirations, la rougeur momentanée de
la face, l'état d'irritabilité générale ; mais l'amaigrissement,
l'affaiblissement des forces, la décoloration de la peau, se
prononcent en général avec rapidité. Il est important de savoir que chez les enfants ces symptômes généraux coïncident souvent avec l'absence de cavernes. Chez l'adulte, au
contraire, la fièvre hectique ne survient presque jamais avant
que des excavations un peu étendues occupent les poumons,
et par conséquent elle est plutôt due à la suppuration dont
ces organes deviennent le siége qu'à leur tuberculisation.
Chez l'enfant, il arrive souvent que les tubercules se multi-
pliant assez pour amener la mort sans avoir suppuré, c'est
une émaciation graduelle, plutôt qu'une fièvre hectique véritable, qui résulte de l'affection locale. De là les différences que
nous venons d'indiquer dans les symptômes généraux de la
phthisie pulmonaire.

6° Si nous n'avions pour diagnostiquer cette maladie chez
les enfants que les symptômes que nous avons examinés jusqu'ici, à coup sûr ce diagnostic serait encore plus difficile
qu'aux autres âges. Mais heureusement la percussion et l'auscultation, qui rendent de si précieux services chez l'adulte,
nous sont aussi d'un grand secours chez l'enfant. Il y a tout à
la fois chez celui-ci des conditions favorables et d'autres
défavorables au parti que l'on peut tirer de ces deux méthodes
d'exploration ; il est important d'indiquer les unes et les autres.

En raison de la grande sonorité que la poitrine des enfants
offre à l'état normal, il faut, pour que la percussion produise
un son mat prononcé, que les tubercules soient nombreux et
agglomérés assez près les uns des autres ; il en résulte que
le son mat chez les enfants annonce en général une tuberculisation plus considérable que chez les adultes. En outre, chez
ceux-ci les tubercules se rencontrant plus souvent dans le
sommet et produisant alors une matité plus circonscrite, celle-
ci est plus facile à apprécier ; chez les enfants, au contraire,

la concentration au sommet étant moins fréquente, la dissémination des tubercules plus prononcée, la matité est moins
circonscrite, moins intense, par conséquent moins évidente.
Mais, d'une autre part, lorsque chez l'adulte la matité existe,
elle correspond plus fréquemment au dernier degré de la
phthisie, c'est-à-dire à la présence des cavernes; tandis que,
chez l'enfant, la phthisie restant plus souvent au premier
degré jusqu'à la mort, la matité correspond aussi plus souvent
à l'état cru des tubercules. Quoi qu'il en soit, lorsque des
cavernes existent, la percussion fournit souvent des résultats
opposés suivant l'épaisseur et la densité de la couche du poumon qui les entoure, suivant qu'elles sont pleines ou vides de
matières liquides. Soit pour quelques-unes de ces raisons, soit
parce que les vastes excavations sont moins communes chez
l'enfant, l'augmentation du son à leur niveau nous a paru
plus rare chez lui que chez l'adulte, ainsi que le son de pot fêlé
signalé par Laennec, quoiqu'on doive considérer le peu
d'épaisseur des parois thoraciques dans l'enfance comme très
favorable à la production de ces phénomènes. Enfin, dans
quelques cas, l'apparition brusque d'une sonorité plus grande
qu'à l'état normal annonce qu'un pneumothorax est venu
compliquer la phthisie.

Les signes obtenus par l'auscultation, même dès le début de
la phthisie, ont beaucoup d'importance, mais il faut pour les
saisir une grande habitude, et une ouïe encore plus subtile
quand on les recherche chez les enfants que chez les adultes.
Il faut aussi avouer que les résultats de l'auscultation peuvent
être complétement négatifs dans certaines conditions telles
que la dissémination d'un petit nombre de tubercules crus
dans les diverses parties du poumon; mais, pour peu que ces
tubercules existent en certain nombre, et surtout s'ils sont
rapprochés les uns des autres dans un espace circonscrit, dans
le sommet, par exemple, il est rare qu'on n'arrive pas, au
moyen d'une attention persévérante, à constater les modifications du bruit respiratoire que nous ont fait connaître les

travaux récents de quelques observateurs d'une habileté reconnue.

Nous voulons d'abord parler du bruit d'expiration découvert par Jakson de Boston, et confirmé depuis par les recherches de M. Andral et de Fournet, etc. M. Hirtz a signalé dans sa thèse (1) un changement particulier dans le bruit respiratoire qui survient surtout dans la période de crudité des tubercules, et a désigné ce bruit sous le nom de bruit respiratoire râpeux : c'est un bruit rude et en même temps plus clair qu'à l'état normal. C'est aussi le lieu d'indiquer en résumé quelques-unes des remarques intéressantes de Fournet (2) sur le même sujet. Suivant lui, le bruit expiratoire est non-seulement modifié par un caractère de rudesse et de sécheresse, mais encore dans son intensité et sa durée, qui sont augmentées par opposition à celles du bruit inspiratoire qui sont diminuées. Le caractère de rudesse, de difficulté, de sécheresse, appartient aussi à ce bruit, mais il est toujours plus prononcé et se manifeste plus dans celui d'expiration. Fournet admet dans les bruits respiratoires ce qu'il appelle des altérations de timbre, qui, lorsqu'elles sont survenues, font disparaître les caractères précédemment indiqués. Ces altérations, à partir du moment de leur apparition, consistent d'abord seulement en un souffle un peu plus clair que le souffle naturel; elles passent au timbre résonnant, puis soufflant, puis bronchique. Ce caractère bronchique existe d'abord au premier, puis au deuxième degré des tubercules, et enfin au troisième il devient caverneux ou amphorique. Arrivées au caractère bronchique, ces altérations de timbre appartiennent encore à la première période de la phthisie; au delà de ce degré elles appartiennent aux deux autres périodes. Fournet établit ensuite cette règle générale : « Les modifications subies par le timbre des bruits respiratoires

____

(1) Strasbourg, 1836.

(2) *Recherches cliniques sur l'auscultation et sur la première période de la phthisie.*

ont pour caractère absolument constant d'apparaître d'abord à l'expiration et de ne s'étendre que plus tard à l'inspiration. »

On a encore constaté, dans la période de crudité des tubercules, un bruit de froissement ou de craquement sec. Mais ces bruits sont plus obscurs, plus difficiles à apprécier, et nous avouons que nous sommes dans la plus grande incertitude sur leur valeur.

Aucun signe physique spécial ne correspond au ramollissement des tubercules ; mais lorsque ceux-ci sont en voie d'élimination et remplacés par des cavernes, des signes nouveaux se manifestent. Tant que les cavernes sont très petites, il ne s'y produit que du râle muqueux qui ne présente une certaine valeur qu'autant qu'il est circonscrit et se rencontre dans le siége de prédilection des tubercules. Dans des conditions contraires il est peu caractéristique, parce qu'il peut dépendre d'une simple bronchite. Lorsque les cavernes sont plus vastes, le râle muqueux fait place au gargouillement, et l'air mis en mouvement par l'élévation et l'abaissement de la poitrine produit la respiration ou le souffle amphorique.

Les caractères fournis par la voix sont différents suivant les périodes de la phthisie. Dans l'état de crudité, il y a bronchophonie au niveau des points où les tubercules agglomérés augmentent la densité du poumon. Quand il y a excavation tuberculeuse, la pectoriloquie se manifeste.

Tous les résultats de l'auscultation que nous venons de passer en revue ne sont point différents chez les enfants, et sont en général aussi faciles à apprécier chez eux que chez les adultes. On n'éprouve d'autres difficultés que celles qu'on rencontre, en général, toutes les fois qu'on pratique l'auscultation chez les jeunes sujets, et qui proviennent de leur indocilité ; mais à force de patience, et en renouvelant plusieurs fois cet examen, on triomphe de ces obstacles. On doit attacher d'autant plus de prix à tirer de l'auscultation tout le parti possible, que plusieurs symptômes rationnels, tels que l'expectoration, par exemple, manquent ou sont moins cara ctéristique.

On sait que la palpation, chez les adultes, fait constater la diminution de la vibration des parois thoraciques produite par la voix, lorsque les tubercules crus ont augmenté la densité du tissu pulmonaire, et qu'au contraire cette vibration est plus forte au niveau des vastes cavernes. Nous avons souvent aussi, chez les enfants, constaté ces phénomènes.

Par l'inspection, on juge si les deux côtés du thorax sont égaux et d'une mobilité semblable pendant l'inspiration. Dans le cas de tuberculisation plus prononcée dans un côté que dans l'autre, surtout lorsqu'il existe des cavernes, la région sous-claviculaire du côté malade présente ordinairement une dépression plus ou moins sensible, et ce côté se dilate moins dans l'acte respiratoire. Enfin, par la mensuration, on reconnaît que le diamètre transversal, qui prédomine à l'état normal sur l'antéro-postérieur, tend à diminuer graduellement, et que, par conséquent, le thorax tend à devenir cylindrique (Hirtz). On voit aussi la circonférence du sommet diminuer successivement, par rapport à celle de la base, dans le cours de la phthisie. On peut enfin reconnaître une différence de volume plus ou moins considérable entre les deux côtés de la poitrine, et généralement c'est le côté le plus malade qui paraît le plus étroit. Toutefois, nous avons observé quelques exceptions fort remarquables à ce fait général. Nous devons mentionner entre autres cas celui d'un enfant de douze ans chez lequel le côté droit était beaucoup plus dilaté que le gauche; par conséquent, on aurait pu croire celui-ci plus malade que le premier. Il n'en était rien; à l'autopsie, le poumon droit était farci de tubercules, le gauche en contenait moins; mais il y avait dans le premier une véritable hypertrophie lui donnant un volume presque double du poumon gauche, lorsque, après les avoir retirés l'un et l'autre du thorax, on put les comparer facilement. Il est bon d'indiquer que des cavernes ne s'étaient point encore formées. Ce fait et quelques autres nous ont prouvé qu'une diminution de volume n'accompagne pas constamment la tuberculisation du poumon.

La tuberculisation des ganglions lymphatiques du thorax présente des symptômes plus obscurs que celle du poumon. Dans ces derniers temps, cependant, on a conçu la possibilité de diagnostiquer cette affection, que jusqu'alors on avouait être inappréciable pendant la vie. Il ne faut, en effet, exagérer ni la difficulté ni la facilité de ce diagnostic, et celui-ci n'est point impossible lorsqu'on peut constater tout à la fois l'existence de certains symptômes et l'absence de quelques autres. Mais l'affection doit rester complétement méconnue lorsqu'elle ne détermine aucun symptôme rationnel ni sensible, ou lorsque les tubercules du poumon sont assez avancés pour masquer complétement les symptômes qui dépendent des tubercules ganglionnaires.

On ne peut tirer aucune conséquence directe de la toux, de la dyspnée, de l'expectoration et des symptômes généraux; mais si tous ces symptômes existent à un degré prononcé, et que les signes physiques n'annoncent aucune lésion de la plèvre, du poumon et des bronches, on sera conduit à présumer l'existence des tubercules ganglionnaires, surtout si les conditions étiologiques au milieu desquelles le sujet aura été placé jusqu'alors ont été de nature à produire ou à favoriser la cachexie tuberculeuse, et si la constitution porte le cachet que lui imprime le plus souvent cette cachexie. C'est surtout la dyspnée qui, dans certains cas, peut être d'un très grand secours pour porter un diagnostic. « D'après mon expérience, dit Carswell, et d'après les observations que j'ai déjà recueillies sur la fréquence des affections tuberculeuses des glandes bronchiques dans l'enfance, particulièrement à l'origine des bronches, je n'hésite pas à avancer que si un malade de quatre à dix ans est affecté d'une grande difficulté de respirer, sans aucune lésion des poumons ou toute autre cause évidente capable de donner lieu à une modification de la fonction respiratoire, le malade est affecté de tubercules des glandes bronchiques qui compriment les bronches voisines de la bifurcation de la trachée; une diminution dans la capacité des bronches est assez fréquemment produite par la présence de la matière tuberculeuse répandue à l'extérieur de ces tubes. »

La percussion reste complétement négative quand la lésion est bornée aux ganglions. Généralement aussi l'auscultation ne fournit aucun signe. Cependant, quelquefois, les tumeurs ganglionnaires comprimant une bronche volumineuse et diminuant son calibre, le bruit respiratoire devient plus faible dans la partie du poumon à laquelle cette bronche se distribue. On conçoit que dans ce cas la percussion donnant un son clair, la faiblesse du bruit respiratoire ne peut être attribuée à la tuberculisation du poumon; dès lors, on est conduit à diagnostiquer celle des ganglions bronchiques. M. Becquerel cite deux cas dans lesquels le diagnostic fut établi sur ces données et vérifié plus tard. Nous avons nous-même observé plusieurs faits de ce genre.

Lorsqu'on reconnaît les signes d'une caverne, et que celle-ci paraît siéger dans le centre du poumon, près du médiastin, s'il n'en existe aucune autre ailleurs, on pourra présumer que cette caverne est due à des communications établies par la suppuration entre les grosses bronches de la racine du poumon et les kystes ganglionnaires dont la matière tuberculeuse est en voie d'élimination.

La compression des gros vaisseaux, que produisent quelquefois les masses tuberculeuses du médiastin, amène tantôt des palpitations, tantôt des hydropisies; celles-ci siégent ordinairement dans les membres inférieurs, parce que la veine cave supérieure échappe plus souvent à la compression que l'inférieure. Ces hydropisies, au point de vue du diagnostic, ont d'autant plus de valeur qu'elles surviennent à une époque moins avancée de la maladie, parce que, vers la fin de la maladie, elles se montrent souvent sans l'action d'aucune cause mécanique.

On voit, en résumé, que les distinctions qui peuvent servir à reconnaître les tubercules ganglionnaires sont difficiles et minutieuses, mais non impossibles. Ce n'est pas qu'il faille d'ailleurs accorder une très grande importance au diagnostic différentiel entre cette affection et la phthisie pulmonaire, par exemple; mais lorsque celle-ci n'est pas révélée par des signes physiques, il importe de ne pas méconnaître l'existence de l'autre, qui peut devenir mortelle, tout en restant confinée dans les ganglions, bien que le plus souvent les poumons deviennent à leur tour tuberculeux. Lorsque la maladie n'est pas encore très avancée, il n'est pas indifférent que son siége soit dans les ganglions lymphatiques ou dans le tissu pulmonaire. « En effet, dit Clark, dans le premier cas, les progrès de la maladie sont lents, continuent parfois pendant plusieurs années, durant lesquelles le petit malade peut jouir d'une santé passable. La maladie étant située dans des parties beaucoup moins essentielles à la vie que les poumons, elle trouble moins les fonctions générales, et laisse au médecin le temps nécessaire pour modifier l'affection constitutionnelle. »

Pronostic.

On sait que la phthisie pulmonaire, chez les adultes, amène presque constamment la mort, lorsqu'une fois elle est arrivée à un degré assez avancé. Cependant Laennec, et quelques auteurs après lui, ont admis que, dans certains cas, les cavernes tuberculeuses pouvaient se cicatriser et la maladie guérir. On sait aussi que les nombreuses observations de M. Louis ne lui ont fourni aucun fait en faveur de cette opinion, et que, dans ces derniers temps, Fournet a mis en doute la réalité de ceux sur lesquels elle repose. Nous n'avons recueilli, chez les enfants, aucun fait qui nous porte à la partager ; cependant nous ne la croyons point dénuée de fondement.

Quant aux tubercules ganglionnaires, il est certain qu'ils peuvent guérir de différentes manières. D'abord la matière tuberculeuse peut disparaître par l'absorption, comme cela a lieu, selon toute apparence, dans les glandes lymphatiques du cou. Un autre mode de guérison est la transformation de la matière tuberculeuse en matière crétacée, entourée par un kyste épais, fibreux et à l'abri désormais de tout travail de suppuration. Dans un troisième cas, la tumeur ganglionnaire se ramollit, suppure, s'ouvre dans les bronches, est rejetée à l'extérieur, et le kyste qui la contenait se cicatrise au bout d'un certain temps. Carswell paraît avoir observé plusieurs faits de ce genre. Malheureusement ce dernier mode de guérison n'est que rarement définitif; le plus souvent des tubercules se forment ailleurs, dans le poumon surtout, et entraînent le malade plus tard.

La tuberculisation ganglionnaire ne se termine pas, en général, d'une manière plus heureuse. La mort peut résulter des progrès seuls de cette maladie, soit que la lésion reste à l'état cru, soit qu'elle ait déterminé de fausses cavernes qui suppurent et épuisent les malades, ou, ce qui est plus ordinaire, des progrès de la maladie tuberculeuse dans les autres organes qu'elle a envahis simultanément avec les ganglions bronchiques. Enfin, elle peut résulter de diverses complications accidentelles phlegmasiques ou autres, et l'on doit reconnaître que chez les enfants la fréquence de ces complications est infiniment plus grande que chez les adultes.

Le pronostic de la phthisie ganglionnaire doit toujours être douteux, comme celui de toutes les affections tuberculeuses en général, car il dépend de circonstances ordinairement difficiles à apprécier, telles que l'étendue de l'affection et la présence de la matière tuberculeuse dans le poumon ou dans d'autres organes. Il faut aussi considérer l'intensité de la cachexie tuberculeuse et le caractère de la constitution en général.

Les cas de tuberculisation de la plèvre et du larynx que nous avons observés ne nous ont fourni aucune particularité que nous puissions regarder comme propre à l'enfance; par conséquent nous n'y arrêterons point notre attention.

Il est difficile de déterminer d'une manière exacte si les affections tuberculeuses du thorax qui amènent la mort ont une durée moyenne différente chez les enfants et chez les adultes. Cette difficulté vient de deux causes : la première est la fréquente coïncidence de lésions tuberculeuses dans d'autres organes qui ne tardent pas à se désorganiser, comme le font les poumons, ou qui au moins sont toujours gravement compromis par les dépôts tuberculeux, quoique ceux-ci restent à l'état cru ; la seconde est la fréquence des complications de diverses espèces qui font périr les malades à une époque où les progrès de la phthisie n'étaient point encore assez avancés pour produire la mort. Cependant, en mettant à part ces deux ordres de cas, nous sommes arrivé par l'observation à formuler les propositions suivantes :

1° Les phthisies dites aiguës sont plus fréquentes chez les enfants que chez les adultes.

2° Les phthisies non aiguës ont une durée généralement moins longue chez les enfants, et la différence est d'autant plus prononcée qu'ils sont plus jeunes.

Traitement.

Le traitement des maladies tuberculeuses du thorax chez les enfants ne diffère point, quant au fond, de celui qui convient dans l'âge adulte ; il ne diffère point non plus d'une manière essentielle de celui qui s'applique aux maladies tuberculeuses en général, et que nous avons déjà exposé. Nous ne répéterons donc rien de ce que nous avons dit sur le traitement préservatif, parce qu'il s'adapte de tous points à la phthisie pulmonaire ; et nous nous bornerons à la revue des moyens hygiéniques ou thérapeutiques qui doivent être préférés, en raison de la localisation de la maladie dans l'appareil respiratoire.

De tous les organes, le poumon est le plus susceptible d'éprouver les modifications directes ou indirectes qui dépendent des influences atmosphériques. Dès lors il faut apporter les plus grands soins à ce que l'air respiré par le malade soit toujours pur, sec et chaud. C'est dans l'enfance qu'on peut obtenir le plus de succès du changement de climat et des voyages sur mer, pourvu que la maladie ne soit encore qu'au premier degré. Toutes les fois qu'on conseille un changement de climat aux phthisiques, il faut choisir pour lieux de leur nouvelle résidence ceux où la température étant un peu plus chaude, offre surtout de la constance et de la régularité; c'est à ces titres divers que l'on recommande surtout le séjour de l'île de Madère, de Nice, de Pise, d'Hyères. Beaucoup d'autres villes d'Italie n'offrent ces conditions avantageuses que pendant une partie de l'année.

L'exercice est souvent très utile dans la phthisie pulmonaire, mais il faut qu'il soit d'autant plus modéré que la maladie est plus avancée. Tant qu'elle est au premier degré, il faut y joindre l'exercice spécial du poumon dont nous avons parlé page 552. Le chant et la déclamation ont souvent de grands avantages dans les mêmes conditions, mais il faut en faire l'essai avec prudence, et n'augmenter ces exercices qu'autant qu'ils sont bien supportés.

Les vêtements de flanelle ne doivent jamais être oubliés chez les phthisiques, non-seulement pendant l'hiver, mais même pendant l'été, parce que, dans cette saison, ils ont l'avantage de prévenir les refroidissements, le corps étant couvert de sueur. Ils ne deviennent inutiles ou même nuisibles que chez les malades qui gardent la chambre et le lit, parce qu'alors ils favorisent les sueurs, déjà si débilitantes par elles-mêmes.

L'alimentation des phthisiques doit être analeptique et même tonique; cette règle est d'une application encore plus générale, suivant nous, chez les enfants que chez les adultes. Cependant elle est sujette à plusieurs exceptions. Il est évident, en effet, que dans toute maladie tuberculeuse une indication essentielle est de soutenir les forces de l'organisme; mais, soit par l'existence de certaines complications inflammatoires, soit par suite d'un mauvais état des voies digestives, il faut très souvent modifier le régime et le rendre moins nourrissant. Ainsi, pendant la durée des bronchites et des pneumonies intercurrentes, il faut mettre les enfants non pas à une diète absolue ou sévère, comme on le ferait si ces phlegmasies étaient franches, mais il faut prescrire un régime assez ténu et assez débilitant pour favoriser la résolution de ces maladies. S'il y a du côté des organes digestifs des complications telles qu'un état dyspeptique ou, ce qui est plus ordinaire, des lésions également tuberculeuses qui empêchent surtout les fonctions de l'intestin d'être régulières et qui amènent la diarrhée, il faut nécessairement accommoder le régime à ces différentes conditions ; il faut alors autant que possible choisir une nourriture réparatrice en même temps que facile à digérer. Le lait de bonne qualité (d'ànesse ou de vache) remplit assez bien cette double condition et convient surtout aux enfants ; on y ajoute des substances féculentes, des viandes blanches, des gelées, certains légumes tels que les épinards, la chicorée, les salsifis, des fruits doux et sucrés, crus ou cuits, etc. Lorsque la digestion est intacte chez les phthisiques et qu'il n'y a point complication de maladies aiguës, si en outre la maladie est au premier degré, il ne faut point hésiter à donner aux enfants de bonnes viandes rôties, des consommés, des poissons d'eau douce et certains poissons de mer incapables d'irriter l'estomac.

Comme boisson, la bière et le vin de Bordeaux sont généralement très convenables.

Les moyens thérapeutiques que nous avons étudiés dans le traitement des maladies tuberculeuses ne conviennent pas tous également pour la cure de la phthisie pulmonaire ; d'un autre côté, on a vanté, contre cette maladie, des moyens spéciaux sur lesquels nous devons nous arrêter.

Lorsque la maladie n'est compliquée d'aucune phlegmasie ou hémorrhagie, les émissions sanguines doivent rarement être mises en usage surtout chez les enfants. Nous savons bien que, chez les adultes, on voit, dans beaucoup de cas, la formation ou le ramollissement des tubercules s'accompagner d'un état inflammatoire subaigu qui ne constitue pas une véritable pneumonie, et qui cependant contribue à accélérer les progrès de la phthisie ; les saignées peu copieuses et répétées à propos sont indiquées manifestement par cet état et rendent alors de véritables services. Mais, chez les enfants, cette indication ne nous a pas paru se présenter très fréquemment, et l'emploi des saignées doit être réservé chez eux pour les cas de véritables complications. On sait que parmi celles-ci l'hémoptysie est extrêmement rare ; la pneumonie est au contraire plus fréquente, ainsi que la bronchite et la pleurésie, et ce sont ces maladies qu'il est permis de combattre par des antiphlogistiques directs et indirects. Il faut le faire dans une juste mesure, car rien ne favorise et n'accélère la tuberculisation comme l'abus des moyens débilitants et surtout des émissions sanguines. En thèse générale, ces moyens conviennent de moins en moins à mesure que la maladie fait des progrès.

Les médicaments altérants dont nous avons parlé dans le traitement général sont le plus souvent contre-indiqués dans la phthisie pulmonaire. L'iode en particulier a été généralement regardé comme plus nuisible qu'utile ; on doit attribuer ses mauvais effets à l'excitation énergique qu'il imprime aux fonctions digestives, et qui, par sympathie ou par toute autre voie, se transmet aux organes de la respiration. Lorsque, par conséquent, on veut essayer cette médication, il faut en surveiller attentivement les effets, la suspendre à propos, et combattre avec soin les accidents qu'elle a pu produire. On doit généralement l'appliquer dans la première période de la phthisie plutôt que dans la dernière.

Il a été reconnu par la plupart de ceux qui ont expérimenté ce médicament qu'il porte son action spécialement sur le système absorbant, et que des différentes espèces de scrofules celles qui sont le plus avantageusement traitées par l'iode sont les scrofules glandulaires. Or comme la tuberculisation siége souvent, chez les enfants, exclusivement ou au moins principalement dans l'appareil ganglionnaire du thorax, nous pensons que, dans ce cas, l'iode a plus de chances de succès que lorsque la tuberculisation siége principalement dans le poumon.

Quant au mode d'administration, celui de M. Baudelocque, que nous avons fait connaître, nous paraît aussi avantageux qu'aucun autre.

L'emploi du fer combiné avec l'iode est assez souvent suivi de résultats favorables. Mais celui de l'iodure de fer exige une certaine réserve et ne saurait convenir dans tous les cas.

Les ferrugineux que nous considérons comme appelés à rendre de grands services dans le traitement de la cachexie tuberculeuse, sont franchement toniques et moins excitants que l'iode : aussi ont-ils en général moins d'inconvénients. Cependant nous avons plusieurs fois remarqué qu'ils n'en sont pas exempts, et que dans toutes les maladies tuberculeuses viscérales leur emploi doit toujours être surveillé et conduit avec prudence.

Parmi les évacuants, les purgatifs ont été généralement rejetés sans doute à cause de la fréquente coïncidence des tubercules intestinaux. Les émétiques, au contraire, ont été l'objet des plus grands éloges de la part de plusieurs praticiens très recommandables. Il est évident que l'intégrité de l'estomac chez beaucoup de phthisiques autorise *à priori* l'essai de cette médication. Mais il est possible aussi que les secousses du vomissement impriment à l'appareil respiratoire des modifications capables de changer le mode et le degré d'activité de la nutrition dans les poumons. Clark après Carswell, admettant que la matière tuberculeuse est déposée principalement dans l'intérieur même des divisions bronchiques, pense que les émétiques en déterminent l'expulsion en provoquant la contraction des vésicules pulmonaires, ou bien en excitant à leur intérieur une sécrétion muqueuse qui entraîne les tubercules. Mais il ne croit pas qu'on doive limiter là l'influence qu'ils exercent; il pense que la puissance qu'ils ont de déterminer une action plus forte de la circulation cutanée et d'exciter les sécrétions biliaires, constitue des parties très importantes de leur mode d'action. Ils rétablissent les sécrétions habituellement languissantes chez les individus de constitution tubercu-

leuse, tendent à diminuer les congestions abdominales et à
rétablir l'équilibre de la circulation; on peut donc les ranger,
comme l'observe judicieusement le docteur Reid, parmi les
puissants altérants que nous possédons (1). En France cette
médication est peu employée dans la cure de la phthisie pulmonaire, et nous ne connaissons guère que M. Bricheteau,
médecin de l'hôpital Necker, que son expérience personnelle
ait conduit à la préconiser. Les secousses imprimées au thorax
par le vomissement paraissent à ce praticien un des effets les
plus utiles des vomitifs; et il fait à ce sujet un rapprochement
ingénieux entre cet effet et celui qui est la conséquence du mal
de mer, auquel il est porté à attribuer ainsi une partie des
bons effets qui résultent des voyages de long cours.

Après avoir cité les médecins anglais qui font usage des
vomitifs, Clark ajoute que sans doute les médecins qui emploient l'émétique d'une manière aussi étendue ont une
grande confiance dans les avantages qu'il procure, et l'on peut
conclure qu'une grande partie des malades en sont de leur
côté bien convaincus; car autrement on concevrait à peine
qu'ils voulussent persister à se soumettre à un traitement si
pénible. Mais, si des effets aussi avantageux ont été obtenus
par l'emploi de ce remède, on comprendra difficilement qu'il
ait pu tomber en désuétude; car, de nos jours, les émétiques
sont à peine employés comme palliatifs, pour remédier à quelques symptômes particuliers, et non comme un moyen d'une
grande importance pour la guérison de la maladie. On peut
expliquer ce fait, d'abord par la nature désagréable du remède, et ensuite par le manque de fermeté et de persistance
de la part du médecin pour continuer un traitement des effets
avantageux duquel il ne peut se rendre compte sans avoir
acquis une expérience très étendue. Clark croit néanmoins
qu'on peut y trouver un des moyens les plus énergiques pour
mettre obstacle à la localisation des maladies tuberculeuses

____

(1) Clark, chap. 14.

dans les poumons dans plusieurs cas, et peut-être pour les guérir dans d'autres. Confiant dans les découvertes du docteur Carswell, et dans le témoignage de plusieurs écrivains respectables, il n'hésite point à dire qu'il continuera de saisir toutes les occasions pour mettre leurs idées en pratique. Ce traitement ne peut être nuisible quand il est adopté avec discernement; mais il est évident qu'y recourir tout d'un coup, dans tous les cas de phthisie menaçante, sans tenir compte des circonstances qui peuvent en contre-indiquer l'emploi, serait agir d'une manière peu rationnelle; car, si les émétiques peuvent être hardiment administrés dans certains cas, ils ne peuvent l'être dans d'autres qu'après qu'on y a préparé le malade par des saignées, des purgatifs et autres moyens antiphlogistiques; dans d'autres encore, lorsqu'il existe une irritation gastrique intense, ils sont tout à fait inadmissibles.

Nous pensons que chez les enfants cette médication ne doit jamais être employée de manière à trop déranger les digestions, et par conséquent à nuire à la nutrition. Ainsi, il ne faut prescrire le vomitif qu'une ou tout au plus deux fois par semaine, et de manière à ne priver l'enfant que d'un seul repas, de celui du matin de préférence; on a, en outre, le soin de lui donner pour les repas suivants la nourriture la plus facile à digérer, et d'une manière habituelle une nourriture aussi réparatrice que possible, afin que la perturbation produite par le vomitif ne soit que momentanée. Une fois l'effet obtenu, il est même utile d'employer les adoucissants et les calmants les plus propres à faire tomber le spasme qui peut persister dans l'estomac.

Ce serait franchir inconsidérément les limites de notre sujet, et sortir du plan de cet ouvrage, que de parler un peu longuement de divers moyens thérapeutiques qui ont été vantés par certains auteurs. Tous ont eu des succès, nous le croyons; mais ces succès ont été si rares, qu'ils ne peuvent faire généraliser l'emploi de ces moyens. Contentons-nous donc d'énumérer l'eau de chaux, les eaux sulfureuses, le sel ammoniac, les sous-carbonates d'ammoniaque et de soude, le nitrate de potasse, le chlorure de sodium, le chlorure de baryum, les préparations mercurielles et arsenicales, la digitale, la créosote, le goudron, etc. Parmi ces divers moyens, ceux que notre expérience nous a conduit à préférer sont les eaux sulfureuses, soit à l'extérieur, en bains, soit à l'intérieur, mitigées avec du lait, et toujours choisies parmi celles qu'on appelle douces; le chlorure de sodium, à l'extérieur, en bains dans lesquels on peut ajouter quelques sels de potasse et des hydriodates ou de l'iode, afin d'imiter les bains de mer. Ces préparations nous ont paru extrêmement utiles chez les enfants, plus encore, sans doute, par leur influence générale sur la cachexie que par leur action spéciale sur les organes thoraciques tuberculisés; mais aussi par suite de cette remarque que le siége du mal ne contre-indique presque jamais leur emploi, comme cela arrive pour quelques médicaments actifs qui sont administrés à l'intérieur.

Les frictions irritantes, les vésicatoires, les cautères, les moxas et les sétons ont des avantages évidents, surtout dans la première période de la maladie. Ce que nous avons dit de ces moyens, dans le traitement général de la cachexie, est parfaitement applicable à celui de la phthisie en particulier. Dans ce cas, c'est aux bras ou sur les parois de la poitrine qu'il faut faire agir les irritants suppuratifs que nous venons de nommer.

Depuis Mascagni, la méthode des fumigations portées par l'inspiration dans les cavités aériennes, a été expérimentée par un très grand nombre de médecins; mais elle l'a été généralement avec assez peu de succès. On a essayé les vapeurs provenant de diverses plantes ou de la combustion de substances résineuses ou métalliques, ainsi que des gaz de différente nature, tels que l'acide carbonique, l'oxygène, l'hydrogène sulfuré, le chlore. On sait maintenant que ces médicaments ont réussi dans des cas de catarrhe chronique, plutôt que dans la phthisie pulmonaire. Sera-t-on plus heureux par l'emploi du bain d'air comprimé dont l'action peut être, sous quelques rapports, rapprochée de celle des moyens que nous venons de mentionner? Les faits rapportés par M. Pravaz, sur ce sujet, nous paraissent assez importants pour que nous croyions devoir les rappeler ici : « Deux jeunes sujets, frère et sœur, issus de parents qui avaient succombé à une affection tuber-culeuse des organes de la respiration, paraissaient destinés à périr prématurément de la maladie dont ils présentaient déjà quelques symptômes précurseurs, tels qu'une déformation de l'épine et du thorax, l'accélération fébrile de la circulation, une toux sèche et fréquente, et l'émaciation de tout le système musculaire. Confiés aux soins éclairés de M. le docteur Gili-bert, ce médecin prescrivit comme base d'une prophylaxie dont l'urgence était si évidente, l'emploi du bain d'air com-primé, et les exercices gymnastiques, qui lui parurent seuls capables, en élevant la respiration au niveau des besoins de l'économie, de changer la diathèse qui menaçait de faire ex-plosion aux approches de la puberté. Ces conseils, suivis avec persévérance pendant dix-huit mois, eurent tout le succès désirable : la déformation osseuse fut non-seulement arrêtée, mais encore corrigée; la nutrition se rétablit à mesure que les fonctions du poumon se développaient, et la vie si précaire des jeunes valétudinaires présente aujourd'hui les chances ordinaires de durée. »

M. Pravaz a rapporté, dans son premier mémoire, une observation semblable, dont le sujet était une jeune dame appartenant à la clientèle de M. le docteur Mermet, et qui obtint le même succès de l'emploi du bain d'air comprimé qui lui avait été conseillé par cet habile praticien.

Le degré de la dégénérescence tuberculeuse doit faire varier les résultats de la médication pneumatique, qui ne détermine quelquefois qu'une amélioration momentanée, cessant avec l'usage des bains. Dans un état très avancé de tuberculisation son action se réduit ordinairement à diminuer les flux colliquatifs qui caractérisent cette dernière période, et à retarder peut-être ainsi les conséquences d'une désorganisation trop étendue pour être réparable.

« Pour favoriser, dit M. Pravaz, l'élimination de la matière tuberculeuse qui peut se faire, soit par voie suppurative, soit par résorption interstitielle, les notions physiologiques nous avertissent qu'il faut modérer, dans le premier cas, l'inflammation en soutenant les forces générales, et dans le second, activer le mouvement de rénovation organique; or, de tous les moyens propres à remplir cette double indication, nul ne saurait être comparé au bain d'air comprimé. En effet, son résultat immédiat le plus ordinaire est de ralentir considérablement la circulation, ainsi que M. Tabarié et moi l'avons constaté, en même temps qu'il rend les digestions plus parfaites, et les sécrétions plus abondantes (1). »

Tels sont les divers moyens parmi lesquels il faudra choisir aussi judicieusement que possible ceux qui paraîtront le mieux adaptés au degré, à l'intensité de la maladie, à l'âge, au tempérament et aux autres dispositions individuelles des malades. Quant aux tisanes, il est peu important de les faire prendre en grande quantité, et il faut les choisir parmi celles dites pectorales et béchiques.

Lorsque le degré avancé du mal ne permet au médecin aucun espoir de guérison, il faut alors recourir à un traitement simplement palliatif, c'est-à-dire combattre la maladie seulement dans ceux de ces symptômes qui sont les plus graves et les plus pénibles. Ainsi, une toux assez intense pour amener l'insomnie ou des douleurs vives dans les organes respiratoires, ou même la suffocation et les vomissements, doit être combattue par les antispasmodiques et les narcotiques, surtout par les opiacés. Lorsque l'expectoration est très abondante,

____

(1) *Deuxième mémoire sur l'emploi du bain d'air comprimé*, Lyon, 1841, in-8°.

ce qui est rare chez les enfants, on peut essayer quelquefois de la diminuer; les moyens qui alors réussissent le mieux sont les eaux minérales sulfureuses, les substances balsamiques et les fumigations de chlore. Les douleurs pongitives fixes, dépendant ordinairement d'une inflammation partielle de la plèvre, doivent être combattues par l'application de quelques sangsues. Les douleurs vagues et mobiles réclament de préférence les emplâtres de poix de Bourgogne, les vésicatoires volants, les narcotiques à l'intérieur et à l'extérieur. La dyspnée motive quelquefois de petites saignées, des sinapismes aux membres inférieurs et surtout les narcotiques, quand elle offre des caractères nerveux et ne paraît dépendre ni d'une congestion sanguine, ni de l'abondance des liquides dans les bronches; car, dans ces deux cas, les narcotiques seraient plus nuisibles qu'utiles. La fièvre hectique revient parfois par paroxysmes que l'on peut réussir à diminuer par le quinquina. Quant aux sueurs, on peut les combattre par les toniques et quelques astringents, tels que l'agaric blanc et l'acétate de plomb. Mais il arrive souvent que si ces médicaments remplissent le but qu'on se propose, il en résulte la production ou l'augmentation de la diarrhée. Celle-ci doit être combattue et modérée autant que possible par les astringents, le laudanum, le diascordium, la thériaque, etc. Comme elle dépend le plus souvent de tubercules intestinaux, elle oppose alors une résistance très grande à ces médications.

Le traitement des diverses affections qui compliquent les maladies tuberculeuses du thorax ne diffère point de celui qu'on emploie ordinairement contre ces maladies lorsqu'elles sont idiopathiques; cependant on ne doit pas oublier qu'elles ne sont que des complications, et qu'il faut avoir égard à l'état avancé de l'affection tuberculeuse et à la débilité du malade. Chez les enfants, ces complications sont presque toutes des phlegmasies, et surtout des pneumonies, dont nous avons

déjà présenté l'histoire. La complication par perforation de la
plèvre et production du pneumothorax a déjà fixé notre attention dans un article spécial. Quant à l'hémoptysie, elle est si
rare chez les enfants, qu'il nous paraît inutile d'en parler, son
traitement devant être en tout conforme à celui qu'on emploie
aux autres âges.

DEUXIÈME PARTIE.

MALADIES DE L'ABDOMEN.

Nous décrirons, dans cette seconde partie, sous le titre de *Maladies de l'abdomen*, non-seulement les affections de l'estomac, de l'intestin et de leurs annexes, mais encore celles de la portion sus-diaphragmatique du tube alimentaire, celles des organes génito-urinaires, et enfin la fièvre typhoïde, quoique nous la considérions comme une maladie générale de la classe des fièvres essentielles. Le rapprochement de ces diverses maladies n'est point en harmonie avec une classification rigoureuse, mais il offre assez d'avantages au point de vue du diagnostic, pour qu'il soit permis de s'en servir dans un traité de pathologie spéciale.

Les maladies de l'abdomen, nombreuses dans l'enfance, n'ont point toutes une importance égale. Celles dont le diagnostic est le plus obscur sont assez souvent dépourvues de gravité ; les autres ont des symptômes en partie appréciables par les sens, celles de la bouche, par exemple, ou se manifestent par un ensemble de phénomènes bien caractérisés, comme la fièvre typhoïde. Quelques-unes sont peu graves par elles-mêmes, mais deviennent souvent l'origine de maladies siégeant dans les organes respiratoires ou encéphaliques : c'est ainsi que la dentition laborieuse peut causer l'éclampsie, que la diphthérite bucco-pharyngienne se propage au larynx où elle prend une gravité incomparablement plus grande, que des affections gastro-intestinales légères produisent quelquefois de graves accidents cérébraux, etc. D'autres contribuent dans une certaine proportion à la mortalité du jeune âge ; mais on doit admettre d'une manière générale que les affections de l'abdomen ne peuvent, pour leur gravité immédiate, être comparées à celles de la poitrine et de la tête.

C'est pour cette raison que tout en reconnaissant l'importance très grande des maladies de l'abdomen, nous ne leur consacrerons pas cependant des développements aussi étendus qu'aux maladies de la poitrine, parce que l'étude générale déjà faite des maladies tuberculeuses nous dispense de décrire longuement celles qui ont leur siége dans les organes de l'abdomen. D'un autre côté, aucune des maladies comprises dans cette seconde partie ne présente une importance égale à celle de la pneumonie, que nous nous sommes appliqué à faire connaître avec tous les détails qu'il nous était permis de donner.

Nous diviserons cette seconde partie en plusieurs sections. La première comprendra les maladies de la portion sus-diaphragmatique du tube alimentaire; la seconde, celles de la portion sous-diaphragmatique; la troisième, celles des annexes de l'appareil digestif; la quatrième, celles des organes génito-urinaires; enfin, dans la cinquième nous traiterons des maladies tuberculeuses des divers organes que nous venons d'énumérer.

SECTION PREMIÈRE.

MALADIES DE LA PORTION SUS-DIAPHRAGMATIQUE DU TUBE DIGESTIF.

CHAPITRE PREMIER.

ACCIDENTS DE LA DENTITION.

Parmi les actes nombreux d'accroissement qui s'accomplissent dans l'enfance, il n'en est point de plus important que la dentition. Lorsqu'elle reste entre les limites de la régularité physiologique, elle constitue déjà une des modifications les plus essentielles de l'organisme en ce qui touche aux fonctions digestives, et de laquelle l'hygiène sait tirer des conséquences très utiles pour le régime alimentaire. Mais, si elle est tardive ou prématurée, si elle est difficile et laborieuse, ses phénomènes prennent un autre caractère et rentrent dans le domaine de la pathologie.

N'ayant point ici à considérer la dentition à l'état physiologique, notre attention doit se concentrer sur les écarts morbides dont elle est susceptible. Ces écarts sont assez nombreux et assez différents les uns des autres pour être rapportés à deux classes distinctes, suivant que la dentition est simplement irrégulière, anormale ou laborieuse et difficile.

Article premier. — Dentition irrégulière, anormale.

La dentition est irrégulière : 1° quand l'apparition des dents est prématurée ou tardive; 2° quand leurs dispositions anatomiques et l'ordre de leur succession s'écartent de l'état normal.

L'apparition des premières dents est prématurée lorsqu'elle

a lieu avant le sixième ou le septième mois; elle est tardive lorsqu'elle a lieu après le huitième ou le neuvième. Des irrégularités analogues peuvent se répéter pour les dents suivantes, et un certain nombre d'enfants atteignent l'âge de deux ans et demi sans avoir le nombre complet des dents de lait, qui est de vingt. De même, la seconde dentition, au lieu de s'accomplir dans le cours des septième, huitième, neuvième années, se prolonge souvent jusqu'à la douzième ou treizième. Cette seconde dentition se compose de deux phénomènes distincts, savoir : le remplacement des dents de lait et l'éruption de huit nouvelles dents (les grosses molaires), dont quatre paraissent souvent dès la sixième année. Enfin, la troisième dentition, c'est-à-dire l'éruption des quatre dernières molaires, qui s'accomplit rarement avant la puberté, est aussi quelquefois prématurée ou tardive.

Le nombre des dents varie quelquefois. Les variétés par défaut consistent dans l'absence absolue des dents, ainsi que Fox et Sabatier en ont cité des exemples, et dans l'absence d'une ou plusieurs dents, cas plus fréquent que le premier. Les variétés par excès consistent dans l'existence de dents surnuméraires, qui sont placées tantôt dans le rang, tantôt hors du rang que représente l'arcade dentaire.

Les dents peuvent présenter une direction vicieuse. Tantôt elles sont implantées très obliquement, tantôt elles sont tournées de manière à offrir en avant un de leurs bords, quoiqu'elles aient eu toute la place convenable pour se ranger.

Quant aux anomalies de situation, ou les dents apparaissent ailleurs que sur les bords alvéolaires, ou bien elles occupent sur ces bords une place qui ne doit pas leur appartenir.

Les dents, au lieu d'être isolées, peuvent adhérer entre elles, soit par leur couronne, soit par leur racine, soit par toutes les deux en même temps, ou être réunies par une substance intermédiaire.

Enfin, l'ordre suivant lequel les dents se succèdent dans leur apparition offre aussi de nombreuses variétés.

Toutes les irrégularités que nous venons d'énumérer constituent des anomalies qui rentrent dans le domaine de l'anatomie et de la physiologie, tant qu'elles ne s'accompagnent d'aucun phénomène pathologique proprement dit, soit dans la bouche, soit vers d'autres parties du corps. Elles n'exigent donc aucune intervention active de la part du médecin, ou, si cela arrive pour quelques-unes d'entre elles, c'est alors à l'art du dentiste plutôt qu'à la médecine qu'il faut demander les règles de la conduite à tenir. C'est pour cette raison que nous nous sommes contenté d'une simple énumération. Mais, lorsque la dentition, qu'elle soit ou non irrégulière, s'accompagne de quelques effets morbides, elle prend alors le caractère d'une dentition difficile ou laborieuse, et rentre dans le domaine de la pathologie.

Avant d'aborder ce sujet si important en pratique, il est bon de rappeler ici les principales phases du développement des dents. Nous suivrons, dans cette exposition, les excellentes leçons du professeur Trousseau sur cet objet.

L'enfant a vingt dents. Quand apparaît la vingt et unième, ce n'est plus une dent d'enfant, c'est une dent d'adulte. C'est pourquoi on appelle dents de lait ces vingt premières dents, qui se composent de huit incisives, quatre canines et huit molaires.

La dentition se fait en cinq éruptions :

1º Incisives inférieures médianes...........................	2
2º Incisives supérieures, médianes d'abord, puis latérales........	4
3º Premières molaires et incisives latérales inférieures..........	6
4º Dents lanières ou canines.	4
5º Deuxièmes molaires.	4
	20

Nous nous servons à dessein du terme *éruption*, parce qu'on peut comparer, non quant à la cause, mais quant au mode de sortie, l'éruption des dents à l'éruption variolique.

Du premier groupe au second, on compte en général six

semaines deux mois, pendant lesquels les accidents qui accompagnent le molimen dentaire disparaissent complétement.

De la seconde éruption à la troisième, l'intervalle peut se prolonger jusqu'à trois mois. Cette troisième éruption est suivie d'un temps d'arrêt qui a rarement moins de trois à quatre mois de durée.

Enfin, la cinquième et dernière apparition des dents de l'enfant est ordinairement précédée d'un repos de six mois à peu près (1).

A quel âge apparaissent les dents ? Si l'on voulait parler des exceptions, on pourrait dire que des enfants naissent avec des incisives, que d'autres ont leurs dents au cinquième mois ; mais nous devons surtout nous occuper de ce qui arrive ordinairement. Du sixième au huitième mois sortent les premières incisives ; du dixième mois à un an, les quatre incisives supérieures; du quatorzième mois au seizième, les deux incisives latérales inférieures et les quatre premières molaires; vers le vingtième ou vingt-deuxième mois, les quatre canines ; et enfin de trente à trente-six mois les quatre secondes molaires. Il est rare que toutes les dents aient paru avant le trentième mois.

L'enfant s'arrête donc et ne fait plus de dents jusqu'au moment où arrivent les signes de la seconde enfance. Les premières dents persistent, et, vers six à sept ans, apparaissent les troisièmes molaires. Immédiatement après, les incisives tombent et sont remplacées par d'autres qui resteront toujours. Les dents de lait vont tomber et revenir dans l'ordre où elles sont apparues. Les dernières molaires tombent à l'âge de dix ou onze ans, et alors l'enfant a vingt-quatre dents. Vers les douze ans arrivent les secondes grosses molaires, qui complètent les vingt-huit dents de l'adulte. De vingt à vingt-quatre ans poussent les quatre dernières molaires, curieuses

____

(1) *Gazette des hôpit.*, 1848, p. 276.

à cause de leur forme bicuspide : on les appelle *dents de sa-gesse.*

Alors l'homme a toutes ses dents, c'est-à-dire trente-deux.

Article 2. — Dentition difficile et laborieuse.

L'état pathologique le plus simple qui résulte de la dentition est la douleur. Quoique tout ce qui se rapporte aux sensations soit enveloppé d'une grande obscurité chez les très jeunes enfants, on ne peut mettre en doute la possibilité d'un état névralgique lié à l'éruption des dents, analogue à l'odontalgie qui se manifeste à d'autres époques de la vie, et susceptible, comme elle, d'exercer sur l'organisme une influence fâcheuse. Cet état névralgique, qui est souvent d'une appréciation très difficile, mais dont les signes sont quelquefois assez tranchés pour qu'il soit possible de le reconnaître, a de nombreux degrés d'intensité, depuis le simple chatouillement et la sensation incommode qui porte les enfants à mordre leurs doigts ou des corps étrangers, jusqu'à celui où la violence de la douleur leur arrache des cris, trouble leur sommeil et nuit à l'exercice de toutes les fonctions. Cette odontalgie peut n'être que passagère, aiguë ou bien durer pendant plusieurs semaines, et revêtir alors une forme véritablement chronique.

Le second état morbide à étudier est une irritation sanguine ou inflammatoire du follicule dentaire ou de la gencive et des parties voisines. Ses signes sont déjà moins obscurs que ceux de l'état précédent, et le praticien ne saurait, en général, les méconnaître.

Ces deux états, qui peuvent exister isolés ou réunis, ne constituent, pour ainsi dire, qu'une exagération des phénomènes intimes de sensibilité et de nutrition qui se lient au travail de la dentition; et si tout se borne là, on peut considérer l'affection comme simple.

Il n'en est plus ainsi lorsqu'il y a réaction sur l'organisme et des troubles dans l'exercice d'une ou plusieurs fonctions. Ainsi, à la dentition se lient souvent des maladies convulsives, des stomatites, des affections gastro-intestinales, etc. : c'est alors qu'elle est dite compliquée. Nous allons étudier successivement ces divers états morbides.

Caractères anatomiques.

Aucun caractère anatomique n'appartient à la dentition simplement douloureuse ou névralgique. Mais, quand il existe une inflammation, les lésions de tissu qui la caractérisent sont appréciables pendant la vie, et constituent quelques-uns des symptômes de la dentition pathologique, à moins qu'elles ne siégent uniquement dans le bulbe dentaire ou dans la cavité alvéolaire. On a donc pu, à l'ouverture cadavérique seulement, constater quelquefois des épanchements sanguins dans les alvéoles (Billard), des ramollissements inflammatoires des bulbes dentaires, leur suppuration et la destruction des germes des dents, plus ou moins longtemps avant leur éruption. Le plus souvent ces désordres intérieurs s'accompagnent de l'inflammation des gencives, de leur ulcération et même de leur gangrène. Cependant il faut remarquer que, dans la plupart des cas de ce genre cités par les auteurs, ces altérations graves n'étaient pas directement l'effet d'une exagération morbide du travail de la dentition, mais se liaient à certaines maladies qui, ayant porté spécialement leur action sur la muqueuse buccale, n'avaient fait que l'étendre à la profondeur des gencives et aux bulbes dentaires. C'est ainsi qu'agissent quelquefois la rougeole, le muguet; mais alors c'est moins à une dentition laborieuse qu'on a affaire qu'à une maladie des gencives et des dents, sur laquelle le travail actif de la dentition n'a qu'une influence occasionnelle.

Causes.

Les causes des douleurs de dentition doivent être recherchées, comme celles des névralgies en général, dans les conditions constitutionnelles et organiques des sujets. Il y a
prédisposition chez les enfants qui offrent une grande prépondérance du système nerveux, une sensibilité exagérée; en un
mot, un tempérament nerveux et irritable, souvent héréditaire, mais quelquefois aussi consécutif à l'affaiblissement de
la constitution, résultant d'un mauvais régime ou de maladies
antérieures.

Quant aux conditions locales, ce sont celles qui tendent à
augmenter l'activité du travail de la dentition, d'où résulte nécessairement un accroissement de la sensibilité. C'est ainsi que
l'odontalgie se lie plus souvent à l'éruption des premières dents
qu'à celle des suivantes, parce que, moins on s'éloigne de la
naissance, plus le travail de la dentition est actif; de même,
lorsqu'il y a éruption simultanée d'un grand nombre de dents,
ou bien encore lorsqu'il y a quelque disposition anatomique
vicieuse qui apporte un obstacle mécanique à la sortie des
dents, l'activité de la dentition est augmentée et dès lors susceptible de s'accompagner de douleur.

L'irritation inflammatoire qui accompagne la dentition est
souvent consécutive à l'irritation nerveuse, dont nous venons
d'indiquer les causes, en vertu de la loi : *Ubi stimulus, ibi
fluxus.* Mais d'autres circonstances encore favorisent le passage de la douleur à l'état de phlogose. Chez les enfants qui
réunissent à une grande susceptibilité nerveuse une irritabilité
sanguine considérable, la douleur dentaire dégénère facilement en inflammation. Dans beaucoup d'autres cas, l'inflammation se développe indépendamment de toute douleur névralgique antérieure, et c'est alors qu'elle se lie le plus souvent à
des conditions générales différentes de celles qui favorisent l'odontalgie, c'est-à-dire à une prépondérance du système san-

guin, à une forte constitution et à un développement général
énergique et précoce. Quant aux conditions locales qui favorisent la phlogose, toutes celles dont l'effet est d'accroître l'activité du travail odontogénésique doivent être considérées
comme capables de porter jusqu'à un degré morbide les phénomènes de circulation capillaire et de nutrition dont l'appareil
dentaire est le siége.

Il est généralement admis que les accidents de la dentition
peuvent dépendre de la résistance opposée par la gencive à
l'éruption dentaire, et, ce qui semble le prouver, c'est qu'assez
souvent ces accidents disparaissent aussitôt que la gencive est
traversée, ou que, par une incision, on a mis à nu la couronne
de la dent. Toutefois M. Trousseau a rejeté, dans ces derniers
temps, cette manière d'interpréter les faits ; nous exposerons
plus loin son opinion à ce sujet. On admet, en second lieu,
que le resserrement des parois alvéolaires peut faire obstacle
à la sortie des dents, et cette opinion repose sur plusieurs faits
peu contestables. Ainsi, on a remarqué que l'éruption des dents
canines est toujours moins aisée lorsque, les incisives et les premières molaires existant déjà, la portion du bord maxillaire
qui doit loger les canines est plus étroite. Ne voit-on pas aussi
un obstacle pareil arrêter l'éruption des dents de sagesse,
lorsque l'avant-dernière molaire est trop rapprochée de la base
de l'apophyse coronoïde, et que la place de la dernière molaire manque, pour ainsi dire, sur la partie la plus reculée du
bord alvéolaire? Dans ces différents cas, l'écartement des lames
osseuses qui doivent former les parois alvéolaires devient plus
difficile et peut être l'origine d'une irritation névralgique ou
inflammatoire. Il y a en effet, comme Harris le prétend, deux
périodes dans l'éruption des dents : dans la première, les deux
tables de l'os s'écartent pour former les parois de l'alvéole ;
dans la seconde, la dent traverse la gencive. A l'une correspond le simple épaississement de l'arcade alvéolaire ; à l'autre
se lient le gonflement, la chaleur et l'amincissement graduel
de la gencive. Dans quelques cas très rares, signalés par Hu-

feland, la base de l'alvéole est fermée par une lame osseuse
horizontale, formant une espèce d'opercule qui s'oppose à l'é-
ruption de la dent ou la force de se dévier. Enfin, on doit admettre que la lenteur du développement des os maxillaires, si
elle coïncide avec une éruption précoce des dents, est de nature à rendre la dentition plus difficile, parce que les dents ne
peuvent se loger à l'aise sur le rebord de la mâchoire, trop
court ou trop mince.

M. Delabarre avance, ce qui est vrai dans la pluralité des cas,
sinon dans tous, que les dents ne percent pas les gencives avec
effort. Les raisons qu'il allègue sont : 1° que les molaires sont
trop larges pour qu'il en puisse être ainsi; 2° que les dents ne
soulèvent pas toutes la gencive; 3° que s'il y avait un pareil
traumatisme, *tous* les enfants souffriraient. D'après lui, il se
forme, entre les dents et les gencives, un petit corps fongi-
forme, en grande partie composé de vaisseaux absorbants, lesquels détruisent ou absorbent graduellement tous les obstacles
à la sortie de la dent. Sous l'influence d'une alimentation vicieuse ou sous l'empire de certaines conditions atmosphériques, ces petits corps fongueux s'engorgent, et l'irritation qui
en résulte détermine dans les gencives une démangeaison que
M. Delabarre désigne sous le nom de *prurit de dentition.* Ce
prurit agace les enfants, les excite à porter les doigts à la
bouche et à comprimer convulsivement entre les mâchoires les
corps les plus durs. Sous l'empire de cette excitation incessante, les fonctions du système nerveux se troublent, la salivation s'établit, etc., etc. (1).

Symptômes.

La douleur est le seul symptôme de l'odontalgie; s'il s'y
joint d'autres phénomènes locaux, c'est qu'à l'odontalgie
s'ajoute un état de congestion ou d'inflammation. A l'époque

___

(1) *Gazette des hôp.*, 1853, p. 103.

de la première dentition, l'existence de la douleur ne peut être constatée directement par défaut de moyens d'expression ; ce n'est que par ses effets sur la sensibilité en général, et par les actes instinctifs qu'elle provoque, qu'on peut la soupçonner. La plupart de ces effets ne sont que l'exagération de ceux qui accompagnent le travail normal de la dentition ; par conséquent, il faut les faire connaître.

Dès le troisième ou quatrième mois de la vie, chez la plupart des enfants, on remarque un ptyalisme qui persiste jusqu'à l'éruption des premières dents et reparaît par la suite, chaque fois que le travail de la dentition augmente d'activité pour achever l'éruption de quelques dents nouvelles. Ce ptyalisme doit être considéré comme favorable, parce que le contact de la salive contribue à ramolllir les gencives, et parce que son écoulement ne laisse pas que d'opérer une espèce de dérivation lente et continue, par rapport au mouvement actif de nutrition dont les dents et les mâchoires sont le siége. Aussi remarque-t-on souvent que si ce ptyalisme cesse, les douleurs augmentent et quelquefois les glandes sous-maxillaires s'engorgent. A ce ptyalisme se joint une sensation qui consiste probablement dans une espèce de chatouillement incommode ou de douleur sourde et obscure, et qui porte instinctivement l'enfant à mouvoir ses mâchoires, à mordre les corps qu'il peut saisir. On peut, outre ces effets, constater une chaleur plus élevée dans toute la bouche, quelquefois des rougeurs passagères aux joues, quelques signes d'impatience, etc. Enfin, à mesure que les dents s'approchent de l'extérieur, le rebord alvéolaire devient de plus en plus épais.

Tous ces phénomènes ne décèlent que le travail normal de la dentition ; beaucoup d'enfants n'en présentent pas d'autres. Par contre, on voit, chez des sujets moins heureux, ces symptômes revêtir une intensité plus grande, surtout pour les premières dents. C'est, en effet, pendant les premiers temps de la vie que le travail de la dentition est le plus considérable, puisque les mâchoires, dans le cours des deux ou trois premières années, fournissent vingt dents dites temporaires et nourrissent en outre les germes des trente-deux dents de remplacement qui sortiront plus tard ; de sorte que les mâchoires alimentent à la fois cinquante-deux dents formées ou en germes. En outre, la première dentition qui fournit vingt dents s'achève généralement dans l'espace de deux ans; tandis que la seconde et la troisième demandent ordinairement quinze ou seize ans pour fournir trente-deux dents ; ce qui donne relativement au nombre des dents fournies, cinq ou six fois plus de temps pour les deux dernières dentitions que pour la première. Par là il est facile de comprendre pourquoi celle-ci tend plus que les autres à s'accompagner d'accidents pathologiques.

La douleur liée à une dentition difficile s'annonce par le besoin incessant de porter à la bouche les doigts ou d'autres corps étrangers, qui sont à la portée de l'enfant, et de les mâchonner. Celui-ci ne souffre pas volontiers qu'on lui examine la bouche ; souvent il jette tout à coup des cris plaintifs et porte ses doigts dans la cavité buccale; sa physionomie annonce de la souffrance, une certaine inquiétude; il est irritable, impatient, crie pour la moindre cause; souvent même ses cris ne paraissent motivés par aucune cause étrangère et semblent être, comme disent les mères et les nourrices, des cris de malice. Cette douleur peut être assez intense, surtout chez les enfants d'un tempérament nerveux, pour déterminer quelques mouvements spasmodiques des muscles de la face, quelquefois même un véritable trismus, enfin un état nerveux général, l'agitation, l'insomnie, et un état fébrile irrégulier qu'on a coutume d'appeler fièvre de dentition. La douleur et tous ses effets ont une marche intermittente ou continue ; il est rare que celle-ci n'offre pas des exacerbations.

Lorsque la douleur est l'effet d'un état simplement névralgique de l'appareil dentaire, elle ne s'accompagne d'aucun autre accident local; mais lorsqu'elle est l'effet d'une irritation inflammatoire primitive ou consécutive à l'état névralgique, on constate d'autres symptômes. D'abord on remarque que cette douleur paraît plus continue, et perd ainsi le caractère des douleurs nerveuses, qui sont ordinairement intermittentes ou au moins rémittentes. Ensuite on s'aperçoit, en examinant la bouche de l'enfant, que la muqueuse buccale est injectée, soit en totalité, soit seulement dans le voisinage de la dent dont l'éruption est prochaine. La gencive est chaude, tuméfiée, tendue ; le rebord alvéolaire qu'elle recouvre encore est large, épais, et une pression un peu forte fait souffrir le petit malade. Lorsque tous ces symptômes existent réunis, il est impossible d'en méconnaître l'origine.

Nous placerons ici quelques remarques de M. Trousseau sur la saillie formée par la gencive d'une dent près de sortir. Au lieu d'être, comme on le pense le plus souvent, constituée en très grande partie par la dent qui est au-dessous, elle est due au contraire à un gonflement fluxionnaire et inflammatoire. On démontre ce fait en enfonçant une aiguille qui traverse le bord de la gencive perpendiculairement à l'axe de la dent ; on voit alors que, le plus souvent, l'épaisseur de la gencive traversée est de 2, 3 et 4 millimètres. En outre, dans l'espace d'un ou deux mois, ce gonflement cesse et reparaît plusieurs fois, ce qui annonce bien qu'il n'est pas formé par la couronne de la dent. Le relief formé par celle-ci est essentiellement constant, inamovible et bien distinct de celui qui dépend de la tuméfaction de la gencive. Il ne faut donc pas croire que, dans ce dernier cas, la dent ne soit séparée de l'extérieur que par une membrane mince, tendue et résistante. Nous verrons plus tard les conséquences que M. Trousseau tire de ces remarques pour le traitement.

A ces signes se joignent le plus souvent ceux de la réaction de la maladie locale sur les appareils fonctionnels. Il existe de la soif, une diminution de l'appétit ; le petit malade, quand il n'est plus à la mamelle, est plus difficile pour le choix des aliments ; les vomissements et surtout la diarrhée coïncident fréquemment. C'est à ces troubles de la digestion, sur la nature desquels nous nous expliquerons plus tard, qu'il faut attribuer l'amaigrissement qui ne manque pas de se manifester lorsqu'ils se prolongent un peu. Vers la respiration on n'observe rien de particulier. Mais la circulation se ressent ordinairement de l'exaltation des propriétés vitales dans l'appareil dentaire; il y a une fièvre irrégulière dont les paroxysmes se remarquent surtout le soir. A un moindre degré le trouble de la circulation ne se manifeste que par la production de congestions continues ou passagères vers la face. Mais c'est surtout sur le système nerveux que retentit la dentition laborieuse : soit effet de la douleur, soit effet des congestions sanguines qui se lient à l'afflux du sang plus considérable vers les mâchoires, les enfants perdent le sommeil, portent souvent la main à la tête en signe de douleur; leur humeur est triste, inquiète, irritable; leur physionomie souffrante; il y a des spasmes, ou au moins cette mobilité nerveuse qui approche de l'état convulsif, etc.

Les accidents que nous venons d'énumérer doivent être considérés comme les symptômes généraux de la dentition laborieuse, tant qu'ils n'ont qu'une intensité médiocre, tant qu'il n'est point nécessaire de diriger contre eux un traitement actif, tant qu'on peut s'attendre à les voir disparaître dès l'instant où le travail de la dentition sera ramené dans les limites de son activité physiologique. Dans les cas contraires, ils constituent des complications qui doivent être, par elles-mêmes, l'objet d'une attention nouvelle de la part du praticien, sans lui faire oublier la lésion locale qui en est le point de départ.

Complications.

Les complications les plus fréquentes ont leur siége dans l'appareil digestif. Ainsi la stomatite se lie souvent à la dentition, soit sous la forme d'aphthes disséminés sur la muqueuse buccale, soit sous celles d'inflammations érythémateuses, ulcéreuses, couenneuses, gangréneuses. Ces stomatites survien-

nent sous l'influence du gonflement inflammatoire des gencives ou seulement par suite du travail caché qui s'opère dans
les dents et dans les mâchoires. Il est bon de remarquer que
ces stomatites accompagnent non-seulement la dentition douloureuse, mais encore celle qui paraît ne pas l'être.

Du côté de l'estomac et de l'intestin on observe souvent des
vomissements et surtout de la diarrhée. On considère ces accidents comme sympathiques, sans se rendre exactement compte
du mode d'action par lequel ils sont produits. Les uns les
considèrent comme le résultat d'une inflammation gastro-
intestinale; d'autres, surtout en ce qui concerne la diarrhée,
comme un simple flux séreux. Nous pensons, quant à nous,
que l'inflammation franche de l'estomac et de l'intestin est
très rarement la cause prochaine de ces accidents; que le plus
souvent ils dépendent d'une turgescence subinflammatoire
bornée à l'appareil folliculaire gastro-intestinal, c'est-à-dire
d'un état diacritique; mais quelquefois leur origine est spéciale et doit être rapprochée de celle des diarrhées par lésion
de l'innervation. Nous ne pouvons nous dispenser d'entrer
dans quelques développements sur ce sujet.

Nous avons déjà fait entrevoir la grande importance que
nous attribuons à la douleur qui résulte d'une dentition laborieuse comme élément pathogénique. En réfléchissant à l'influence qu'elle peut exercer sur l'innervation, on arrive à
comparer ses effets à ceux qui résultent d'une atteinte portée
au système nerveux. Ne voit-on pas une émotion morale
troubler complétement une digestion commencée, ou déterminer une diarrhée que, dans des cas de ce genre, on a coutume d'appeler nerveuse? Une cause persistante comme le
chagrin, la tristesse, trouble aussi d'une manière permanente
la digestion gastrique et intestinale. Rosen dit positivement
que chez les enfants, « la diarrhée vient quelquefois de souci,
d'une peur ou d'un mécontentement » (1). Or, pourquoi la

____

(1) Chapitre 9, *De la diarrhée*, troisième espèce.

douleur dentaire ne produirait-elle pas des effets analogues? Nous nous croyons d'autant plus autorisé à admettre cette explication, que nous avons plus d'une fois constaté sur nous-même qu'une odontalgie ordinaire peut déterminer presque brusquement, surtout au moment de son invasion, une supersécrétion intestinale, ou suspendre l'absorption digestive, et dans les deux cas, amener l'évacuation des matières encore liquides de l'intestin grêle, dont la chylification a été suspendue. Les anciens avaient proposé une explication analogue, en disant que la douleur produite par la dentition était capable, comme toutes les douleurs vives, de déterminer un état de spasme général ou partiel qui, se faisant ressentir sur l'intestin, le rendait inhabile à garder plus longtemps les matières renfermées dans sa cavité. Cette explication nous paraît très rationnelle et applicable à un certain nombre de cas, dans lesquels, par conséquent, les troubles digestifs résulteraient d'une digestion gastrique et intestinale, rendue incomplète par une lésion de l'innervation qui modifierait, soit l'absorption, soit les sécrétions de la muqueuse digestive, soit la contractilité de la tunique musculeuse du tube intestinal.

Nous ne pensons pas cependant qu'il y ait entre la dentition et toutes les diarrhées qui surviennent dans son cours, la connexion nerveuse que nous venons d'établir. En effet, la dentition n'est qu'un des nombreux actes de développement dont l'appareil digestif est le siége, et l'on conçoit très bien que ceux qui se passent dans l'estomac et dans l'intestin puissent, comme la dentition, s'exagérer jusqu'au degré qui constitue un état morbide. Celui-ci se rapporte, dans l'immense majorité des cas, à une affection gastro-intestinale que nous décrirons plus tard sous le nom de diacrise, plutôt qu'à un état franchement inflammatoire.

Après l'appareil digestif, ce sont les centres nerveux qui éprouvent le plus souvent une influence fâcheuse de la part de la dentition. La susceptibilité nerveuse à laquelle ce travail dispose les enfants, et qui est d'autant plus grande qu'ils sont doués d'un tempérament nerveux plus prononcé, peut spontanément ou par l'influence de la moindre cause occasionnelle, amener des accidents nerveux graves, principalement des convulsions. Cette influence de la dentition sur l'encéphale s'explique et se conçoit très bien comme un résultat de la douleur qui, chez les enfants, est facilement suivie d'une vive excitation du système nerveux, et comme un effet de l'afflux sanguin qui a lieu vers l'appareil dentaire, et auquel participe nécessairement tout le système vasculaire de la tête. Dans le premier cas, il s'agit d'une véritable névrose qui se remarque surtout chez les enfants faibles, pâles, maigres, très irritables et sujets à la diarrhée ; dans le second, les accidents se lient à une congestion sanguine active de l'encéphale qui affecte de préférence les enfants forts, colorés, gras et naturel - lement constipés. Suivant le professeur Trousseau, l'influence de la constipation a été fort exagérée. Voici ce qu'il dit à ce sujet : « Il est un préjugé que Sydenham a contribué à répandre, c'est que les convulsions sont surtout fréquentes chez les enfants constipés ; elles le sont au contraire davantage chez les enfants qui ont la diarrhée, parce que la diarrhée est l'expression d'une congestion ou d'une phlegmasie de la muqueuse intestinale. Il y a dans ces cas mauvaise digestion, et l'on sait que les indigestions amènent souvent les convulsions. Pour les prévenir, il faut veiller à ce qu'il n'y ait ni diarrhée ni vomissement (1). »

Il est important de remarquer, comme l'a fait Guersant (2), que les accidents nerveux ne surviennent pas seulement dans les cas où la dentition laborieuse s'annonce par des signes évidents d'inflammation, mais aussi lorsqu'il n'y a probablement que ce que nous avons appelé névralgie odontogénésique. Il est rare que l'éclampsie qui se lie à la dentition, lors même

_____

(1) *Gazette des hôp.*, 1851, p. 362.
(2) *Dictionnaire de méd.* en 30 vol., t. X, p. 140.

qu'elle amène la mort, laisse dans les organes méningo-encéphaliques des altérations appréciables à l'inspection cadavérique. Elle ne diffère d'ailleurs en rien par sa marche et ses différentes variétés de l'éclampsie qui résulte d'autres causes, et dont l'histoire sera présentée ailleurs.

Le strabisme, qui n'est qu'un état convulsif partiel, se développe assez souvent pendant la dentition. M. Richard, de Nancy, l'attribue surtout à l'éruption des dents canines supérieures, que leur voisinage de l'orbite a fait appeler vulgairement les *dents de l'œil*.

L'inflammation des centres nerveux peut résulter de l'influence persistante d'une dentition douloureuse. Quoiqu'elle constitue toujours une affection redoutable, elle est cependant en général plus susceptible de guérison que la plupart des autres méningo-encéphalites, parce que, si on l'attaque avec succès dans son point de départ, sa raison d'être disparaît ; ou du moins elle devient moins réfractaire au traitement qu'on dirige contre elle.

Beaucoup d'autres maladies peuvent encore compliquer la dentition. Ainsi, certaines ophthalmies dépendent de l'éruption des dents supérieures, surtout des canines (Richard, de Nancy); quelques exanthèmes cutanés, surtout à la face, se montrent pendant que les dents soulèvent et traversent la gencive, et disparaissent aussitôt après; il en est de même, chez beaucoup d'enfants, de l'otorrhée, de la laryngite et de la bronchite. Enfin, la dentition n'est pas toujours étrangère aux coryzas, aux angines, et en général à toutes les affections catarrhales qui se montrent chez les jeunes enfants.

La fièvre de réaction qui accompagne la dentition laborieuse est plus souvent l'effet d'une réaction nerveuse que d'une réaction inflammatoire; car on la constate fréquemment en l'absence de phénomènes inflammatoires bien tranchés et lorsqu'il n'existe qu'une dentition douloureuse. Alors elle résulte évidemment de l'éréthisme nerveux suscité par le travail douloureux de la dentition. Lorsqu'elle coïncide avec des complications inflammatoires, il est plus difficile de décider si elle n'en est qu'un effet ou si elle résulte directement de la dentition. C'est ce qui avait déjà fait dire à Sydenham : « *Vulgo enim notissimum est infantes a doloribus ex dentitione ortis sæpius in febres agi, quæ haud ita facile ab alterius generis febribus internoscuntur.* » Quoi qu'il en soit, cet état fébrile qui constitue, pour ainsi dire, une fièvre hectique de douleur, tantôt continue, tantôt rémittente, tantôt irrégulièrement intermittente, nuit à l'intégrité de toutes les fonctions, et surtout à celle de la nutrition ; elle use sourdement les forces de l'organisme, amène le dépérissement, le marasme et même la mort, sans qu'on trouve à l'examen du cadavre les moindres altérations organiques.

Les accidents locaux et généraux de la dentition peuvent ne se montrer qu'une fois dans son cours, mais assez souvent ils se présentent plusieurs fois sous une forme périodique irrégulière ; ce renouvellement a lieu à chaque éruption d'une ou plusieurs dents nouvelles. Il est des cas cependant où l'on voit les symptômes revêtir une marche continue et durer fort longtemps, jusqu'à ce que la dentition soit complétement achevée. C'est dans ces cas que la dentition laborieuse devient funeste par la continuité plutôt que par la violence des accidents dont elle est la source, et c'est alors aussi que les lésions locales sont insuffisantes pour expliquer la mort.

Diagnostic.

Le diagnostic des accidents de la dentition n'est pas toujours facile. Ici deux questions se présentent à résoudre dans la pratique : 1° Chez un enfant arrivé à l'époque de la dentition, cet acte du développement organique s'accompagne-t-il d'un état pathologique local ? 2° Chez ce même enfant, les accidents généraux qu'on observe sont-ils liés à la dentition ? L'état pathologique local est facile à reconnaître, quand il est constitué par un gonflement inflammatoire des gencives ; mais quand il consiste seulement dans une sorte de névralgie, ce n'est qu'en interprétant les effets de la douleur qu'on peut en tirer des signes, et constater sa réalité : cette appréciation est remplie de difficultés. La seconde question n'est pas moins épineuse à résoudre, car il ne suffit pas que des accidents généraux coïncident avec l'époque de la dentition pour les attribuer à celle-ci, mais il faut pouvoir saisir un rapport de causalité. Nous admettons que ce rapport peut exister alors même que la dentition paraît s'accomplir physiologiquement, mais à coup sûr il est bien plus probable, si cette dentition se fait avec douleur et inflammation. Il faut toujours rechercher avec soin, dans les cas douteux, si aucune autre cause ne peut mieux expliquer les accidents dont on est témoin. Mais ce qui surtout doit guider le praticien, c'est l'étude des commémoratifs. Elle est malheureusement négative pour les cas où c'est là première fois que la dentition s'accompagne d'accidents; mais, dans beaucoup de circonstances, on apprend qu'un enfant chez lequel on soupçonne que les accidents généraux tiennent à une dentition laborieuse latente, a déjà eu, coïncidemment à l'éruption antérieure de quelques dents, des accidents plus ou moins graves qui se sont suspendus peu de temps après que l'éruption a été complète. Toutes ces difficultés de diagnostic sont d'autant plus importantes à résoudre, que les conséquences en sont graves pour la pratique. En effet, parmi les affections sympathiques de la dentition, il en est quelques-unes, entre autres la diarrhée, qu'il faut non pas toujours, mais assez souvent respecter ou seulement modérer. Il en est d'autres qui doivent être énergiquement combattues, mais qui ne peuvent l'être efficacement qu'autant qu'on emploie un traitement complexe, dirigé à la fois contre elles et contre la dentition laborieuse qui en est le point de départ. Or, c'est précisément pour établir que tel est en effet le point de départ de tous les désordres, que le praticien le plus consommé peut rester dans le doute; il ne peut en sortir qu'en analysant avec

la plus grande attention toutes les circonstances propres à
éclairer son jugement.

Traitement.

Le traitement des accidents de la dentition doit être approprié à leur nature et à leur intensité. L'indication générale,
une fois que le diagnostic est bien assis, est toujours évidente,
et consiste à faire disparaître, ou au moins à diminuer, soit la
douleur, soit l'état inflammatoire. Lorsque les accidents restent
locaux et sont peu intenses, il ne faut point un traitement
énergique, mais des moyens simples dont le but est de ramollir
la gencive, de favoriser l'écartement des parois alvéolaires et
de diminuer la douleur. C'est pour y parvenir que l'on conseille les hochets, les applications sur les gencives de certains
composés relâchants, les calmants et antispasmodiques à l'extérieur et à l'intérieur, les révulsifs légers loin du siége du mal.
Dans des cas plus menaçants, il faut agir par des antiphlogistiques directs et indirects, locaux et généraux, ou par des
sédatifs plus puissants et des stupéfiants. Enfin, dans quelques
cas, il faut recourir à une opération chirurgicale pour favoriser l'éruption de la dent arrêtée par des obstacles physiques. Donnons quelques détails sur chacune de ces médications.

Bien que les avantages qu'on retire de l'usage des hochets
soient restreints, cependant il ne faut point le rejeter. L'instinct
qui porte l'enfant, comme les jeunes animaux, à mordre tous
les corps qu'il peut saisir, est un indice de l'utilité qu'on en
peut retirer. Mais ici il y a une distinction à faire que Guersant
a eu raison d'expliquer (1). Lorsque l'éruption de la dent n'est
pas encore très prochaine, la pression des corps étrangers
tend à aplatir le bord tranchant des mâchoires et facilite l'écar-

____

(1) Article, cité p. 136.

tement des deux tables, entre lesquelles se développent les alvéoles. C'est alors, c'est-à-dire du quatrième au sixième ou au septième mois, que les hochets d'os, d'ivoire, de verre, de corail, de métal, etc., peuvent être utiles, tandis que plus tard ils deviennent nuisibles, lorsque le tissu des gencives est rouge et gonflé, et que la pointe de la dent presse sur le tissu fibreux des gencives. A cette époque, on doit remplacer les hochets durs par des racines de guimauve, de réglisse, des figues sèches, des croûtes de pain sec, certaines pâtisseries durcies par la chaleur. Toutes ces substances humectées et ramollies par la salive, adoucissent le tissu des gencives et préviennent l'inflammation de ces parties. En thèse générale, elles sont préférables, quelle que soit la période de la dentition, aux hochets durs cités tout à l'heure, parce qu'elles n'ont jamais d'inconvénients, et l'on peut ici, comme le veut Rousseau, prendre pour exemple l'instinct des animaux : « Or, dit-il dans son *Emile*, on ne voit point les jeunes chiens exercer leurs dents naissantes sur des cailloux, sur du fer, sur des os ; mais sur du bois, du cuir, des chiffons, matières molles qui cèdent et où la dent s'imprime. »

Les moyens que nous venons d'indiquer ne servent qu'à rendre plus facile le travail normal de la dentition, mais ils deviennent à peu près insignifiants lorsque la dentition est laborieuse par l'effet de la douleur ou de l'inflammation. Les applications souvent répétées de substances mucilagineuses sur les gencives sont d'un faible secours, parce que ces topiques n'agissent que d'une manière faible et passagère. Il faut alors recourir à des calmants généraux si la douleur ne donne lieu qu'à un état d'éréthisme plutôt nerveux qu'inflammatoire, et faire usage des bains entiers tièdes, des préparations de valériane, de l'oxyde de zinc, du musc, des éthers, de la liqueur minérale anodine d'Hoffmann, plus rarement des préparations opiacées qui demandent tant de prudence chez les jeunes enfants, et qu'il faut, dans le cas qui nous occupe, réserver pour certains malades chez lesquels il n'y a évidemment aucune tendance à la congestion cérébrale. On essaye alors, à très faibles doses, l'opium ou ses succédanés, et l'on se conduit ensuite d'après les résultats de ce premier essai.

Dans les cas, au contraire, où il existe, soit une tendance marquée aux congestions sanguines vers la tête, soit une inflammation d'une ou plusieurs gencives, lorsque surtout on constate les symptômes d'une fièvre inflammatoire plus ou moins régulière, il ne faut pas hésiter à recourir à la médication antiphlogistique. C'est alors qu'on obtient en général de très bons effets de l'application de quelques sangsues derrière les oreilles, ou mieux vers l'angle des mâchoires; on entretient une douce révulsion sur l'intestin par les boissons laxatives miellées, la décoction de pruneaux, quelques purgatifs doux pris par la bouche, les lavements adoucissants et laxatifs. On emploie en même temps les pédiluves simples ou composés, les cataplasmes émollients très légèrement sinapisés, ou ceux de pâte de levain sur les extrémités inférieures. Tous ces moyens antiphlogistiques directs et indirects sont employés avec d'autant plus d'énergie que les enfants sont plus fortement constitués, plus sanguins, et que les accidents inflammatoires ou hypérémiques sont plus intenses ou plus tenaces. Lorsqu'ils ont été employés sans succès, lorsque la gencive rouge, chaude, douloureuse paraît soulevée et déjà amincie par la couronne de la dent, il faut alors en pratiquer l'incision. Cette espèce de débridement fait cesser l'inflammation locale et la douleur; elle arrête ou prévient les accidents qui pourraient en résulter.

Parmi les auteurs, les uns ont trop exalté les avantages de l'incision des gencives, d'autres l'ont trop dépréciée et ont voulu à tort la proscrire. Nous la croyons surtout utile pour les dents molaires, dont la couronne plus large, mais moins tranchante que celles des incisives et moins pointue que celle des canines, éprouve une plus grande résistance de la part de la gencive. Non-seulement ce débridement détruit un obstacle à la poussée de la dent, mais encore il dégorge la gencive, et fait disparaître son inflammation. Bien qu'il n'ait pas toujours

le succès qu'on en attend, nous ne pouvons partager l'opinion
de Guersant, lorsqu'il dit : « Je suis loin d'être convaincu que
ce moyen ait sauvé la vie à aucun enfant. Il ne peut remédier
qu'aux obstacles que les parties molles opposent à la sortie de
la dent, et cette résistance ne peut jamais déterminer d'accidents mortels (1). » M. Trousseau (2) va plus loin, puisqu'il
nie la résistance de la gencive et rejette l'hypothèse d'une
pression considérable exercée par la dent sur des parties élastiques, indurées et trop résistantes. L'incision de la gencive
ne peut être comparée au débridement d'une aponévrose qui
étrangle le collet d'une hernie ou des parties sous-jacentes
tuméfiées. Car si cette opération était un véritable débridement dans le sens qu'on l'entend ordinairement en chirurgie,
la plaie faite au niveau de la dent resterait béante et permettrait de voir et de sentir au fond la couronne de la dent libre
désormais. Or, il n'en est point ainsi, les incisions restent
linéaires, leurs bords ne s'écartent nullement et se réunissent
d'ordinaire après quelques heures par première intention.
M. Trousseau pense donc que le débridement est inutile, que
peut-être les petites cicatrices des incisions sont plus difficiles
à traverser que le tissu normal, ainsi que le pensaient déjà
Van-Swieten (3) et Rosen (4), et que dans les cas où l'opération
a calmé la douleur et les accidents nerveux qui en dépendaient,
elle a agi comme des scarifications qui diminuent l'inflammation.

Quelle que soit la manière d'agir de cette opération, il est
certain qu'elle a plusieurs fois amené des résultats très heureux. Alors même qu'on rejetterait l'observation presque mer-
veilleuse de Lemonnier, on en trouverait beaucoup d'autres
dans les auteurs ; nous n'en citerons qu'une seule rapportée
par M. Richard, de Nancy.

(1) Article cité, p. 138.
(2) *Gazette des hôp.*, 1844, n° 28.
(3) *Comment.*, t. IV, p. 168.
(4) Chap. 8, p. 42.

« Les convulsions ne sont pas toujours caractérisées par les mouvements désordonnés des membres et des muscles de la face ; il y a parfois un degré où le cerveau, préoccupé de la douleur dentaire, semble avoir suspendu toute espèce d'action sur les autres organes de l'économie. J'ai été témoin, avec M. le docteur Cartier, d'un exemple qui justifie cette assertion.

» Un jeune enfant travaillé par la sortie de quelques dents molaires, au milieu de la tourmente occasionnée par la douleur, tombait dans un calme en apparence si parfait, que la mort même n'eût pas offert une immobilité plus complète. Les yeux, fixes, n'étaient point excités par la lumière ni par les objets, l'enfant semblait regarder sans voir ; le visage était pâle et décoloré, la respiration inappréciable, le pouls très lent, les membres mous, flasques, la chaleur animale singulièrement abaissée. Rien ne pouvait tirer cet enfant de la profonde absorption dans laquelle il paraissait enseveli : on ne pouvait, ni par des caresses, ni par le bruit des joujoux les plus sonores, rappeler une lueur d'attention.

» Ce cas m'a rappelé à la mémoire le fait cité dans le *Dictionnaire des sciences médicales*, d'après Robert (*Traité des principaux objets de médecine*), d'un enfant déjà enfermé dans son suaire, et que Lemonnier ressuscita en incisant les gencives dans l'intention d'examiner l'état des alvéoles. L'enfant sujet de notre observation guérit aussi par le même moyen, employé cette fois dans le dessein de guérir, et non par l'effet du hasard et dans l'intérêt d'une recherche scientifique (1). »

Les cas dans lesquels l'opération ne peut avoir aucun succès sont ceux dans lesquels la douleur se lie moins à la résistance de la gencive qu'au travail dont la dent et la mâchoire sont le siége, car elle ne modifie pas directement les conditions de ce travail. D'ailleurs, il ne faut y recourir que lorsque tous les moyens relâchants et calmants ont été infructueux. En la pra-

_____

(1) Richard, de Nancy, p. 163.

tiquant trop tôt, on risque d'ouvrir la capsule dentaire avant
que la dent soit entièrement ossifiée, et Guersant croit avoir
remarqué que les dents qui ont été ainsi mises à nu, par suite
d'une incision prématurée, poussaient plus lentement que les
autres.

Voici de quelle manière l'opération doit être pratiquée. La
tête de l'enfant est assujettie par un aide. L'opérateur écarte
les mâchoires, en portant entre elles soit les doigts d'une main,
soit un corps étranger; de l'autre main, il porte sur la gencive malade un bistouri mousse, dont la lame étroite est garnie
de linge jusqu'à 2 centimètres de sa pointe. Il pratique d'a-
bord une incision longitudinale et parallèle au bord alvéolaire; puis, écartant les joues et changeant complétement la
direction de l'instrument, il fait une incision transversale à la
première. Cette incision cruciale a plusieurs avantages sur
l'incision simple : elle débride et dégorge plus complétement
la gencive, et elle permet de porter le bout du doigt indicateur dans la petite plaie, afin de s'assurer si la dent fait saillie,
ou si l'alvéole n'est pas resserré ou fermé par une espèce d'o-
percule osseux. Dans ce cas, il peut être nécessaire de briser
le bord alvéolaire avec de forts ciseaux, ou même de perforer
la lame osseuse qui ferme l'alvéole. Il peut se faire qu'une
dent soit enclavée entre deux autres, et que l'extraction de l'une
d'elles soit alors le seul remède possible; mais ce cas est très
rare. Rosen insiste, avec raison, sur le soin qu'il faut apporter à ne laisser aucune fibre charnue sur l'endroit où la dent
presse.

Lorsque les phénomènes pathologiques de la dentition ne
se bornent pas à des accidents locaux, mais qu'elle s'accompagne de quelqu'une des maladies dont nous avons parlé, l'indication thérapeutique devient double. Il faut alors combattre
simultanément la dentition laborieuse par les moyens que nous
avons fait connaître, et les complications par des moyens appropriés à leur siége et à leur nature. On peut se contenter de

combattre le point de départ des accidents sympathiques, s'ils sont récents et peu intenses, et compter sur leur disparition ; mais, dans les cas contraires, il faut recourir sans retard à une médication complexe et plus active.

Cependant, parmi les accidents sympathiques de la dentition, il en est un que la plupart des auteurs ont considéré moins comme une complication que comme un simple épiphénomène dont l'apparition est généralement favorable, et qu'il ne faut point combattre : c'est la diarrhée. Cette opinion est vraie et doit être respectée en pratique, toutes les fois que la diarrhée est médiocrement abondante, qu'elle ne s'accompagne d'aucun symptôme de phlegmasie gastro-intestinale, et qu'elle paraît agir, en un mot, comme un simple flux lentement dérivatif, sans lequel une activité vitale trop forte s'emploierait au travail de la dentition et augmenterait l'intensité de ses phénomènes. Il faut donc, tout en suivant ce précepte, observer avec soin ce qui se passe vers l'intestin, afin de ne point laisser la diarrhée franchir le degré d'intensité qui lui convient pour être favorable.

Ce n'est pas ici le lieu d'exposer la thérapeutique des accidents éloignés de la dentition ; elle ne diffère point de ce qu'elle doit être dans tout autre cas, et sera tracée ailleurs. Nous dirons seulement que plusieurs des moyens indiqués contre la dentition laborieuse conviennent également contre quelques-unes de ces maladies, et surtout contre celles qui dépendent d'une irritation nerveuse ou sanguine des centres nerveux. Les sangsues à l'angle des mâchoires, par exemple, les révulsifs aux extrémités inférieures et sur l'intestin, les antispasmodiques internes ou externes, agissent simultanément contre la douleur ou l'inflammation de l'appareil dentaire, et contre la réaction qui s'en est suivie vers l'encéphale.

Toute la thérapeutique de la dentition ne consiste pas à combattre les accidents lorsqu'ils se sont déclarés ; on doit chercher à les prévenir par une bonne hygiène, et en mettant le régime des enfants en rapport avec leur constitution et leur tempérament. Nous avons indiqué, au commencement de ce chapitre, les conditions générales de l'économie qui favorisent ces accidents, et dès lors il a été facile de pressentir les heureux effets d'un régime tendant à fortifier la constitution des enfants faibles et chétifs, à diminuer l'impressionnabilité du système nerveux chez ceux qui en ont hérité de leurs parents, ou qui ont été accidentellement soumis aux causes capables de la produire ou de l'augmenter ; enfin à ralentir l'activité vitale chez d'autres enfants qui, réunissant les attributs d'un tempérament nerveux à la prépondérance du système sanguin, sont exposés plus que tous les autres aux orages de la dentition.

Le professeur Trousseau (1) a insisté, avec raison, sur la question du sevrage et de l'alimentation artificielle, dans ses rapports avec la dentition. Il importe, en effet, de rappeler ici que les dents sortant par des éruptions successives, il est indispensable de choisir les périodes de repos entre ces émissions, pour sevrer l'enfant ou changer le mode d'allaitement.

Cette considération devient plus nécessaire à mesure que l'on approche davantage des époques les plus laborieuses de la dentition. La quatrième éruption, celle des dents canines, et auparavant celle du groupe des molaires et des incisives latérales inférieures, par les désordres qu'elles amènent souvent dans le canal intestinal, veulent surtout être préservées de toute cause étrangère de troubles.

(1) *Gazette des hôp.*, 1848, p. 275.

CHAPITRE II.

MALADIES DE LA BOUCHE.

Les maladies de la bouche offrent, chez les enfants, un grand intérêt, soit par leur fréquence, soit par la forme spéciale que plusieurs d'entre elles revêtent à cette époque de la vie. Nous ne mentionnerons pas celles qui appartiennent aux autres âges et se rencontrent rarement dans l'enfance, ou n'y offrent aucun caractère particulier. Toutes celles qui réclament une place dans notre cadre se rapportent à un seul genre, l'inflammation, et l'on peut les décrire toutes sous le nom de stomatites. Cependant il en est dans lesquelles l'élément phlegmasique devient moins important, parce qu'il s'associe à quelque autre élément pathologique qui domine la scène des accidents morbides. C'est ainsi que les affections gangréneuses de la bouche ne se rattachent que par un faible lien aux stomatites, et que la lésion de sécrétion qui caractérise le muguet et la diphthérite, en fait des maladies différentes des inflammations ordinaires. Toutefois, si le muguet était une maladie bornée à la bouche, nous en ferions l'histoire avec celle des stomatites ; mais comme très souvent, le plus souvent peut-être, il siége dans une grande étendue des voies digestives, nous renverrons sa description à un chapitre spécial, qui suivra celui des angines, et qui formera comme une transition naturelle entre les maladies de la portion sus-diaphragmatique et celles de la portion sous-diaphragmatique de l'appareil digestif. Sous le nom générique de stomatites, nous réunirons les principales variétés que peut offrir l'inflammation de la muqueuse buccale, et qui sont : 1° la stomatite franche érythémateuse, 2° la stomatite aphtheuse, 3° la stomatite pseudo-membraneuse ou diphthéritique, 4° la stomatite pustuleuse, 5° la stomatite ulcéreuse, 6° la stomatite gangréneuse. Nous ne parlerons ici ni

de la stomatite mercurielle ni de la stomatite scorbutique, qui
sont très rares chez les enfants.

Article premier. — Stomatite érythémateuse.

Elle occupe d'une manière diffuse la totalité ou une partie
de la muqueuse buccale, elle est analogue aux érythèmes de la
peau.

Les enfants y sont d'autant plus disposés qu'ils sont moins
avancés en âge ; et cette influence agit directement ou indirectement. Directement, à cause de l'état habituel de congestion
qui existe, chez les plus jeunes enfants, sur la muqueuse buccale (Billard), et qui paraît lui-même lié au travail actif de
développement dont tout l'appareil buccal et dentaire est le
siége. On observe, en effet, que la dentition laborieuse est une
cause fréquente de l'érythème buccal. D'autre part, l'âge peu
avancé a une influence indirecte, parce qu'il favorise l'invasion
des fièvres éruptives dont la stomatite érythémateuse est un
élément à peu près indispensable, surtout dans le cas de rougeole et de scarlatine. Dans la plupart des cas, cette stomatite
est légère, reste à l'état d'élément, et suit l'éruption cutanée
dans sa marche ; mais, chez quelques malades, elle franchit
ces limites et devient une complication de la fièvre éruptive
qui lui a donné naissance ; elle constitue donc alors une véritable maladie distincte, susceptible de se transformer en
d'autres formes de stomatite plus graves. En dehors de cette
influence directe ou indirecte de l'âge, on ne rencontre plus
que les causes directes locales qui ne sont spéciales à aucun
âge, et qui ont toutes une action physique, chimique ou mécanique, irritante. Nous ne ferons que les énumérer. Ce sont :
les corps chauds, surtout les boissons ; les substances âcres,
vénéneuses, caustiques ; des contusions, des plaies, des opérations pratiquées sur les dents, la malpropreté de la bouche, etc. Enfin, la maladie peut n'être que l'extension d'une

inflammation des organes voisins, comme d'une angine, d'un abcès de la face, etc.

Les symptômes de cette affection sont d'une appréciation facile. Un sentiment de douleur et de chaleur est toujours avoué par les enfants assez âgés pour exprimer leurs sensations; chez les plus jeunes, on en présume l'existence lorsqu'on voit la préhension du mamelon, le passage des aliments ou le contact des corps étrangers exciter les cris, l'impatience du malade, qui souvent alors rejette hors de sa bouche les aliments qu'il voulait avaler. Il est toujours facile de reconnaître la rougeur, qui est tantôt distribuée d'une manière uniforme, tantôt pointillée et par plaques; assez souvent elle est bornée à la muqueuse des gencives; elle disparaît ou diminue à la pression, et reparaît aussitôt. Le gonflement de la muqueuse est peu appréciable, si ce n'est aux gencives dont le tissu tout entier paraît gorgé de sang et dans un état de turgescence. Il y a presque toujours un ptyalisme très sensible chez les petits enfants, tandis que chez les enfants de deux à six ou huit ans, la salive est instinctivement avalée et ne s'écoule point au dehors.

Les symptômes locaux ne s'accompagnent presque jamais d'accidents généraux, à moins que la stomatite ne soit très intense, ou que sa cause ne soit de nature à produire des symptômes de réaction.

Cette forme de la stomatite précède presque toujours ou accompagne la plupart des autres formes que nous étudierons bientôt. Il faut donc l'observer de près et étudier sa marche, afin de s'opposer de bonne heure à cette transformation.

La stomatite érythémateuse est, en général, facile à guérir, lorsqu'elle n'est entretenue par aucune des causes que nous avons indiquées. On se borne le plus souvent à prescrire des gargarismes, et, chez les plus jeunes enfants, des lotions dans la bouche avec des liquides mucilagineux. Si par son intensité la maladie, quoique idiopathique, détermine de la fièvre et des symptômes de congestion vers la tête, il faut recourir aux

sangsues sous les mâchoires, aux révulsifs cutanés et intestinaux. Si une dentition laborieuse coïncide, on neutralise son
influence par des moyens appropriés. Lorsque la stomatite est
liée aux fièvres éruptives, il faut la combattre si elle trop intense, si elle se prolonge plus tard que l'éruption, et surtout si
elle a de la tendance à prendre une forme plus grave.

Article 2. — Stomatite aphtheuse.

On a pendant longtemps confondu, chez les enfants, la stomatite aphtheuse, ou les aphthes, avec le muguet. Les aphthes
sont constitués par des vésicules qui apparaissent en différents
points de la bouche. Ces vésicules, remplies d'abord d'un
liquide transparent, se rompent et laissent une ulcération
superficielle dont la cicatrisation ne laisse pas de traces.

Cette affection n'est point exclusive à l'enfance; mais elle est
fréquente à cet âge, et souvent plus grave que chez l'adulte.
Elle paraît, dans ses rapports avec l'âge, dépendre des mêmes
conditions qui favorisent la stomatite érythémateuse, c'est-à-
dire de la congestion habituelle de la muqueuse buccale et du
travail difficile de la dentition. Elle paraît aussi favorisée par
un tempérament lymphatique, une constitution faible, molle;
par les saisons et les localités humides. Enfin, assez souvent
elle se lie à ces maladies gastro-intestinales qu'on a appelées
saburrales, qui consistent surtout dans la turgescence des
follicules muqueux, et dont il sera question plus loin sous le
nom de *diacrises*.

Billard nous paraît avoir fort bien compris l'action des
causes directes ou indirectes de cette maladie chez les enfants.
« Nous ne chercherons point, dit-il, la cause des aphthes dans
la rétention du méconium, l'acidité du lait, la prédominance
des acides dans les humeurs de l'enfant; nous nous attacherons plutôt à considérer que les enfants chez lesquels domine
primitivement le système lymphatique, ou bien chez lesquels
ce système acquiert une prédominance remarquable, sous

l'influence d'une mauvaise alimentation, de l'air vicié qu'on respire dans les lieux mal aérés, ou dans ceux qui se trouvent encombrés par un grand nombre d'enfants malades, sont les plus sujets aux aphthes.... Il semblerait donc que l'appareil folliculeux du tube intestinal acquiert un surcroît d'énergie vitale, en même temps que le système lymphatique ; de là cette disposition des enfants aux inflammations des follicules et aux altérations qui s'ensuivent sur divers points du tube digestif.

» J'ai observé, à l'hospice des Enfants trouvés, que, tandis que le muguet régnait d'une manière presque générale chez les enfants tout récemment nés, les aphthes, au contraire, s'observaient plus fréquemment chez ceux qui arrivent à la première dentition. M. Denis, qui appelle les vrais aphthes phlyctènes ulcéreuses, a également remarqué que ces aphthes ne se développaient pas aussi souvent chez les enfants nouvellement nés. Or, si l'on suit le développement anatomique des glandes lymphatiques et de l'appareil folliculeux du tube digestif chez l'enfant qui vient de naître, on verra que ces glandes, à peine ébauchées sur le nouveau-né, prennent un accroissement rapide pendant les quatre à cinq premiers mois de la vie, de sorte que le développement de ce système lymphatique, entraînant avec lui pour ainsi dire toutes ses dépendances, imprime à la constitution de l'enfant une idiosyncrasie particulière, de laquelle résulte sa prédisposition aux phlegmasies des follicules et des glandes mucipares (1). »

Comme on le prévoit par ce qui précède, Billard fait consister les aphthes dans une inflammation des follicules muqueux de la bouche, et tel nous paraît être en effet le siège des aphthes, qui ne diffèrent, sous quelques rapports, des affections folliculeuses du reste de l'appareil digestif, qu'à cause de la texture de la muqueuse buccale, et surtout de la présence d'un

____

(1) Billard, 3ᵉ édit., p. 237 et 238.

épithélium qui explique parfaitement la forme vésiculeuse que
la maladie revêt au début.

Les aphthes affectent particulièrement la face interne des
lèvres et des joues, les gencives, la langue, le voile du palais ;
ils peuvent se développer aussi sur le pharynx et même dans
le canal intestinal. Au commencement de l'éruption, ils forment de petits points saillants, rouges, durs, douloureux, qui
sont autant de petites papules ; mais ils passent rapidement
à l'état de vésicules transparentes dont le volume peut être
très petit, et n'excède jamais celui d'une lentille environ. Si
l'épithélium soulevé par le liquide né se rompt pas de bonne
heure, celui-ci, de transparent qu'il était, devient bientôt
blanchâtre, puriforme. Déjà, pendant ces diverses périodes,
qui durent d'un à trois ou quatre jours au plus, la base des
aphthes est rouge, dure, engorgée et douloureuse. Lorsque
l'épithélium est déchiré, il reste une petite ulcération, d'autant
plus douloureuse, en général, que les autres périodes ont été
plus courtes. Cette nouvelle période d'ulcération peut durer
plusieurs jours, mais le plus souvent la maladie ne se prolonge que par de nouvelles éruptions qui remplacent les ulcérations à mesure qu'elles guérissent. Celles-ci sont superficielles, arrondies, à bords quelquefois coupés à pic et toujours
d'un rouge très vif, à fond grisâtre et comme formé par une
matière pultacée. Peu à peu le bourrelet de la ciconférence
s'affaisse, le fond se déterge, les bords se rapprochent en
apparence, mais ce n'est que l'effet de la diminution de la
tuméfaction qui rétrécit nécessairement l'étendue de l'ulcération ; celle-ci guérit par la reproduction de l'épithélium, et
non point par une véritable cicatrisation. Aussi la guérison
s'opère-t-elle souvent du jour au lendemain, sans laisser
d'autre trace qu'une tache rougé, qui disparaît elle-même
promptement. Ce n'est que dans des cas rares que l'ulcération
aphtheusé passe à l'état chronique ; alors le follicule dont la
sécrétion est altérée fournit une matière épaisse, mucoso-

purulente, qui quelquefois se concrète en forme de croûte ; celle-ci ne tarde pas à être détachée par la salive et à se reproduire. Des cas de ce genre ont été observés par Alibert et Ketelaer, chez des adultes, mais nous n'en avons jamais vu d'analogues chez les enfants.

Tels sont les caractères généraux de l'éruption aphtheuse. Est-elle discrète, elle atteint spécialement les enfants qui ne sont plus à la mamelle, et chez eux, comme chez les adultes, elle constitue souvent à peine une maladie. Il est rare qu'elle s'accompagne de symptômes généraux et présente une importance égale à celle de l'aphthe confluent. Celui-ci débute ordinairement par des symptômes généraux inflammatoires, qui se calment sans disparaître aussitôt que paraît l'éruption, c'est-à-dire ordinairement vers le troisième ou quatrième jour. Tous les symptômes locaux ont plus d'intensité, la douleur surtout est très vive ; les pustules se propagent aux fosses gutturales, la déglutition est gênée et très douloureuse ; les petites ulcérations partielles se réunissent-pour former de larges plaques excessivement douloureuses, et peuvent donner lieu à une exsudation sanguine qui se concrète dans la bouche ; les croûtes tombent ensuite en putréfaction, et pourraient faire croire à une affection gangréneuse. Dans certains cas il y a des troubles gastro-intestinaux assez intenses pour faire croire que l'éruption s'est propagée à une grande étendue du canal alimentaire, ou que du moins il y a complication d'une affection inflammatoire ou diacritique de la muqueuse gastro-intestinale. C'est dans ces cas que les aphthes peuvent être considérés comme symptomatiques.

Le diagnostic n'offre en général aucune difficulté, et l'on ne peut pas confondre les aphthes avec le muguet, qui d'ailleurs se développe très peu de temps après la naissance. Il est toujours facile de les distinguer en tenant compte de la forme vésiculeuse, puis ulcéreuse des aphthes, double caractère qui n'existe pas dans le muguet.

La maladie n'est point grave tant qu'elle est locale; mais si elle se lie à une affection gastro-intestinale, celle-ci doit être prise en considération pour le pronostic.

Le traitement est tout local lorsqu'il n'y a ni symptômes généraux, ni complications. Chez les enfants qui ont passé l'âge de quatre ou cinq ans, on emploie, comme chez les adultes, des gargarismes, et chez les enfants trop jeunes pour savoir se gargariser, des lotions avec les décoctions de guimauve, d'orge, édulcorées avec du miel ordinaire ou rosat, ou du sirop de mûres, etc. Quand la douleur est très vive, on y ajoute de l'opium. Cependant les émollients conviennent peu dès qu'il y a ulcération; on doit leur préférer des astringents, les solutions de nitrate d'argent, de borax, et même l'attouchement des petits ulcères avec l'alun sec, l'acide hydrochlorique mêlé au miel rosat, ou mieux encore avec le nitrate d'argent fondu. La cautérisation enlève la douleur comme par enchantement, et active singulièrement le travail de réparation. Lorsque l'éruption est très intense, qu'il y a des symptômes généraux inflammatoires, ou de congestion vers la tête, on se trouve bien des révulsifs aux extrémités inférieures, sur le gros intestin, et surtout d'une application de sangsues vers l'angle des mâchoires.

L'état des voies digestives réclame quelquefois des moyens spéciaux. Tant que les symptômes sont légers, on se contente de donner des boissons adoucissantes ou rafraîchissantes, des lavements émollients, quand il y a constipation; mais s'ils annoncent une inflammation gastro-intestinale, il faut la combattre par les moyens ordinaires appropriés à la nature et à l'intensité des accidents.

Enfin, il ne faut pas perdre de vue l'état général de l'enfant, l'air qu'il respire, les aliments qu'on lui donne. Il faut quelquefois changer de nourrice. En un mot, il faut soustraire les enfants à toutes les causes capables de favoriser la prédominance du système lymphatique et des follicules de la muqueuse digestive. La faiblesse de la constitution indique l'usage des toniques, surtout de ceux qui agissent sur la peau.

Article 3. — Stomatite pseudo-membraneuse.

La diphthérite buccale n'a été bien connue et bien distinguée des autres formes de la stomatite que depuis les travaux de M. Bretonneau; nous la décrirons avec la diphthérite du pharynx.

Article 4. — Stomatite pustuleuse.

La stomatite pustuleuse est celle qui accompagne la variole. Sa description sera mieux placée dans le chapitre que nous consacrerons à l'histoire de cette fièvre éruptive.

Article 5. — Stomatite ulcéreuse.

La stomatite ulcéreuse est la plus importante chez les enfants. Les ulcérations aphtheuses dont nous avons parlé, les ulcérations qui accompagnent ou suivent quelquefois, soit le muguet, soit la diphthérite, soit les pustules varioliques de la bouche, se rattachent dans quelques circonstances à la maladie que nous allons décrire : c'est lorsque la cause prochaine de ces ulcérations a disparu ou n'est plus suffisante pour expliquer soit leur persistance, soit leurs progrès. Il faut alors considérer la stomatite ulcéreuse comme succédant aux autres formes de stomatite; elle peut même quelquefois succéder aux stomatites érythémateuses, comme nous l'établirons bientôt. Mais dans la plupart des cas la stomatite ulcéreuse se développe d'emblée, et constitue ce que les Allemands ont appelé l'ulcère ou le chancre aquatique de la bouche. Elle appartient, dans ces différents cas, presque exclusivement à l'enfance.

Cette maladie est aiguë ou chronique. La première est ordinairement précédée d’une des formes de stomatite que nous avons décrites ou indiquées; souvent elle se lie d’une manière plus ou moins éloignée à l’existence antérieure des fièvres éruptives, surtout de la rougeole et de la scarlatine. Elle a pour caractère presque constant d’occuper une grande partie de la bouche et surtout des gencives, et de se propager de proche en proche avec une grande rapidité, si rien ne l’arrête dans sa marche. La stomatite ulcéreuse chronique est, au contraire, ordinairement circonscrite, tend à demeurer stationnaire, et n’amène des désordres graves par leur étendue et leur profondeur que lorsqu’il s’y joint la gangrène, qui n’en est point un élément nécessaire. On peut la considérer alors comme un ulcère atonique ou dyscrasique de la bouche, entretenu par de mauvaises conditions locales ou générales.

La stomatite ulcéreuse aiguë nous a paru plus fréquente chez les très jeunes enfants, avant l’âge de trois ou quatre ans, qu’à une époque plus avancée. Elle se rencontre également chez les enfants d’une bonne ou d’une mauvaise constitution ; la prédominance de tel ou tel tempérament y est étrangère, et nous n’avons pu remarquer parmi les circonstances hygiéniques, rien qui y prédisposât particulièrement d’une manière directe. Comme elle peut succéder aux stomatites érythémateuses, aphtheuses, pseudo - membraneuses, pustuleuses, toutes les causes de ces maladies agissent sur elle d’une manière indirecte ; mais c’est surtout chez des enfants atteints récemment de rougeole que nous l’avons observée. Ici deux cas se présentent : ou bien elle se déclare pendant l’éruption, et n’est qu’une transformation de l’érythème buccal qui accompagne la rougeole, ou bien cet érythème, après avoir disparu, se reproduit peu de temps après la cessation de l’exanthème cutané, et se change en stomatite ulcéreuse. Dans les deux cas on ne saurait nier un rapport de nature et de causalité entre cette maladie et la fièvre éruptive antérieure; mais il est bon de faire observer que presque toujours alors elle coïncide avec d'autres complications graves, telles que ia pneumonie lobulaire, la diarrhée, etc. Les cas de stomatite ulcéreuse observés par Billard chez les enfants nouveau-nés ont souvent présenté la coïncidence d'inflammations gastro-intestinales; chez tous la maladie était circonscrite, mais avait offert une marche aiguë.

La description de Billard sur ce point est fort incomplète, et se réduit à établir que certaines stomatites érythémateuses plus ou moins étendues se terminent par des ulcérations dont le siége est très variable. Il en cite deux exemples, dans l'un desquels l'ulcération siégeait à la base de la langue, et s'était formée en trois ou quatre jours. Il ne paraît pas qu'il y ait eu aucun signe de gangrène. Billard ajoute : « J'ai vu souvent le frein de la langue détruit par de semblables ulcérations. M. Denis a observé un ramollissement de la membrane muqueuse du palais, qui, suivant cet auteur, occupe presque toujours le centre de l'espace palatin sur la ligne médiane ; quelquefois il est situé en dehors de cette ligne ; la muqueuse, rougeâtre et tirant sur le fauve, est changée en pulpe inodore ; si on l'enlève, on remarque que les bords de la perte de substance sont coupés à pic, et que son fond est formé par l'os qui paraît sain. M. Baron m'a dit avoir plusieurs fois observé cette désorganisation, que je n'ai pas eu l'occasion de rencontrer. » Il s'agit ici, comme on le voit, d'ulcérations isolées et circonscrites ; mais la description de Billard laisse beaucoup à désirer, et, dans quelques-uns des faits qu'il cite, l'influence du muguet a été peut-être méconnue.

Nous avons à parler maintenant des cas dans lesquels l'ulcération s'établit simultanément sur plusieurs points, ou tend à gagner de proche en proche les parties voisines du point primitivement affecté. C'est ordinairement par les gencives qu'elle débute, et surtout par celles des dents antérieures. Le tissu gingival est gonflé, très rouge et violacé ; son bord libre est couvert d'une exsudation blanche ou grisâtre plus ou moins adhérente ; bientôt il se ramollit et devient grisâtre ; le moindre frottement enlève l'épithélium, qui se détache aussi de lui-même par fragments très petits ; la pression amène facilement un suintement sanguin ; la surface de la gencive ainsi dépouillée est évidemment excoriée. Le tissu continuant à se ramollir, l'ulcération détruit peu à peu la gencive du sommet vers la base, dénude le collet des dents qui deviennent vacillantes. L'inflammation ulcérative, qui a débuté ordinairement par la portion antérieure des gencives, gagne leur partie postérieure en suivant les cloisons par lesquelles ces deux portions communiquent dans l'intervalle des dents. Des gencives l'ulcération se propage aux lèvres et aux joues, tantôt parce qu'ayant gagné la base de la gencive, elle arrive ainsi à l'endroit où la muqueuse se replie vers la lèvre ou vers la joue, ou parce que la surface interne de celle-ci, constamment appliquée sur une surface ulcérée qui sécrète une matière âcre et irritante, s'altère directement à ce simple contact. Les ulcérations ont un aspect grisâtre, mollasse, fongueux, inégal, qui rappelle l'aspect de la gangrène, avec cette différence que la destruction des tissus semble se faire molécule par molécule, et non par eschares et lambeaux bien appréciables. Par les progrès de cette désorganisation, les dents se déchaussent, vacillent et tombent ; les os maxillaires se dénudent de leur périoste et se nécrosent ; les ulcérations s'étendent aux parois de la bouche en surface et en profondeur, et souvent alors la maladie prend la marche et l'aspect d'une véritable gangrène, dont les caractères ne sauraient être mis en doute. Ces progrès du mal peuvent s'accomplir dans l'espace d'un petit nombre de jours.

Nous avons conservé le nom d'ulcéreuse à cette maladie, qui a reçu beaucoup d'autres dénominations, et que M. Taupin (1) en particulier a considérée comme une véritable gangrène. En effet, son caractère ulcéreux nous paraît le plus essentiel, mais il n'est pas le seul élément de cette maladie. Il faut y voir en premier lieu une phlegmasie ordinairement très in-

____

(1) *Mémoire sur la stomatite* (*Journal des conn. méd.-chir*, avril 1839).

tense, en second lieu un ramollissement ulcératif qui ne peut dépendre que de la nature spécifique en quelque sorte de cette inflammation, en troisième lieu une désorganisation qui tend à devenir une gangrène évidente. Nous allons retrouver tous ces caractères dans la forme chronique : seulement ici l'inflammation s'efface presque complétement ; le travail ulcératif est plus lent, plus circonscrit, très souvent stationnaire, et la gangrène n'est le plus souvent qu'une complication accidentelle. C'est à cette forme chronique de la stomatite ulcéreuse que nous paraissent se rapporter principalement les recherches de M. Taupin, dans lesquelles on trouve peut-être quelque confusion, précisément parce qu'il a voulu trop simplifier l'étude de cette maladie, en y rattachant la forme aiguë que nous venons de décrire et les gangrènes buccales d'apparence charbonneuse.

La stomatite ulcéreuse chronique se remarque chez les enfants d'un ou deux ans jusqu'à huit ou dix, plus spécialement de cinq à dix. Elle est ainsi plus fréquente pendant le cours de la seconde dentition, à laquelle nous accordons plus d'influence que ne le fait M. Taupin. Comme lui, nous avons remarqué que le renouvellement des dents de lait a peu d'action, mais nous n'en dirons pas autant de la poussée des grosses molaires. C'est même ce qui nous explique la fréquence de son siége au niveau des dents postérieures et à la face interne des joues. La maladie paraît plus fréquente chez les garçons que chez les filles dans les classes pauvres, parce que sans doute les premiers sont plus négligés par leurs parents. Les saisons humides favorisent son développement. De mauvaises conditions hygiéniques, telles que les habitations humides, mal aérées, obscures, un mauvais régime, et beaucoup de maladies qui affaiblissent ou altèrent l'ensemble de la constitution, telles que les scrofules, les affections dartreuses, les fièvres éruptives, contribuent puissamment à sa production. Outre toutes ces causes, une constitution faible, un tempérament lymphatique, s'observent chez presque tous les enfants qui en sont atteints. Elle existe d'une manière endémique dans plusieurs hôpitaux, et en particulier à l'hôpital des Enfants malades de Paris, où l'on en trouve en tout temps quelques cas qui y prennent naissance, et deviennent toujours plus nombreux au printemps et en automne, comme ceux qui arrivent du dehors. On la rencontre aussi très souvent à l'hospice des Orphelins, dans des maisons de travail, de refuge, de correction, dans les salles d'asile, etc. Elle paraît contagieuse. M. Taupin émet cette opinion de la manière la plus formelle : « Le liquide sécrété est susceptible de transmettre cette maladie. J'ai pu, nombre de fois, constater qu'elle avait été gagnée par des enfants qui mangeaient ou buvaient avec la cuiller, le verre servant à des enfants qui en étaient atteints, et, dans ces cas, elle se développait primitivement sur les parties en contact avec le verre, avec la cuiller, chargés du liquide septique. » Enfin quelquefois la maladie naît et s'entretient sous l'influence de causes traumatiques, telles qu'une fracture, une plaie, un fragment de dent aigu, qui irrite ou déchire la joue, les lèvres ou la langue ; ou bien c'est une carie, une nécrose dentaire qui amènent l'altération de la gencive, etc. Dans tous ces cas, la nature de la maladie n'est point seulement en rapport avec ces causes externes, mais dépend aussi des conditions générales du sujet.

La maladie se voit sur toutes les parties de la muqueuse buccale, mais presque constamment elle débute par les gencives. Cette proposition de Guersant a été pleinement vérifiée par les recherches de M. Taupin et par les nôtres. Tandis qu'à l'état aigu la stomatite ulcéreuse est presque toujours générale, à l'état chronique elle est le plus souvent partielle et bornée à un seul côté de la bouche.

Il est difficile de s'assurer de quelle manière débute l'ulcère de la bouche, car la plupart des malades ne se présentent au médecin que lorsque le mal est déjà parvenu depuis quelque temps à sa période d'état.

Assez souvent il succède à la stomatite ulcéreuse aiguë, que nous avons décrite, et qui alors passe à l'état chronique en même temps qu'elle se circonscrit. Nous ne reproduirons donc pas la description que nous avons donnée, et qui s'applique surtout à l'altération des gencives. Lorsque celle-ci existe, les parties voisines des joues, des lèvres, de la langue ou de la voûte palatine s'altèrent à leur tour de la manière suivante :

« On y voit des points d'un blanc jaunâtre, du volume d'une tête d'épingle, sans saillie bien prononcée; dans les intervalles qu'ils laissent entre eux, la muqueuse est rouge, gonflée, douloureuse. Quand ils sont rares et peu développés, on les rend plus visibles en opérant une légère traction sur la partie malade. Plus tard l'épithélium est soulevé par l'exsudation blanchâtre qu'on voyait à travers sa transparence, et qui devient plus abondante; il est déchiré, la matière est expulsée, et l'on voit au-dessous une petite ulcération. Les ulcères partiels se réunissent, la fausse membrane se renouvelle; les parties affectées restent dans cet état pendant quelques jours, et l'on ne peut décider encore si la gangrène revêtira la forme couenneuse ou la forme ulcéreuse; plus tard, les caractères se prononcent davantage. Si la maladie est couenneuse, on ne voit pas d'abord la solution de continuité, et la partie malade est au contraire élevée au-dessus du niveau des parties voisines; les bords gonflés de l'ulcère, qui existe constamment, sont cachés par l'exsudation. Si c'est la forme ulcéreuse, on voit une solution de continuité très profonde, beaucoup plus longue que large, tapissée par une couche grise assez épaisse, taillée à pic sur les côtés; comme symptômes accessoires, on observe un gonflement dur et un peu pâle de la face et des lèvres, une haleine fétide, un écoulement abondant de salive infecte, brunâtre, qui irrite et excorie la commissure des lèvres. L'enfant y éprouve un sentiment de chaleur et de douleur qui l'empêche d'exécuter la mastication. Arrivée à ce point, la maladie peut rester stationnaire, entretenue par l'état général du sujet ou par une cause d'irritation constante, et passer à l'état chronique; mais le plus souvent on la voit augmenter, ou elle guérit à l'aide de moyens bien entendus (1). »

Telle est la description donnée par M. Taupin : nous n'y avons rien changé, afin de montrer qu'elle n'établit point du tout jusqu'à présent la nature primitivement gangréneuse de la maladie, comme l'auteur paraît le penser en lui donnant un autre nom que nous. Si l'altération était dans le principe une véritable gangrène, on ne la verrait point si souvent devenir stationnaire; elle continuerait ses progrès rapides, comme elle le fait plus tard lorsque la gangrène y est évidente; et, ce qui prouve que l'ulcère, tant qu'il est dans les conditions que nous venons de décrire, n'est point consécutif à la chute d'une eschare, c'est que, malgré sa profondeur apparente, il disparaît par un traitement rationnel, sans laisser aucune cicatrice profonde. La profondeur apparente de l'ulcération, comme le dit lui-même M. Taupin, est produite par le gonflement inflammatoire des bords qui s'élèvent souvent au-dessus du niveau des parties restées saines, et à plus forte raison au-dessus de la surface déprimée par l'ulcère.

Cet ulcère, une fois produit et existant depuis quelques jours, est un véritable ulcère atonique, dyscrasique, dont l'aspect sordide et l'odeur fétide simulent, mais ne prouvent pas la gangrène. Comme tous les ulcères analogues, il a un fond grisâtre, inégal, mou, sans bourgeons charnus de bonne nature, des bords taillés à pic, gonflés, ecchymosés, ne faisant, comme le fond, aucun frais de cicatrisation. La matière qu'il sécrète est un pus ichoreux ou sanieux, grisâtre, susceptible de former une couche pultacée et couenneuse plus ou moins adhérente, qui se détache de temps en temps, et peut être prise pour des eschares. C'est la présence de ces concrétions couenneuses, quelquefois très prononcées, qui a conduit M. Taupin à reconnaître dans la maladie une forme couenneuse distincte de la forme ulcéreuse; mais il rapporte l'une et l'autre

____

(1) Mémoire cité,

à la gangrène, et c'est en cela que nous ne partageons point s
manière de voir.

C'est à cet état d'ulcère, dans lequel la nature est impuissante à amener la guérison par elle-même, que la maladie offre
une marche encore lente; elle est souvent stationnaire pendant plusieurs semaines, pendant plusieurs mois, et comment
admettre qu'alors elle consiste véritablement dans une gangrène, et, qui plus est, dans une gangrène qu'on regarde comme
contagieuse ?

Cependant la gangrène se montre quelquefois avec des caractères incontestables, mais elle constitue pour nous une
complication favorisée soit par une disposition inhérente à
l'enfance, et qui se manifeste dans beaucoup d'autres maladies
de la bouche, soit par les mauvaises conditions locales et générales où les sujets se trouvent placés.

La nature de cette gangrène n'est peut-être pas encore
connue. Toutefois nous penchons fortement vers l'opinion de
M. Taupin, qui la considère comme analogue ou même identique avec la pourriture d'hôpital. Nous ne pensons pas, comme
lui, que l'ulcère de la bouche soit cette pourriture d'hôpital elle-
même, mais nous croyons que celle-ci vient assez fréquemment le compliquer. Le développement de cette espèce de gangrène est, en effet, subordonné à une condition *sine quâ non:*
c'est l'existence antérieure d'une plaie ou d'un ulcère. On ne
peut donc, comme semble le vouloir M. Taupin, expliquer la
formation de l'ulcère par l'invasion de la pourriture d'hôpital,
puisque celle-ci ne peut venir qu'en second lieu. D'autre part,
il faut admettre que l'ulcère existe souvent pendant longtemps
sans qu'il y ait encore pourriture d'hôpital, puisque lorsque
celle-ci a envahi une plaie, les progrès du mal deviennent infiniment plus rapides et constamment funestes, si l'on n'y met
obstacle par un traitement énergique. L'invasion de cette complication n'est pas toujours facile à saisir dans le cas qui nous
occupe, parce que l'ulcère buccal, s'il est ancien, présente déjà
quelques-uns des caractères qui se rapportent soit à la forme

pulpeuse, soit à la forme ulcéreuse de la pourriture, que Delpech a si bien décrites; mais comme la marche de là pourriture est en général assez rapide, on ne peut pas longtemps
méconnaître sa présence. Ainsi, l'ulcère devient plus douloureux; la fétidité de l'haleine et des liquides secrétés par l'ulcère est plus grande, le gonflement de ses bords augmente,
le fond se creuse ou se couvre d'une couche tantôt pseudo-
membraneuse, solide, adhérente, tantôt d'une couche de matière pultacée; ces produits de sécrétion se détachent et font
voir une plaie de plus en plus large et plus profonde. Avant
même que la muqueuse soit détruite dans toute son épaisseur,
la joue ou la lèvre présente un gonflement pâle et dur; et,
lorsque enfin la désorganisation pénètre dans le tissu cellulaire,
sa marche devient plus rapide; tous les symptômes des gangrènes charbonneuses, que nous énumérerons bientôt, se manifestent. Toutes les parties molles se détruisent et tombent en
détritus, le périoste se décolle, les os se nécrosent; des troubles
généraux, souvent nuls jusque-là, se déclarent et entraînent
le malade; ou, s'il survit, grâce à un traitement énergique, il
reste horriblement défiguré et mutilé.

Le pronostic de l'ulcère de la bouche n'est grave qu'autant
qu'il est déjà compliqué de pourriture. Combattu à temps, il
guérit en général assez facilement. La stomatite ulcéreuse aiguë
est plus difficile à arrêter dans sa marche, et son pronostic est
surtout grave par la coïncidence ordinaire de quelques autres
maladies aiguës fort dangereuses.

Le traitement de la stomatite ulcéreuse, à l'état aigu, réclame l'association des topiques capables de modifier la nature
de l'inflammation et de quelques antiphlogistiques propres à
diminuer sa violence, qui est souvent considérable ; c'est même
par ceux-ci qu'il faut débuter. Ainsi, on fait appliquer des
sangsues sous les mâchoires, on prescrit des bains de pieds,
des gargarismes, des lotions ou des injections à grand courant
avec des liquides mucilagineux ou légèrement acidulés. Mais,
aussitôt que l'épithélium de la muqueuse blanchit et se dé-

tache, que la muqueuse s'excorie, s'ulcère, devient molle, fongueuse, grisâtre ; lorsque, en un mot, elle se désorganise, il faut sans retard cautériser tous les points où il est évident que la vitalité du tissu muqueux et gingival est gravement altérée. Plus le mal sera avancé, plus ses progrès seront rapides, plus on pratiquera la cautérisation avec énergie ; et c'est suivant ces circonstances qu'on devra de préférence employer tantôt les acides minéraux purs, le nitrate acide de mercure, le nitrate d'argent, tantôt l'acide chlorhydrique associé au miel, l'alun, le chlorure de chaux sec, etc.

Enfin, dans cette forme de la stomatite, on prescrira les antiphlogistiques ou les toniques généraux, suivant la nature des complications et des causes connues de la maladie.

Le traitement de la stomatite ulcéreuse chronique ne réclame presque jamais les antiphlogistiques. Il faut sans délai modifier la nature de l'ulcère par des caustiques. Le topique préférable à tous les autres est, sans contredit, le chlorure de chaux sec, employé suivant la méthode de M. Bouneau, médecin de l'hôpital des Enfants malades, et dont M. Taupin a vanté avec raison l'efficacité. « Voici, dit-il, comment l'emploie et le prescrit le docteur Bouneau, qui, le premier, a eu l'heureuse idée de s'en servir pour enrayer la stomatite gangréneuse et certaines angines qui accompagnent la rougeole, la variole, la scarlatine. On a soin d'avoir du chlorure bien sec, réduit en poudre très fine ; on humecte légèrement son doigt, puis on le trempe dans un flacon rempli de la poudre de chlorure, et l'on frictionne assez rudement les parties affectées. Après des lotions répétées, le chlorure, le liquide putride et les concrétions membraniformes sont rejetés. On recommence alors l'opération de la même manière, et on laisse le contact durer plus longtemps ; puis on recommande au malade de se gargariser de nouveau, et de rejeter le chlorure, ce qu'il fait d'autant plus volontiers que la saveur de ce sel est très désagréable. Ces frictions amènent quelquefois un écoulement sanguin peu abondant, qui ne peut avoir aucun

inconvénient, et qui aide au dégorgement des parties voisines. Le chlorure agit à la fois comme caustique et comme
désinfectant, et donne aux parties malades un mode d'irritation nouveau, qui fait disparaître celle qui existait auparavant (1). »

Ce topique doit être, en général, mis en usage une ou deux
fois par jour.

Les succès qu'on obtient par cette médication sont réels ;
nous les avons vus se confirmer entre nos mains, et nous n'hésitons pas à placer le chlorure de chaux sec au premier rang
parmi les agents propres à substituer un travail de réparation
à la marche désorganisatrice de l'ulcère buccal. Cependant on
comprend que, dans des cas graves, si surtout il existe une véritable gangrène, des caustiques plus puissants deviennent nécessaires. Dans les cas ordinaires, on peut aussi le remplacer
par le nitrate d'argent, par l'alun en poudre, la pulpe de citron, etc. Mais ces moyens n'ont pas plus d'avantages et ont
quelques inconvénients qui équivalent bien à celui qu'offre le
chlorure de noircir les dents.

Le chlorate de potasse a été beaucoup vanté, dans ces dernières années, contre la stomatite ulcéreuse et d'autres variétés de stomatite et d'angine. On peut l'employer à la dose de
1 à 4 grammes, suivant l'âge, soit dans une potion gommeuse,
soit, comme Hunt, dans 100 grammes d'eau, avec 20 grammes de sirop de sucre. On l'administre par cuillerées dans les
vingt-quatre heures.

Les soins de propreté, les gargarismes détersifs, peuvent
quelquefois suffire pendant tout le traitement, ou seulement
vers la fin, lorsque l'ulcère a été modifié par les caustiques et
marche vers la cicatrisation ; l'avulsion des dents cariées, l'enlèvement du tartre, ne doivent pas être omis. Enfin, il faut ne
rien négliger de ce qui concerne l'hygiène, et annihiler autant
que possible l'influence des mauvaises conditions, soit internes,

(1) Mémoire cité, p. 144.

soit extérieures au malade, qui ont présidé au développement de la maladie et peuvent l'entretenir.

Article 6. — Stomatite gangréneuse, gangrène de la bouche.

Quoique la gangrène de la bouche, chez l'enfant, ait été souvent étudiée dans ces derniers temps, il y a encore de l'obscurité sur quelques points de son histoire, et l'on n'a pas fait sur ce sujet tous les rapprochements que les faits nous paraissent renfermer.

On doit reconnaître, en premier lieu, que la gangrène est une terminaison ou une complication fréquente de toutes les formes de stomatite que nous avons décrites. D'où peut venir une si grande disposition chez les enfants à un accident qui ne s'observe que très rarement chez les adultes? Elle nous parait due à deux causes principales : l'une est l'ensemble des conditions physiologiques propres à l'appareil buccal; l'autre, la nature des maladies qui précèdent la gangrène.

Ces deux causes, quoiqu'il soit difficile de bien apprécier leur mode d'action, ne peuvent être contestées. Quant à la première, elle est bien réelle, puisqu'un nombre égal d'enfants et d'adultes étant supposés atteints des différentes formes de stomatite précédemment décrites, la gangrène les compliquera plus souvent chez les enfants que chez les adultes. Mais quelle est l'explication de ce fait? Sans doute on peut rapporter, comme le dit Gendrin (1), l'opportunité des stomatites chez les enfants « au travail organique subinflammatoire que provoque l'éruption des dents, des os maxillaires et des glandes salivaires jusqu'à la seconde dentition » ; mais cette condition ne rend point clairement compte de la tendance des stomatites à se terminer par gangrène. Tout au plus pourrait-on dire qu'en vertu de ce travail actif de développement, toutes les inflammations aiguës de la bouche tendent à revêtir une grande

(1) Thèse de concours, 1840, p. 34.

intensité, et que; par cette seule violence, l'inflammation se change plus facilement en gangrène. Nous l'avouons, cette explication ne nous satisfait pas.

Quant à la seconde cause, elle est aussi incontestable, mais aussi peu connue dans son mode d'action. Ainsi, la gangrène survient presque exclusivement dans les stomatites qui se rattachent à des affections générales, telles que les fièvres éruptives, la fièvre typhoïde; ou à des affections locales graves, telles que des gastro-entérites, des pneumonies ; ou à des affections chroniques, telles que les scrofules, les dartres; ou enfin à des conditions générales de la constitution et du tempérament qui annoncent une détérioration générale de l'organisme. Dans tous ces cas préexiste probablement à l'invasion de la gangrène une altération du sang qui a commencé par produire la stomatite; mais de quelle nature est cette altération, et pourquoi son influence s'exerce-t-elle si souvent sur la muqueuse buccale? C'est ce que nous ignorons encore, et nous ne sortons point de notre ignorance lorsque nous proclamons la nature spécifique de la plupart des inflammations de la bouche chez les enfants. Toutefois cette qualification conserve une grande importance dans la pratique, parce qu'elle nous conduit à combattre en même temps l'affection générale par des moyens généraux, et l'affection locale par des topiques énergiques qui modifient la nature de l'inflammation.

Si, dans les gangrènes buccales consécutives, nous ne connaissons que très imparfaitement la connexion de ces maladies avec leurs causes, nous sommes bien plus ignorants encore au sujet des gangrènes indépendantes de l'existence antérieure d'une forme quelconque de stomatite. Beaucoup d'auteurs en effet admettent plus ou moins formellement l'existence de cette espèce de gangrène; cependant la plupart ont évidemment adapté leur description de cette maladie aux cas dans lesquels elle se lie à une stomatite antérieure. On en reste convaincu en lisant les histoires particulières qu'ils ont rapportées, et de cette analyse des faits à laquelle nous nous sommes livré avec une attention minutieuse, il est résulté pour nous un doute sur la réalité des gangrènes idiopathiques, qui, suivant les auteurs, ne seraient précédées d'aucune maladie de la peau de la face ni de la muqueuse buccale, et débuteraient par les parties molles contenues dans l'intervalle des deux membranes tégumentaires. Les faits que nous avons observés sur ce sujet ne sont point encore assez nombreux pour nous permettre de soutenir une opinion contraire à celle de beaucoup d'auteurs recommandables, mais ils nous autorisent à l'avancer. Enfin nous ajouterons que la gangrène de la bouche, à supposer qu'elle soit primitive et étrangère à toute stomatite, se rencontre le plus souvent dans des conditions semblables à celles qui président au développement des inflammations buccales, c'est-à-dire après les fièvres exanthématiques ou d'autres maladies graves, chez des sujets cachectiques, et au milieu des circonstances hygiéniques les plus défavorables. Nous ne doutons point que dans quelques cas où l'on a supposé que ces causes avaient amené directement une gangrène, elles n'eussent d'abord porté leur action sur la muqueuse buccale, et produit une stomatite préalablement à la gangrène.

Quoi qu'il en soit de ces gangrènes primitives, leur nature nous est encore plus inconnue que celle des gangrènes consécutives. Nous avons vu que celles-ci paraissent en définitive se rattacher à une altération du sang; il en est probablement de même des autres, dans tous les cas au moins où elles se lient directement à des maladies générales, comme les fièvres exanthématiques. Ces cas, quoique les plus nombreux, ne s'observent pas seuls; car on voit des enfants exempts de ces maladies générales contracter une gangrène buccale qui pourrait bien tenir à des influences septiques dont l'action se porte tout entière sur la bouche. Ce qui semble le prouver, c'est l'absence des symptômes généraux pendant plusieurs jours, alors même que les ravages de la maladie sont déjà très considérables. La marche du mal se rapproche alors beaucoup de celle de la pourriture d'hôpital dans la plupart des cas, et ce rapprochement s'applique surtout à la gangrène consécutive à la stomatite ulcéreuse chronique qui, avant d'être définitivement gangréneuse, présente plusieurs caractères analogues à ceux de la pourriture, et paraît contagieuse comme elle. Nous pensons que les choses peuvent se passer ainsi, et que, dans beaucoup de cas où l'on regarde la gangrène comme primitive et de la nature des charbons spontanés, elle n'est autre chose qu'une pourriture d'hôpital compliquant l'ulcère de la bouche. Celui-ci reste souvent méconnu pendant longtemps chez des enfants mal soignés par leurs parents, et ce n'est que lorsqu'il s'accompagne de gonflement de la joue, qu'on examine la bouche, et qu'on reconnaît sa présence. Si la gangrène buccale était toujours un charbon, ce charbon n'étant pas produit par le contact du virus charbonneux, serait toujours symptomatique d'une maladie interne grave, comme on le voit chez les animaux et chez l'homme dans les fièvres pestilentielles. Or, il n'en est pas ainsi dans tous les cas; on doit donc, dans ceux qui font exception, admettre que la gangrène n'est autre chose qu'une pourriture d'hôpital succédant à l'ulcère de la bouche.

Déjà ces gangrènes véritablement locales avaient été implicitement admises par Billard, qui s'est efforcé de les expliquer par des conditions anatomiques, et de les rattacher comme un effet consécutif aux œdèmes qu'on observe souvent chez les nouveau-nés. Ces œdèmes, qui, suivant lui, résulteraient de l'exercice encore incomplet de la respiration et d'une prédominance du sérum dans le sang, détermineraient à la face la compression des parties engorgées contre les parties dures, telles que les dents et les arcades alvéolaires, et par suite la gangrène. La théorie de Billard pèche par la base; car, même chez les nouveau-nés, et plus souvent encore chez les enfants plus âgés, l'œdème ne précède pas toujours la mortification des parois de la bouche.

En résumé, nous admettons que la gangrène de la bouche est généralement consécutive à la stomatite, soit aiguë, soit chronique. Dans le premier cas, la stomatite est presque toujours le résultat d'une maladie générale, et la gangrène dépend de la nature spécifique de la stomatite; dans le second, la gangrène complique l'ulcère de la bouche, et paraît ou identique ou analogue à la pourriture d'hôpital. S'il est, chez les enfants, des gangrènes qui ne rentrent ni dans l'une ni dans l'autre de ces deux catégories, nous avouons que nous ignorons complétement quelles peuvent être leur nature et leur cause prochaine.

Quoi qu'il en soit, il nous faut maintenant décrire à part la gangrène. Nous ne reviendrons pas sur les stomatites qu'elle vient compliquer, ni même sur la stomatite ulcéreuse aiguë ou chronique, qui commence à s'en rapprocher beaucoup.

Un grand nombre d'auteurs anciens se sont exagéré la fréquence de la gangrène de la bouche chez les enfants, parce qu'ils ont souvent pris pour cette maladie la diphthérite buccale, que nous décrirons plus tard. La stomatite ulcéreuse chronique a été aussi souvent confondue avec la gangrène. Les exsudations membraniformes, pultacées, la fétidité de l'haleine, semblaient confirmer ce diagnostic. Enfin, il est certain que la gangrène scorbutique, qui peut atteindre aussi bien les enfants que les adultes placés dans de mauvaises conditions, ou bien en temps d'épidémie, a été souvent confondue avec les autres gangrènes de la bouche (1). La gangrène proprement dite s'observe assez souvent à l'hôpital des Enfants, et particulièrement sur les enfants appartenant aux classes les plus pauvres de la société. Non-seulement elle est presque exclusive au premier âge, mais on la rencontre encore plus spécialement chez les enfants d'un à sept ou huit ans. Dans la plupart des cas qu'on observe à l'hôpital des Enfants malades, le mal a pris naissance dans l'établissement; le plus petit nombre des

---

(1) C'est à la stomacace scorbutique que se rapportent les recherches de Poupart (*Histoire de l'Académie des sciences*, 1699), de Van Swieten (*Commen'. in Aphorism.*, t. I, p. 719 et 766), de Berthe, Capdeville et Lapeyronie, dans les *Mémoires de l'Académie de chirurgie*.

malades viennent du dehors, et n'arrivent ordinairement
qu'après que la maladie a fait de grands ravages : c'est pour
cela qu'elle est alors presque constamment mortelle, et qu'il
est impossible de reconnaître si la muqueuse buccale a été
ou non affectée la première avant les autres parties molles
de la face.

Constant (1), qui a bien décrit cette maladie, y reconnaît
plusieurs périodes. Dans la première, la maladie s'annonce
par la tuméfaction de la joue, l'expuition sanguinolente et la
fétidité de l'haleine. En explorant la cavité buccale, on aperçoit à l'intérieur des joues, des lèvres et sur le tissu des gencives, une tache blanchâtre, le plus ordinairement isolée, rarement multiple, entourée d'un cercle livide, et ne causant
aucune douleur. Jusque-là on n'observe aucun trouble des
grandes fonctions de l'économie; les enfants continuent à se
livrer aux amusements de leur âge. Mais bientôt l'ulcère
s'agrandit, devient d'un gris sale, offre une surface inégale,
raboteuse; l'infiltration de la joue augmente et gagne les
paupières; la peau qui la recouvre prend un aspect luisant,
huileux, et une tumeur rénitente se fait sentir au niveau des
parties affectées à l'intérieur. L'anorexie et des nausées peuvent se montrer dès le début, mais ordinairement elles ne
paraissent qu'à la fin de cette période : dès lors l'abattement
et la prostration commencent à se manifester; la soif est plus
vive, mais la déglutition, devenue difficile et douloureuse,
empêche de la satisfaire; le pouls est faible, mais devient
fréquent.

Chez les enfants très jeunes, on observe les mêmes phénomènes locaux; mais, suivant Billard, il n'y aurait jamais de
symptômes de réaction bien évidents, tandis qu'on en observe
quelquefois chez des enfants plus âgés.

La première période peut durer d'un à plusieurs jours;
mais lorsque la gangrène a détruit toute l'épaisseur de la

____

(1) Mémoire inséré dans le *Bulletin de thérapeutique*, t. VII.

muqueuse, et pénétré dans le tissu cellulaire lâche et adipeux de la paroi buccale, ses progrès deviennent plus rapides. L'empâtement œdémateux augmente ; la teinte livide qui entoure l'ulcération de la bouche devient noirâtre, puis noire; et s'étend de proche en proche : les tissus passent ainsi par tous les degrés de la gangrène. Les parties molles profondes sont envahies, forment un détritus gris ou noir, tombent en lambeaux, et exhalent une odeur évidente de gangrène. Ordinairement les gencives et les parties molles voisines adhérentes aux os se désorganisent les premières, les os se dénudent, les dents vacillent et tombent avant que la gangrène soit arrivée à la peau. Quelquefois elle creuse davantage en profondeur, s'étend moins en surface, et se manifeste de bonne heure à l'extérieur des joues et des lèvres en formant une tache violacée, puis noirâtre ; la peau se perfore, et cette ouverture communique avec la cavité buccale. La joue quelquefois se mortifie dans toute son étendue avec une grande rapidité. Le sphacèle, continuant ses progrès, envahit les régions orbitaires, le menton, le nez, dénude les os maxillaires dans une très grande étendue. C'est alors qu'apparaissent des symptômes généraux, tels que la petitesse et la fréquence du pouls, le refroidissement des extrémités, des sueurs froides et visqueuses, des vertiges, de la somnolence, de la prostration. Si cette période dure plusieurs jours, il s'y joint une diarrhée colliquative, un amaigrissement considérable, une faiblesse extrême ; enfin un délire obscur ou un état comateux précède la mort. S'il arrive, par un traitement énergique, ou, ce qui est plus rare, par les seules forces de la nature, que la gangrène s'arrête et se limite, une réaction locale inflammatoire se manifeste par la rougeur, la chaleur phlegmoneuse des parties environnantes ; si l'organisme fait alors les frais d'une réaction générale assez énergique, le malade peut échapper à la mort, mais il conserve une difformité ordinairement très considérable, très hideuse, que la chirurgie ne peut que rarement atténuer d'une manière satisfaisante.

Lorsqu'on examine les parties malades sur le cadavre, on trouve au centre une bouillie noirâtre mêlée de flocons graisseux perdus au milieu d'une sanie-putride; un peu plus loin les différents tissus sont encore reconnaissables, mais infiltrés d'une sérosité jaunâtre; quelques-uns sont comme lardacés et crient sous le scalpel. Comme dans toute gangrène en général, les vaisseaux et les nerfs sont les moins altérés. La langue, les amygdales, le voile du palais, sont souvent gonflés et œdémateux; quelquefois l'œdème s'est propagé jusqu'aux replis aryténo-épiglottiques, et a avancé l'époque de la mort en produisant l'asphyxie.

Le diagnostic de la gangrène, une fois qu'elle est déclarée, est facile. On ne peut point la confondre avec les charbons inoculés et la pustule maligne, parce que ces gangrènes commencent toujours par la peau. Quand la gangrène est seulement imminente, on doit examiner attentivement l'intérieur de la bouche; et quand on constate la présence d'un ulcère de mauvais aspect, il faut redouter son invasion s'il y a déjà un gonflement considérable avec rénitence et pâleur luisante de la peau. Souvent il est difficile de diagnostiquer l'étendue de la gangrène; cependant ce serait important avant de tenter la cautérisation, parce que si le mal est trop avancé, il faut s'abstenir d'un traitement douloureux; d'autre part, il est encore plus important de ne pas juger le mal au-dessus des ressources de l'art, quand il serait encore possible d'en arrêter la marche.

Le pronostic de cette maladie est en général d'une grande gravité; si elle n'est combattue de bonne heure par une cautérisation bien faite, la plupart des malades périssent.

Le traitement est local ou général; le premier est le plus important. Il se compose en première ligne d'une cautérisation énergique. Les acides concentrés, le beurre d'antimoine, le nitrate acide de mercure; en un mot, les caustiques liquides sont préférés par les uns, le cautère actuel l'a été par d'autres. Cette préférence doit varier suivant les cas, suivant, par

.exemple, que la sanie liquide est plus ou moins abondante. Quand la gangrène est très humide et très étendue, les caustiques liquides peuvent être neutralisés par la sanie, et devenir insuffisants. On doit, à cet égard, se comporter suivant les règles générales établies pour la cautérisation dans les gangrènes charbonneuses, c'est-à-dire enlever les eschares, tous les détritus sanieux, avec le plus grand soin ; ne pas craindre de faire des incisions cruciales avec le bistouri, mettre exactement à découvert toutes les parties malades, et porter le caustique solide ou liquide sur tous les points qui forment la limite de la gangrène. C'est là qu'il faut les faire agir avec force, afin d'escharifier complétement les parties déjà disposées à se mortifier ; enfin, suivant la méthode employée par le professeur Lisfranc dans le charbon et la pustule maligne, il faut, un peu plus loin du centre, cautériser moins profondément, de manière à produire une brûlure au second degré. La pâte de chlorure de zinc, dont la chirurgie a, depuis quelques années, multiplié et étendu l'indication avec tant de succès, pourrait aussi rendre ici de grands services.

Après la cautérisation, on désinfecte la bouche avec des gargarismes détersifs, des lotions chlorurées, dont l'emploi est fréquemment renouvelé nuit et jour. Quand une première cautérisation n'a pas suffi, il ne faut pas craindre d'y revenir même plusieurs fois, si le mal paraît encore le permettre.

Le traitement général consiste à placer l'enfant dans les meilleures conditions hygiéniques, à lui donner des boissons toniques, du vin vieux de Madère ou de Malaga, du vin de quinquina, des cordiaux et des stimulants, à moins qu'il n'y ait une phlegmasie gastro-intestinale, ce qui est rare.

Nous verrons ailleurs que les organes génitaux sont quelquefois, chez les enfants, le siége de gangrènes analogues à celle que nous venons de décrire ; nous le disons ici par anticipation, pour faire un simple rapprochement que nous mettrons plus tard en évidence.

CHAPITRE III.

MALADIES DE L'ARRIÈRE-BOUCHE ET DU PHARYNX.

Les maladies dont nous devons nous occuper ici se rapportent toutes, comme celles de la bouche, à des inflammations franches ou spécifiques.

Article premier. — Angines inflammatoires simples.

Il n'est point nécessaire de décrire l'inflammation érythémateuse ni les aphthes de la gorge. Ces deux variétés de l'angine inflammatoire présentent la plus grande identité avec les deux espèces de stomatite correspondantes, et coïncident très souvent avec elles. Nous ne pourrions que répéter ce que nous avons dit de leurs causes et de leurs caractères anatomiques. Leurs symptômes sensibles sont semblables, mais d'une appréciation plus difficile, à cause de la profondeur des parties et de l'indocilité des jeunes enfants. Avant l'âge de deux ans, on présume l'existence de la douleur gutturale d'après les signes suivants : on voit l'enfant porter souvent ses doigts soit au devant, soit sur les côtés et le haut du cou ; il boit maladroitement, ou bien il tette mal, et quitte le sein au moment où, voulant avaler le lait attiré dans sa bouche, il est arrêté par la douleur ; il rejette les boissons et les refuse ; il s'impatiente, s'irrite, pousse des cris au lieu de se calmer lorsqu'on lui offre le sein ou des boissons. Par ces symptômes, on est mis sur la voie d'une affection siégeant dans la gorge, dont il ne faut jamais en pareil cas omettre l'examen. Celui-ci est difficile chez les enfants très jeunes et chez beaucoup d'autres plus âgés, mais indociles. Pour y procéder, on couche l'enfant dans son lit, ou on le place sur les genoux de sa mère, la tête appuyée et maintenue immobile contre sa poitrine et en face de la lumière; s'il ne veut pas écarter les mâchoires, on lui pince le nez avec deux doigts de la main gauche; au moment où il ouvre la bouche pour respirer et pour crier, on en profite pour introduire le doigt ou une spatule, ou le manche d'une cuiller; on déprime la langue, et l'on examine attentivement l'état de toutes les parties appréciables à la vue, soit dans la gorge, soit dans la bouche.

Il ne faut pas ignorer que chez le nouveau-né, la rougeur de la muqueuse bucco-pharyngienne est un état constant, dû à une congestion physiologique, analogue à celle des téguments, qui ne dure généralement que huit à dix jours. Cette injection est uniforme et en nappe; rarement elle existe sous forme d'arborisations. Dès que l'on s'éloigne de quelques semaines de l'époque de la naissance, la rougeur est un signe d'angine, et, dans les cas les plus simples, elle est le seul que l'on constate. Le gonflement de la muqueuse est peu appréciable à la vue; mais quand il réside dans les amygdales, il est facile à reconnaître, et c'est alors un phénomène d'une grande importance, car il est la source des dangers que courent certains enfants dans des angines d'ailleurs très simples. L'étroitesse des voies gutturales rend ce résultat facile à prévoir; et nous ne doutons point que le gonflement des amygdales ne puisse suffire pour déterminer la suffocation, surtout si la muqueuse pituitaire est enflammée par suite d'un coryza, ce qui est très ordinaire.

Nous n'insisterons pas sur la marche et les variétés des angines simples; car elles sont assez rares dans l'enfance, plus rares que dans la jeunesse. Il faut remarquer seulement, comme nous venons de le faire, que l'étroitesse des cavités gutturales les rend plus graves dans le premier âge. Les autres caractères qu'elles présentent comme propres aux enfants leur sont communs avec la stomatite, et nous renvoyons le lecteur à ce que nous avons dit des stomatites érythémateuse, aphtheuse, pustuleuse. L'inflammation ulcéreuse aiguë ou chronique est infiniment plus rare dans la gorge que dans la bouche, et cette différence s'explique si l'on se souvient que cette maladie a presque toujours les gencives pour siége primitif. L'inflammation pultacée doit être renvoyée à l'histoire du muguet.

Le traitement des angines simples est analogue à celui qui convient aux autres âges, surtout chez les enfants qui ne sont plus à la mamelle. Chez ceux qui tettent encore, on suspend l'allaitement, parce que l'enfant suce le mamelon avec trop d'avidité et fait entrer trop de lait à la fois dans la gorge. Il vaut mieux lui donner à la cuiller de petites quantités de lait pur ou coupé avec de l'eau d'orge ou de l'infusion de mauve, de violette, etc.; on promène sur les parois de la gorge un plumasseau de charpie imbibé d'eau de guimauve, on applique un cataplasme autour du cou, et enfin une ou deux sangsues sur les côtés du pharynx si l'inflammation est trop intense; on applique de doux dérivatifs aux jambes, et, lorsqu'il n'y a aucune contre-indication, on emploie avec modération les vomitifs ou de doux purgatifs.

<h3 style="text-align:center">Article 2. — Diphthérite bucco-pharyngienne.</h3>

Cette maladie est tout à la fois plus fréquente et plus grave dans l'enfance qu'aux autres âges. C'est sous ces deux rapports que nous devons lui consacrer une description spéciale. Sa gravité vient principalement de ce qu'elle tend à envahir le larynx où elle constitue le croup; mais, comme nous avons fait ailleurs l'histoire de cette maladie, nous nous en tiendrons ici à ce qui regarde exclusivement la diphthérite de la bouche et du pharynx, que nous considérons comme une inflammation spécifique de la muqueuse de ces cavités. C'est cette maladie que l'on trouve décrite sous le nom d'angine gangréneuse dans tous les ouvrages antérieurs aux recherches de M. Bretonneau.

Causes.

Tous les auteurs ont reconnu la prédisposition de l'enfance à cette maladie. Il est inutile de présenter ici des relevés statistiques, car ils seraient conformes à ceux que nous avons donnés sur le croup. Qu'il nous suffise de dire que cette espèce d'angine s'observe spécialement chez les enfants d'un à huit ou dix ans. Sporadique, on en observe toujours un plus grand nombre de cas dans les hôpitaux d'enfants que dans les hôpitaux d'adultes. Épidémique, elle sévit surtout dans les colléges, les pensionnats et tous les lieux où des enfants se trouvent réunis en grand nombre. Ces épidémies de diphthérite peuvent par intervalle sévir sur toute la population d'une ville ou d'une localité, mais le plus souvent elles sont moins étendues, partielles, et forment seulement de petits groupes bornés à un pensionnat, à un quartier, ou même à une seule maison, à une seule famille.

Avec MM. Bretonneau, Trousseau, Guersant, Bourgeoise (de Saint-Denis), etc., nous regardons cette maladie comme contagieuse. Les graves épidémies ont fourni des preuves multipliées de cette propriété. Dans les cas sporadiques, la contagion est plus rarement évidente. Mais tout ce qu'on peut dire pour et contre l'opinion que nous adoptons s'appliquerait aux fièvres exanthématiques et typhoïdes, et qui peut douter de la contagion de la rougeole, de la scarlatine, de la variole? Comme ces maladies, la diphthérite peut se développer chez un individu qui n'a aucun contact avec un autre individu affecté, mais cela n'empêche pas la maladie d'appartenir à la classe de celles dont la nature spéciale amène la propagation toutes les fois que se rencontrent certaines conditions favorables à la contagion. C'est aussi ce qui explique la prédisposition de l'enfance à la diphthérite, puisque, semblable aux autres maladies contagieuses qui n'atteignent presque jamais deux fois le même sujet dans le cours de la vie, elle ne trouve plus la même aptitude chez les adultes qui en ont été affectés en bas âge. Il faut cependant admettre aussi, comme nous l'avons fait pour la coqueluche, une prédisposition directe de l'enfance prouvée par ce fait que la diphthérite sporadique est encore plus fréquente chez les enfants relativement aux adultes que la diphthérite épidémique. Il faut que la cause prochaine, que ce soit une contagion ou une infection, acquière une force plus grande pour agir sur les adultes que sur les enfants. Par conséquent, ceux-ci ont une aptitude spéciale, puisque la cause, alors même qu'elle agit faiblement, suffit pour faire développer la maladie.

Nous verrons bientôt qu'une variété importante de la diphthérite se lie à l'existence de la scarlatine. Or, celle-ci étant une maladie de l'enfance, l'âge, dans ce cas, n'influe qu'indirectement sur la fréquence de la diphthérite.

On remarque, dans certaines familles, une singulière disposition à contracter la maladie. Ainsi Guersant a rapporté l'histoire d'un frère et d'une sœur qui n'habitaient pas ensemble, qui ne s'étaient pas vus depuis quinze jours, et qui furent attaqués simultanément. M. Bretonneau a observé l'angine pseudo-membraneuse chez trois membres de la même famille. Ne sait-on pas aussi que l'impératrice Joséphine mourut des suites de cette affection, que sa fille, la reine Hortense, en ressentit longtemps les atteintes, et qu'un fils de celle-ci et son neveu, le duc de Leuchtemberg, mari de la reine de Portugal, furent enlevés par la violence de cette même maladie. Il ne faut jamais perdre de vue les faits de cette nature, lorsqu'on est porté à croire que la contagion a amené, dans une même famille, plusieurs cas simultanés de la maladie.

Les circonstances extérieures favorables au développement sporadique ou épidémique de la diphthérite sont les saisons et les habitations froides et humides, un mauvais régime, les souffrances et les privations de tous genres qui accompagnent la misère, en un mot, toutes les causes qui agissent comme débilitantes sur l'organisme. L'histoire que nous a laissée Huxam des causes qui amenèrent les grandes épidémies de 1751 et 1752 est une des plus intéressantes à consulter.

Symptômes.

La première période de la maladie peut passer inaperçue, parce qu'elle est souvent très courte ou mal caractérisée. Quel que soit le point primitivement envahi dans la bouche ou dans la gorge, l'enfant n'y éprouve d'abord qu'un peu de douleur ou de chaleur, une légère cuisson et fort peu de gêne dans la déglutition. Ces symptômes ne sont pas toujours accusés de bonne heure par les enfants, et sont méconnus. On remarque déjà, dans cette période, le gonflement des ganglions sous-maxillaires et cervicaux, la pâleur de la face, qui est un peu bouffie, avec larmoiement, injection des yeux; souvent il y a coryza, rarement de la fièvre, quelquefois un peu d'abattement, de diminution de l'appétit. Si les parents ou le médecin, appréciant quelques-uns de ces symptômes, examinent l'intérieur de la bouche ou de la gorge, on ne trouve encore que de la rougeur dans une plus ou moins grande étendue des parois bucco-pharyngiennes.

Après quelques heures ou deux ou trois jours, les fausses membranes apparaissent. Leur siége de prédilection est le voile du palais, la luette et les amygdales. Quel que soit le point qu'elles affectent, elles forment de petites plaques d'un blanc jaunâtre, qui s'étendent, s'élargissent, se réunissent et couvrent quelquefois une assez grande étendue des parois buccales ou gutturales; la déglutition devient plus gênée et plus douloureuse, le gonflement des ganglions augmente, l'haleine devient fétide; dans la plupart des cas, la fièvre se manifeste ou devient plus prononcée que dans la première période. Cependant le contraire arrive assez souvent, comme l'a signalé M. Gendron (1). On voit chez des malades qui dès l'origine se

(1) *Journal des conn. méd.-chir.;* nov. 1835.

plaignent de l'inflammation, la douleur disparaître lorsque
l'enduit couenneux commence à se former. Cette indolence est
prise pour une guérison complète, et l'attention n'est réveillée
qu'à l'époque où le larynx est à son tour enflammé et obstrué.
Cette marche latente de la maladie est très insidieuse ; elle
rend compte d'une foule de cas dans lesquels beaucoup de
médecins, même de nos jours, méconnaissent l'existence de
l'angine couenneuse antérieure au croup. Dans la seconde
période, la voix n'offre aucune des altérations qui caractérisent le croup ; elle est simplement moins claire et plus faible
qu'à l'état normal ; elle devient nasonnée quand la sécrétion
pseudo-membraneuse envahit l'intérieur des fosses nasales ou
seulement la face postérieure du voile du palais. Dans ces cas de
coryza, il s'écoule souvent par les narines un liquide jaunâtre,
séreux ou sanguinolent, d'une odeur fétide et nauséabonde.

La durée de la seconde période n'a rien de fixe ; car elle est
souvent arrêtée par le traitement mis en usage, ou parce que
la chute des fausses membranes, quand elle est spontanée, est
ordinairement suivie de plusieurs éruptions successives et qu'il
y a ainsi réunion des troisième et seconde périodes admises
par les auteurs. Lorsque les plaques se sont développées et
épaissies, l'inflammation des parties environnantes semble augmenter pour en opérer l'élimination ; elles sont entourées d'un
cercle rouge et tuméfié qui fait croire à une perte de substance
dans le centre ; cette dépression centrale devient plus profonde
lorsque les plaques ramollies par un suintement séro-sanguino-
lent des parties qu'elles recouvrent, tombent en lambeaux et
se détachent ; de nouvelles concrétions couenneuses se forment
dans le même point ; l'inflammation éliminatoire n'en prévient
pas la production, mais en amène de nouveau l'expulsion
comme des premières, et c'est de cette manière qu'on peut
observer dans le même point plusieurs éruptions successives.
On remarque cependant que les pseudo-membranes de seconde
ou troisième formation sont de plus en plus minces, et finissent par cesser de se produire. Mais, pendant que ce travail

s'accomplit et que la maladie peut ainsi s'user et s'éteindre d'elle-même dans son siége primitif, sa marché serpigineuse continue, elle envahit les parties voisines, et c'est alors qu'elle passe dans le larynx. Plus rarement elle descend du côté des voies digestives. Suivant Guersant, la disparition des pseudo-membranes aurait lieu quelquefois par résorption. La durée de la troisième période est de huit à douze jours tant que nulle complication grave ne vient l'abréger. On observe souvent un peu de toux, des efforts de vomissements qui amènent plus d'une fois le décollement des fausses membranes. Les phénomènes généraux sont plus marqués. Le gonflement des ganglions continue ou disparaît, suivant que le mal reste stationnaire ou tend à la guérison; quelquefois même ils passent à la suppuration.

Nous avons donné, en traitant du croup, tous les détails nécessaires sur les qualités physiques et chimiques des concrétions couenneuses; il est inutile de les répéter ici.

Lorsque la maladie se termine favorablement, la cavité bucco-pharyngienne sécrète en abondance un mucus puriforme qui délaye et qui détache les fausses membranes; la muqueuse prend une coloration rouge franche qui indique une réaction inflammatoire de bonne nature. Lorsque, enfin, les concrétions ont disparu pour ne plus se renouveler, on remarque un phénomène sur lequel Guersant a insisté beaucoup et avec raison, c'est la rétraction des parties qui ont été couvertes par les pseudo-membranes. Si la luette en a été enveloppée, elle est rapetissée et quelquefois réduite des trois quarts de son volume primitif; si, au contraire, elle n'a été recouverte que d'un seul côté, elle est alors recourbée en crochet de ce même côté; l'échancrure du voile du palais est due à la même cause. Guersant a vu des amygdales qui étaient si volumineuses avant la maladie qu'elles gênaient la prononciation et qu'il avait été question de les extraire, éprouver une rétraction telle qu'on les apercevait à peine entre les piliers du voile du palais. Ces déformations, qui ne s'effacent que

très longtemps après la guérison, expliquent les erreurs commises par beaucoup d'auteurs qui les ont attribuées à une
perte de substance produite par la chute d'eschares auxquelles
les pseudo-membranes ramollies ressemblent sans doute. Mais
en réalité, il n'y a que rétraction et condensation des tissus
sans aucune apparence de cicatrice.

La diphthérite bucco-pharyngienne présente quelques variétés qui se confondent souvent par des nuances impercepti-
bles avec celle que nous avons prise pour type de notre description, mais qui se montrent quelquefois avec des caractères
distinctifs assez tranchés. Quand la maladie est complétement
sporadique, elle se rapproche davantage des angines inflammatoires, et l'élément pseudo-membraneux paraît plus secondaire. Ainsi on remarque une douleur plus vive, la déglutition
plus difficile; les plaques sont mieux circonscrites, n'ont pas
le même caractère serpigineux; les ganglions sont moins engorgés; l'état fébrile est plus franchement inflammatoire; il y
a très souvent complication d'herpès *labialis;* la durée est
plus courte. Telle est l'angine couenneuse commune.

Une autre variété importante est l'angine couenneuse scar-
latinéuse, plus connue sous le nom d'angine de Fothergill.
Elle se manifeste avec la scarlatine, soit épidémique, soit sporadique, apparaît avant ou pendant l'éruption, quelquefois
vers son déclin. Le gonflement des ganglions sous-maxillaires
est considérable et leur suppuration plus fréquente. Les
pseudo-membranes envahissent d'emblée les deux amygdales
et une plus grande étendue des fosses gutturales; elles ne sont
point serpigineuses, ou quand elles offrent ce caractère, elles
s'étendent plus souvent du pharynx à l'œsophage; ce n'est
que dans des cas exceptionnels qu'elles envahissent les voies
aériennes; sous ce rapport leur marche est donc très différente de celle de la diphthérite proprement dite, qui tend plus
à se propager vers le larynx que vers le pharynx et l'œsophage. Cette angine s'accompagne toujours d'un appareil
fébrile très intense alors même que l'éruption est en voie de

déclin ou même dissipée et qu'il n'existe aucune complication. La muqueuse de la bouche, de la langue et de la gorge est sèche, brûlante et très rouge, partout où manquent les pseudo-membranes ; celles-ci sont plus molles, plus blanches, et une fois détachées spontanément ou par l'art, elles ne se reproduisent point. Il semble que dans cette maladie la production pseudo-membraneuse résulte réellement de la violence de la phlegmasie (1). Celle-ci s'étend quelquefois au larynx sans s'y accompagner de fausses membranes et détermine alors les symptômes de la laryngite simple plus ou moins intense. On voit aussi le plus souvent l'inflammation s'étendre aux fosses nasales avec ou sans fausses membranes. Nous reviendrons ailleurs sur les formes variées que peut prendre l'angine qui se lie à la scarlatine.

Les difficultés du diagnostic de la diphthérite bucco-pharyngienne proviennent de la nécessité de distinguer les différentes variétés dont nous venons de parler, et des obstacles qu'on rencontre pour l'inspection de la gorge chez les enfants, dans leur indocilité et dans l'absence de courbure de l'os maxillaire. Le praticien doit se pénétrer d'avance de l'importance de cette exploration, afin de lever tous les empêchements,

____

(1) Suivant M. Gendrin (thèse de concours), il existe deux formes de maladies diphthéritiques : dans la diphthérite proprement dite, la formation de la couenne est inhérente à la nature de la maladie ; elle arrive inévitablement ; ses caractères essentiels sont de commencer par l'inflammation des ganglions lymphatiques placés sur le trajet des vaisseaux absorbants provenant du lieu qu'elle va affecter, et d'agrandir son siége en se propageant de la partie qu'elle affecte primitivement aux parties voisines. Cette affection ressemble par ces deux caractères aux érysipèles. L'autre forme n'est qu'accidentellement couenneuse ; elle l'est par le fait de la violence de la phlegmasie ; elle n'affecte point, dès le début, les ganglions lymphatiques, et reste confinée à son siége primitif. Elle est une maladie particulière aux enfants. M. Gendrin y rapporte le coryza pseudo-membraneux des nouveau-nés, la plupart des croups véritablement sporadiques, ceux qui se lient à des bronchites simples ou rubéoleuses, et ceux qu'on voit survenir comme le plus haut degré des bronchites épidémiques affectant des enfants, ainsi que la grippe de 1837 en a fourni des exemples. — Quelle que soit sa forme, la production de la diphthérite se trouve en rapport avec la plasticité très prononcée que présentent tous les fluides chez les enfants.

même ceux qui viennent quelquefois de la pusillanimité des parents, qui pensent que cet examen est douloureux, et ne font qu'augmenter, par des ménagements outrés, l'indocilité de leurs enfants.

Le pronostic des angines diphthéritiques est subordonné à leur plus ou moins grande tendance à se propager dans le larynx, et aux complications qui les accompagnent. Quand elles n'occupent encore que l'isthme du gosier et qu'elles sont combattues à temps, elles le sont presque toujours avec succès.; mais si déjà les fausses membranes ont pénétré dans la partie inférieure du pharynx, elles y deviennent inaccessibles à la vue et aux moyens topiques. C'est pourquoi, dans des cas semblables, la terminaison est souvent funeste.

La diphthérite bucco-pharyngienne laisse quelquefois à sa suite une paralysie des organes affectés, et même quelquefois des membres. M. Trousseau fait remonter à Chomel, en 1748, l'observation de ce fait; mais elle était oubliée, et c'est bien au professeur actuel de la Faculté de Paris que l'on doit d'avoir signalé et décrit cet accident singulier, qui succède, chez quelques malades, à la diphthérite. Aussitôt après leur guérison ou quelques jours plus tard apparaissent un nasonnement et une difficulté de la déglutition qui annoncent la paralysie du voile du palais. Dans certains cas, la paralysie devient plus ou moins générale, envahit un bras, une jambe ou même tous les membres. Elle y est complète ou incomplète; elle n'est pas fixe en général, et occupe souvent diverses parties du corps avec des alternances. Il y a fréquemment des troubles dans la vue. Chez les hommes adultes, on a plus d'une fois remarqué l'affaiblissement des fonctions génitales et la paralysie de la vessie. Le plus souvent ces manifestations cessent sans traitement au bout d'un ou plusieurs mois. Dans une forme plus grave, on observe une albuminurie, de la bouffissure, la difficulté de la déglutition, le nasonnement, la faiblesse des membres, la perte d'appétit, l'oppression, l'engouement des poumons ou même des accidents cérébraux et la mort. On a vu les difficultés de la déglutition occasionner la mort. M. Tardieu, à l'hôpital de Lariboissière, et M. Péter, à l'hôpital des Enfants malades, en ont cité des exemples.

M. Trousseau compare ces accidents à ceux qui résultent de l'action de certains poisons, en particulier aux effets de l'asphyxie par l'oxyde de carbone et à ceux de la manipulation du sulfure de carbone. Pour lui, la diphthérite serait due à une intoxication dont quelques effets se prolongeraient au delà de la guérison de l'angine (1).

Traitement.

Le traitement de la diphthérite consiste essentiellement dans l'emploi des topiques irritants et caustiques, qui ont pour effet de substituer une inflammation franche à l'inflammation spécifique qui produit les concrétions plastiques. Les autres moyens, soit antiphlogistiques, soit évacuants, etc., ne sont souvent qu'accessoires.

Les topiques qui sont généralement préférés, et dont l'expérience a pleinement constaté l'efficacité, sont l'acide chlorhydrique et le nitrate d'argent. L'acide s'emploie pur ou mêlé avec deux ou trois parties de miel, et se porte sur les parties malades avec un pinceau de charpie ou une éponge fixée sur une tige de baleine. Cette cautérisation doit être faite avec le plus grand soin; il ne faut compter sur son action que lorsqu'on est sûr d'avoir exactement touché les plaques couenneuses et les portions voisines de la muqueuse. Il vaut mieux, en thèse générale, agir énergiquement que trop faiblement. Lorsqu'une première cautérisation ne paraît pas avoir été complète, il faut la renouveler après quelques heures; si, au contraire, la maladie est bornée, on ne cautérise plus qu'au bout de vingt-quatre heures, pour entretenir une certaine intensité dans l'inflammation substitutive, jusqu'à ce que les

____

(1) *Gazette des hôp.*, 1860, p. 17.

pseudo-membranes soient détachées et ne se reproduisent plus. L'acide hydrochlorique est un excellent caustique, il n'a que l'inconvénient de produire des vapeurs suffocantes ; mais cet inconvénient a quelquefois ses avantages : c'est lorsqu'il amène des nausées et des vomissements qui favorisent l'expulsion des fausses membranes.

Le nitrate d'argent est aussi d'un emploi très avantageux. L'usage du crayon offre quelques dangers, parce que la pierre peut se rompre ou se dégager du porte-crayon et tomber dans le pharynx. Il faut préférer une solution très concentrée et même saturée de nitrate d'argent cristallisé. Il ne faut pas perdre son temps à employer une solution médiocrement active, à moins que la maladie ne paraisse très bénigne.

Les gargarismes astringents, détersifs, désinfectants sont utiles chez les enfants assez âgés pour s'en servir, mais chez les plus jeunes on ne peut les employer. Chez les uns et les autres on leur substitue avantageusement des insufflations de calomel ou d'alun en poudre. Ces moyens peuvent suffire dans des cas peu graves et à marche lente, mais il ne faut pas trop compter sur eux et croire qu'ils puissent toujours remplacer les caustiques. Guersant, qui trouve à ces insufflations, les inconvénients d'exciter la toux, de déterminer la sécheresse du gosier, et de ne pouvoir être facilement dirigées vers le lieu le plus malade, préfère chez les enfants employer ces poudres dans une confiture difficile à fondre, comme la gelée de pommes, la marmelade d'abricots ou le miel, en leur recommandant de laisser fondre la confiture dans la bouche.

Les antiphlogistiques ne sont nécessaires et utiles que lorsque la diphthérite s'accompagne d'une inflammation locale assez vive ou d'une réaction fébrile évidente. Ces conditions sont toujours plus manifestes dans les variétés qu'on a appelées angine couenneuse commune et angine couenneuse scarlatineuse. Dans les cas de ce genre, comme la diphthérite offre une marche moins serpigineuse et moins envahissante, l'usage immédiat des caustiques n'est pas aussi urgent et peut être

intempestif, si l'on ne commence par diminuer l'état inflammatoire. Nous avons vu la cautérisation, dans ces circonstances, modifier la nature de l'inflammation et détruire les
pseudo-membranes, mais changer une angine médiocrement
intense en une angine générale inflammatoire des plus violentes, suivie d'abcès au cou et qui contribua à amener la
mort du sujet.

Les altérants, les évacuants, les vésicatoires peuvent rendre
des services; nous nous sommes longuement occupé de leur
emploi en faisant l'histoire du croup. Nous n'y reviendrons
pas ici, nous dirons seulement quelques mots du chlorate de
potasse qui, après avoir été employé, puis oublié, a été de
nouveau très préconisé depuis quelques années. C'est loin
d'être un médicament héroïque. Son action topique paraît
même plus réelle que son action interne réputée altérante.
Sans s'y fier exclusivement dans les cas graves, on peut l'employer concurremment avec les autres moyens et le faire prendre à la dose de 1 à 4 grammes en vingt-quatre heures dans
une potion gommeuse, ou à une dose beaucoup plus forte dans
un gargarisme, quand les enfants sont d'un âge à pouvoir user
de ce mode d'administration.

La paralysie partielle ou générale dont nous avons parlé
ne réclame pas de moyens spéciaux dans la plupart des cas.
Les toniques, les reconstituants suffisent ordinairement pour
la faire disparaître. Rien ne s'opposerait cependant, suivant
nous, à ce qu'on essayât l'électricicité et les autres excitants du
système musculaire.

Tout ce que nous avons dit de la prophylaxie de cette dernière maladie s'applique également à la diphthérite bucco-
pharyngienne.

Article 3. — Angine gangréneuse.

Depuis qu'on a positivement distingué les angines diphthéritiques de l'angine gangréneuse, on a reconnu que celle-ci est

très rare. Quoique sa réalité ne soit point douteuse pour nous, et quoiqu'elle paraisse plus fréquente chez les enfants que chez les adultes, il est impossible, dans l'état actuel de la science, d'en présenter l'histoire d'une manière satisfaisante. Tous les auteurs jusqu'à nos jours l'ayant confondue avec la diphthérite, il est difficile de choisir avec certitude ce qui, dans leur description et leurs remarques générales, appartient plutôt à l'une de ces deux maladies qu'à l'autre.

On peut cependant établir que cette gangrène est souvent de même nature que la diphthérite dont elle constitue l'espèce la plus grave. « Elle est à cette maladie, dit M. Gendron, ce que le typhus est à la dothiénentérie, ce qu'est une variole confluente à une variole discrète, une scarlatine mortelle à une légère, etc. » Cette analogie est évidente dans les faits observés par notre ancien collègue M. Becquerel, dans une épidémie d'affections pseudo-membraneuses et gangréneuses qui a régné à l'hôpital des Enfants, dans le cours de l'année 1844 (1). Sur 17 cas d'angine gangréneuse, treize fois la maladie fut précédée ou au moins se développa en même temps qu'une angine pseudo-membraneuse. Dans d'autres cas elle se lie à l'existence des fièvres éruptives et ressemble alors sous tous les rapports aux stomatites ulcéreuses ou gangréneuses aiguës qui dépendent des mêmes causes et dont nous avons parlé dans le chapitre précédent. Elle se montre presque exclusivement dans de graves épidémies de maladies exanthématiques, typhoïdes, et n'est qu'une des nombreuses lésions par lesquelles ces terribles affections générales se localisent. Dans ces cas la gangrène de la gorge n'est qu'un symptôme d'une maladie profonde de tout l'organisme.

Sauf les circonstances propres au siége de la maladie, tout ce que nous avons dit des symptômes et du traitement des gangrènes buccales s'applique à celles du pharynx.

(1) *Gazette médicale*, 1843, p. 687.

CHAPITRE IV.

MUGUET.

Le muguet longtemps confondu avec d'autres maladies de la bouche, décrit par beaucoup d'auteurs sous le nom d'*aphthes* (*aphtha lactantium*, Bateman), connu surtout des gens du monde sous le nom de *millet*, *blanchet*, consiste dans la sécrétion d'une matière pseudo-membraneuse déterminée par l'inflammation générale ou partielle de la muqueuse digestive. Si cette inflammation existait seule, elle constituerait une stomatite, une angine ou une gastro-entérite, etc.; mais lorsqu'il s'y ajoute un élément nouveau, l'élément pseudo-membraneux, elle prend alors un autre nom, celui de muguet, pourvu cependant que l'enduit plastique offre certains caractères; car toute espèce de phlegmasie pseudo-membraneuse de la muqueuse digestive n'est point le muguet.

Caractères anatomiques.

Quoiqu'on ait pu observer quelques malades chez lesquels le muguet occupait la muqueuse digestive dans la plus grande partie de son étendue, il est reconnu qu'il est souvent limité à une seule région du canal alimentaire, surtout à la bouche. Dans cette cavité, il affecte de préférence la langue, puis la face interne des joues et la voûte palatine, rarement le voile du palais et les gencives. Toutes ces parties peuvent être simultanément ou isolément le siége de l'exsudation plastique. Celle-ci est plus rare dans le pharynx; cependant dans les cas graves, comme l'étaient tous ceux observés par Valleix (1), elle s'y montre dans près de la moitié des cas, le plus ordinairement sur les côtés de l'épiglotte, quelquefois sur la paroi

______
(1) *Clinique des maladies des enfants nouveau-nés*, p. 235.

postérieure du pharynx; quels que soient son siége et son
étendue dans ce conduit, elle cesse toujours à l'ouverture postérieure des fosses nasales, et l'on n'en trouve jamais de ves-
tige sur la muqueuse de ces cavités. D'un autre côté, elle ne
pénètre jamais dans la cavité du larynx et des conduits aérifères; il n'en existe aucune observation précise. M. Lélut (1),
il est vrai, a vu rarement quelques grains pseudo-membraneux
au bord libre de l'épiglotte et à l'ouverture supérieure du
larynx; mais au delà de la glotte où cesse tout à fait l'épithélium de la muqueuse aérienne, on n'a jamais constaté la présence d'un véritable muguet, celui-ci au contraire pénètre
souvent dans l'œsophage qu'il occupe en totalité ou en partie.
On observe même des cas dans lesquels il siége exclusivement
dans ce conduit.

A l'ouverture cardiaque de l'œsophage s'arrête l'épithélium
de la portion supérieure du canal digestif; cependant ce changement de structure ne rend pas impossible la production du
muguet dans l'estomac et l'intestin; seulement il est plus rare.
En consultant les observations recueillies dans les hôpitaux
d'enfants trouvés, presque toutes relatives à des cas très
graves dans lesquels, par conséquent, la maladie a une tendance manifeste à envahir une grande étendue de la cavité
digestive, on voit néanmoins qu'elle siége rarement dans l'estomac et dans l'intestin : c'est ce qui résulte avec évidence des
recherches de MM. Valleix et Lediberder, et de nos propres
observations. Quelques auteurs, M. Véron entre autres, ont
nié sa présence dans le gros intestin; mais une observation
rapportée par Valleix et une autre analogue de Billard ont mis
le fait hors de doute.

De ces remarques sur le siége du muguet il résulte : 1° que
la maladie appartient exclusivement à la membrane muqueuse
digestive; 2° qu'elle siége spécialement dans la portion sus-
diaphragmatique dont la structure a quelque chose de spé-

(1) *Archives gén. de méd.*, 1827, t. XIII.

cial, surtout en ce qui concerne la présence de l'épithélium. Mais il ne faut pas croire pour cela que l'inflammation soit aussi rare que l'exsudation plastique dans la muqueuse gastro-intestinale, car très fréquemment, sur le cadavre, on la retrouve sous la fausse membrane du muguet. Alors la maladie n'est point réellement absente, mais il lui manque pour nos sens un de ses éléments, soit que la structure spéciale de la muqueuse empêche son développement, soit qu'elle rende l'exsudation moins adhérente, plus facile à détacher et à entraîner par les matières qui traversent le tube digestif, et qu'ainsi l'exsudation ne se trouve pas sur les cadavres de beaucoup de sujets chez lesquels elle a pu exister pendant la vie.

La fausse membrane se présente tantôt sous la forme de grains isolés ou réunis, tantôt sous celle de plaques, tantôt sous celle de couches plus ou moins épaisses. Ces différentes formes sont, suivant l'ordre que nous venons d'indiquer, des degrés de plus en plus avancés, pour ainsi dire, de la production plastique. Elle débute ordinairement, en effet, sous la forme de petits grains demi-transparents, qui deviennent rapidement blancs et opaques, du volume d'une tête d'épingle, produisant un relief peu prononcé à la surface de la muqueuse. Les grains s'étendent peu à peu du centre à la circonférence, se réunissent à ceux du voisinage et finissent par former des plaques plus ou moins étendues. La plaque, ainsi constituée par la réunion des grains, offre une surface non pas lisse, unie, mais inégale et comme chagrinée. On conçoit parfaitement cet aspect lorsqu'en étudiant de près le développement des grains primitifs, on arrive à reconnaître que leur partie la plus élevée est toujours le centre, et qu'à la circonférence leur niveau s'abaisse, pour se continuer insensiblement avec l'épithélium sain. Or, en se réunissant par leur circonférence, les grains doivent former une surface inégale et comme sillonnée par des lignes déprimées qui circonscrivent de petites saillies. Lorsqu'une plaque de muguet s'étant détachée, l'exsudation plastique se renouvelle, non plus par points isolés, mais à la fois

sur toute la surface malade, elle prend l'aspect uni, lisse, égal
des fausses membranes ordinaires. Cet aspect est encore plus
marqué si à une seconde éruption en succède une troisième,
puis une quatrième, et ainsi de suite. Quand la maladie est
très intense, la formation rapide de plusieurs grains de muguet, voisins les uns des autres, donne tout de suite à la
plaque l'aspect uniforme des éruptions secondaires. Enfin,
quand la plaque ne se détache pas de bonne heure, elle devient de plus en plus épaisse, à mesure que de nouvelles couches de matière plastique s'y ajoutent; cette épaisseur va quelquefois jusqu'à 2 ou 3 millimètres, et c'est alors que le
muguet existe sous la forme de couches superposées. C'est
suivant le nombre des grains et des plaques, et suivant
leur étendue, que le muguet peut être appelé *discret* ou *confluent*.

La couleur du muguet est toujours blanche dans le commencement, et souvent elle reste telle jusqu'à la fin; mais,
quelque temps après le début, elle peut être jaune ou d'un brun
plus ou moins foncé. Ces différences de coloration n'ont pas
une grande importance. Billard et M. Lélut pensent que la coloration jaune, dans les cavités sus-diaphragmatiques, est due
à des vomissements de bile ou de matières fécales, tandis que
Valleix nie qu'il y ait des vomissements dans tous les cas où
cette couleur se présente, soit sur le vivant, soit sur le cadavre. Quoi qu'il en soit, cette couleur jaune ne change pas
notablement l'aspect du muguet. Il n'en est pas ainsi lorsque
la couleur est d'un brun très foncé; c'est alors que la fausse
membrane ressemble à une bouillie gangréneuse, bien qu'au-
dessous d'elle la muqueuse soit exempte de mortification.
Cette coloration peut s'observer chez des enfants qui n'ont
pas vomi.

La consistance du muguet est peu considérable; c'est une
substance molle, pultacée, assez analogue au caséum, friable
comme lui, s'écrasant facilement sous le doigt, ne fournissant
jamais de lambeaux lorsqu'on veut la détacher avec les mors

d'une pince; mais elle résiste à l'action d'un filet d'eau, et peut macérer deux ou trois jours dans ce liquide sans éprouver aucun changement dans ses qualités physiques.

L'adhérence du muguet est généralement d'autant plus grande, que son apparition est plus récente. Sur le cadavre, cette adhérence est presque nulle, parce que la maladie est plus ancienne, tandis que, pendant la vie et à une époque rapprochée du début, on ne peut, par un frottement doux, séparer le muguet de la muqueuse; si l'on racle fortement avec une éponge, un pinceau, un linge ou un corps plus dur, on n'y parvient pas facilement, on arrache des cris aux petits malades, et l'on voit le sang suinter de la surface muqueuse, qui, ayant été mise à nu par cette opération, paraît d'un rouge vif. Lorsque la maladie date de quelques jours, le muguet se détache plus facilement et avec moins de douleur ; le suintement sanguin est nul ou peu abondant, et la muqueuse est d'une couleur violacée.

Il s'agit maintenant de savoir de quelle manière a lieu cette adhérence, pourquoi elle diminue avec l'ancienneté de la maladie. Pour cela, il faut déterminer le siége précis du muguet par rapport aux diverses couches de la membrane muqueuse. Les auteurs même les plus modernes, et parmi eux ceux qui se sont livrés aux investigations les plus minutieuses, ont émis des opinions peu identiques et difficiles à concilier. Ainsi, M. Lélut admet la disposition sus- ou sous-épithéliaque de la fausse membrane, soit aux différentes époques de la maladie, soit en différents points de la bouche. Billard, au contraire, croit qu'elle siége toujours à la surface libre de l'épithélium, qu'elle le surmonte et l'enduit comme le mucus, dont le muguet ne serait qu'une concrétion morbide.

Guersant et M. Blache (1) veulent que, dans toutes les parties du canal alimentaire où la muqueuse est pourvue d'un épithélium, la sécrétion caséeuse ait lieu d'abord au-dessous

______

(1) *Dictionnaire de méd.* en 30 vol., t. XX, p. 308.

de lui, de même que l'exsudation couenneuse ; mais, au bout de quelques jours, surtout quand le muguet est très abondant, l'épithélium est déchiré, l'exsudation devient superficielle, et, quoiqu'elle adhère en certains points à la muqueuse, elle peut en être facilement détachée, même avec un corps mousse.

Enfin, Valleix donne à entendre que la sécrétion n'a peut-être lieu ni au-dessous ni au-dessus de l'épithélium ; il lui a plutôt semblé que la pellicule épidermique, épaissie et légèrement ramollie, formait à elle seule la saillie des grains ou des plaques de muguet (1).

Comme on le voit, l'inspection anatomique n'a pas conduit tous les observateurs au même résultat. Mais on peut, ce nous semble, expliquer leurs contradictions en admettant, comme ont paru le faire M. Lélut et Valleix, que la fausse membrane du muguet pourrait bien n'être que la dégénérescence de l'épithélium. Si cette dégénérescence a lieu primitivement dans les couches externes de la cuticule muqueuse, pendant que les couches profondes restent intactes, ou bien si, pendant que l'épithélium s'altère pour prendre l'aspect du muguet, il s'en reproduit un nouveau au-dessous, le muguet paraît alors sus-épithéliaque. C'est ce qui s'observe presque toujours à la face supérieure et à la base de la langue, sur le voile du palais, les amygdales, en haut et en arrière du pharynx. Si, au contraire, c'est la couche profonde de l'épithélium qui s'altère la première, la couche externe qui la recouvre ne se laisse point déchirer tout de suite, et c'est alors que le muguet paraît sous-épithéliaque ; cette disposition se rencontre surtout sur le bord libre des lèvres. Il y a, dans ces divers aspects, quelque analogie avec ce qui se passe à la peau sous l'influence d'un vésicatoire qui ne reste appliqué que peu de temps ; l'épiderme se soulève, mais, si on le laisse en place, il s'en reproduit un nouveau immédiatement au-dessous, et, lorsque

(1) *Ouvrage cité*, p. 355.

l'exfoliation s'achève, on trouve un nouvel épiderme. C'est là l'image du muguet sus-épithéliaque. Si, au contraire, le vésicatoire agit assez longtemps, non-seulement il y a décollement de l'épiderme, mais il y a sécrétion d'une matière albumineuse concrète au-dessous de lui. Cette couche représente le muguet sous-épithéliaque, puisqu'elle est sous-jacente à l'épiderme. Enfin, lorsqu'on laisse les choses en place sans provoquer la suppuration, on voit au-dessous de la fausse membrane se produire un épiderme nouveau, en sorte que cette fausse membrane, qui pour nous représente l'exsudation du muguet, est entre deux couches d'épiderme, l'une ancienne en voie d'exfoliation, et l'autre récente. Cette altération reproduit parfaitement la disposition simultanément sus- et sous-épithéliaque admise par M. Lélut. Enfin, lorsque le vésicatoire, en agissant plus longtemps, forme une plaie qui suppure, les produits de la suppuration entraînent l'épiderme ancien et empêchent la reproduction d'un nouveau. De même, dans le muguet qui se prolonge, l'excrétion pultacée entraîne l'épithélium; les couches plastiques se succèdent à la surface du corps muqueux; il y a dégénérescence continue des feuillets épidermiques à mesure qu'ils sont sécrétés, et ce n'est que lorsque les conditions organiques du tissu muqueux auront changé, que le produit de cette sécrétion reprendra ses propriétés normales.

On conçoit que le siége du muguet, par rapport à l'épithélium, ne présente les variétés que nous venons d'indiquer que dans les organes sus-diaphragmatiques. Dans l'estomac et l'intestin il y a absence d'épithélium, et par conséquent l'enduit plastique remplace la couche de mucus qui recouvre la muqueuse et se trouve en contact immédiat avec celle-ci.

Quelques auteurs ont voulu préciser davantage le siége du muguet et ont prétendu qu'il affécte les follicules muqueux; c'est l'opinion de M. Auvity et de M. Véron. M. Lélut, qui a approfondi cette question, n'a jamais vu la fausse membrane du muguet envoyer des prolongements dans la cavité des follicules; au contraire, il .l'a vue souvent perforée aux endroits seulement des ouvertures.crypteuses, dont la teinté bleuâtre tranchait de la manière la plus marquée sur le fond blanc de la fausse membrane. En coagulant le mucus étendu sur les membranes muqueuses, on le voit manifestement se prolonger dans les follicules; or, si le muguet avait la même origine que le mucus, il offrirait aussi ces prolongements. Enfin, on ne remarque pas que le muguet soit plus abondant dans les points où les follicules muqueux sont très nombreux, comme par exemple à la partie supérieure du pharynx, dans la région pylorique de l'estomac, dans le duodénum. En conséquence, quelle que soit l'analogie de la sécrétion du mucus avec celle de l'épithélium, qui elle-même se rapproche si intimement de celle de l'épiderme de la peau, il faut admettre que le muguet consiste essentiellement dans une altération de la sécrétion épithéliaque partout où elle a lieu, et que dans les organes où celle du mucus existe seule, le muguet, quoique consistant probablement dans une lésion de cette dernière sécrétion, offre encore ce caractère spécial de ne point être en rapport par son abondance et son siége avec le nombre des follicules muqueux.

Ce qui prouve l'analogie du muguet avec les sécrétions muqueuses et surtout épithéliaques, c'est qu'en traitant la fausse membrane par des réactifs, comme l'a fait M. Lélut, on arrive à des résultats à peu près identiques avec ceux qu'ont obtenus pour le mucus Fourcroy, Vauquelin, Berzelius; pour l'épiderme, Bichat et Vauquelin. L'analyse chimique montre aussi une très grande ressemblance entre le muguet et la couenne du sang, les fausses membranes des séreuses, de la vessie, du croup, comme l'ont établi les recherches de Schwilgué, Double et Bretonneau. De même aussi que les autres fausses membranes des muqueuses, celle du muguet n'est point susceptible de s'organiser; Généralement elle disparaît parce qu'elle tombe; tout au plus doit-on admettre qu'elle peut être résorbée, comme le pense Guersant pour la diphthérite.

La membrane muqueuse, au-dessous du muguet, présente
le plus souvent, même après la mort, la rougeur, le ramollissement, l'épaississement qui caractérisent un état inflammatoire. Cette inflammation est encore rendue plus évidente
pendant la vie dans les parties accessibles à la vue par la turgescence sanguine et la douleur qui accompagnent le muguet.
Cette inflammation est pour nous un élément essentiel du
muguet; quoique dans certains cas elle paraisse peu vive, on
ne peut guère supposer que la sécrétion du muguet en soit
complétement indépendante. Il reste seulement à dire pourquoi l'inflammation de la muqueuse digestive donne lieu si
facilement chez l'enfant nouveau-né à cette sécrétion anormale, et reçoit de l'adjonction de cet élément nouveau une
forme toute spéciale. Nous discuterons avec soin cette question quand nous traiterons de la nature du muguet.

Non-seulement la muqueuse présente au-dessous du muguet
les caractères d'une inflammation plus ou moins tranchée,
mais encore celle-ci se rencontre dans des portions de muqueuse où, pendant la vie ou après la mort, on ne trouve pas
de muguet. Ainsi, il n'est peut-être pas un seul malade chez
lequel elle ne soit plus prononcée et ne parcourre une plus
grande partie de la cavité digestive que l'exsudation pseudo-
membraneuse. Souvent celle-ci est disséminée, peu abondante,
et cependant la bouche, le pharynx, l'œsophage, l'estomac et
l'intestin sont le siège d'une inflammation manifeste. Les observations de Valleix ont mis hors de doute ce fait dont
nous tirerons parti plus tard. Nous ne regardons point, à
l'exemple de MM. Guersant et Blache, comme des complications, les altérations inflammatoires de l'estomac et de l'intestin. L'inflammation de la muqueuse ne deviendra pour nous
une complication que lorsque, par excès d'intensité ou par
transformation, elle fera place à des ulcérations ou à la gangrène. Ces ulcérations sont fréquentes à la voûte du palais
et beaucoup plus rares dans les autres points de la cavité
digestive.

La véritable. gangrène de la muqueuse digestive, dans le cas de muguet, est beaucoup moins commune qu'on ne le croyait autrefois, parce qu'on se laissait induire en erreur par l'aspect noirâtre et le ramollissement extrême qu'offre quelquefois la couche pseudo-membraneuse. Cependant il peut arriver que de véritables eschares se forment et soient l'origine des ulcérations que nous avons indiquées. Quant aux autres maladies, telles que la pneumonie, l'œdème, etc., dont on rencontre sur beaucoup de cadavres les traces anatomiques, elles constituent des altérations secondaires, ou, pour mieux dire, il n'y a entre elles et le muguet qu'une coïncidence qui, au point de vue anatomo-pathologique, ne doit pas nous occuper davantage.

Causes.

Le jeune âge est la cause prédisposante qui a le plus d'influence sur le développement du muguet. Cette maladie est excessivement rare chez l'adulte et le vieillard, elle l'est presque autant dans tout le cours de l'enfance, à l'exception des deux ou trois premiers mois qui suivent la naissance. Dans l'immense majorité des cas, c'est dès les premiers jours de la vie qu'elle se déclare. M. Véron pense que le muguet prend souvent naissance dans le sein même de la mère ; mais le fait qu'il cite en faveur de son opinion n'est rien moins que concluant. Valleix n'a jamais eu occasion de le rencontrer après l'âge de deux mois, quoiqu'il ait observé un grand nombre d'enfants depuis l'âge de deux mois jusqu'à deux ans. Nous pouvons affirmer qu'à l'hôpital des Enfants malades de Paris, le muguet est excessivement rare. Tous les cas de cette affection que nous avons recueillis l'ont été hors de cet établissement, soit dans notre pratique personnelle, soit à l'hospice de la Charité de Lyon, où nous observâmes une épidémie vers la fin de l'année 1842, avec notre ami M. Lacour, alors interne de la division des nouveau-nés. Le plus âgé des sujets qui en furent atteints n'avait pas plus de trois mois ; la plupart étaient nés depuis quelques jours seulement.

La maladie appartient donc presque exclusivement à l'époque pendant laquelle s'achève la transition de la vie intra-utérine à la vie extra-utérine, et dont la durée est d'environ huit à dix semaines, et elle dépend sans doute des conditions propres à cette phase de l'accroissement. Nous verrons en étudiant sa nature comment agit cette influence spéciale.

Le muguet est une des maladies les plus fréquentes des nouveau-nés. On l'observe assez souvent dans la pratique particulière, mais plus souvent encore dans les hôpitaux d'enfants nouveau-nés. Ainsi, sur neuf cent dix-sept enfants malades observés par Billard, deux cent dix-huit ont été affectés de muguet, c'est un peu moins du quart. En 1834, sur six cent cinquante-sept enfants admis dans le service de M. Baron, Valleix dit que cent quarante ont été atteints, ce qui donne, à peu de chose près, la même proportion que pour les observations de Billard.

Presque tous les auteurs admettent qu'une constitution primitivement faible ou affaiblie par de mauvaises conditions hygiéniques, est une circonstance très favorable au développement du muguet. Il n'y a rien là qui soit spécial au muguet ; car cette même cause agit aussi dans une foule de maladies même inflammatoires. On ne trouve pas entre elle et la forme spéciale que l'inflammation revêt dans le muguet une connexion immédiate ; mais on conçoit qu'elle favorise l'action des autres circonstances, puisque toute cause pathogénique est d'autant plus facilement suivie d'effets qu'elle sévit chez les sujets dont la résistance vitale est moindre. D'ailleurs il n'est pas rare d'observer dans le monde des enfants bien constitués et forts qui sont atteints de muguet ; seulement dans ces cas-là, en général, le mal est léger. Enfin Valleix affirme que la plupart des faits qu'il a recueillis lui ont été fournis par des enfants primitivement bien constitués. De là on peut conclure avec lui que beaucoup d'entre eux ne sont affaiblis au moment où paraît l'exsudation membraniforme dans la bouche, que parce qu'ils sont déjà depuis plusieurs jours en proie à des accidents qui dépendent du muguet lui-même, soit comme prodromes de l'éruption, soit comme effets de la maladie existant déjà dans les cavités digestives profondes où l'on ne peut en constater la présence, comme dans la bouche, dès son apparition.

Parmi les conditions hygiéniques, l'encombrement, le mauvais air, etc., nous paraissent des causes réelles, mais accessoires, du développement de la maladie. Celle qui à nos yeux a une influence prédominante et peut-être indispensable, est l'alimentation. En effet, une mauvaise alimentation se rencontre non-seulement réunie à toutes les autres causes, mais c'est celle qu'on constate le plus souvent en leur absence. Ainsi, chez les enfants des hôpitaux ou des classes pauvres, on rencontre souvent ensemble un mauvais régime, un air vicié, la malpropreté, l'encombrement, le froid, l'humidité, etc., et il serait difficile de savoir laquelle de ces circonstances a le plus d'action. Mais qu'on observe des cas de muguet chez les classes aisées, on verra souvent manquer toutes ces conditions, sauf celle du mauvais régime alimentaire. Celui-ci résulte soit de ce que la mère ou la nourrice a un lait peu abondant ou de mauvaise qualité, soit de ce que l'allaitement a été suspendu et remplacé par l'allaitement artificiel, soit surtout de ce que cet allaitement artificiel aura eu lieu avec un lait de mauvaise qualité ou d'autres liquides mal appropriés à l'état du tube digestif qui commence à peine à fonctionner. On l'observe chez beaucoup d'enfants qui sont allaités au moyen de biberons trop durs ou qui s'altèrent rapidement ; chez ceux qui prennent difficilement le sein et qui s'épuisent en succions inutiles, soit parce que le mamelon n'est pas assez volumineux, soit parce qu'il est gonflé et crevassé, soit enfin parce qu'il est couvert de bouts de sein de liége, de peau ou de caoutchouc.

A l'hôpital des Enfants trouvés, où tant de causes se trouvent accumulées, Valleix n'hésite pas à reconnaître, pour cause principale de la maladie, l'usage prématuré des bouillies qui ressemble si peu à l'allaitement maternel. C'est à ce propos qu'il cite quelques expériences tentées par M. Natalis Guillot sur les matières fécales d'enfants nouveau-nés que l'on nourrissait avec de la bouillie. Ces recherches lui ont montré que l'aliment n'est qu'incomplétement digéré, et cette mauvaise digestion serait, suivant Valleix, la cause de l'entérite qui, pour lui, constitue le point de départ du muguet. Enfin on a aussi noté que l'abus des purgatifs chez les jeunes enfants peut causer le muguet.

Nous sommes persuadé que plus on étudiera les circonstances au milieu desquelles le muguet se développe, que plus on réfléchira sur l'influence que le contact des aliments doit avoir sur la muqueuse digestive qui n'y est point habituée encore, surtout quand ces aliments sont très différents du lait maternel que la nature destine au nouveau-né, plus on se convaincra du rôle important que joue l'aliment dans la production du muguet.

Les relevés de Billard et de Valleix établissent que le muguet est plus fréquent pendant les fortes chaleurs, c'est-à-dire dans les mois de juillet, août, septembre. MM. Blache et Guersant croient avoir observé que le muguet, analogue en cela aux affections catarrhales, est plus fréquent en hiver, mais ils n'apportent aucuns relevés numériques à l'appui de cette opinion. Elle est conforme toutefois à celle de Van-Swieten, qui dit qu'on observe les aphthes plus fréquemment dans les pays septentrionaux ; et par aphthes le médecin de Vienne entendait bien certainement le muguet, comme tous les auteurs de son temps.

Le muguet existe rarement sous la forme épidémique ailleurs que dans les hôpitaux. Dans la pratique particulière on l'observe souvent à l'état sporadique, et l'on est étonné qu'un auteur aussi grave que M. Lélut ait mis ce fait en doute. Dans les hôpitaux d'orphelins, s'il affecte toujours un grand nombre d'enfants à la fois, c'est que là se trouvent réunies toutes les causes occasionnelles de la maladie. D'après MM. Trousseau et Delpech, le muguet s'observe souvent pendant les épidémies de fièvre puerpérale, aussi bien que les ophthalmies purulentes, la phlébite ombilicale, la péritonite et l'érysipèle (1).

La maladie ne paraît point contagieuse. Dugès prétend que le mal se propage aisément d'un enfant malade à un enfant bien portant, s'ils tettent la même nourrice, mais les faits observés par Billard, MM. Baron, Guersant et Blache, Valleix, sont contraires à cette assertion.

Symptômes.

Nous partagerons la marche de la maladie en trois périodes. La première, qui est celle d'invasion, comprend tous les symptômes qui précèdent l'apparition du muguet dans les parties accessibles à la vue, c'est-à-dire l'érythème des fesses et des membres inférieurs, la diarrhée, la rougeur de la bouche, le gonflement des papilles de la langue et le commencement du mouvement fébrile. L'érythème et la diarrhée ne sont point simplement des prodromes, mais de véritables symptômes dont la liaison avec le muguet est évidente. L'érythème paraît, en effet, se rattacher à l'exfoliation épidermique qui s'opère chez les nouveau-nés, et la diarrhée n'est autre chose qu'un indice de l'entérite qui forme un élément essentiel du muguet. Ces deux phénomènes ne précèdent pas constamment, mais souvent, l'apparition de la fausse membrane qui n'a lieu que plusieurs jours après leur début. Bientôt le pouls s'accélère, prend de l'ampleur et monte à 120, 140 et même 160 pulsations. A la même époque, la face pâlit ou prend une couleur terne, jaunâtre, qu'elle garde jusqu'au dernier instant. Après ces premiers accidents, une coloration érythémateuse se manifeste dans la bouche; les papilles de la langue, surtout de

(1) *Gazette des hôp.*, 1845, p. 87.

la pointe, se tuméfient ; toute la langue devient d'un rouge vif
comme dans la scarlatine, et la rougeur s'étend de là à toutes
les parties de la bouche. Cette cavité est sèche, chaude ; la
succion devient douloureuse, la déglutition l'est aussi quelquefois, et l'arrière-bouche présente une vive rougeur.

Dans la seconde période apparaît la fausse membrane. Les
premiers grains du muguet se manifestent le plus ordinairement sur la langue, à son extrémité, vers son milieu ou sur
les côtés du frein ; d'autres fois vers les commissures labiales
ou à la face interne des lèvres ou des joues. Ces grains, d'un
petit volume et d'abord transparents, deviennent rapidement
d'un blanc mat ou luisant ; ils se multiplient et, par leur réunion, forment des plaques irrégulières d'un blanc laiteux, qui
ressemblent à une couche caséeuse ou crémeuse. Ces plaques
s'étendent de proche en proche sur toutes les parties de la
bouche, existent souvent en grande quantité au-devant des
piliers antérieurs du voile du palais et dans l'angle des commissures des mâchoires ; elles se propagent sur les amygdales
et dans le pharynx. Nous avons décrit ailleurs tous les caractères physiques, la couleur, la consistance, la forme, etc., de
l'enduit pseudo-membraneux : nous n'y reviendrons point ici.

Lorsque le muguet est confluent et formé de couches pultacées très épaisses, l'enfant témoigne la douleur et la gêne qu'il
éprouve en tirant fréquemment la langue hors de la bouche,
en mâchonnant sans cesse. Il refuse de prendre le sein ou l'a-
bandonne aussitôt qu'il l'a saisi, et même rejette les boissons
qu'on lui verse dans la bouche, parce qu'il ne peut les avaler
sans souffrir. La chaleur et la sécheresse de la bouche sont
très prononcées, et lorsqu'on y introduit le doigt, l'enfant
s'impatiente et pousse des cris.

Pendant que les phénomènes locaux se développent, l'érythème, la diarrhée, qui existaient déjà, persistent ou même
augmentent d'intensité. La diarrhée est très liquide et souvent
de couleur verte, quelquefois jaunâtre ; parfois elle présente
des flocons qui paraissent être des débris de fausse membrane

entraînés des voies digestives supérieures ou de l'estomac et de l'intestin. Le ventre se tend et se météorise, devient douloureux à la pression, surtout vers la fosse iliaque droite et l'épigastre. L'enfant a par intervalles une agitation qui révèle l'existence des coliques ou résulte de l'inflammation douloureuse de la bouche. Quelques enfants ont des vomissements bilieux ou muqueux. Le pouls conserve la fréquence de la première période, et la peau présente une chaleur fébrile. Quand les fausses membranes gagnent l'arrière-gorge, le cri devient rauque et voilé. Des ulcérations qui quelquefois se montrent dès la première période s'établissent en différents points de la bouche, surtout à la voûte du palais; mais cet accident est plutôt un accident qu'un symptôme ordinaire. Enfin, l'érythème des fesses se propageant aux régions voisines, peut y déterminer des ulcérations; on en observe aussi très souvent aux talons et aux malléoles.

La troisième période diffère suivant que la maladie tend à se terminer par la mort ou par la guérison. Dans le premier cas, la violence de tous les symptômes tombe pour faire place à un état de collapsus. L'érythème pâlit, les ulcérations se dessèchent, la diarrhée diminue ou se suspend. L'exsudation disparaît par lambeaux et ne se reproduit qu'incomplétement. Le pouls descend jusqu'à 80, 70 et même 60 pulsations. La peau se refroidit, les cris s'affaiblissent, l'agitation fait place à l'insensibilité, l'amaigrissement est extrême et le facies devient sénile et décrépit. Quelquefois surviennent des gonflements œdémateux avec rougeur obscure du nez, de la lèvre inférieure, du cou, ou des abcès; enfin, la mort arrive ordinairement sans agonie.

Lorsque la maladie doit se terminer par la guérison, la troisième période est marquée par le décroissement rapide des symptômes, sans abattement des forces, sans refroidissement des extrémités, et le retour à la santé est d'autant plus prompt que la maladie a été plus légère.

La description que nous venons de donner est basée sur les

cas dans lesquels la maladié, ayant une certaine gravité, offre
un ensemble de symptômes plus complet. Les cas de ce genre
sont surtout ceux qu'on observe dans les hôpitaux; mais, dans
la pratique particulière, il n'est pas rare de rencontrer des
malades chez lesquels plusieurs des symptômes que nous avons
décrits manquent complétement. Dans les cas les plus simples
et les plus légers, tout peut se borner à une éruption très peu
étendue dans la cavité buccale, avec les légers inconvénients
locaux qu'elle peut entraîner, mais sans symptômes fébriles et
sans aucun trouble vers les grandes fonctions. Il est cependant rare qu'il n'existe pas de la diarrhée et d'autres signes
d'entérite, ou même quelques vomissements, un peu de fièvre
et un érythème cutané. On conçoit que tout puisse être borné
à la bouche quand la cause n'a agi que sur cette cavité, comme
pourrait le faire la succion d'un mamelon naturel malade, ou
d'un mamelon artificiel de mauvaise qualité, ou toute autre
cause analogue. Mais, si l'alimentation est mauvaise, il y aura
presque toujours entérite ou gastro-entérite en même temps
que muguet sus-diaphragmatique. Si l'enfant n'est pas tenu
assez proprement et reste couché trop longtemps dans la même
position, l'érythème des fesses avec ou sans excoriations, les
ulcérations aux talons et aux malléoles, la gangrène même,
dans les points soumis à la compression, manqueront rarement de survenir. Tous ces différents cas ne sont que des
degrés de la même maladie, qui peut être plus ou moins intense, plus ou moins étendue sur la muqueuse digestive, plus
ou moins facilement compliquée par des altérations de la peau
qui ont, dans leur développement, une connexion réelle avec
le muguet lui-même. Quant aux maladies des centres nerveux
ou de l'appareil respiratoire qui s'observent chez quelques
enfants, elles sont plutôt dues à une simple coïncidence qu'à
un rapport de causalité entre elles et le muguet. C'est ici
comme pour toutes les maladies en général.

Parmi les lésions qui par leur constance pourraient être
regardées comme des éléments de la maladie, il en est une à

laquelle Valleix fait jouer le plus grand rôle, c'est l'inflammation de l'intestin. Il pense que la maladie de la bouche s'y rattache d'une manière presque secondaire, et peut manquer dans quelques cas où, avec l'entérite, existent l'érythème, les ulcérations, la fièvre, etc., qui lui donnent l'aspect d'une maladie propre au nouveau-né. Cette manière de voir a quelque chose de spécieux, mais elle est, suivant nous, trop rétrécie, contraire à la vérité sous certains rapports. En effet, il y a des cas dans lesquels le muguet existe sans entérite, et qui ne peuvent être regardés comme une entérite avec des caractères particuliers. D'un autre côté, tout en établissant un rapport entre l'érythème, le muguet et l'entérite, Valleix n'a point découvert la nature de cette connexion; il n'a point vu que ces différentes lésions se rattachent toutes à un phénomène unique, quoique complexe, c'est-à-dire à un acte d'évolution, ou plutôt de rénovation organique, qui s'accomplit, dans les premiers temps de la vie, à la surface des membranes tégumentaires. Cette indication deviendra plus claire et plus complète quand nous exposerons notre opinion sur la nature du muguet.

La durée de la maladie est excessivement variable suivant l'intensité qu'elle revêt. Se prolongeant pendant peu de jours chez quelques enfants faiblement soumis ou soustraits de bonne heure aux causes qui la produisent, elle peut, dans des circonstances contraires, revêtir l'état aigu pendant deux ou trois semaines. Lorsque, après cette époque, la mort n'a pas mis fin à la maladie, celle-ci peut passer à l'état chronique, à la condition que la plupart des accidents graves auront disparu. C'est alors qu'on voit quelquefois, pendant deux ou trois mois, quelques grains de muguet se reproduire dans la bouche, jusqu'à ce qu'enfin le rétablissement complet de la santé générale, aidant l'efficacité des moyens topiques, en prévienne définitivement le retour. Dans un cas fort intéressant sous beaucoup de rapports, dont nous regrettons de ne pouvoir donner ici l'histoire à cause de sa longueur, nous avons vu le muguet buccal persister encore six mois après son début.

Le diagnostic du muguet n'offre aucune difficulté quand il siége dans les parties accessibles à la vue; mais, comme l'éruption ne se fait pas dès le commencement, c'est par l'existence de la diarrhée, de l'érythème des fesses, et surtout par la rougeur de la bouche, qu'on pourra prévoir l'apparition prochaine de la fausse membrane. On conçoit qu'il est tout à fait impossible de reconnaître si les symptômes gastro-intestinaux se lient à un muguet de l'estomac et de l'intestin, ou à une inflammation de ces organes sans fausse membrane. Il est encore plus difficile de diagnostiquer l'existence du muguet dans l'œsophage.

Dans la pratique particulière, lorsque surtout les conditions hygiéniques sont satisfaisantes, le muguet est très souvent une maladie sans gravité; il n'en est pas de même dans des conditions opposées. Dans l'hôpital des Enfants trouvés de Paris, par exemple, la mortalité est très considérable. Elle a été évaluée à 9 sur 10 par M. Auvity, à 2 sur 3 par M. Godinat : les relevés de Valleix la portent à 3 sur 4 (1).

Il est évident que la gravité du muguet est subordonnée à son intensité, à la multiplicité des lésions primitives ou secondaires qui lui appartiennent, à l'époque de la maladie, à la force du sujet, etc.; néanmoins cette maladie est une de celles dans lesquelles les petits malades peuvent le plus souvent revenir d'un état excessivement grave. Les anciens accordaient une grande valeur pronostique à la couleur du muguet ou des selles. Suivant Rosen, par exemple, « plus la couleur tire sur le noir, plus les aphthes sont dangereux; car tous les boutons de cette dernière couleur sont autant de boutons gangréneux (2). » Mais la couleur du muguet, comme celle des selles, n'a point une importance réelle en tant qu'on la sépare des

(1) Ouvrage cité, p. 443.
(2) Page 45.

autres symptômes qui peuvent annoncer plus positivement l'issue funeste du mal.

Nature.

Le muguet ne saurait être considéré comme une stomatite simple. Non-seulement l'inflammation revêt une forme spéciale dans la cavité buccale, mais encore son siége est rarement aussi circonscrit que l'indiquerait le nom de stomatite. Dans la plupart des cas, et surtout dans les plus graves, il n'est point douteux que le muguet n'affecte en même temps les cavités digestives profondes. La maladie a donc un siége fort étendu dans le tube alimentaire.

Sa nature ne nous paraît point différer de celle des inflammations; mais nous avons besoin de quelques développements pour justifier cette opinion, également éloignée de celle qui regarde le muguet comme une maladie générale *sui generis*, et de celle qui, le faisant consister dans une simple forme de stomatite, attribue à des complications tous les accidents qui se manifestent vers les autres parties de l'appareil digestif.

L'enfant qui, dans le sein de la mère, reçoit du placenta tous les matériaux de son hématose et de sa nutrition, est à la naissance brusquement soumis à l'action des agents extérieurs qui lui fournissent les matériaux de la digestion et de la respiration dont l'exercice vient de s'établir. Quels que soient les ménagements apportés par la nature à cette transition, il suffit quelquefois du simple contact de l'air sur les poumons pour amener cette phlegmasie redoutable qui constitue la pneumonie des nouveau-nés, et qui en fait périr un si grand nombre; il suffit également du simple contact du lait avec la muqueuse digestive pour amener une maladie dont la gravité approche de celle de la pneumonie, c'est-à-dire le muguet. Si, malgré un régime conforme à toutes les lois de l'hygiène, l'air et l'aliment deviennent, par un contact auquel l'organisme est très sensible parce qu'il n'y est encore nullement accoutumé, la source d'une inflammation, à plus forte raison ces agents, lorsqu'ils n'offrent ni la température, ni les autres conditions qui conviennent à des organes peu parfaits, deviennent capables d'engendrer la même maladie. Il y a pour nous parité ou analogie complète entre les effets de l'air sur le poumon et ceux de l'aliment sur la muqueuse digestive des nouveau-nés.

Ce qui prouve que l'habitude non encore acquise de supporter le contact de l'aliment est la cause la plus active du développement du muguet, c'est que cette maladie appartient presque exclusivement au nouveau-né, et qu'elle devient extrêmement rare après les premières semaines. Dans le plus grand nombre des cas, elle se manifeste même dès les premiers jours, et plus l'enfant s'éloigne de l'instant de la naissance, plus il perd sa prédisposition à la contracter. Rien n'explique la production du muguet d'une manière aussi satisfaisante que l'action immédiate et locale de l'aliment, qui devient d'autant plus puissante que ses conditions de quantité et de qualité sont moins convenables. La fréquence de la maladie est en rapport avec l'état de la muqueuse digestive, plus susceptible d'éprouver de la part de l'aliment une stimulation qui excède le degré physiologique.

Les raisons anatomiques qui expliquent cette susceptibilité sont bien connues. Chez le nouveau-né plus qu'à aucun âge, les systèmes capillaires sanguins sont très développés dans les tissus muqueux. De même qu'il s'accomplit dans la circulation capillaire des téguments externes une révolution qui remplace en quelques jours, chez le nouveau-né, la coloration rose de la peau par une coloration jaunâtre, ensuite pâle et analogue à celle qui doit exister pendant le reste de la vie, de même les téguments internes se présentent d'abord dans un état d'injection permanente, qui, à tout autre âge, constituerait une congestion sanguine pathologique; et ce n'est qu'après une ou deux semaines d'existence que cette coloration vive fait place à une rougeur moins prononcée. Les muqueuses les plus rapprochées de la peau, et dont la structure a le plus de rapport

avec cette membrane, sont aussi celles qui présentent au plus
haut degré ce changement, et qui, avant qu'il s'accomplisse,
sont par conséquent dans les conditions les plus voisines d'un
état inflammatoire. Par là on s'explique facilement pourquoi
le muguet se caractérise mieux sur la muqueuse sus-diaphragmatique que sur la muqueuse gastro-intestinale.

Cependant il y a dans le muguet autre chose qu'une inflammation simple, c'est la sécrétion pultacée blanchâtre qui a valu
à la maladie le nom qu'elle porte. Cette exsudation plastique,
qui se montre surtout dans la cavité bucco-pharyngienne, nous
paraît dépendre de ce que, en vertu des causes que nous avons
indiquées tout à l'heure, l'inflammation y revêt plus d'intensité, et ensuite de ce que la muqueuse digestive, dans toute sa
portion sus-diaphragmatique, a une structure particulière,
puisqu'elle est pourvue d'un épithélium manifeste. Dans l'estomac et dans l'intestin, l'inflammation ne s'accompagne
de l'exsudation que dans les cas où elle est très intense, et
nous trouvons la raison de cette différence dans une circulation capillaire relativement moins énergique peut-être que dans
la muqueuse bucco-pharyngienne et dans la structure de la
muqueuse gastro-intestinale, dont l'épithélium n'a qu'une
existence problématique pour la plupart des anatomistes. La
présence presque exclusive de l'enduit qui caractérise le
muguet sur la portion de la muqueuse digestive pourvue
d'un épithélium ne saurait trop fixer notre attention. Il est
en effet probable qu'il s'accomplit sur cette membrane une
exfoliation de l'épithélium analogue à celle de l'épiderme,
qui a lieu dans les premières semaines de la vie. De même
qu'à la peau, l'énergie de la circulation capillaire sanguine
paraît présider à cet acte de rénovation organique, puisqu'elle
diminue aussitôt que cet acte est achevé; de même, sur les
muqueuses, l'énergie de la circulation capillaire ne se maintient que pendant les deux ou trois premières semaines de la
vie, jusqu'à ce que l'épithélium et les autres sécrétions muqueuses aient subi des modifications qui rendent ces mem-

branes aptes à supporter le contact des nouveaux excitants physiologiques auxquels elles n'étaient point soumises avant la naissance. Cet acte de régénération, qui s'accomplirait ainsi simultanément à la peau et dans les muqueuses, expliquerait la fréqueuce des érythèmes dans le cours du muguet.

Enfin, comme la violence de la phlegmasie et le renouvellement de l'épithélium dans les muqueuses que le muguet affecte presque exclusivement ne suffiraient peut-être pas pour rendre compte de tous les faits, puisque le muguet se montre quelquefois à une époque plus ou moins éloignée de la naissance, il faut admettre que cette disposition à sécréter un enduit solide se trouve en rapport, comme le dit M. Gendrin, avec la plasticité que présentent tous les fluides chez les enfants, dans cette période de la vie où, sous l'influence d'un système artériel capillaire très développé, circule partout un sang riche en principes organisables (1). Cette influence, due à la plasticité du sang, est incontestable et propre à expliquer les cas dans lesquels l'élément inflammatoire du muguet est à peine marqué, et cependant s'accompagne de l'exsudation plastique qui le caractérise. C'est aussi par cette circonstance que l'on peut concevoir l'identité du muguet des adultes cachectiques avec celui des nouveau-nés. Les premiers, en effet, ne peuvent, sous aucun autre rapport, être assimilés aux nouveau-nés, puisqu'il n'y a chez eux ni manque d'habitude du contact des substances alimentaires, ni énergie anormale de la circulation capillaire sanguine, ni rénovation de la couche épidermique et épithéliaque des membranes tégumentaires ; mais il est prouvé que, chez des sujets épuisés par une maladie chronique, le sang acquiert quelquefois une plasticité extraordinaire. Cela se voit surtout chez les phthisiques, qui offrent souvent le sang le plus couenneux qu'il soit possible de voir. Ce fait, depuis longtemps connu, a été constaté de la manière la plus positive par MM. Andral et Gavarret.

(1) Thèse de concours, p. 94.

C'est donc, en résumé, dans les conditions physiologiques propres au nouveau-né que nous trouvons la raison de la présence presque exclusive du muguet à cet âge ; c'est par la nature de ces conditions et celle des causes extérieures, parmi lesquelles l'aliment joue le principal rôle, que nous arrivons à déterminer la nature de la maladie, et à la considérer comme une phlegmasie de la muqueuse digestive, se rattachant directement à l'acte par lequel se fait la rénovation des couches épidermiques et épithéliaques des membranes tégumentaires, acte dont la phlegmasie ne constitue, pour ainsi dire, que l'exagération occasionnée par l'influence de l'aliment au contact duquel le tube digestif n'est point encore habitué. ·

Une dernière question reste à examiner. Quelle est la nature du produit sécrété étalé sur la surface de la muqueuse ? Les recherches microscopiques de M. Berg (de Stockholm) puis celles de M. Gruby, ont établi, dans ces dernières années, que ce produit est de nature cryptogamique. C'est une espèce de parasite végétal, analogue à des moisissures, et par conséquent un corps organisé à la manière des végétaux les plus simples. On en a fait l'*Oïdium albicans*, c'est-à-dire un champignon de la famille des mucédinées. On lira avec intérêt, sur ce point de l'histoire du muguet, un mémoire de M. Gubler, et la discussion dont il a été l'objet à l'Académie impériale de médecine, en 1857. M. Gubler pense que l'oïdium provient de spores disséminées dans l'atmosphère, dont quelques-unes se fixeraient et se développeraient à l'entrée du tube digestif, et que, si telle est l'origine du muguet, les spores étant nécessairement plus abondantes là où règne la maladie, l'invasion est plus imminente pour ceux qui habitent ces lieux. Cependant les spores suspendues dans l'atmosphère ne produisent pas fatalement le muguet. Le développement de ce champignon exige des conditions qui ne se rencontrent que dans certains états morbides, par suite desquels les sécrétions buccales d'alcalines sont devenues acides. Les spores de l'oïdium, rencontrant un milieu acide, y germent rapidement, comme dans un milieu

qui leur convient, en sorte que le muguet serait un simple accident dans le cours d'affections variables quant à leur nature
et à leur gravité.

L'auteur ajoute que le muguet peut être une complication,
en ce sens que, bouchant les enduits glandulaires, entretenant
la fermentation acide des produits sécrétés à la manière des
cryptogames, de la levûre qui développe la fermentation, irritant même par sa présence les surfaces sur lesquelles il s'est
fixé, il s'opposerait ainsi, pendant un certain temps, au retour vers l'état normal.

De ces considérations, dont nous ne sommes pas en mesure
d'apprécier exactement la valeur, M. Gubler conclut à la nécessité de soustraire les enfants au voisinage et surtout au
contact des sujets attaqués par le cryptogame, et à l'adoption
du traitement qui consiste à débarrasser mécaniquement les
régions envahies par le muguet, et à le détruire sur place par
la cautérisation avec l'azotate d'argent.

Traitement.

Dans la conviction où nous sommes qu'une alimentation vicieuse a la plus grande part dans la production du muguet,
nous ne pouvons trop insister sur la nécessité du meilleur allaitement possible, non-seulement pour prévenir, mais encore
pour guérir la maladie. Le sein de la mère ou celui d'une bonne
nourrice est rigoureusement nécessaire, car il est rare que,
allaité artificiellement, l'enfant atteint déjà du muguet à un
certain degré parvienne à en guérir, malgré tous les soins ima-
ginables. C'est ainsi que, dans l'épidémie de la Charité de
Lyon, que nous avons déjà mentionnée, la cautérisation et
tous les autres moyens échouèrent complétement; la maladie
ne cessa ses ravages que lorsqu'une quantité suffisante de
nourrices fit cesser l'allaitement artificiel. Tant que l'enfant ne
refuse pas le sein, on doit le lui donner. Si la phlegmasie,
trop intense, empêche la succion ; si l'introduction du mamelon

ou du doigt est douloureuse, on sera obligé de suspendre l'allaitement, mais on le fera reprendre dès que l'impossibilité aura disparu. En attendant, il ne faut prescrire une diète absolue qu'autant que la déglutition est impossible ou que l'estomac refuse de garder les substances ingérées, même pendant quelques instants. Quant à la nature des aliments à donner dans ce cas, il faut préférer à tout le lait de vache pur ou mêlé à une boisson mucilagineuse. On peut y ajouter un peu d'eau de fleur d'oranger, qui contribuera à faire supporter cette boisson par l'estomac. Il serait encore préférable de verser par cuillerées dans la bouche de l'enfant le lait de la mère ou de la nourrice, préalablement trait par la pression du mamelon ou attiré dans un vase à goulot dans lequel on a fait le vide. Nous avons vu des mères et des nourrices, pleines de dévouement et armées de cette patience que la tendresse seule peut inspirer, exprimer avec les doigts le lait de leur sein dans la bouche de l'enfant, sans que celui-ci eût besoin de faire la succion, qui, lors même qu'elle est possible, a toujours l'inconvénient d'agir au bénéfice du mal.

Il suffit d'avoir un instant réfléchi sur le besoin pressant et incessant de réparation qu'éprouve le nouveau-né, pour comprendre que, dans le muguet et dans bien d'autres maladies, l'abstinence complète prolongée au delà d'un jour ou deux, ne peut manquer d'être plus funeste que la maladie elle-même. D'un autre côté, il ne faut pas conclure de ce qu'une alimentation vicieuse est la cause principale du muguet, qu'un allaitement convenable sous tous les rapports soit de nature à l'aggraver. Il y a ici une nécessité devant laquelle on ne peut reculer, c'est celle d'habituer l'appareil digestif au contact des substances qu'il doit élaborer. Si, par crainte des premiers accidents qui annoncent une espèce de révolte de l'estomac contre les aliments, on les supprime complétement, ils deviendront encore plus difficiles à supporter lorsqu'on voudra en reprendre l'usage. Ainsi l'œil, après un long séjour dans les ténèbres, quoiqu'il ne puisse supporter une lumière vive sans être affecté douloureusement, ne doit pas être replongé dans l'obscurité pour prévenir cette douleur, mais doit être exposé à une lumière plus douce, afin de s'habituer peu à peu au contact d'une lumière plus intense. Ce qu'est pour l'œil une lumière douce, le lait maternel doit le devenir pour l'appareil digestif, qui ne tardera pas, quelle que soit sa susceptibilité primitive, à s'y habituer et à reprendre peu à peu l'exercice régulier de ses fonctions.

Ainsi notre opinion diffère absolument de celle de quelques médecins qui ont conseillé, en principe général, de priver l'enfant du sein de sa nourrice aussitôt que la maladie se déclare. Valleix, bien pénétré des dangers de cette conduite d'après les faits qu'il a observés, s'y est opposé avec raison, et son autorité vient à l'appui de notre manière de voir. Nous réservons, comme nous l'avons dit, la suspension de l'allaitement pour des cas exceptionnels, ou seulement pour la période de la maladie dans laquelle la succion est impossible ou douloureuse.

Malheureusement, dans beaucoup de circonstances, dans les hôpitaux, par exemple, l'allaitement artificiel est forcé. C'est alors au médecin à faire donner à l'enfant la meilleure boisson possible. M. Trousseau conseille de donner du lait dans lequel on ajoute du saccharate de chaux (1).

Toutes les mauvaises conditions hygiéniques, quoiqu'elles ne soient qu'accessoires pour nous au point de vue de l'étiologie du muguet, n'en doivent pas moins être écartées et combattues. Ainsi les soins de propreté doivent être extrêmes avant et après la formation des érythèmes et des ulcérations de la peau. L'enfant doit être placé au milieu d'un air pur, sec, d'une température douce. Il faut le faire envelopper de coton afin de prévenir le refroidissement, si facile chez les nouveaunés, et d'empêcher le frottement qui favorise l'ulcération des malléoles et des talons.

____

(1) Leçon clinique, *Gazette des hôp.*, n° 4, 1842.

Le traitement médical du muguet se borne ordinairement à des moyens topiques qui suffisent dans les cas où la maladie n'affecte que la bouche. Tant que l'enduit n'existe point encore, on porte dans cette cavité, avec un pinceau de charpie ou une seringue à injections, une décoction mucilagineuse concentrée, telle que celle de guimauve, de graine de lin, de pepins de coing, etc., seule ou coupée avec du lait. A cette époque de la maladie, il ne faut ajouter ni sucre, ni sirop de mûres, ni aucun autre astringent, parce que ces substances augmentent la sécheresse de la muqueuse.

Dans la seconde période, lorsque des concrétions pseudo-membraneuses se sont formées, quelques médecins ont donné le conseil de les enlever à mesure qu'elles se produisent, avec un linge mouillé promené dans la bouche; nous en avons vu même se servir d'un morceau de tissu de laine. Cette pratique a certainement des inconvénients. Valleix a démontré que par son usage la langue devient rouge, sèche, brûlante, et que les pseudo-membranes se reproduisent d'autant plus vite qu'on les enlève plus souvent. Cependant si le muguet est très abondant et gêne notablement le petit malade, il faut, non pas arracher la fausse membrane, mais l'humecter souvent avec douceur jusqu'à ce que son adhérence diminue et qu'elle se détache d'elle-même ou par une traction légère, qui n'est plus nuisible. C'est dans cette période qu'il est avantageux d'employer les topiques, dont l'effet est de substituer à l'inflammation pultacée une inflammation franche ou d'agir comme astringents. Ainsi on conseille les collutoires ou les gargarismes de borax (miel, borax, p. é.), de sulfate de zinc (0,05 à 0,20 par 30 grammes d'eau), de chlorure de soude (1 partie pour 10 ou 15 d'eau); les collutoires de miel acidulé avec le jus de citron, de groseille, de grenade, de vinaigre, etc. On porte ces médicaments dans la bouche avec un pinceau, et l'on en touche plusieurs fois par jour les points qui sont couverts de muguet. Cet attouchement est encore plus utile quand on agit sur la muqueuse peu de temps après que la fausse membrane s'est détachée, parce que tant qu'elle est en place, il n'agit que faiblement sur le tissu muqueux lui-même.

Lorsque ces topiques ne suffisent pas pour s'opposer à la réapparition des fausses membranes et n'arrêtent point les progrès des ulcérations assez fréquentes à la voûte palatine, il ne faut pas hésiter à cautériser les surfaces malades, comme on le fait dans la diphthérite, soit avec l'acide hydrochlorique pur ou mélangé avec le miel dans une proportion variable, soit avec une solution concentrée de nitrate d'argent. Ce sel peut aussi être employé à l'état solide, comme l'a conseillé le professeur N. Guillot, qui opère de la manière suivante. On s'enveloppe le doigt d'une toile un peu dure, et l'on frotte avec une certaine rudesse toute la bouche de l'enfant, de façon à la nettoyer. Lorsque tout est enlevé, on promène légèrement le crayon de nitrate d'argent sur la langue et sur les parois de la bouche. Les enfants supportent très bien cette petite opération, et, après avoir crié un instant, ils prennent le sein volontiers, sans paraître se ressentir de ce qui leur a été fait. Le plus souvent la guérison est complète après une seule application de ce traitement; plus rarement il se produit un peu de muguet les jours suivants; mais on le fait disparaître par le même procédé. Il est tout à fait exceptionnel, dit M. N. Guillot, que l'on soit obligé d'y recourir une troisième fois (1). M. Bretonneau a vanté les insufflations d'un mélange de sucre et de calomel en poudre, et M. Baron, à l'hôpital des Enfants trouvés, employait souvent de la même manière l'alun pulvérisé, que M. Trousseau préconise incorporé avec 4 parties de miel.

Lorsque les symptômes locaux et généraux annoncent une inflammation vive de la bouche ou de la gorge, on peut appliquer une ou deux sangsues sous les mâchoires ou sur les côtés du cou; mais cela devient rarement nécessaire.

Les symptômes gastro-intestinaux peuvent réclamer quel-

____

(1) *Gazette des hôp.*, 1859, p. 419.

ques sangsues à l'anus ou sur l'abdomen; le plus souvent on doit se borner à les combattre par des cataplasmes ou des fomentations émollientes sur l'abdomen, par de petits lavements mucilagineux ou d'eau albumineuse. Lorsque les selles sont nombreuses, on peut ajouter dans un lavement une ou deux gouttes de laudanum; mais il faut beaucoup de prudence dans l'emploi de ce moyen.

M. Richard (de Nancy) pense que l'on doit quelquefois favoriser la diarrhée surtout au début, et pour cela il conseille un peu de manne dans du lait, ou bien une potion à l'eau de tilleul contenant de la manne et du sirop d'ipécacuanha, et une tisane de seigle édulcorée avec le sirop de chicorée. Quand, au contraire, la diarrhée est trop abondante, ce médecin recommande le sirop de gomme pur, comme le moyen le plus propre à la calmer.

On fait sur l'érythème des frictions avec le cérat opiacé, sur les ulcérations des lotions avec l'eau blanche, avec des décoctions aromatiques ou toniques; les eschares sont saupoudrées de quinquina, etc. Les pansements sont appropriés à l'aspect de l'ulcère.

Dans la dernière période de la maladie, quelques toniques à l'intérieur, mais surtout à l'extérieur, tels que les lotions, les fomentations ou les bains avec le vin chaud, favorisent l'établissement de la convalescence.

FIN DU TOME PREMIER.

TABLE DES MATIÈRES

DU TOME PREMIER.

AVERTISSEMENT   v
AVANT-PROPOS de la première édition. . . . .   vij
INTRODUCTION.   1

PREMIÈRE PARTIE.

MALADIES DE LA POITRINE.

SECTION PREMIÈRE. MALADIES DES BRONCHES.   79
  CHAPITRE Ier. Du catarrhe en général.   82
  CHAP. II. Catarrhe bronchique.   95
  CHAP. III. Coqueluche.   129

SECTION II. MALADIES DU POUMON.   167
  CHAPITRE Ier. Pneumonie.   170
   ART. Ier. Pneumonie lobulaire.   171
   ART. 2. Pneumonie lobaire   285
  CHAP. II. Apoplexie du poumon   324
  CHAP. III. Gangrène pulmonaire.   328

SECTION III. MALADIES DE LA PLÈVRE.   332
  CHAPITRE Ier. Pleurésie.   332
   ART. Ier. Pleurésie aiguë.   336
   ART. 2. Pleurésie chronique.   351
  CHAP. II. Pneumothorax.   353

SECTION IV. MALADIES DU LARYNX.   368
  CHAPITRE Ier. Angine laryngée pseudo-membraneuse, ou croup. .   370
  CHAP. II. De l'angine laryngée pseudo-croupale et du spasme de
   la glotte.   428
  CHAP. III. De l'angine laryngée œdémateuse.   457

SECTION V. MALADIES DES ORGANES DE LA CIRCULATION.   473

SECTION VI. MALADIES TUBERCULEUSES DU THORAX   479
  CHAP. Ier. Des maladies tuberculeuses et scrofuleuses en général.   484
  CHAP. II. Maladies tuberculeuses du thorax.   571

DEUXIÈME PARTIE.

MALADIES DE L'ABDOMEN.

SECTION PREMIÈRE. Maladies de la portion sus-diaphragmatique du tube digestif. 647

Chapitre Ier. Accidents de la dentition. 647

Art. Ier. Dentition irrégulière, anormale. 647

Art. 2. Dentition difficile et laborieuse. 621

Chap. II. Maladies de la bouche. 644

Art. Ier. Stomatite érythémateuse. 645

Art. 2. Stomatite aphtheuse. 647

Art. 3. Stomatite pseudo-membraneuse. 652

Art. 4. Stomatite pustuleuse. 652

Art. 5. Stomatite ulcéreuse. 652

Art. 6. Stomatite gangréneuse. 664

Chap. III. Maladies de l'arrière-bouche et du pharynx. 673

Art. Ier. Angines inflammatoires simples. 673

Art. 2. Angine pseudo-membraneuse. 675

Art. 3. Angine gangréneuse. 686

Chap. IV. Muguet. 688

FIN DE LA TABLE.

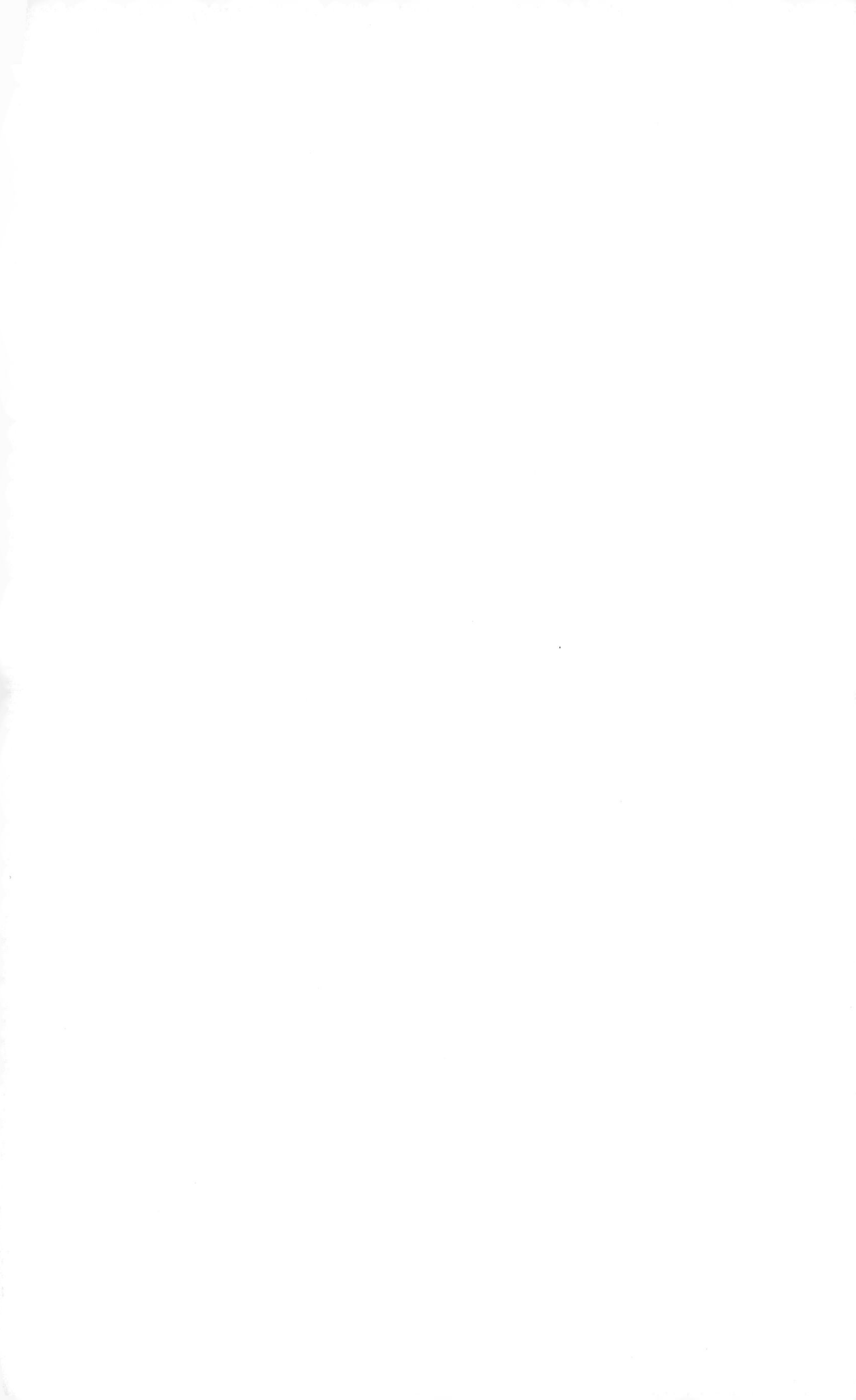